Borth-Bruhns   Eichler
Pädiatrische Kardiologie

Springer-Verlag Berlin Heidelberg GmbH

Thomas Borth-Bruhns   Andrea Eichler

Pädiatrische Kardiologie

Mit 101 Abbildungen und 22 Tabellen

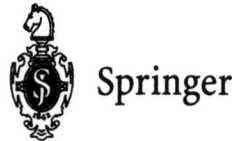 Springer

Dr. Thomas Borth-Bruhns
Andrea Eichler
Kinderintensivstation A8West
Universitäts-Kinderklinik Tübingen
Hoppe-Seyler-Str. 3
72076 Tübingen

ISBN 978-3-540-40616-7   ISBN 978-3-642-18794-0 (eBook)
DOI 10.1007/978-3-642-18794-0

Bibliografische Information Der Deutschen Bibliothek
Die Deutsche Bibliothek verzeichnet diese Publikation in der Deutschen Nationalbibliografie; detaillierte bibliografische Daten sind im Internet über http://dnb.ddb.de abrufbar.

Dieses Werk ist urheberrechtlich geschützt. Die dadurch begründeten Rechte, insbesondere die der Übersetzung, des Nachdrucks, des Vortrags, der Entnahme von Abbildungen und Tabellen, der Funksendung, der Mikroverfilmung oder der Vervielfältigung auf anderen Wegen und der Speicherung in Datenverarbeitungsanlagen, bleiben, auch bei nur auszugsweiser Verwertung, vorbehalten. Eine Vervielfältigung dieses Werkes oder von Teilen dieses Werkes ist auch im Einzelfall nur in den Grenzen der gesetzlichen Bestimmungen des Urheberrechtsgesetzes der Bundesrepublik Deutschland vom 9. September 1965 in der jeweils geltenden Fassung zulässig. Sie ist grundsätzlich vergütungspflichtig. Zuwiderhandlungen unterliegen den Strafbestimmungen des Urheberrechtsgesetzes.

© Springer-Verlag Berlin Heidelberg 2004

Die Wiedergabe von Gebrauchsnamen, Warenbezeichnungen usw. in diesem Werk berechtigt auch ohne besondere Kennzeichnung nicht zu der Annahme, dass solche Namen im Sinne des Warenzeichen- und Markenschutzgesetzgebung als frei zu betrachten wären und daher von jedermann benutzt werden dürften.

Planung: Renate Scheddin, Heidelberg
Umschlaggestaltung: deblik Berlin
Satz: Datenlieferung von den Autoren

Gedruckt auf säurefreiem Papier   26/3160SM – 5 4 3 2 1 0

Gewidmet unseren Patienten und deren Angehörigen.

Vorwort

Dieses Buch basiert auf einer Sammlung von Unterrichtskonzepten für Studenten, Pflegefachkräfte und für den Mittelkursunterricht an der Kinderkrankenpflegeschule.

Bewußt verschwimmt die nicht mehr zeitgemäße strenge Abgrenzung zwischen Pflegebereich und ärztlichem Bereich. Die Komplexität der Materie erfordert ein fundiertes Detailwissen über gegenseitige Fachspezifika – im pflegerischen wie im ärztlichen Bereich. Wissende, antizipierende und herzfehlerbezogene spezifische Pflege ist in der Pädiatrischen Kardiologie ein wesentliches Instrumentarium einer erfolgreichen Behandlung.

Ein weiteres Anliegen dieses Buches ist, die bei vielen Herzfehlern existierende Klassifikation durch eine Bebilderung mit vielerorts verwendeten Herzschemata anschaulicher und damit verständlicher zu machen. Die Klassifikationen entsprechen meist dem internationalen Standard, gelegentlich sind sie der Propädeutik von Schumacher und Bühlmeyer entnommen.

Inhaltlich ist das Werk mit den aktuell gültigen Leitlinien der Deutschen Gesellschaft für Pädiatrische Kardiologie abgeglichen, sofern sie zu den jeweiligen Kapiteln schon existieren. Dennoch läßt sich nicht vermeiden, daß der eine oder andere Aspekt „Tübinger Lokalkolorit" aufweist und sich vom Vorgehen an anderen Zentren möglicherweise unterscheidet.

Wir danken dem Ärztlichen Direktor der Klinik für Thorax-, Herz- und Gefäßchirurgie des Universitätsklinikums Tübingen, Herrn Professor Dr. G. Ziemer, für die kritische Durchsicht der chirurgisch relevanten Passagen des Manuskripts, Herrn OA Dr. M. Gass aus unserer Abteilung für die kritische Durchsicht der rhythmologischen Passagen, Frau M. Merkle und Herrn Georg Bruhns für ihre akribische lektorielle Durchsicht und unseren „Testlesern" für ihre konstruktiven Vorschläge.

Für Anregungen und Kritik sind wir dankbar.

Tübingen, im Januar 2004							Th. Borth-Bruhns
												A. Eichler

Verzeichnis der verwendeten Abkürzungen

AAI	Schrittmachermodus mit Vorhofstimulation und -wahrnehmung
AAO	Aorta ascendens
ACE	Angiotensin converting enzyme (wichtiges Enzym bei der Blutdruckregulation)
ANV	Akutes Nierenversagen
AO	Aorta
AI	Aorteninsuffizienz
AS	Aortenstenose
ARVCM	Arrhythmogene rechtsventrikuläre Kardiomyopathie
ASD	Vorhofseptumdefekt
AT	Atriale Tachykardie
AV	Atrioventrikulär; AV-Klappen. Die Segelklappen, die Vorhöfe und Ventrikel verbinden
AVNT	AV-Knoten-Tachykardie
AVNRT	AV-Knoten-Reentry-Tachykardie
AVSD	Atrioventrikulärer Septumdefekt, auch: AV-Kanal
BGA	Blutgasanalyse
BT-Shunt	BLALOCK-TAUSSIG-Anastomose zwischen A. subclavia und A. pulmonalis
CAT	Chaotische atriale Tachykardie
CCT	Congenitally corrected transposition; Ventrikelinversion, L-TGA
CMV	Zytomegalievirus
CoA	Coarctatio aortae; Aortenisthmusstenose
CPR	Cardiopulmonale Reanimation
CSD	Carotissinusdruck
CT	Computertomographie
CTG	Cardiotokogramm
Cx	Ramus circumflexus der linken Koronararterie
DAO	Aorta descendens
DCM	Dilatative Cardiomyopathie
DD	Differentialdiagnose
DDD	Schrittmachermodus mit Vorhof- und Kammerstimulation bzw. Wahrnehmung der Eigenaktion
DILV	Double inlet left ventricle; Mündung beider AV-Klappen in den linken Ventrikel

X   Verzeichnis der verwendeten Abkürzungen

DIRV	Double inlet right ventricle; Mündung beider AV-Klappen in den rechten Ventrikel
DORV	Double outlet right ventricle; Ursprung beider Arterien aus dem rechten Ventrikel
DT	Delta-T; Differenz zwischen Körperkerntmeperatur und Hauttemperatur
D-TGA	D-Transposition der großen Arterien
DTI	Dauertropfinfusion
ECMO	Extracorporale Membranoxygenierung; „künstliche Lunge"
ED	Einzeldosis oder Einzeldosen
EFE	Endokardfibroelastose
EKG	Elektrokardiogramm; „Herzstromkurve"
EPU	Elektrophysiologische Untersuchung; invasive Rhythmusdiagnostik
ES	Extrasystole
FFP	Fresh frozen plasma; tiefgefrorenes Frischplasma
HA	Humanalbumin
Hb	Hämoglobingehalt des Blutes
HCM	Hypertrophische Kardiomyopathie
HF	Herzfrequenz
HK/HKU	Herzkatheteruntersuchung
Hkt	Hämatokrit
HLHC	Hypoplastic left heart complex
HLHS	Hypoplastisches Linksherzsyndrom
HLM	Herz-Lungen-Maschine
HOCM	Hypertrophe, obstruktive Kardiomyopathie
HZV	Herzzeitvolumen
IAA	Interrupted aortic arch; unterbrochener Aortenbogen
ICR	Intercostalraum
ISTHA/ISTA	Aortenisthmusstenose, Coarctatio aortae "
IVC	V. cava inferior; untere Hohlvene
JET	Junktional ektope Tachykardie; Knotentachykardie
KG	Körpergewicht
KI	Kurzinfusion
KM	Kontrastmittel
KOF	Körperoberfläche
LA	Linker Vorhof
LAD	Left anterior descending artery; Ramus interventricularis anterior der linken Koronararterie. Auch: RIVA
LAP	Left atrial pressure; Druck im linken Vorhof
LCA	Linke Koronararterie, Hauptstamm
LCX	Ramus circumflexus der linken Koronararterie
LPA	Linke A. pulmonalis
LSVC	Left superior V. cava; linkspersistierende obere Hohlvene
L-TGA	L-Transposition der großen Arterien; d.h. Aorta steht vorne, eher links. Synonym: Ventrikelinversion
LV	Linker Ventrikel

LVOTO	Left ventricular outflow tract obstruction; Linksventrikuläre Ausflußbahnobstruktion
MAPCA	Major aortopulmonary collateral artery
MGA	Malposition der großen Arterien
MI	Mitralinsuffizienz
MPA	Main pulmonary artery; Pulmonalishauptstamm
MS	Mitralstenose
MV	Mitralklappe
NGA	Normalstellung der großen Arterien
NNP	Natrium-Nitroprussid; ein potenter Vasodilatator
NO	Stickstoffmonoxid; ein potenter pulmonaler Vasodilatator; gasförmig
OP	Operation oder Operationssaal
PA	Pulmonalarterie, auch: Pulmonalatresie
PA/IVS	Pulmonalatresie mit intaktem Ventrikelseptum
PAP	Pulmonary artery pressure; Druck in A. pulmonalis
PAPVR	Partial anomalous pulmonary venous return; part. Lungenvenenfehlmündung
PDA	(Persistierender;„patent") Ductus arteriosus
PEEP	Positive end-expiratory pressure; pos. endexpirator. Beatmungsdruck
PGE	Prostaglandin E
PH/PHT	Pulmonale Hypertonie
PJRT	Permanente Form einer junktionalen Reentry-Tachykardie
PPHN	Persistierende pulmonale Hypertonie des Neugeborenen
PS	Pulmonalstenose
PTFE	Polytetrafluorethylen; GoreTex, Impra
PV	Pulmonalvene oder Lungenvene, auch: Pulmonalklappe
PVR	Lungengefäßwiderstand
Q_p	Pulmonaler Blutfluß
Q_s	Systemischer Blutfluß
RA	Rechter Vorhof
RCA	Rechte Koronararterie
RCM	Restriktive Kardiomyopathie
RCX	Ramus circumflexus der linken Koronararterie
RDS	Respiratory distress syndrome; Lungenversagen
REV	Réparation à l'étage ventriculaire; Korrekturverfahren bei DORV
RIVA	Ramus interventricularis anterior der linken Koronararterie
RPA	Rechte A. pulmonalis
RR	„RIVA-ROCCI"; nichtinvasiv gemessener (arterieller) Blutdruck
RV	Rechter Ventrikel
RVDCC	Right ventricular dependent coronary circulation; RV-abhängiger Koronarfluß
RVOT	Rechtsventrikulärer Ausflußtrakt
RVOTO	Right ventricular outflow tract obstruction; Rechtsventr. Ausflußtraktobstruktion
SSS	Sick-Sinus-Syndrom; Tachykardie-Bradykardie-Syndrom

SV	Singulärer Ventrikel
SVAS	Supravalvuläre Aortenstenose
SVC	V. cava superior; obere Hohlvene
SVES	Supraventrikuläre Extrasystole
SVR	Systemvaskulärer Widerstand
SVT	Supraventrikuläre Tachykardie
TA	Tricuspidalatresie
TAC	Truncus arteriosus communis
TAPVR	Total anomalous pulmonary venous return
TGA	Transposition der großen Arterien
TI	Tricuspidalinsuffizienz
TLVFM	Totale Lungenvenenfehlmündung
TOF	Tetralogy of FALLOT; FALLOT'sche Tetralogie
TV	Tricuspidalklappe
VCI	V. cava inferior
VCS	V. cava superior
VES	Ventrikuläre Extrasystole
VSD	Ventrikelseptumdefekt
VT	Ventrikuläre Tachykardie
VVI	Schrittmachermodus mit Ventrikelstimulation und -wahrnehmung
WPW	WOLFF-PARKINSON-WHITE-Syndrom. Präexzitation durch ein akzessorisches Leitungsbündel. Concealed WPW: Akzessorisches Bündel mit ausschließlich retrograder Leitung (vom Ventrikel zum Vorhof)
ZNS	Zentrales Nervensystem
ZVD	Zentraler Venendruck
ZVK	Zentraler Venenkatheter

Inhaltsverzeichnis

1 Allgemeine Prinzipien 1
  1.1 Häufige Grundbegriffe und Grundprinzipien 1
  1.2 Herzinsuffizienz 4
  1.3 Pulmonale Hypertonie 10
  1.4 Ductusabhängigkeit 15
  1.5 Univentrikuläre Zirkulation 17
  1.6 Differentialdiagnose häufig auftretender Symptome 19
      1.6.1 Herzgeräusch 19
      1.6.2 Zyanose 20
      1.6.3 Thoraxschmerzen 21
      1.6.4 Synkope, hypotone Kreislaufregulationsstörungen 22

2 Behandlung 25
  2.1 Grundlegendes zur Pflege von herzkranken Kindern 25
      2.1.1 Herz-Kreislauf 25
      2.1.2 Atmung 29
      2.1.3 Körpertemperatur 30
      2.1.4 Flüssigkeitsbilanz 31
  2.2 Postoperative Intensivbehandlung 32
      2.2.1 Vorbemerkung 32
      2.2.2 Folgen der Extracorporalen Zirkulation 33
      2.2.3 OP-Risiko im Vergleich 34
      2.2.4 Vorbereitung des Patientenplatzes 35
      2.2.5 Übernahme des Patienten 39
      2.2.6 Weitere Behandlung 43
      2.2.7 „Stolpersteine" und was man sonst noch so wissen sollte 63

3 Diagnostik 67
  3.1 Klinische Diagnostik 67
      3.1.1 Anamnese 67
      3.1.2 Untersuchung 67
  3.2 Apparative Diagnostik 68
      3.2.1 Blutdruckmessung 68
      3.2.2 Labor 69
      3.2.3 Röntgen-Thorax 70
      3.2.4 Echokardiographie 71

	3.2.5	Herzkatheteruntersuchung	72
	3.2.6	EKG (Elektrokardiogramm)	77

4 Angeborene Herzfehlbildungen ... 81
4.1 Die Entwicklung des Herzens ... 81
    4.1.1 Cardiac Looping ... 81
    4.1.2 Die Entstehung des arteriellen Systems ... 81
    4.1.3 Segmentaler Situs ... 82
4.2 Pulmonalstenose (PS) ... 83
4.3 Aortenstenose (AS) ... 87
4.4 Mitralstenose (MS) und Cor triatriatum ... 96
4.5 Coarctatio aortae (CoA) ... 101
4.6 Unterbrochener Aortenbogen (IAA) ... 107
4.7 Vorhofseptumdefekt vom Secundumtyp (ASD II) ... 113
4.8 Ventrikelseptumdefekt (VSD) ... 119
4.9 Atrioventrikulärer Septumdefekt (AVSD) und ASD I ... 125
4.10 Persistierender Ductus arteriosus Botalli (PDA) ... 131
4.11 FALLOT-Tetralogie (TOF) ... 136
4.12 Pulmonalatresie mit VSD (PA+VSD) ... 144
4.13 Double outlet right ventricle (DORV) ... 151
4.14 Funktionell univentrikuläres Herz ... 160
4.15 Hypoplastisches Linksherzsyndrom (HLHS) ... 160
4.16 Pulmonalatresie mit intaktem Ventrikelseptum (PA/IVS) ... 178
4.17 Singulärer Ventrikel (SV) ... 185
4.18 Tricuspidalatresie (TA) ... 191
4.19 D-Transposition der großen Arterien (D-TGA) ... 197
4.20 Totale Lungenvenenfehlmündung (TAPVR) ... 205
4.21 Truncus arteriosus communis (TAC) ... 210
4.22 L-Transposition der großen Arterien (L-TGA) ... 216
4.23 EBSTEIN-Anomalie ... 223
4.24 Aortenbogenanomalien und Gefäßringe ... 227
4.25 Syndrome mit häufig assoziierten Herzfehlern ... 230

5 Erworbene Herzerkrankungen ... 239
5.1 Myokarditis ... 239
5.2 Infektiöse Endokarditis ... 239
5.3 Perikarditis ... 241
5.4 KAWASAKI-Syndrom ... 242
5.5 Herztumoren ... 243

6 Herzmuskelerkrankungen (Kardiomyopathien) ... 245
6.1 Dilatative Kardiomyopathien (DCM) ... 246
6.2 Idiopathische dilatative Kardiomyopathie ... 247
6.3 Spezifische dilatative Kardiomyopathien ... 247

	6.4	Hypertrophische Kardiomyopathie (HCM) 251
	6.5	Restriktive (obliterierende) Kardiomyopathie 253
	6.6	Arrhythmogene rechtsventrikuläre Kardiomyopathie 254
7	**Herzrhythmusstörungen** 255	
	7.1	Störungen der Frequenz 255
	7.2	Störungen des Rhythmus 270

Literatur 275

Index 277

1
Allgemeine Prinzipien

1.1 Häufige Grundbegriffe und Grundprinzipien

Vitium (cordis) Organische Herzerkrankung, Herzfehler. Anatomische Störung. Eine Rhythmusstörung ist kein Vitium.

Hämodynamik Blutfluß, Funktion des Herzens. Phänomene des schlagenden Herzens und des fließenden Blutes.

Infundibulum Aus Myokard bestehender tunnelförmiger Ausflußtrakt unterhalb der Pulmonalklappe. Auch RVOT („right ventricular outflow tract") genannt. Beim normalen Herzen gibt es nur im rechten Ventrikel ein Infundibulum. Die Aortenklappe hat hingegen direkten Kontakt zur Ventrikelhöhle. Bei bestimmten Fehlbildungen des Herzens gibt es eine dem Infundibulum entsprechende muskuläre „Tunnelstruktur" unterhalb der Aortenklappe. Diese Struktur wird zur Unterscheidung „subaortaler Conus" genannt.

Shunt Kurzschluß. Verbindung beispielsweise zwischen zwei Herzhöhlen oder zwischen zwei Gefäßen (arteriovenöser Shunt). Man unterscheidet einen Rechts-Links-Shunt (sauerstoffarmes, venöses Blut gelangt – an der Lunge vorbei – ins arterielle System) und einen Links-Rechts-Shunt (arterielles Blut gelangt auf die venöse Seite). Bei einem Links-Rechts-Shunt findet eine Rezirkulation von sauerstoffreichem Blut erneut durch den Lungenkreislauf statt. Dies führt zu einer Volumenbelastung des Lungenkreislaufs (und des Herzens) und zu einer entsprechend reduzierten Durchblutung des Körperkreislaufs. Bei ausgeprägtem Links-Rechts-Shunt kommt es zur Herzinsuffizienz (s. S. 4 ff.). Bei einem Rechts-Links-Shunt hingegen wird über die Kurzschlußverbindung dem Körperkreislauf am Herzen vorbei sauerstoffarmes, venöses Blut zugemischt. Dies führt zur zentralen (Misch-)Zyanose (s. S. 20 ff.). Das Herz wird um die Menge des Shuntvolumens entlastet, eine Herzinsuffizienz entsteht bei diesen Patienten allenfalls bei schwerer Zyanose durch die Hypoxämie des Myokard. Insofern lassen sich alle Herzfehler, bei denen Shuntverbindungen bestehen, prinzipiell in zwei große Bereiche einteilen, nämlich azyanotische Rezirkulationsvitien mit dem klinischen Problemfeld „Herzinsuffizienz" oder zyanotische Shuntvitien mit der klinischen Problematik der Hypoxämie.

Stenose Verengung – im engeren Sinne eines Gefäßes oder einer Klappe.

Gradient Druckunterschied zwischen zwei Bereichen. Beispielsweise vor und hinter einer Stenose.

Homograft/Konduit Gefäßprothese. Ein Homograft ist ein klappentragendes Transplantat aus konserviertem menschlichem Gefäß. Ein Konduit ist ein klappenloses „Rohr" aus Kunststoff (Dacron, Goretex) als Gefäßprothese.

Vorlast entspricht in der Praxis in etwa dem mittleren Vorhofdruck (außer bei einer AV-Klappen-Stenose), der wiederum dem enddiastolischen Ventrikeldruck entspricht. Der enddiastolische Druck wird wesentlich durch die Wandspannung und Dehnbarkeit des Myokard beeinflußt. Die ventrikuläre Vorlast (also der zentrale Venendruck für den rechten Ventrikel und der linksatriale Druck für den linken Ventrikel) ist insofern ein (klinisch wichtiges) Maß für die myokardiale Wandspannung. Physiologisch definiert sich die Vorlast über die enddiastolische Sarkomerlänge.

Nachlast Diese Größe wird physiologisch über die endsystolische Wandspannung des Ventrikels definiert. Dies ist aber ein in der Praxis nur schwierig bestimmbarer Parameter. Vereinfachend repräsentiert der arterielle Druck (hier besonders der diastolische Wert) die linksventrikuläre Nachlast.

HZV Herzzeitvolumen. Dies ist eine rechnerische Größe des Blutflusses pro Minute durch den Systemkreislauf. Das HZV wird in l/min. oder besser als „Cardiac index", also als Blutfluß bezogen auf die Körperoberfläche (l/min./m^2 KOF), als alters- und größenunabhängiger Parameter angegeben. Bei einem gesunden Menschen errechnet sich ein HZV von ungefähr 2–3 l/min./m^2 KOF. Bei der Berechnung gehen der Hämoglobingehalt des Blutes und die arteriovenöse Sauerstoffdifferenz mit in die Formel ein (s. Physiologie-Lehrbuch). Eine Anämie verschlechtert daher direkt das HZV. Als klinische Größe zur Abschätzung des HZV eignet sich die Differenz der Sauerstoffsättigung zwischen arteriellem und (zentral-) venösem Blut, die das Maß der peripheren Ausschöpfung widerspiegelt. Eine Sättigungsdifferenz über 40% spricht für ein unzureichendes HZV.

HLM-Operation Vereinfacht: Eine Operation, bei der die Blutzirkulation so unterbrochen werden muß, daß kein ausreichender Kreislauf verbleiben würde (z.B. Eröffnung des Herzens), wird unter Zuhilfenahme der HLM (= Herz-Lungen-Maschine) durchgeführt. Hierbei wird das durch eine Heparinisierung ungerinnbar gemachte systemvenöse Blut über große Kanülierungsschläuche aus dem Körper ausgeleitet, über einen Oxygenator wird Sauerstoff angereichert und Kohlendioxid eliminiert und das Blut über eine Rollerpumpe mit definiertem Fluß dem Körper über einen Kanülenschlauch wieder zugeführt (meist in die Aorta ascendens, gelegentlich auch in die A. femoralis). Das heißt, die HLM übernimmt die Pumpfunktion des Herzens und die Gasautauschfunktion der Lunge. Damit kann am offenen Herzen oder an den großen Gefäßen ein längerer Eingriff durchgeführt werden. Bei komplizierteren Eingriffen am Herzen selbst wird im sogenannten tief-hypothermen Kreislaufstillstand (deep hypothermic cardiac arrest = DHCA) operiert: Die Körperkerntemperatur wird kontrolliert bis auf etwa 18°C abgesenkt, um die Ischämietoleranz des Körpers zu verlängern. Das Absenken der Körpertemperatur um 10°C reduziert den O$_2$-Bedarf des Körpers um die Hälfte. Unterhalb etwa 31°C muß dabei die HLM die Kreislauffunktion übernehmen. Nach Erreichen der Zieltemperatur wird durch Infusion von Kardioplegielösung oder durch induziertes Flimmern ein Herzstillstand erreicht. Die Unterbrechung der energieverbrauchenden Wandspannung,

Kontraktilität und Frequenz senkt den Energiebedarf des Myokards auf den Basalstoffwechsel herab. Der Patient befindet sich jetzt im tief hypothermen Kreislaufstillstand, der durch die Kühlung etwa eine Stunde lang toleriert werden kann. Jetzt kann intrakardial am stillstehenden Herzen operiert werden. Nach Abschluß der Operation wird das Herz sorgfältig entlüftet und der Patient langsam erwärmt. Die Kreislauffunktion wird zunächst noch vollständig von der HLM übernommen (= totaler Bypass), gegen später nur noch anteilig (= partieller Bypass) bis zum Erreichen einer Körpertemperatur, bei der das Herz ausreichende Eigenaktion hat, um den Kreislauf wieder komplett selbst zu übernehmen. Bei ausreichender Herzleistung und Temperatur kann dann dekanüliert werden.

Schock Beim Schock besteht ein Mißverhältnis aus Sauerstoffbedarf und Angebot. Es entsteht ein „Teufelskreislauf" (Schockspirale). Es gibt mehrere Ursachen eines Schocks, die aber alle in denselben Kreislauf münden (s. Abb. 1.1).

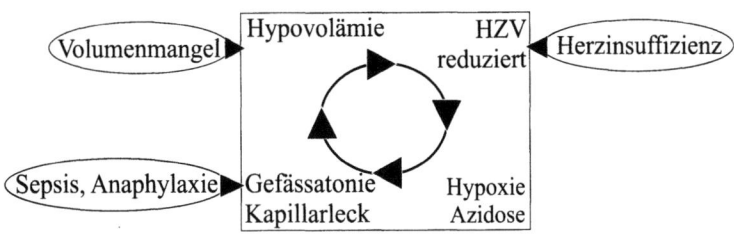

Abb. 1.1. Die „Schockspirale" – verschiedene Auslöser münden in einen einheitlichen Circulus vitiosus.

Fetaler Kreislauf Als Besonderheit der intrauterinen Blutversorgung des Feten wird ein großer Anteil des Herzzeitvolumens durch die Plazenta zur Verfügung gestellt. Der Lungengefäßwiderstand ist intrauterin hoch, so daß nur 10% der rechtsventrikulären Auswurfleistung des Herzens durch den kleinen Kreislauf fließen, die restlichen 90% shunten über den Ductus Botalli aus der Arteria pulmonalis in die Aorta. Über das Foramen ovale wird sauerstoffreiches(!) Blut aus der Vena cava inferior vom rechten in den linken Vorhof geleitet, Herz und Gehirn werden so mit Sauerstoff versorgt. Der fetale Kreislauf ermöglicht insofern auch beim Vorliegen von gravierenden Herzfehlern meist eine fast „normale" intrauterine Entwicklung, lediglich eine Hypotrophie des Neugeborenen ist nicht selten zu beobachten.

Umstellung der Kreislaufsituation nach der Geburt Die Blutversorgung über die Plazenta wird beendet und mit dem ersten Atemzug entfaltet sich die Lunge, der pulmonale Gefäßwiderstand sinkt und der Rechts-Links-Shunt über den Ductus arteriosus kommt zum Erliegen. Das Foramen ovale verschließt sich zunächst funktionell durch eine Änderung der Druckverhältnisse im Vorhofbereich bei postnatal zunehmendem pulmonalvenösem Rückstrom. Ein anatomischer Verschluß besteht in der Regel nach 3 Monaten bis 1 Jahr. Der steigende O_2-Gehalt im Blut hemmt die endogene Prostaglandinsynthese, die das Offenbleiben des Ductus arteriosus gewährleistet. Er verschließt sich daher durch Vasokonstriktion nach ungefähr zehn bis fünfzehn Stunden. Ein anatomischer Verschluß besteht nach ungefähr vier bis sechs Wochen.

Hypoxie oder Azidose können den Ductus arteriosus in den ersten Lebensstunden wiedereröffnen mit der Folge von persitierenden fetalen Kreislaufverhältnissen mit Rechts-Links-Shunt und hohen Widerständen im kleinen Kreislauf. Andererseits kann der Ductus arteriosus mit über eine Infusion zugeführtem Prostaglandin über eine weiterbestehende Vasodilatation offengehalten werden (s. Abschn. 1.4, S. 15), da dies überlebenswichtig bei Kindern mit sogenannten „ductusabhängigen" Vitien ist.

Das Herz eines Neugeborenen weist im Vergleich zum Erwachsenen einige Besonderheiten auf: Intrauterin leistet der rechte Ventrikel dieselbe Arbeit wie der linke. Das Myokard des Herzens eines Neugeborenen hat weniger kontraktile Elemente (30%) im Vergleich zu dem eines Erwachsenen (60%). Die Compliance („Dehnbarkeit; Wandelastizität" – übrigens ein aktiver, energieabhängiger Prozeß) der Ventrikel ist geringer, das Schlagvolumen kann daher auch bei gesteigerter enddiastolischer Füllung nicht in dem Maße erhöht werden wie beim Erwachsenen. Das bedeutet, daß das Herzzeitvolumen mehr als beim Erwachsenen von der Frequenz abhängig ist (und weniger von der Füllung). Dies hat zur Folge, daß Bradykardien schlecht, Tachykardien hingegen hämodynamisch besser von den Neugeborenen toleriert werden. Das kindliche Herz flimmert (eher) nicht.

1.2 Herzinsuffizienz

Es herrscht ein Mißverhältnis zwischen Anforderung und myokardialer Leistungsfähigkeit. Ein insuffizienter Herzmuskel ist nicht in der Lage, das für die jeweilige körperliche Belastungssituation adäquate Herzzeitvolumen aufzubringen. Ursache ist im Kindesalter meistens eine Druck- oder Volumenbelastung auf dem Boden eines angeborenen Herzfehlers, aber auch durch eine Rhythmusstörung oder durch eine primäre Myokarderkrankung kann eine Herzinsuffizienz ausgelöst werden. Als Besonderheit des Neugeborenen ist erwähnenswert, daß im Vergleich zum älteren Kind und Erwachsenen eine relativ geringe Frequenzreserve besteht und das Herzminutenvolumen fast ausschließlich über die Frequenz und kaum über das Schlagvolumen (FRANK-STARLING-Mechanismus) geregelt wird. Unphysiologisch niedrige Herzfrequenzen führen daher beim Neugeborenen viel schneller zur Herzinsuffizienz als bei älteren Patienten.

Symptome Die myokardiale Auswurfschwäche führt zur charakteristischen Konstellation mit erhöhtem Ruhepuls, niedrigem Blutdruck, kühler Peripherie und schlechter Mikrozirkulation. Eine periphere Ausschöpfungszyanose manifestiert sich bei stärkerer Herzinsuffizienz. Eine pulmonale Stauung ist Folge einer Linksherzinsuffizienz. Sie äußert sich in einer Tachydyspnoe mit Einziehungen und Obstruktion. Eine systemvenöse Stauung bei Rechtsherzinsuffizienz führt zu einer Lebervergrößerung, Ödemen, Aszites und Pleuraergüssen. Eine äußerlich sichtbare Venenstauung findet sich erst bei älteren Kindern. Herzinsuffiziente Säuglinge zeigen stets eine Trinkschwäche. Dies führt bei gleichzeitig bestehendem hohem Kalorienbedarf durch eine vermehrte Atemarbeit schnell zu einer kardialen Dystrophie. Charakteristisch sind sprunghafte Gewichtsanstiege durch eine Flüssigkeitsretention und eine auffallende Schweißneigung durch den erhöhten Sympathikotonus (s. Abb. 1.2). Das Ausmaß einer Herzinsuffizienz wird bei älteren Kindern und Erwachsenen durch die Stadieneinteilung der NYHA (New York Heart Association) definiert:

- Klasse I: Auch bei stärkerer Belastung keine Einschränkung der körperlichen Leistungsfähigkeit.
- Klasse II: Keine Ruhebeschwerden, Einschränkung der körperlichen Leistungsfähigkeit und subjektive Beschwerden (Herzklopfen, Dyspnoe, pektanginöse Beschwerden) bei starker Belastung.
- Klasse III: Keine Ruhebeschwerden, Einschränkung der körperlichen Leistungsfähigkeit und subjektive Beschwerden (Herzklopfen, Dyspnoe, pektanginöse Beschwerden) bei leichter Belastung.
- Klasse IV: Ruheherzinsuffizienz, schon in Ruhe subjektive Beschwerden und Insuffizienzsymptome. Nicht einmal eine leichte körperliche Belastung ist noch möglich.

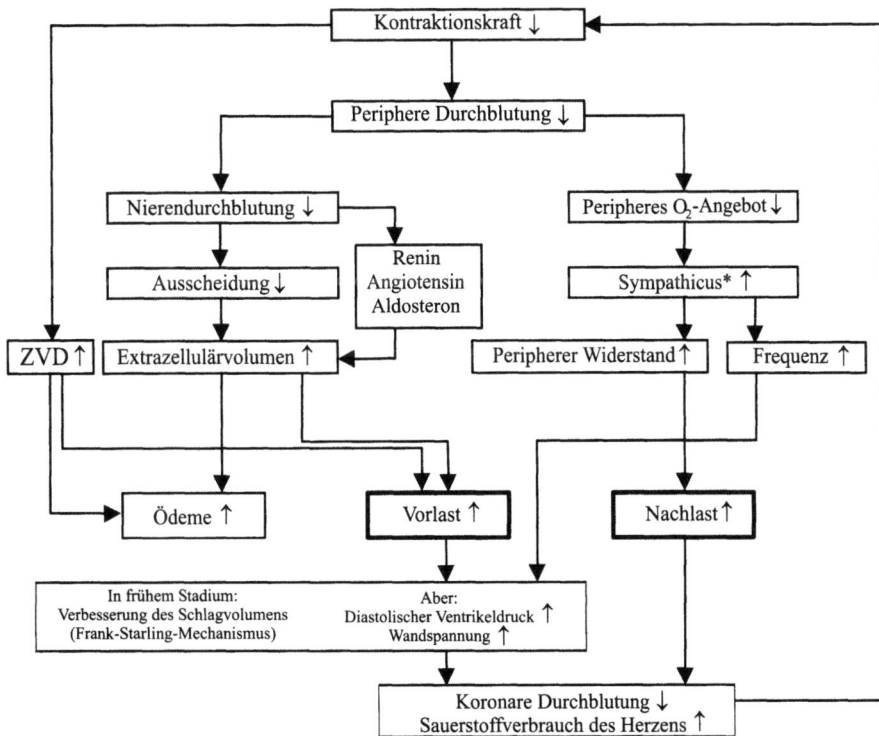

Abb. 1.2. Übersicht über die pathophysiologischen Zusammenhänge bei myokardialer Insuffizienz.*: Die chronische Sympathikusaktivierung führt zur Abnahme der myokardialen Betarezeptorendichte und damit zur verminderten Ansprechbarkeit auf Katecholamine (und verstärkt so die Herzinsuffizienz).

Eine Einteilung der Herzinsuffizienz in Stadien bei Säuglingen wurde zwar 1992 von Ross vorgeschlagen, die Klassifizierung ist aber aufwendig und hat sich (wohl deshalb) nie etablieren können.

Behandlungsansätze bei Herzinsuffizienz

Pflegerische Besonderheiten Eine isolierte ausschließliche Rechts- oder Linksherzinsuffizienz ist bei angeborenen Herzfehlern im Säuglings- und Kleinkindalter selten. Meist handelt es sich um eine Mischform oder um eine globale Herzinsuffizienz.

Pflegeprobleme eines herzinsuffizienten Kindes leiten sich aus der Pathophysiologie und den damit verknüpften Symptomen ab. Pflegerische Maßnahmen und medikamentöse Behandlung ergänzen einander.

Pflegeziele sind das frühzeitige Erkennen von Veränderungen und das Unterstützen der vitalen Funktionen.

Pflegerische Maßnahmen ergeben sich daraus: Die Überwachung aller Vitalparameter erfolgt über ein entsprechendes Monitoring mit der Situation des Patienten angepaßten Alarmgrenzen. Positionsunterstützung und Diuretika vermindern die stauungsbedingt hohen Venendrucke (= Vorlast), Digitalis und Katecholamine verstärken die Kontraktilität und Nitrate senken die durch die arterielle Vasokonstriktion erhöhte Nachlast (s. Abschn. „Medikamente" ab S. 7). Bei Tachypnoe bzw. Dyspnoe erreicht man eine Erleichterung der Atmung durch ein Aufrichten des Oberkörpers. Es sollte sich hierbei aber um eine tatsächliche Oberkörperhochlagerung handeln, das heißt, das Kind beugt in der Hüfte, um seinen Oberkörper aufzurichten, es befindet sich nicht in einer kompletten Schräglage. Bei einer Schräglage wirkt nämlich die Schwerkraft, und das Kind wird immer in Richtung Fußende des Bettes rutschen. Es entsteht eine erhöhte Körperspannung, um diesem kontinuierlichen Zug entgegenzuwirken. Unruhe und eine steigende Atemfrequenz können die Folge sein. Ist die Leber deutlich vergrößert, sollte eine sitzende Haltung vermieden werden, da die Atmung infolge des in Richtung Brustkorb verlagerten Zwerchfells zusätzlich behindert werden kann. Die unter ihrer Atemnot leidenden Kinder zeigen dies durch Unruhe und Rastlosigkeit, die nur schwer zu beeinflussen sind. In dieser Situation steigt der ohnehin schon erhöhte Sauerstoffbedarf noch weiter. Sedavita (möglichst oral oder rektal) können unterstützend eingesetzt werden.

Sauerstoff kann bei Bedarf über eine Sauerstoffbrille oder als Vorlage über einen Trichter zugeführt werden. Bei Herzfehlern mit Lungenüberflutung muß allerdings eine Sauerstoffzufuhr vorsichtig – wenn überhaupt – erfolgen, da die pulmonale Vasodilatation durch den Sauerstoff eine Überflutungsproblematik noch aggravieren kann. Bei unruhigen Kindern bietet sich eine Sauerstoffbrille an, um die kontinuierliche Sauerstoffapplikation zu gewährleisten. Bedacht werden sollte aber auch, daß die Sauerstoffbrille vom Kind als störend empfunden werden kann und so die Unruhe eher noch gefördert wird. Sauerstoff sollte immer angefeuchtet und erwärmt verabreicht werden, um die Schleimhäute vor einer Austrocknung zu schützen.

Für herzinsuffiziente Neugeborene und Säuglinge ist das Trinken aus der Flasche oder an der Brust mit einer großen Anstrengung verbunden. Dies zeigt sich durch ein bei Belastung zunehmendes Schwitzen der Kinder, besonders am Kopf und im Nackenbereich. Kinder können, müssen aber nicht trinken, das heißt, das eigenständige Trinken oder Gestilltwerden kann das Neugeborene oder den Säugling beruhigen, er sollte aber nur so viel trinken, wie er kann. Der Rest der Nahrung wird dann über eine liegende Magensonde verabreicht. Als sinnvoll haben sich häufige kleine Mahlzeiten erwiesen. Schlafende Kinder sollten nicht zu den Mahlzeiten geweckt werden. Sie werden günstiger direkt sondiert.

Alle herzinsuffizenten Kinder werden günstigerweise bilanziert. Bewährt hat es sich, für die Ausfuhrbilanz die Windel zu wiegen. Neugeborene sollten zusätzlich täglich gewogen werden. Durch Schwitzen oder Tachypnoe besteht nämlich eine erhöhte Perspiratio insensiblis, die durch eine reine Ein- und Ausfuhrbilanz nicht genau erfaßt werden kann.

Das herzinsuffiziente Kind muß vor unnötigen Belastungen bewahrt werden! Die Umgebung sollte ruhig gestaltet sein und pflegerische sowie ärztliche und diagnostische Maßnahmen der Situation angepaßt abgesprochen werden.

Vorlastsenkung Verminderung des Blutvolumens durch Flüssigkeitsbeschränkung und Diuretikagabe. Hier werden eingesetzt: Das Schleifendiuretikum Lasix, häufig in Kombination mit dem Aldosteronantagonisten Aldactone als Kaliumsparer und um einem sich entwickelnden kompensatorischen sekundären Hyperaldosteronismus gegenzuwirken. Eventuell kann zusätzlich Etacrynsäure gegeben werden. Außerdem hilft eine Venenerweiterung durch Nitrate (Perlinganit).

Kontraktilitätssteigerung Eine direkte Stärkung des Herzmuskels wird durch eine Digitalisgabe erreicht, bei stärkerer Insuffizienz wird dies durch eine Gabe von Katecholaminen wie Dopamin, Dobutamin oder Adrenalin, eventuell in Kombination mit Phosphodiesterasehemmstoffen wie Amrinon oder Milrinon erreicht. Bei einer ausgeprägten diastolischen Funktionsstörung mit verringerter myokardialer Compliance und erhöhter Wandspannung, wie sie zum Beispiel bei einer dilatativen Kardiomyopathie vorliegt, profitieren die Patienten von einer Behandlung mit Betablockern. Meist wird hierfür Carvedilol (Dilatrend) gegeben.

Nachlastsenkung Die Senkung des bei Herzinsuffizienz stets erhöhten Systemwiderstands erfolgt durch arterielle Vasodilatoren wie Captopril, Nitroglycerid oder Nitroprussidnatrium. Diese Substanzen können jedoch nur bei noch ausreichendem arteriellen Blutdruck gegeben werden, da eine arterielle Vasodilatation obligat mit einem (vor allem diastolischen) Blutdruckabfall verbunden ist und es zur kritischen Verminderung der koronaren Perfusion kommen kann.

Medikamente zur Behandlung einer Herzinsuffizienz

Katecholamine wirken direkt auf die myokardialen Betarezeptoren und auf die α- und β-Rezeptoren der Gefäße. Der Nachteil ist, daß alle Katecholamine nur (zentral-) venös gegeben werden können.

8   1 Allgemeine Prinzipien

Adrenalin stimuliert β_1- und β_2-Rezeptoren des Herzens sowie α- und β_2-Rezeptoren der Gefäße und wirkt so als „full agonist". In einer Dosis von unter 0,05 µg/kg KG/min. resultiert vor allem eine β_2-Stimulation, so daß der Gefäßwiderstand sinkt. Bei Dosierungen zwischen 0,05 und 0,15 µg/kg KG/min. ist eine gleichmäßige α- und β_2-Stimulation zu erwarten, bei Dosierungen über 0,15 µg/kg KG/min. überwiegt dann die α-Stimulation, so daß der Gefäßwiderstand steigt.

Dobutamin stimuliert relativ selektiv kardiale β_1-Rezeptoren und wirkt so als „partial agonist", am Gefäßsystem zeigt sich eine mäßige β_2-Stimulation und kaum α-Stimulation, so daß durch die Medikamentengabe der Gefäßwiderstand sinkt. Übliche Dosierungen liegen im Bereich von 5–10–20 µg/kg KG/min.

Dopamin bewirkt eine kardiale β_1- und eine vaskuläre α-Stimulation. In niedriger (sog. Nieren-) Dosis von bis zu 3 µg/kg KG/min. kann durch eine Stimulation spezifischer Dopamin-Rezeptoren eine Vasodilatation besonders der Nierenarterien erreicht werden. Übliche Dosierungen: 3–10–20 µg/kg KG/min.

Noradrenalin stimuliert kardiale β_1- und vaskuläre α-Rezeptoren. Die Substanz besitzt keine β_2-vermittelten inotropen und vasodilatatorischen Wirkungen. Die Effekte sind dosisabhängig: Bei einer Gabe von weniger als 0,01 µg/kg KG/min. zeigt sich eine reine β_1-Stimulation, bis 0,05 µg/kg KG/min. sind α- und β-Effekt in etwa ausgeglichen und bei Dosierungen über 0,05 µg/kg KG/min. überwiegt der α-Effekt, so daß der Gefäßwiderstand und damit der arterielle Blutdruck steigt. Hieraus resultiert eine Erhöhung des koronaren Perfusionsdrucks. Es muß bedacht werden, daß trotz der Verbesserung des systemischen Blut**drucks** durch diese Substanz keine direkte Verbesserung des Blut**flusses** erreicht wird! Dies geschieht höchstens indirekt über die koronare Perfusionsoptimierung. Nutzen und Risiko von Noradrenalin sind daher vor allem bei Herzinsuffizienz mit ohnehin erhöhtem Systemwiderstand sehr kritisch gegeneinander abzuwägen. Die klassische Indikation für Noradrenalin ist eher der septische Schock mit Kreislaufinsuffizienz bei „heißer" Peripherie durch das periphere Gefäßversagen.

Vasodilatatoren entlasten das Herz durch Senkung des systemarteriellen Widerstands, also der Nachlast, sowie erhöhter Füllungsdrucke, also der Vorlast.

Nitroglycerin wirkt relaxierend auf die glatte Gefäßmuskulatur. Bis zu einer Dosis von 3 µg/kg KG/min. zeigen sich nur Effekte auf das venöse Kapazitätsgefäßsystem, im Bereich von 3–20 µg/kg KG/min. dann dosisabhängig zusätzlich mäßige arterielle Auswirkungen.

Natrium-Nitroprussid (NNP) ist eine sowohl im venösen als auch im arteriellen System sehr potente und daher effektiv einsetzbare Substanz. Übliche Dosierungen liegen im Bereich von 0,3–6 µg/kg KG/min. Ab einer Dosis von etwa 2 µg/kg KG/min. entstehen beim Abbau des NNP relevante Mengen an Cyanid. Eine Intoxikation läßt sich durch eine parallele Gabe von Natriumthiosulfat in zehnfacher Menge verhindern.

Phosphodiesterase-Hemmer steigern die myokardiale Inotropie und die Relaxation der Gefäßmuskulatur.

Milrinon (Corotrop) zeigt bei einer Dosis von 0,1–0,2–0,75 µg/kg KG/min. oft eine eindrucksvolle Besserung der myokardialen Funktion bei schwerer Insuffizienz. Ein sehr vorsichtiger Beginn der Behandlung mit niedriger Startdosis wird empfohlen, da die Gefahr eines initialen Blutdruckabfalls wegen des zusätzlichen vasodilatativen Effekts hoch ist. Bei niedrigem Blutdruck (beispielsweise unter 50 mm Hg systolisch bei Säuglingen) besteht daher eine Kontraindikation. Als Nebenwirkung kann eine Thrombozytopenie auftreten. Die Wirksamkeit ist erfahrungsgemäß auf etwa drei bis vier Tage begrenzt.

Diuretika wirken über eine „Ausschwemmung" von Ödemen. Durch diese Volumenreduktion gelingt eine Senkung überhöhter Füllungsdrucke. Die Sauerstoffaufnahme in der Lunge wird begünstigt durch eine Reduktion des perialveolären Ödems. Außerdem erreicht man eine Senkung der myokardialen Wandspannung und damit des Sauerstoffbedarfs des Herzens durch die Reduktion des erhöhten diastolischen Volumens.

Furosemid (Lasix) ist ein Schleifendiuretikum und wirkt über eine Hemmung der Natrium- und Chlorid-Rückresorption. Das Medikament ermöglicht eine Wasserausscheidung bis zu 20% des Glomerulumfiltrats. Zu beachten ist, daß die Halbwertszeit von einer Stunde bei Neugeborenen auf acht Stunden, bei Frühgeborenen sogar auf zwanzig Stunden verlängert ist. Übliche Dosierungen bewegen sich zwischen 2–4–10 mg/kg KG/d. Bei intravenöser Gabe beginnt der Effekt nach etwa zehn Minuten mit einem Maximum nach etwa einer Stunde. Bei oraler Gabe zeigt sich eine Wirkung über sechs bis acht Stunden. Eine schlechtere Resorption der oralen Gabe ist bei manifester Rechtsherzinsuffizienz zu bedenken.

Etacrynsäure (Hydromedin) ist ebenfalls ein Schleifendiuretikum. Die Gabe erfolgt zusätzlich zu Furosemid bei unzureichendem Effekt. Übliche Dosis: 1 mg/kg i.v. 4 x tgl.

Spironolaclon (Aldactone) zeigt als Aldosteron-Rezeptorantagonist einen geringeren diuretischen Effekt, wirkt aber kaliumsparend. Die Halbwertszeit beträgt zwei Stunden, die volle Wirkung baut sich erst nach drei bis vier Tagen auf. Dosis: Initial 4–5 mg/kg KG (p.o./i.v.), ab dem 5. Tag 1–3 mg/kg KG/d.

ACE-Hemmer beeinflussen das bei Herzinsuffizienz aktivierte Renin-Angiotensin-Aldosteron-System.

Captopril wird mit 0,2–0,3 mg/kg KG/d begonnen. Es ist nur eine orale Gabe möglich. Die Dosis kann bis maximal 2 mg/kg KG/d verteilt auf zwei Gaben gesteigert werden. Etwa eine Stunde nach Gabe tritt der maximale Effekt ein, und die Wirkung hält über 12–24 Stunden an.

Digitalis-Glykoside sind eine eigene Substanzgruppe mit unter anderem direkt positiv inotropen Effekten. Im Kindesalter werden vor allem Digoxin, ß-Methyl-Digoxin und im Unterschied zum Erwachsenenalter nur sehr selten Digitoxin eingesetzt. Bei erforderlicher schneller Aufsättigung wird mit der Sättigungsdosis in Anteilen von 50/25/25% in 24 Stunden begonnen (s. Tabelle 1.1).

Tabelle 1.1. Sättigungs- und Erhaltungsdosis von Digoxin in Abhängigkeit vom Alter.

	Totale Sättigungsdosis	Tages-Erhaltungsdosis
Frühgeborene	20 µg/kg KG	5 µg/kg KG
Reife Neugeborene	30 µg/kg KG	8–10 µg/kg KG
Sgl./Kinder <2 Jahre	40–50 µg/kg KG	8–10 µg/kg KG
Kinder >2 Jahre	30–40 µg/kg KG	8–10 µg/kg KG
Maximale Dosis	1 mg	0,25 mg

Intravenös: 75% der oralen Dosis. Dosisreduktion bei eingeschränkter Nierenfunktion und bei Antiarrhythmikagabe (Chinidin, Propafenon, Flecainid, Amiodaron und Verapamil).

Stufenbehandlung Ambulant:
1. Vermeiden starker körperlicher Belastungen
2. Digitalisierung und eventuell milde Flüssigkeitsrestriktion
3. Digitalisierung, strenge Flüssigkeitsrestriktion, Diuretika oral

Stationär:
4. Digitalisierung, strenge Restriktion, Diuretika i.v.
5. Plus Dopamin oder Dobutamin DTI (über ZVK)

Intensivstation:
6. Plus Adrenalin niedrigdosiert
7. Plus Beatmung und tiefe Sedierung (Minimierung des Sauerstoffbedarfs)
8. Plus Nachlastsenkung (Nitrate), falls ausreichender Blutdruck
9. Plus Adrenalin hochdosiert
10. Plus Phosphodiesterasehemmer (Milrinon)

11. Assisted device (Kunstherz) zur Überbrückung der Zeit bis zur Herztransplantation (falls indiziert; Frühletalität: ca. 10–15%, 5-/10-Jahres-Überlebensrate: 60/50%).

1.3 Pulmonale Hypertonie

Definition Pulmonalisdruck >30/10 mm Hg (Mitteldruck 25 mm Hg). Eine klinisch relevante pulmonale Hypertonie liegt ab etwa halbsystemischem Pulmonalisdruck vor. Man unterscheidet eine fixierte von einer reversiblen, noch auf Sauerstoff, NO, Nifedipin, Tolazolin oder Prostazyklin reagierenden pulmonalen Hypertonie. Zur Klassifikation der einzelnen Formen siehe Tabelle 1.2, zur Stadieneinteilung des Schweregrads siehe Tabelle 1.3.

Eine Sonderform der pulmonalen Hypertonie gibt es nur bei Neugeborenen, nämlich die persistierende pulmonale Hypertension (= PPHN) des Neugeborenen, auch als „persistierende fetale Zirkulation" (PFC) bezeichnet. Sie ist charakterisiert durch einen fehlendem Abfall des Lungengefäßwiderstands nach der Geburt aufgrund einer Infektion,

Tabelle 1.2. Einteilung der pulmonalen Hypertonie (Neue Klassifikation laut WHO-Konferenz 1998, Evian)

Pulmonale arterielle Hypertonie	
Primäre pulmonale Hypertonie	Sporadisch
	Familiär
Assoziiert mit	Bindegewebserkrankungen
	Angeborenen Shunt-Vitien
	Portaler Hypertonie
	HIV-Infektion
	Medikamenten und Toxinen
	Persistierender pulmonaler Hypertonie des Neugeborenen
	Sonstigen Formen
Pulmonal venöse Hypertonie	
	Erkrankungen des linken Vorhofs oder linken Ventrikels
	Klappenvitien des linken Herzens
	Extrinsische Kompression der Pulmonalvenen
	Pulmonale venookklusive Erkrankung
	Sonstige Formen
Pulmonale Hypertonie bei Erkrankungen des respiratorischen Systems und/oder Hypoxämie	
	Chronisch obstruktive Lungenerkrankungen
	Interstitielle Lungenerkrankungen
	Schlafbezogene Atemstörungen
	Hypoventilationssyndrome
	Chronischer Aufenthalt in großen Höhen
	Angeborene Lungenerkrankungen
	Sonstige Formen
Pulmonale Hypertonie infolge chronischer thrombotischer und/oder embolischer Prozesse	
	Chronisch rezidivierende Thrombembolien
	Obstruktion der distalen Pulmonalarterien
	Embolisch (Thromben, Tumormaterial, Parasiten, Fremdkörper)
	In-situ Thrombosen
	Sichelzellkrankheit
Pulmonale Hypertonie durch Erkrankungen mit Beteiligung der Lungengefäße	
Entzündlich	Schistosomiasis
	Sarkoidose
	Sonstige Formen
Pulmonale kapilläre Hämangiomatose	

Aspiration, Azidose oder Hypoxämie. Es resultiert eine schwere Zyanose durch einen Rechts-Links-Shunt auf Ductusebene. Durch den „runoff" des Blutes aus der A. pulmonalis via Ductus in die Aorta (statt in den kleinen Kreislauf) unterhält sich dieser Pathomechanismus selbst.

Symptome Die Leitsymptome einer pulmonalen Hypertonie sind nicht sehr spezifisch und umfassen neben einer Anstrengungsdyspnoe, Tachykardie, Zyanose, venöser Stauung und einem betonten zweiten Herzton auch eher in den neurologischen Formenkreis gehende Symptome wie Schwindel oder sogar synkopale Zustände, die differentialdiagnostisch nicht unbedingt sofort an ein pulmonalvaskuläres Problem denken lassen. Selten werden Angina pectoris-Beschwerden beobachtet (Tabelle 1.3).

Tabelle 1.3. Funktionelle Klassifikation der pulmonalen Hypertonie der WHO

Klasse	Klinische Symptomatik
I	Patienten mit pulmonaler Hypertonie, aber ohne Beeinträchtigung der körperlichen Leistungsfähigkeit. Normale körperliche Aktivität ruft keine übermäßige Dyspnoe, Erschöpfung, Brustschmerzen oder präsynkopalen Zustände hervor.
II	Patienten mit pulmonaler Hypertonie mit leichter Beeinträchtigung der körperlichen Leistungsfähigkeit. Normale körperliche Aktivität ruft übermäßige Dyspnoe, Erschöpfung, Brustschmerzen oder präsynkopale Zustände hervor.
III	Patienten mit pulmonaler Hypertonie mit deutlicher Beeinträchtigung der körperlichen Leistungsfähigkeit. Keine Beschwerden in Ruhe. Bereits geringe körperliche Aktivität ruft übermäßige Dyspnoe, Erschöpfung, Brustschmerzen oder präsynkopale Zustände hervor.
IV	Patienten mit pulmonaler Hypertonie, die nicht ohne Beschwerden irgendeine körperliche Aktivität vollbringen können. Die Patienten sind rechtsherzinsuffizient. Dyspnoe und/oder Erschöpfung können sogar in Ruhe bestehen. Die Beschwerden nehmen bei jeder körperlichen Aktivität zu.

Diagnostik EKG und 24h-EKG zeigen das Ausmaß der chronischen kardialen Belastung. Rhythmusstörungen treten erst in einem späten Stadium auf. Im Röntgen-Thorax lassen sich pulmonale Veränderungen erkennen, die auf eine sekundäre PH schließen lassen. Eine direkte Quantifizierung der Hämodynamik gelingt durch die Echokardiographie mittels einer Messung des Gradienten über einer meist vorliegenden Tricuspidalinsuffizienz und der Darstellung eines typischen zerfaserten, beschleunigten Doppler-Flußprofils in der A. pulmonalis. Goldstandard ist die (riskante) Herzkatheteruntersuchung mit Druckmessung, Widerstandsberechnung, Angiographie und pharmakologischer Testung der Reagibilität des Lungengefäßbetts. Ergänzend müssen Lungenfunktionsuntersuchungen und Laboruntersuchungen (BGA, Hb/Hkt, Schweißtest, IgE, AST, Rheumafaktoren, Angiotensin-Converting-Enzyme, Tuberkulintest) durchgeführt werden. Weiterführende Untersuchungen sind das Thorax-CT, die Kernspintomographie des Herzens, die (riskante) Bronchoskopie und eine Ventilations- und Perfusionsszintigraphie. Bei dieser Untersuchung ist die Gefahr einer Mikroembolisierung durch die radioaktive Tracersubstanz zu beachten! Selten ist eine offene Lungenbiopsie erforderlich. Die Histologie erlaubt allerdings keine zuverlässige prognostische Aussage.

Behandlung Gegebenenfalls steht die Korrektur eines zugrundeliegenden Herzfehlers oder die Beseitigung einer Atemwegsobstruktion im Vordergrund. Ein optimaler Hb im

Bereich zwischen 15–17 g/dl und eine Thromboembolieprophylaxe bei primärer pulmonaler Hypertonie mit Acetylsalicylsäure (1–3 mg/kg KG/d) sind wichtig. Bei postoperativer PH oder PPHN ist neben einer maschinellen Beatmung mit Hyperventilation und Hyperoxygenierung, einer guten Sedierung und einer Kreislaufstützung mit Katecholaminen die Applikation von pulmonalen Vasodilatoren (Na-Nitroprussid, Nifedipin, Nitroglycerin, Prostazyklin, Tolazolin – alle vorsichtig geben wegen Abfall des Systemdrucks), eine Beatmung mit NO-Zumischung (1–10–30 ppm) oder die Inhalationsbehandlung mit Prostazyklin wirksam. Eine Prostazyklininhalation hat den Vorteil, daß sie auch bei einem spontanatmenden Patienten effektiv durchgeführt werden kann. In verzweifelten Fällen kann durch eine RASHKIND-Atrioseptostomie eine Druckentlastung des rechten Vorhofs und eine bessere Systemperfusion erreicht werden. Der Preis dafür ist aber ein Rechts-Links-Shunt mit einer weiteren Zunahme der ohnehin bestehenden Zyanose.

Obstruktive Lungengefäßerkrankung und Eisenmenger-Reaktion Blutgefäße, in denen ein unphysiologisch hoher Druck herrscht, passen sich diesen Verhältnissen an. Diese Anpassung besteht aus einer Hypertrophie der Intima und vor allem der Media, das Gefäß wird also wandstärker. Dies allerdings auf Kosten des Innendurchmessers, so daß der Gefäßwiderstand steigt. Die Bezeichnung für diese Gefäßerkrankung ist im Schrifttum nicht ganz einheitlich. Im angloamerikanischen Sprachraum wird hierfür der Begriff „pulmonary vascular obstructive disease" verwendet. In Anlehnung hieran sollen die progredienten Gefäßveränderungen in der Lunge im folgenden in diesem Buch als „obstruktive Lungengefäßerkrankung" bezeichnet werden. Bei pulmonaler Hypertonie findet man solche Gefäßschäden in der Lunge. Das Ausmaß (s. Tabelle 1.4) ist dabei abhängig vom Grad und von der Dauer des Lungenhochdrucks. Im Laufe der Zeit entwickelt sich so eine zunehmende pulmonale Widerstandserhöhung. Irgendwann ist der Lungengefäßwiderstand höher als der systemarterielle Widerstand. Da das Blut – wie der elektrische Strom – den Weg des geringsten Widerstandes geht, kommt es dann beispielsweise bei einem VSD mit ursprünglich ausschließlichem Links-Rechts-Shunt zu einer Shuntumkehr. Das Blut aus dem rechten Ventrikel kann leichter über den Defekt in den linken Ventrikel als in die schwer geschädigten Lungengefäße ausfließen. Es kommt also zum Rechts-Links-Shunt. Klinisch sieht man dann eine Zyanose bei einem zunächst nicht zyanotischen Herzfehler. Dieses Phänomen wird „EISENMENGER-Reaktion" genannt. Dem Patienten geht es subjektiv besser, da er keine Lungenüberflutungssymptome mehr hat, aber er ist damit nicht mehr operativ korrigierbar und seine Lebenserwartung ist deutlich verringert (meist versterben die Patienten im jungen Erwachsenenalter). Als einzige Option bleibt dann die kombinierte Herz- und Lungentransplantation mit hohem Risiko. Patienten mit EISENMENGER-Reaktion tendieren zu Lungenblutungen (hier spielt die bei schwerer Zyanose mit Polyglobulie häufig begleitend vorliegende Thrombozytopenie sicherlich mit eine Rolle) und sollen daher trotz erhöhtem Thromboembolierisiko kein Aspirin nehmen. Lungenblutungen treten meist erst jenseits des 24. Lebensjahres auf, sind dann aber ein bedeutender Mortalitätsfaktor. Durch die abnorme Zähflüssigkeit des Bluts steigt das Risiko für zerebrale Embolien (meist Mikroembolien) und Hirnabszesse deutlich an. Außerdem sind erhöhte Harnsäurespiegel bei diesen Patienten zu finden, die neben den schmerzhaften Gichtanfällen auch eine Nephropathie verursachen können.

Tabelle 1.4. Stadieneinteilung der hypertensiven pulmonalen Vaskulopathie (nach HEATH und EDWARDS).

Stadium	Histologie
	Prinzipiell reversible Veränderungen:
1	Mediahypertrophie der muskulären Pulmonalarterien. Ausdehnung der Muskularis bis in die Wände der pulmonalen Arteriolen hinein.
2	Hypertrophie der Muskularis plus Intimaproliferation im Bereich der Arteriolen und kleinen muskulären Arterien.
3	Hypertrophie der Muskularis plus subendotheliale Fibrose. Eventuell Obstruktion des Gefäßlumens von Arteriolen und kleinen muskulären Arterien durch fibröses und elastisches Gewebe. Die großen elastischen Arterien zeigen eine Atherosklerose.
	Irreversible Veränderungen:
4	Die Hypertrophie der Muskularis ist weniger ausgeprägt; die kleinen Arterien zeigen eine zunehmende Dilatation, insbesondere in den zu fibrös okkludierten Gefäßabschnitten benachbarten Bezirken. Plexiforme Läsionen treten auf.
5	Plexiforme und angiomatöse Läsionen plus intraalveolär nachweisbare hämosiderinbeladene Makrophagen.
6	Nekrotisierende Arteriitis und Thrombose. Fibrinoide Nekrose der Gefäßwand mit granulozytärem und eosinophilem Infiltrat.

Pulmonale Widerstandskrisen Synonyme: „PH-Krisen" oder „PAP-Krisen"
Bei der Korrektur von Herzfehlern mit präoperativer pulmonaler Hypertonie kommt es im Zeitraum zwischen dem ersten bis etwa zum vierten postoperativen Tag eventuell zu einem krisenhaftem Anstieg des Pulmonalisdrucks aufgrund einer starken Widerstandserhöhung im Kapillarstrombett (Arteriolenspasmus) mit der Konsequenz eines stark verminderten Blutflusses durch die Lunge. Charakteristische Symptome sind ein plötzlicher Abfall der arteriellen Sättigung, des Drucks im linken Vorhof und des arteriellen Blutdrucks bei gleichzeitiger starker Erhöhung des Pulmonalarteriendrucks und des zentralvenösen Drucks. Nur durch rasche manuelle Beatmung mit 100 % Sauerstoff zur pulmonalen Vasodilatation und/oder Beimischung von Stickstoffmonoxidgas (NO) als effektivster bekannter pulmonaler Vasodilatator kann die bedrohliche Symptomatik unterbrochen werden. Bei zu erwartenden Widerstandskrisen sollte prophylaktisch der pulmonale Widerstand durch verschiedene Maßnahmen gesenkt werden:

- Beatmung: Hyperventilation (pCO_2 um 35 mm Hg)
- Hyperoxygenierung (pO_2 – falls vitienbedingt möglich – über 100 mm Hg)
- NO-Beimischung (2–5–20 ppm)
- Metabolisch: pH über 7,48, BE um +6
- Medikamentös: Prostazyklin (Flolan). Prostazyklin kann auch inhalativ eingesetzt werden (Handelsname: Ilomedin)
- Tiefe Analgosedierung.

Die primäre Maßnahme ist jedoch vor allem eine Vermeidung externer Trigger durch eine tiefe Narko-Analgosedierung und eventuell sogar eine zusätzliche Prämedikation vor dem Absaugen oder anderen für den Patienten unangenehmen Maßnahmen. Die Behandlung sollte bis zur Besserung der pulmonalen Druck- und Widerstandsverhältnisse (meist nach 2–3 Tagen) beibehalten werden.

1.4 Ductusabhängigkeit

Bestimmte Herzfehler werden „ductusabhängig" genannt, da dessen Offenbleiben vital erforderlich ist, um den Blutkreislauf aufrecht zu erhalten.

- Fast alle Vitien, bei denen nicht auf normalem Wege Blut in die Pulmonalarterie kommt. Sie haben eine ductusabhängige Lungendurchblutung, also einen Links-Rechts-Shunt über den Ductus. Beispiele: Vitien mit hochgradiger Pulmonalstenose oder eine Pulmonalatresie.
- Alle Vitien, bei denen das Blut nicht auf normalem Wege in die Aorta kommt. Sie haben eine ductusabhängige Durchblutung der Aorta, also einen Rechts-Links-Shunt über den Ductus. Beispiele: Hochgradige Aortenstenose oder Aortenatresie, Hypoplastisches Linksherzsyndrom.
- Die Transposition der großen Arterien (TGA), bei der die Kreisläufe „kurzgeschlossen" sind und die nur über das Foramen ovale und den Ductus in Verbindung stehen und sich dort durchmischen (vgl. Abb. 4.48 auf Seite 200). Bei TGA ist ein Kreuzshunt über den Ductus nachweisbar.
- Ein Sonderfall ist die kritische neonatale Coarctatio aortae, bei der durch die Ductuswiedereröffnung die Stenose erweitert wird, so daß wieder ein ausreichender antegrader Fluß in die deszendierende Aorta erfolgt.

Prostaglandinbehandlung Durch die Gabe von Prostaglandin (Prostaglandin E1 = Minprostin oder Prostaglandin E2 = Minprog – wirkt etwas mehr pulmonal vasokonstriktiv) über Dauertropfinfusion (Dosis: 0,001–0,02–0,1 (-0,3) µg/kg KG/min.) in Kombination mit eher großzügiger Volumengabe kann verhindert werden, daß sich der Ductus arteriosus postnatal verschließt. Der physiologische Stimulus hierfür ist vor allem Sauerstoff. Daher soll eine Sauerstoffgabe bei einem Kind mit ductusabhängigem Vitium kritisch erfolgen. Die gleichzeitige Gabe von Prostaglandinsynthesehemmern (Acetylsalicylsäure, Indomethacin) verbietet sich logischerweise. Eine Intensivüberwachung ist vor allem bei höherer Dosierung des Prostaglandin E aufgrund gravierender Nebenwirkungen erforderlich:

- Erhebliche Sekretproduktion (fast immer; Ausmaß dosisabhängig)
- Ödeme (fast immer; Ausmaß dosisabhängig)
- Gestörte Thermoregulation mit Neigung zu Hyperpyrexie (14%)
- Apnoeneigung (12%)
- Periphere Vasodilatation mit Hautrötung, eventuell mit Blutdruckabfall (10%)
- Gestörte Blutzuckerregulation mit Neigung zu Hypoglykämien
- Bradykardie/Tachykardie (7%/3%)
- Zittrigkeit und Berührungsempfindlichkeit
- Krampfanfälle (4%)
- Herzstillstand (1%)
- Bei Langzeitgabe: Hyperostosen, Gefäßbrüchigkeit.

16   1 Allgemeine Prinzipien

Die Halbwertzeit von Prostaglandin E liegt bei ca. 5 Min., die verbleibenden Metaboliten sind aber nach 24 Stunden zum Teil noch nachweisbar, insofern ist mit einem langsamen Abklingen der Nebenwirkungen innerhalb von 24 Stunden nach Absetzen der Behandlung zu rechnen. Wie lange die Nebenwirkungen bei Langzeitanwendung anhalten, ist nicht bekannt.

Pflegeprobleme leiten sich unmittelbar aus dem oben genannten Nebenwirkungsprofil des Medikaments ab.

Pflegeziel Das abzuleitende Pflegeziel ist in erster Linie das frühzeitige Erkennen von Veränderungen, um das Kind vor Komplikationen und Sekundärproblemen zu schützen und seine Situation bestmöglich zu stabilisieren.

Pflegemaßnahmen Für die Überwachung eines Kindes mit Prostaglandinbehandlung sollte ein Patientenplatz vorbereitet werden, der dem Standard eines vital bedrohten Patienten entspricht. Atmung, Herzfrequenz, Sättigung, Temperatur müssen kontinuierlich überwacht werden können. Die Infusionslösung wird üblicherweise über einen zentralen Zugang verabreicht, um eine kontinuierliche Applikation zu gewährleisten. Eine periphere Gabe ist zwar grundsätzlich möglich, durch die venenreizenden Eigenschaften des Medikaments aber auf Dauer nicht zu empfehlen. Zugang, Perfusorspritze und Zuleitung werden deutlich gekennzeichnet, und im Infusionssystem sollte keine Zuspritzmöglichkeit vorhanden sein. Die kontinuierliche Verabreichung von Prostaglandin ist wesentlich, um den Ductusverschluß zu verhindern. Die Infusionslösung sollte aus diesem Grund rechtzeitig hergestellt und überlappend gewechselt werden. Die regelmäßige Kontrolle des Infusionszuganges und der Infusionslaufgeschwindigkeit ergeben sich daraus. Zu den Grundlagen der Überwachung der Herz-Kreislaufsituation und der Spontanatmung siehe Abschnitt 2.1 ab S. 25. Immanente Probleme wie Hypotonie, Tachykardie, Bradykardie, Apnoen werden durch kontinuierliche Überwachung und eng eingestellte Alarmgrenzen frühzeitig erkannt. Die Spontanatmung von Kindern unter Prostaglandinbehandlung ist dosisabhängig durch eine Hypersekretion, zähes, glasiges Sekret und mehr oder weniger gravierende Apnoen beeinträchtigt. Ein patientenorientiertes nasopharyngeales Absaugen kann hilfreich sein. Eine gegebenenfalls erforderliche Gabe von Sauerstoff sollte nur nach ärztlicher Rücksprache erfolgen, denn Sauerstoff wirkt vasokonstriktiv auf den Ductus, so daß die Gefahr eines Verschlusses steigt. Da Apnoen bei Kindern mit Prostaglandinbehandlung keine Seltenheit sind, stehen günstigerweise alle Materialien für die Intubation und Beatmung des Kindes in Reichweite bereit. Die Überwachung der Temperatur erfolgt im Intervall oder kontinuierlich, nach Situation des Patienten. Gleiches gilt auch für die Kontrolle des Blutzuckerspiegels und für die Bilanzierung. Die Ernährung des Patienten kann sich nach Situation unterschiedlich gestalten. Kinder, die ausreichend stabil sind und nach Nahrung verlangen, dürfen prinzipiell oral ernährt werden. Häufig leiden die Kinder unter Berührungsempfindlichkeit und sind zittrig und unruhig. Jede zusätzliche Belastung für den Patienten sollte reduziert oder nach Möglichkeit vermieden werden. Ärztliche, diagnostische und pflegerische Maßnahmen müssen dem Kind zuliebe aufeinander abgestimmt werden.

Kriterien für die Effektivität der Behandlung Die Wirkung der Prostaglandinbehandlung bei ductusabhängiger Lungendurchblutung ist gekennzeichnet durch den Anstieg der systemarteriellen O_2-Sättigung. Dieser Effekt stellt sich ca. 30 min. nach Behandlungsbeginn ein. Bei ductusabhängiger Systemdurchblutung zeigen sich entsprechend eine bessere Pulsqualität, ein Anstieg des systemarteriellen Blutdrucks und eine Besserung der Nierenperfusion, erkenntlich an einer verbesserten Urinausscheidung. Warnhinweise auf einen drohenden Ductusverschluß unter Prostaglandinbehandlung können bei zyanotischen Herzfehlern die Zunahme der Zyanose und der Dyspnoe mit einem p_aO_2 unter 30 mm Hg sein. Bei der Coarctatio aortae und beim unterbrochenen Aortenbogen sind entsprechende Anzeichen immer schlechter tastbare Pulse, nicht mehr meßbare Blutdrucke an den unteren Extremitäten und eine zunehmend schlechter werdende oder ganz versiegende Diurese sowie eine zunehmende Laktatazidose.

1.5 Univentrikuläre Zirkulation

Ein Blutfluß wird mit einem „Q" bezeichnet. Beim Herzgesunden besteht ein Verhältnis aus Blutfluß im Lungenkreislauf (= Q_p; das „p" steht für „pulmonal") zu Blutfluß im Körperkreislauf (Q_s; „s" steht für „System") von 1:1. Es besteht also ein Q_p/Q_s-Verhältnis von 1:1. Dies ist ein idealer Zustand, bei dem die Lunge und der Körper die „richtige" Menge Blut bekommen. Beim Herzgesunden existiert für den Lungenkreislauf und den Körperkreislauf jeweils ein Ventrikel, nämlich der rechte Ventrikel für Q_p und der linke Ventrikel für Q_s. Manche Herzfehler haben – funktionell gesehen – nur eine gemeinsame Herzkammer, die das Blut sowohl in den Lungen- als auch in den Körperkreislauf auswerfen muß. Bei einer solchen „Univentrikulären Zirkulation", wie sie beispielsweise beim Singulären Ventrikel, beim Truncus arteriosus, beim Hypoplastischen Linksherzsyndrom und vielen anderen Herzfehlern vorliegt, kommt alles Blut

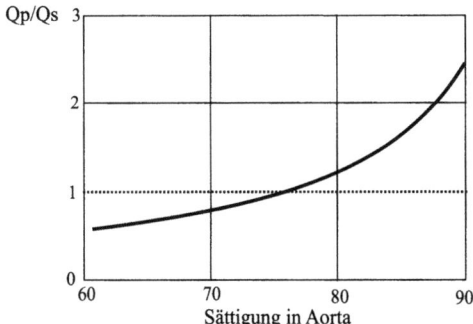

Abb. 1.3. Abschätzung des Verhältnisses von Körper- zu Lungendurchfluß anhand der pulsoxymetrischen Sättigung. Einschränkung: Es wird hier von einer Sättigung von 100% in den Lungenvenen ausgegangen, das heißt von einem unbeeinträchtigten pulmonalen Gasaustausch, was in der Praxis oft nicht der Fall ist. Die Kurve setzt außerdem ein normales Herzzeitvolumen voraus, also weder vermindert noch gesteigert, was in der Praxis ebenfalls selten der Fall ist.

1 Allgemeine Prinzipien

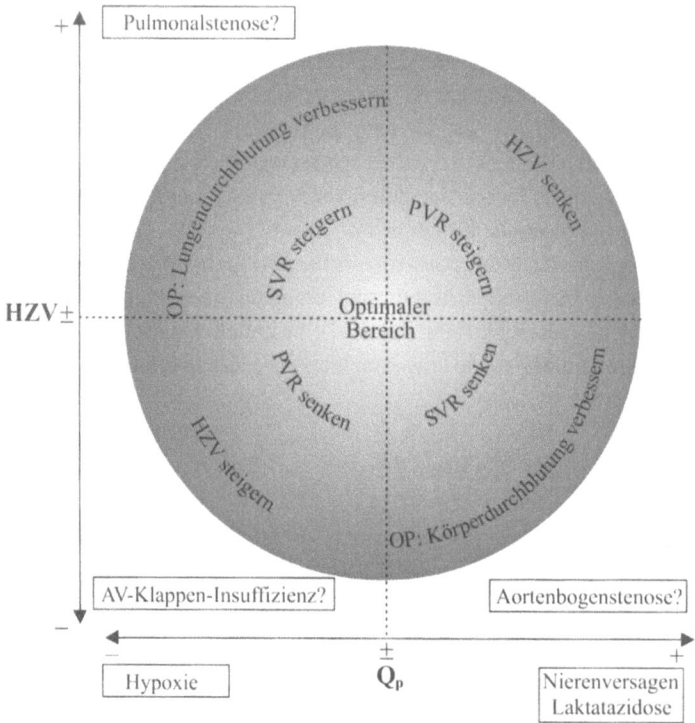

PVR-Steigerung	PVR-Senkung
Totraumvergrößerung	Totraumverkleinerung
CO_2-Anreicherung	NO-Anreicherung
Hypoventilation; Hyperkapnie	Hyperventilation; Hypokapnie
PEEP-Erhöhung	PEEP-Reduktion
	Vasodilatation durch Theophyllin
Thoraxverschluß	Thoraxeröffnung
SVR-Steigerung	SVR-Senkung
Noradrenalin, höhere Dosen Adrenalin oder Dopamin	Nitrate, Milrinon
HZV-Steigerung	HZV-Reduktion
Katecholamine, Volumen	Diuretika, Katecholaminreduktion, Betablocker (vorsichtig)
Herzfrequenzsteigerung durch Schrittmacher	Herzfrequenzreduktion durch Hypothermie

Abb. 1.4. Möglichkeiten der Kreislaufimbalance bei univentrikulärer Zirkulation und entsprechende Einflußmöglichkeiten.

also aus einer Kammer und wird erst im Bereich der großen Gefäße „aufgeteilt". Hier sollte idealerweise eine zu einer zufriedenstellenden Oxygenierung erforderliche Menge an Blut aus der Aortenwurzel in die Lunge abfließen und das verbleibende Restvolumen hinreichend zur suffizienten Perfusion des Körpers sein.

Unbalancierte univentrikuläre Zirkulation In der Praxis besteht jedoch meist die Schwierigkeit, daß die Blutflüsse nicht in oben erwähntem idealen Verhältnis vorliegen, sondern daß beispielsweise durch einen sehr großen Ductus bei einer Pulmonalatresie der überwiegende Anteil des Blutes in die Lunge geht („Lungenüberflutung"). Damit ist der Körperkreislauf entsprechend unterdurchblutet. Dies führt dazu, daß das Kind zwar sehr gute Sättigungswerte hat („Luxus-Lungendurchblutung"), aber ein sehr blasses Hautkolorit und eine schlechte Körper- und Nierendurchblutung, unter Umständen sogar ein Nierenversagen zeigt. Da die Sauerstoffsättigung direkt vom Grad der Lungendurchblutung abhängt, kann aus den Sättigungswerten das Q_p/Q_s-Verhältnis abgeschätzt werden (s. Abb. 1.3). Ein ideales Q_p/Q_s-Verhältnis von 1:1 entspricht demnach einer Sättigung von etwa 75–80% (arterieller pO_2 von 40 mm Hg). Eine „zu gute" Sättigung ist demnach nicht unbedingt „gut" für das Kind, da dann der Körper unterdurchblutet ist. Zu den verschiedenen Konstellationen und Interventionsmöglichkeiten siehe Abb. 1.4.

Bei nicht ausreichend beeinflußbarer schwerer Imbalance müssen rechtzeitig(!) die Grenzen der konservativen Behandlung erkannt werden und es muß dringlich, unter Umständen auch notfallmäßig, operiert oder reoperiert werden.

1.6 Differentialdiagnose häufig auftretender Symptome

1.6.1 Herzgeräusch

Man unterscheidet

- Organische Herzgeräusche bei Herzfehlern
- Funktionelle Herzgeräusche, verursacht durch eine veränderte Funktion bei strukturell normalem Herzen
- Akzidentelle Herzgeräusche, die normale Schallphänomene ohne strukturelle oder funktionelle Auffälligkeiten des Herzens sind.

Am häufigsten sind akzidentelle (Ausschlußdiagnose!) und funktionelle Herzgeräusche.
Charakteristisch für harmlose akzidentelle Herzgeräusche sind folgende Befunde:

- Punctum maximum links parasternal im 4. ICR oder über der Herzbasis
- Lageabhängige Änderung des Geräuschs
- Nicht permanent vorhanden
- Musikalischer Klangcharakter (im Phonokardiogramm Sinusform)
- Protomesosystolisch (eventuell funktionelles diastolisches Geräusch durch funktionelle AV-Klappenstenose bei kurzer Diastolendauer bei Tachykardie)
- Atem- und lageabhängig variable Spaltung des zweiten Herztons.

Nach Ansicht der Deutschen Gesellschaft für Pädiatrische Kardiologie gehört jedes bei einem Kind auffallende Herzgeräusch pädiatrisch abgeklärt. Eine kinderkardiologische Abklärung wird insbesondere bei kardialer Symptomatik, persistierendem Herzgeräusch im Säuglingsalter, bei kardiologisch relevanten Grunderkrankungen mit eventueller Herzbeteiligung und bei syndromalen Fehlbildungen (beispielsweise bei einem DOWN-Syndrom) empfohlen.

Diagnostik bei Herzgeräusch Eine detaillierte Anamnese und die nachfolgende sorgfältige körperliche Untersuchung mit Auskultation unter ruhigen Bedingungen sind meist richtungweisend. Die Blutdruckmessung sollte sowohl an der oberen als auch an der unteren Extremität erfolgen. Das 12-Kanal-EKG mit Phonokardiogramm und die Echokardiographie werden zum Ausschluß einer organischen Herzerkrankung durchgeführt. Zusätzlich wird die Anfertigung einer Röntgenaufnahme des Thorax und eine pulsoxymetrische Sättigungsmessung empfohlen. Bei Unsicherheit muß eventuell eine Kontrolluntersuchung erfolgen.

1.6.2 Zyanose

Es liegt eine Sauerstoffuntersättigung des systemarteriellen Blutes vor. Man muß bei einer Zyanose differenzieren zwischen zentraler Zyanose und peripherer Zyanose. Bei einer zentralen Zyanose befindet sich untersättigtes Blut in den großen Arterien aufgrund von Sauerstoffmangel, einer Lungenminderbelüftung oder aber einer Lungenminderdurchblutung oder Durchmischung über einen Rechts-Links-Shunt. Eine periphere Zyanose entsteht durch eine erhöhte Ausschöpfung von Sauerstoff in der Peripherie durch eine verlangsamte Zirkulation. Untersättigtes Blut findet sich daher in diesem Fall nur im Kapillarstrombett. Klinisch sind die Zyanoseformen gut zu unterscheiden, denn ein Patient mit zentraler Zyanose hat eine blaue Zunge und Fingernägel, ein Patient mit peripherer Zyanose hat hingegen nur blaue Nägel, jedoch eine rosige Zunge. Eine harmlose und häufige Variante ist eine funktionell bedingte (stets periphere) Akrozyanose durch eine überschießende Gefäßregulation, die vor allem bei jungen Frauen auftritt. Bei einer pulsoxymetrischen Sättigung unter 75% imponiert der Patient klinisch als zyanotisch, bei Sättigungswerten zwischen 75 und 85% ist oft nur eine dunkelrote Verfärbung der Lippen auffällig. Durch eine gleichzeitig bestehende Anämie kann eine Zyanose maskiert werden, da sie erst bei sehr viel niedrigeren Sättigungen klinisch auffällt.

Diagnostik bei Zyanose Eine Blutgasanalyse zeigt das Ausmaß der Untersättigung und läßt unterscheiden zwischen einer respiratorischen Azidose mit eher erhöhtem pCO_2 (spricht dann eher für pulmonale Ursache) und einer metabolischen Azidose, die eher kardial bedingt ist und kompensatorisch ein eher niedriges pCO_2 aufweist. Auch ein Hyperoxietest (s. S. 69) hilft hier bei der Differenzierung. Bei der körperlichen Untersuchung ist vor allem auf das Atemmuster zu achten. Eine unregelmäßige Atmung und Apnoen finden sich eher bei Erkrankungen des zentralen Nervensystems, Stöhnen, Einziehungen und eine Tachypnoe mit verlängertem Exspirium hingegen deuten auf eine pulmonale Erkrankung oder einen Herzfehler mit Lungenüberflutung und -stauung hin.

Eine Hyperventilation im Rahmen einer Zyanose findet sich bei einer Minderdurchblutung der Lunge oder bei Neugeborenen mit einer Transposition der großen Arterien. Die Pulsoxymetrie quantifiziert das Ausmaß der Zyanose. Vorsicht: Diese Geräte sind im unteren Meßbereich zunehmend ungenau! Das Blutbild gibt Aufschluß über eine eventuelle maskierende Anämie oder den Grad der Polyglobulie, die bei einer chronischen Zyanose stets kompensatorisch entsteht. Eine Thrombozytopenie ist nicht selten und erhöht das Blutungsrisiko. Außerdem sollten der Blutzucker und das Serumcalcium gemessen werden. Durch eine Echokardiographie kann ein Herzfehler bewiesen oder ausgeschlossen werden. Ein Rechts-Links-Shunt über das Foramen ovale und den Ductus arteriosus bei Neugeborenen ist ein Hinweis auf eine persistierende fetale Zirkulation. Die Röntgenaufnahme des Thorax wird vor allem bei einer pulmonalen Ursache einen richtungsweisenden Befund ergeben. Im EKG kann eine Rhythmusstörung als Ursache erkannt werden.

1.6.3 Thoraxschmerzen

Der Thoraxschmerz ist zwar ein häufiges Symptom bei Kindern und Jugendlichen, aber er führt zu großer Beunruhigung bei den Eltern, daher ist eine gründliche Abklärung erforderlich. Da es sich um eine unspezifische Symptomatik handelt, kommen Störungen verschiedenster Organsysteme in Betracht:

- Kardiale Ursachen (eher selten)
- Erkrankungen des Gastrointestinaltrakts
- Orthopädische Erkrankungen
- Funktionelle Störungen (beispielsweise Hyperventilation)
- Psychogene Ursachen

Diese Bereiche müssen entsprechend fachärztlich abgeklärt werden.

Typische Symptomatik Die Patienten klagen über wechselnde, häufig uncharakteristische Mißempfindungen wie Stiche, Druck, Klopfen, diffus im Brustbereich, oft in die Herzgegend projiziert. Meist treten die Symptome unabhängig von einer körperlichen Belastung auf, selten besteht ein Dauerschmerz.

Diagnostik Eine ausführliche Anamnese und körperliche Untersuchung inklusive Blutdruckmessung sind oft richtungweisend. Apparativ ist neben einem 12-Kanal-EKG in Ruhe bei Hinweisen auf eine Rhythmusstörung auch ein Belastungs-EKG und ein 24h-Langzeit-EKG erforderlich. Außerdem sollte eine Echokardiographie durchgeführt werden. Die Labordiagnostik fokussiert sich auf Entzündungsparameter, eventuell werden zusätzlich eine virologische Diagnostik, die Bestimmung der Schilddrüsenwerte und eventuell spezielle hämatologische Diagnostik erforderlich. Bei unklarem Bild können weitergehend eine 24h-Langzeit-Blutdruckmessung und ein Röntgen-Thorax zum Ausschluß von pulmonalen, thorakalen oder vertebragenen Veränderungen, Zwerchfellanomalien oder Auffälligkeiten im Bereich des oberen Abdomen durchgeführt werden. Gegebenenfalls ist bei der Röntgenuntersuchung die Kombination mit einem Breischluck zum Ausschluß einer Ösophagusveränderung sinnvoll. Eine Herzkatheteruntersuchung mit Koronarangiographie ist bei Hinweisen auf myokardiale Durchblutungsstörungen indiziert.

1.6.4 Synkope, hypotone Kreislaufregulationsstörungen

- Kreislaufdysregulation: Inadäquates Verhalten der Herzfrequenz und des systemarteriellen Blutdrucks unter Belastung, auch bei einer psychischen Belastungssituation.
- Synkope: Vorübergehender Bewußtseinsverlust und Verlust des Muskeltonus ohne Hinweise auf Trauma oder nichtkardiale Ursache.
- Präsynkope ohne Bewußtseinsverlust: Schwindel, Übelkeit, Blässe, Schweißausbruch, fadenförmiger Puls und niedriger arterieller Blutdruck.

Wiederholte Synkopen führen oft zu großer Verunsicherung und müssen deshalb und vor allem zum Ausschluß einer gravierenden kardialen Grunderkrankung, beispielsweise Herzfehler, Kardiomyopathie, Rhythmusstörung mit der Gefahr eines Sekundenherztods, abgeklärt werden. Eine Synkope ist weitaus häufiger Folge einer Kreislaufdysregulation (vagovasale Reaktion, hypotensive orthostatische Dysregulation) als durch kardiale Probleme verursacht.

Differentialdiagnose

- Kardial: Obstruktive Herzerkrankungen wie FALLOT, Ischämie, Arrhythmie
- Metabolisch: Hypoglykämie, Hypoxämie, Hyperventilation
- Neurologisch: Epilepsie, Migräne, Hirntumoren
- Psychisch: Hysteriforme Reaktionen

Man unterscheidet pathophysiologisch verschiedene Synkopenformen:

- Vagovasale Synkope: Durch plötzlich verminderten venösen Rückfluß erfolgt eine überschießende Ventrikelkontraktion und eine Aktivierung von kontraktionshemmenden Mechanorezeptoren im Herzmuskel. Über einen Hirnstammreflex kommt es zu einer Sympathicushemmung (BEZOLD-JARISCH-Reflex) mit peripherer Vasodilatation, Bradykardie und arterieller Hypotension. Die Folge ist eine zerebrale Minderperfusion, die den Bewußtseinsverlust verursacht.
- Orthostatische Dysregulation: Hypotension durch fehlende oder inadäquate vegetativ gesteuerte Vasokonstriktion im Bereich der Venolen und Arteriolen. Es kommt zum Blutdruckabfall ohne kompensatorischen Anstieg der Herzfrequenz, typischerweise bei Lagewechsel vom Liegen zum Stehen. Differentialdiagnose: Verminderter systemvenöser Rückfluß durch erhöhten intrathorakalen Druck (Luftanhalten, Atemwegsverlegung, Bauchpresse), Medikamenteneffekt (Nitropräparate), Volumenmangel.
- Kardiale („kardioinhibitorische") Synkope: Ausgelöst durch tachykarde (meist ventrikuläre) oder bradykarde Rhythmusstörungen oder durch strukturelle Herzerkrankung, insbesondere Ausflußtraktobstruktionen wie Aorten-, Pulmonalstenose oder eine HOCM. Eine primäre pulmonale Hypertonie kann als Erstsymptom eine Synkope haben. Ein atypischer Ursprung und Verlauf einer Koronararterie zwischen den Wurzeln der großen Gefäße hindurch kann bei körperlicher Extrembelastung durch mechanische Gefäßobstruktion von außen zum ischämieinduzierten Kammerflimmern führen. In etwa 15% der Fälle von Sekundenherztod bei Leistungssportlern kann diese Anomalie gefunden werden.

Diagnostik Die ausführliche und detaillierte Anamnese ist oft richtungweisend und wird durch einen gründlichen klinischen Befund inklusive Neurostatus ergänzt. Apparativ sollten eine valide Blutdruckmessung an allen vier Extremitäten, ein Standard-EKG, eine pulsoxymetrische Sättigungsmessung und ein SCHELLONG-Kreislauffunktionstest durchgeführt werden. Weiterführende Diagnostik erfolgt mit einer Echokardiographie, 24-Stunden-Langzeit-EKG oder -Blutdruckmessung, Belastungs-EKG und mittels Lungenfunktionsmessung. Außerdem ist die Anfertigung einer Röntgenaufnahme des Thorax sinnvoll. Laborchemisch sollte eine Elektrolytveränderung oder eine Hypoglykämie ausgeschlossen werden. Bei Hinweisen auf eine neurologische Problematik sind ein EEG, ein Schädel-CT oder eine Kernspintomographie indiziert. Bei belastungsinduzierter Synkope, begleitenden Angina-pectoris-Beschwerden oder plötzlichen Herztoden in der Familie ist unter Umständen sogar die Durchführung einer Koronarangiographie oder einer Myokardbiopsie erforderlich. Rhythmusstörungen lassen sich unter Umständen erst durch wiederholte Langzeit-EKG-Ableitungen oder durch die Ereignisdokumentation mit einem sogenannten „Event-Recorder" ursächlich sichern. Das Gerät wird extern getragen oder subkutan implantiert und ermöglicht eine Dauerüberwachung und Speicherung des EKG. Manchmal muß sogar eine elektrophysiologische Katheteruntersuchung durchgeführt werden, um eine Rhythmusstörung (eventuell im Provokationstest) zu sichern. Dabei kann natürlich auch durch Ablation behandelt werden.

Behandlung Bei einer vagovasalen Synkope genügt die Flachlagerung und das Hochlegen der Beine. Zur Prävention eignen sich Betablocker (Propanolol 1 mg/kg KG/d), in hartnäckigen Fällen auch Disopyramid oder Fludrocortison (bei Kindern nur in Ausnahmefällen). Die Behandlung sollte sich vor einem Auslaßversuch über sechs Monate erstrecken. Bei orthostatischer Dysregulation sind physikalische Maßnahmen wie Sport, Bürstenmassagen, Wechselduschen und Vermeidung von langem Stehen ausreichend. Selten muß zusätzlich mit Dihydroergotamin (2–3 x 1 mg/m^2 KOF/d) oder mit Etilefrin (3 x 5–10 mg/m^2 KOF/d) medikamentös behandelt werden. Bei kardial bedingten Synkopen sind je nach zugrundeliegender Problematik eine Herzoperation, eine Antiarrhythmikabehandlung, eine Schrittmacherimplantation und andere Maßnahmen erforderlich.

2
Behandlung

2.1 Grundlegendes zur Pflege von herzkranken Kindern

...Die Betreuung von herzkranken Kindern stellt an alle beteiligten Berufsgruppen besondere Anforderungen, so auch an die Pflegenden. In diesem Abschnitt geht es im besonderen um die Überwachung und Grundversorgung des herzkranken bzw. vital bedrohten Kindes auf der Intensivstation.

Die Überwachung eines Kindes auf der Intensivstation (und nicht nur dort) dient der kontinuierlichen oder punktuellen Erfassung von Daten aller vitalen Funktionen. Ziel ist es, Informationen über den aktuellen Krankheitszustand zu erhalten und krankheitsbedingte Veränderungen und Auswirkungen von Behandlungsmaßnahmen frühzeitig zu erkennen.

Überwacht werden:

- Herz-Kreislauf
- Atmung
- Körpertemperatur
- Flüssigkeitsbilanz

2.1.1 Herz-Kreislauf

Beobachtung des Kindes Bei der Beobachtung des Kindes fallen häufig zuerst Veränderungen der Haut auf. Man achtet insbesondere auf:

- Aussehen: Blaß, grau, marmoriert. Bei Zyanose wird differenziert zwischen verschiedenen Lokalisationen: Akren, perioral (Nasen-Mund-Dreieck) oder generalisiert.
- Temperatur: Peripher kühl, am Stamm warm, als Zeichen der insuffizienzbedingt schlechten peripheren Durchblutung.
- Beschaffenheit: Kaltschweißig, als Zeichen der geringen körperlichen Belastbarkeit.
- Halsbereich: Stauung der Jugularvenen als Zeichen der Herzinsuffizienz.
  ...Bei Säuglingen aufgrund des kurzen Halses oft schwierig zu beurteilen.
- Ödeme: Auffallend sind Lidödeme, Ödeme an Hand- und Fußrücken sowie an den Unterschenkeln und seitlich am Brustkorb, sogenannte Flankenödeme.
- Beurteilung der Belastbarkeit: Das Kind wirkt beispielsweise erschöpft nach grundpflegerischen Maßnahmen wie Wiegen, Betten, Waschen. Zyanose, Tachypnoe und Schwitzen sind weitere Hinweise. Typische Herzinsuffizienzzeichen beim Säugling sind eine Trinkschwäche sowie vermehrtes Schwitzen im Nackenbereich.

Registrierung der Herzfrequenz Die Normalwerte der kindlichen Herzfrequenz sind sehr stark vom Lebensalter abhängig und zeigen außerdem eine große Variabilität (s. Tabelle 3.1 auf Seite 68). Die Herzfrequenz unterliegt regelhaft leichten zeitlichen Schwankungen. Unterschieden werden ein regelmäßiger Sinusrhythmus und eine (physiologische) Sinusarrhythmie (s. Kap. 7).

EKG-Monitor Benötigt werden Monitor, Patientenkabel und EKG-Elektroden. Man wählt die Elektroden entsprechend der Körpergröße des Patienten aus. Die rote und gelbe Elektrode werden so angebracht, daß sie dem Verlauf der Herzachse entsprechen. Die schwarze Elektrode kann beliebig plaziert werden. Grundsätzlich sollte der Applikationsort so gewählt werden, daß die Ableitung möglichst wenig durch Bewegungsartefakte gestört wird, der QRS-Komplex vom Monitor zuverlässig erkannt wird und die Atemexkursionen optimal erfaßt werden. Die Elektroden sollten aber nicht für mögliche Eingriffe (z.B. Punktionen) oder diagnostische Maßnahmen (z.B. Echokardiographie) entfernt werden müssen und nicht auf oder in der Nähe von Verbänden plaziert werden. Die Haut wird vor dem Fixieren der Elektroden gegebenenfalls entfettet. Häufige gerätebedingte Störungen sollten Anlaß geben, die Elektroden zu überprüfen und eventuell neu zu kleben.

Die Haut vor allem von kleinen Kindern ist sehr zart und empfindlich. Durch häufiges Kleben der EKG-Elektroden kann es rasch zu Hautläsionen kommen, die eine Eintrittspforte für Erreger darstellen. Aus diesem Grund sollte täglich eine gründliche Hautinspektion, zum Beispiel bei der Grundpflege, stattfinden. Elektroden werden nur bei Bedarf gewechselt. Die alten Klebestellen werden gereinigt, Klebereste entfernt und die Haut mit pflegenden Salben, wenn gestattet, behandelt. Die Elektrodenkabel werden sorgfältig plaziert, so daß es nicht durch Aufliegen zu Druckstellen kommt. Dies gilt in besonderem Maße für ödematöse und bewegungseingeschränkte Patienten oder für Patienten mit einer schlechten Mikrozirkulation!

Periphere Pulse Die Pulse eines Kindes können manuell oder mit einer Ultraschall-Doppler-Sonde beurteilt werden. Die Überwachung der peripheren Pulse dient der Bestimmung von Herzrhythmus, Herzfrequenz und Pulsdefizit (im Vergleich zum Monitor). Weiter werden Füllung und Spannung der Gefäße beurteilt. Zur Pulskontrolle bieten sich an:

- A. temporalis
- A. carotis
- A. radialis
- A. dorsalis pedis
- A. tibialis posterior.

Blutdruckmessung (nichtinvasiv, oszillometrisch) Der Vorteil ist, daß es sich innerhalb physiologischer Bereiche um eine sehr genaue Methode handelt. Grundsätzlich erfolgt die Blutdruckmessung in vorgewählten zeitlichen Intervallen. Alarmgrenzen können individuell vorgegeben werden. Als Parameter werden sowohl systolischer als auch diastolischer Blutdruck und der aus diesen Werten berechnete mittlere arterielle Blutdruck (= MAD) erhoben. Nachteile der unblutigen Blutdruckmessung sind unzuverlässige Werte bei schlechter Kreislauffunktion und der Einfluß der Manschettenbreite auf die

Genauigkeit. Häufige Messungen in kurzen Intervallen können vom Patienten als störend empfunden werden.

Die Blutdruckwerte bei Kindern sind altersabhängig (s. Tabelle 3.2, S. 69). Wesentlicher Parameter ist der MAD, er beschreibt den konstanten kapillaren Blutfluß und entspricht daher in etwa dem Perfusionsdruck der Organe.

Bei der kindlichen Blutdruckmessung ist die Wahl der korrekten Manschettengröße entscheidend (s. Tabelle 2.1). Zu schmale bzw. zu breite Manschetten ergeben falsch hohe bzw. falsch niedrige Meßwerte. Zur Blutdruckmessung sollte sich das Kind in einem ruhigen Zustand befinden. Messungen beim unruhigen oder gar schreienden Kind haben kaum Aussagekraft. Die in der Erwachsenenmedizin übliche Blutdruckmessung mit Auskultation der KOROTKOFF-Töne beim langsamen Ablassen des Drucks liefert bei kleineren Kindern keine verläßlichen Werte.

Tabelle 2.1. Altersabhängige Breite der Blutdruckmanschette

Oberarmumfang	Manschettenbreite
7,5 bis 10 cm	4 cm
10 bis 12,5 cm	5 cm
12,5 bis 15 cm	7 cm
15 bis 20 cm	9 cm
20 bis 30 cm	12 cm (Erw.)

Es sollten trotz dieser Angaben immer die vom Hersteller vorgegebenen Manschettenbreiten berücksichtigt werden, um Fehlmessungen zu vermeiden.

Die Blutdruckmanschette sollte nur kurz aufgeblasen bleiben, das heißt der Meßzyklus wird dem Zustand des Kindes angepaßt. Durch die venöse Stauung bei der Messung besteht nämlich die Gefahr von Hautblutungen bei Kindern mit Gerinnungsstörungen. Darüber hinaus sollte die Manschette nur in dringenden Fällen dauerhaft am Oberarm oder Oberschenkel belassen werden. Der straffe Sitz der Manschette kann zu Durchblutungsstörungen mit nachfolgenden Gewebsschäden führen. Eine Blutdruckmessung sollte nicht über Extremitäten erfolgen, über die Infusionen laufen, da es bei jedem Meßvorgang zu einer kurzfristigen Unterbrechung des Infusions- und Blutflusses kommt. Eine Blutdruckmanschette sollte generell nicht über Kleidungsstücken angelegt werden, es kommt hierdurch zu Falschmessungen. Blutdruckmanschetten aus Plastik, die häufig bei kleinen Kindern Anwendung finden, können durch ihre scharfen Kanten zu Druckstellen führen. Häufig schwitzen die Kinder auch unter diesen Manschetten. Ein ausreichend großer Schlauchverband zum Schutz der Haut sollte daher am Oberarm oder am Unterschenkel unter der Manschette anglegt werden.

Blutdruckmessung (invasiv) Der systemarterielle Blutdruck kann auch über intravasale Katheter gemessen werden. Übliche Einführstellen sind:

- A. radialis knapp proximal des Handgelenks
- A. femoralis im Bereich des Leistenbandes

- A. tibialis posterior im Bereich des Knöchels (selten)
- Bei Neugeborenen die A. umbilicalis.

Die A. temporalis darf nicht zur kontinuierlichen, invasiven Blutdruckmessung verwendet werden!

Die Vorteile liegen in einer exakten Messung auch niedriger Blutdruckwerte. Eine kontinuierliche Messung und die permanente Registrierung sind ohne Belastung des Patienten durchführbar. Darüber hinaus bietet sich die Möglichkeit der arteriellen Blutentnahme, insbesondere zur exakten Bestimmung der Blutgase (s. Abschn. 3.2.2, S. 69). Nachteile sind eine mögliche Verletzung der Gefäßwand und – vor allem nach längerer Liegedauer – ein zunehmender Gefäßspasmus mit Minderdurchblutung distal der Punktionsstelle. Bei einer versehentlichen, unbemerkten Diskonnektion kann das Kind verbluten! Die versehentliche Medikamenteninjektion in den arteriellen Zugang kann im Extremfall das Absterben der distal gelegenen Bezirke verursachen.

Vor der Punktion der A. radialis sollte stets ein „ALLEN-Test" durchgeführt werden. Dieser Test gibt Auskunft darüber, ob die entsprechende Hand auch unter dem Verschluß des Gefäßes noch ausreichend perfundiert würde. Durchführung: Gleichzeitige Kompression der A. radialis und A. ulnaris über 1 Min., so daß die Hand weiß wird. Danach wird die Kompression nur der A. ulnaris aufgehoben unter Belassen der Kompression der A. radialis. Wenn innerhalb von 1–7 Sekunden die Hand rosig wird, kann im Falle des Verschlusses der A. radialis von einer ausreichenden Kollateralperfusion ausgegangen werden.

Die A. femoralis hingegen ist einziges versorgendes Gefäß für das Bein. Ein ausreichendes Kollateralsystem existiert nicht, so daß bei einem kompletten Verschluß in jedem Fall mit einer kritischen Ischämie des Beins gerechnet werden muß! Die Indikation für eine arterielle Kanüle an dieser Position muß daher streng gestellt werden.

Vor der Anlage eines arteriellen Zugangs sollte bei einem wachen Patienten an eine örtliche Betäubung mittels Lokalanästhesie-Pflaster gedacht werden. Ebenso sollten ein luftfreies Spülsystem mit heparinisiertem NaCl 0,9% und der Druckaufnehmer bereitgestellt werden.

Nach Punktion: Sichern der arteriellen Kanüle und Kennzeichnung des Infusionssystems. Gute Fixierung der Extremität – insbesondere beim wachen Patienten – auf einer altersentsprechenden Schiene (bei Radialiskanülen). Fixierung des Druckaufnehmers in Herzhöhe und Nullabgleich am Monitor. Manipulationen an der Kanüle oder am Dreiwegehahn sollten auf ein Minimum beschränkt werden. Extremität nicht zudecken. Ein Neugeborenes mit Nabelarterienkatheter sollte man nicht auf den Bauch lagern. Achten auf rosiges Aussehen und warme Haut der distalen Extremität. Pulskontrolle unterhalb der Punktionsstelle. Achten auf Luftleere des Systems. Beobachten der Druckkurve am Monitor: Eine regelrechte Druckkurve (also ohne artefizielle Dämpfung durch Gefäßspasmus etc.) zeigt eine sogenannte Inzisur (s. Abb. 2.1).

Nach dem Ziehen der arteriellen Kanüle erfolgt eine manuelle Kompression der Punktionsstelle für etwa 3–5 Min., bis keine Nachblutung mehr besteht. Danach sollte ein Druckverband angelegt werden. Bei erhöhtem Nachblutungsrisiko (Gerinnungsstörung, arterielle Hypertension) wird anschließend ein Sandsack für mehrere Stunden auf die

2.1 Grundlegendes zur Pflege von herzkranken Kindern

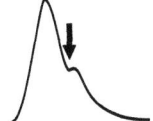

Abb. 2.1. Normale Pulskurve mit Inzisur (Pfeil)

Punktionsstelle gelegt. Pulskontrollen in den folgenden 24 Stunden lassen das Auftreten von Durchblutungsstörungen frühzeitig erkennen.

2.1.2 Atmung

Das respiratorische System stellt neben dem Herz-Kreislauf-System einen zweiten lebenswichtigen Funktionsbereich dar und erhält somit einen ebenbürtigen Stellenwert innerhalb der Überwachung.
Beobachtet werden: Atemfrequenz (Tabelle 2.2), Atemtiefe, Atemrhythmus, Einziehungen, Nasenflügeln, Unruhe, Schwitzen, Angst, Atemgeräusch, Zyanose.

Tabelle 2.2. Normalwerte für die Atemfrequenz in Ruhe in Abhängigkeit vom Alter.

Alter	Atemzüge pro Minute
Frühgeborene	50 bis 70
Neugeborene	30 bis 40
Kleinkind	20 bis 25
Schulkind	18 bis 20
Erwachsener	16 bis 17

Atemtätigkeit Sie kann direkt am Patienten über eine Minute ausgezählt werden. Unruhe, Schwitzen, Einziehungen, Nasenflügeln sind typische Zeichen für das Vorliegen einer Atemstörung.

Atmungsmonitor Die apparative Überwachung der Atemfrequenz dient im Kindesalter in erster Linie der Feststellung einer Hypo- oder Hyperventilation sowie der Registrierung von Atempausen. Zur Überwachung ist die Impedanzpneumographie gut geeignet. Bei diesem Verfahren werden die Atemexkursionen mittels Elektroden aufgezeichnet. Für die Ableitung können die EKG-Elektroden genutzt werden. Wesentlich ist die exakte Plazierung der Elektroden, am günstigsten in der vorderen Axillarlinie oberhalb der Rippenbögen, denn hier zeigt sich die ausgeprägteste Thoraxbewegung. Am Monitor muß die Elektrodenempfindlichkeit der Atmung des Kindes entsprechend eingestellt werden, ebenso die maximal tolerierte Apnoedauer (meist 15–20 Sekunden), deren Überschreitung einen akustischen Alarm auslöst.

Pulsoxymetrie So nennt man die nichtinvasive, kontinuierliche Messung der Sauerstoffsättigung über ein Lichtsignal, das durch die Haut dringt. Gemessen wird die Sauerstoffsättigung des Hämoglobins aus der Differenz zwischen reduziertem Hämoglobin und Oxyhämoglobin.

Den Vorteilen der Pulsoxymetrie, nämlich kurze Stabilisierungszeit, kurze Response-Zeit bei Änderung der Sättigung, keine thermischen Schäden (wie zum Beispiel bei einer Transoxode, die eine relativ hohe Betriebstemperatur braucht), stehen gewisse Nachteile gegenüber: Eine Hyperoxämie wird nicht erfaßt und es bestehen Ungenauigkeiten in sehr niedrigen Meßbereichen (unter ca. 80%), Anfälligkeit gegenüber Bewegungsartefakten, Beeinflußbarkeit durch Sonneneinstrahlung oder eine Phototherapielampe, Gefahr von Druckstellen und Nekrosen.

Übliche Applikationsorte sind: Handteller, Handgelenk, Mittelfuß, Finger oder Zehe – je nach Alter des Kindes. Fixierung: Lichtquelle und Lichtempfänger müssen sich genau gegenüberliegen. Das Befestigen des Sensors kann mit Pflaster, besser mit einem elastischen Verband erfolgen. Der Sensorwechsel sollte regelmäßig erfolgen, der Zeitabstand verringert sich dabei bei sehr kleinen Kindern oder beim Vorliegen von Ödemen oder einer schlechten Mikrozirkulation. Unter Berücksichtigung dieser Aspekte steht mit der Pulsoxymetrie ein äußerst wertvolles, nichtinvasives Instrument zur Überwachung der Vitalfunktionen zur Verfügung, das heute als Ergänzung zum EKG-Monitor einen „Quasi-Standard", nicht nur im Intensivbereich sondern auch auf Transporten, in Diagnostikeinheiten usw. darstellt.

2.1.3 Körpertemperatur

Das Neugeborene hat eine große Körperoberfläche im Vergleich zur Körpermasse und gleichzeitig ein noch spärliches subkutanes Fettgewebe. Es verliert daher in einer zu kühlen Umgebung rasch seine ursprüngliche Körpertemperatur. Ein gewisser Verlust an Körpertemperatur ist unmittelbar nach der Geburt in der Adaptation an das extrauterine Leben ein wichtiges physiologisches Phänomen. Die kältebedingte Vasokonstriktion und die dadurch bedingte periphere Widerstandserhöhung können nämlich die physiologische Shuntumkehr im Ductus arteriosus unterstützen. Vor extremer Auskühlung muß das Neugeborene jedoch unbedingt geschützt werden. Ein Abfall der Körpertemperatur bedeutet immer eine Belastungssituation für einen kleinen Säugling mit der Gefahr einer Hypoxie, Hypoglykämie und gegebenenfalls sogar einen Rückfall in die fetalen Kreislaufverhältnisse.

Meßpunkte Üblicherweise wird beim Kind die Temperatur rektal gemessen (Kerntemperatur), prinzipiell geht dies auch über ösophageale Sonden, die aber selten verwendet werden. Die Haut oder Schalentemperatur mißt man über spezielle Hautsensoren. Die Differenz zwischen Kern- und Schalentemperatur = Delta T (DT) hängt ab vom Grad der peripheren Durchblutung und ist damit ein indirektes Kriterium für die Herzleistung. Ein Delta T von über 7–10°C läßt auf einen hohen peripheren Widerstand bei schlechtem HZV schließen.

Meßinstrumente für die Ermittlung der Kerntemperatur sind elektrische Thermometer oder für die kontinuierlichen Messung die rektale Temperatursonde. Das elektronische Thermometer abeitet in einem Meßbereich von 25–42° C. Es basiert auf dem Prinzip, daß es bei Erwärmung zur Änderung der Leitfähigkeit bestimmter Metallegierungen für elektrischen Strom kommt (Thermistor). Die Messung ist wesentlich schneller beendet als beim Quecksilberthermometer, das nicht zuletzt wegen der Toxizität des Schwermetalls

2.1 Grundlegendes zur Pflege von herzkranken Kindern

nicht mehr verwendet werden sollte. Für eine kontinuierliche Messung nimmt man eine rektale Temperatursonde. Vor dem Einsatz sollte diese auf Defekte überprüft werden. Darüber hinaus muß sie nach Herstellerangaben regelmäßig geeicht werden. Die Einstellung der Alarmgrenzen erfolgt nach Patientensituation. Vorsicht ist beim Einführen der Temperatursonde (4–5 cm) ins Rektum geboten, bei kontinuierlicher Messung kann es außerdem zu Druckstellen im Analbereich kommen. Die Temperatursonde sollte daher nur so lange benutzt werden, wie es unbedingt nötig ist. Als Alternative bei älteren Patienten, die aus anderen Gründen einen Blasenkatheter benötigen, kann man Modelle verwenden, die einen elektronischen Temperatursensor an der Katheterspitze integriert haben und damit die Temperatur in der Blase, die der Kerntemperatur in etwa entspricht, messen.

Beim Einsatz von Temperatursensoren zur Ermittlung der peripheren oder Schalentemperatur muß auf einen guten Hautkontakt geachtet werden, um eine Messung der Umgebungstemperatur zu vermeiden. Ein regelmäßiger Wechsel der Applikationsstelle vermeidet Druckstellen. Kühl- oder Wärmeelemente dürfen logischerweise nicht in Sensornähe gelegt werden, da sie die Meßwerte verfälschen. Geeignete Applikationsorte sind unter anderem Fuß, Hand, Rücken, Abdomen.

2.1.4 Flüssigkeitsbilanz

Das Extrazellulärvolumen des Neugeborenen und Säuglings ist groß. Ab dem 1. Lebensjahr gleicht sich der Wasserbestand und das Extrazellulärvolumen dem des Erwachsenen an. Das intrazelluläre Wasser nimmt parallel zur zunehmenden Muskelmasse ab. Je kleiner ein Kind ist, desto größer ist aus diesen Gründen sein Wasserbedarf. Dieser Wasserbedarf steigt bei Fieber pro Grad um weitere 10% an. Abnorme Wasserverluste, beispielsweise durch Erbrechen oder Durchfall, führen daher schnell zu einer gefährlichen Dehydratation. Eine Indikation zur Flüssigkeitsbilanzierung bei herzkranken Kindern besteht beispielsweise bei einer eingeschränkten Urinausscheidung, Ödemen (auch Lungenödem oder Hirnödem), bei Herzinsuffizienz oder bei erforderlicher Zufuhr hoher Flüssigkeitsmengen.

Bei der Einfuhr sind sowohl die enterale Ernährung als auch die parenterale Flüssigkeitszufuhr zu berücksichtigen. Alle flüssigen Nahrungsmittel werden komplett, alle breiigen oder festen Nahrungsmittel zur Hälfte oder zu zwei Drittel, je nach Vorgabe, bilanziert. Alle oral oder intravenös verabreichten Medikamente, die in Flüssigkeit gelöst verabreicht werden (vor allem Kurzinfusionen), sollten in die Einfuhrbilanz mit aufgenommen werden. Ebenso werden alle Spülflüssigkeiten, beispielsweise von Druckspülungen für liegende Meßkatheter, mitbilanziert.

Bei der Ausfuhrbilanz sind zu berücksichtigen: Die Urinausscheidung (Tabelle 2.3), die Perspiratio insensibilis (Verlust über Haut und Schleimhaut), die Perspiratio sensibilis (Schweiß), Stuhl, Exsudat, Transsudat, Erbrochenes, Magensaft und gegebenenfalls Blutentnahmen.

Die Bestimmung der Urinmenge ohne Blasenkatheter erfolgt durch Abwiegen der Einmalwindel (vor und nach Gebrauch wiegen). Eine weitere Möglichkeit ist das Auffangen von Urin in Beuteln über spezielle Auffangsysteme. Urinbeutel sind vor allem bei Mädchen problematisch, denn sie lassen sich schlecht fixieren und reizen die Haut. Eine Position des Kindes in Bauchlage ist unmöglich, da sich der Urinbeutel dann rasch

Tabelle 2.3. Altersentsprechende Urin-Tagesmengen.

Alter	ml/d
1–3 d	0–84
4–6 d	14–260
7–10 d	59–330
10 d-2 Mo	250–450
2 Mo-1 J.	400–500
1–3 J.	500–600
3–5 J.	600–700
5–8 J.	650–1000
8–14 J.	800–1200

Die minimal tolerable Urinausscheidungsmenge beträgt 1 ml/kg KG/h.

ablöst. Falls eine exakte Bilanzierung der Urinausscheidung erforderlich ist, ist daher die Anlage eines Blasenkatheters nicht zu umgehen.

Erbrochenes muß bei größeren Mengen gegebenenfalls abgewogen und ersetzt werden. Magensaft wird bei liegender Magenablaufsonde ebenfalls mitbilanziert. Bei größeren Mengen muß er ebenfalls ersetzt werden. Bei Kindern mit Magensonde sollte regelmäßig der Magen-pH kontrolliert werden (die Gefahr einer Magenblutung steigt bei stark azidem Milieu). Stuhl: Bei Durchfällen verliert ein Kind große Mengen an Wasser, daher muß auch der Stuhl abgewogen werden (Windel), und der Flüssigkeitsverlust wird gegebenenfalls ersetzt. Falls technisch machbar, ist ein tägliches Wiegen des Patienten sinnvoll.

Tabelle 2.4. Tägliche Umsatzrate für Wasser (ml/kg KG/d).

Altersstufe	Gewicht (kg)	KOF (m^2)	Persp. ins.	Urin	Stuhl	Gesamt
Ngb.	3	0,2	30	40–60	10	80–100
Sgl. (5 Mo.)	6	0,32	50	60–80	10	120–140
Kleink. (1 J.)	10	0,45	40	40–60	8	90–110
Schulkd. (9 J.)	30	1,0	25	30–50	4	60–80
Jgdl. (14 J.)	50	1,5	20	20–40	3	40–60

2.2 Postoperative Intensivbehandlung

2.2.1 Vorbemerkung

„...think simple, stupid"

Viele postoperative Probleme sind mechanisch-hämodynamischer Natur. Entscheidend ist die exakte anatomische Kenntnis des zugrundeliegenden Herzfehlers und der durchgeführten Operation. Hieraus können mit Hilfe physikalischer und kreislaufphysiologischer Gesetzmäßigkeiten die jeweilige Hämodynamik und die Erfordernisse zur Reetablierung einer postoperativen Homöostase abgeleitet werden. Aus kausal-logischer Notwendigkeit läßt sich das jeweilige Behandlungskonzept ableiten, und es lassen sich die tolerablen Grenzbereiche festlegen, beispielsweise für die Vorlast, die vitien- und operationsspezifisch sehr unterschiedliche „ideale Bereiche" aufweist. Aus der Kenntnis des jeweiligen „optimalen Bereichs" und des Toleranzbereichs kann der Patient wissend und vor allem problemantizipierend betreut werden. Gute Intensivmedizin ist „langweilig" – es passiert nämlich nichts. Ähnlich wie ein Kapitän ein großes Schiff steuert – rechtzeitige(!), sanfte(!) Ruderausschläge, statt wenige Meter vor dem Ufer (und damit viel zu spät) hektische (und damit übertriebene) Gegenbewegungen, die aufgrund der Trägheit des Schiffes keine Wirkung mehr zeigen können.

„Die meisten Ursachen, die zu einer Reanimationssituation führen, können auf technische oder therapeutische Fehlentscheidungen oder ein inadäquates Monitoring zurückgeführt werden" (Hausdorf)

Die Intensität der postoperativen Überwachung und Pflege von Kindern nach einem herzchirurgischen Eingriff ist entscheidend von Art und Umfang der Operation abhängig. Ein wesentlicher Unterschied ergibt sich daraus, ob der Eingriff mit oder ohne Herz-Lungen-Maschine durchgeführt worden ist.

Bei Eingriffen ohne HLM (z.B. die Korrektur von Gefäßfehlbildungen wie einer Coarctatio aortae, Pulmonalisbanding, Gefäßringe und PDA-Verschluß) ergeben sich die postoperativen Probleme dieser Kinder zu einem Teil aus der veränderten Hämodynamik, zum Teil aber auch aus der intraoperativen Kompression von Lunge und Gefäßen sowie aus der schmerzhaften Thorakotomie.

Die Herz-Lungen-Maschine kommt zum Einsatz beim Ersatz oder bei der Rekonstruktion von Herzklappen, bei der intrakardialen Korrektur von angeborenen Herzfehlern, der Anlage eines Koronararterienbypass oder bei Eingriffen an der Aorta ascendens. Abhängig vor allem von der Dauer der extrakorporalen Zirkulation, aber auch vom Alter des Kinder, von der Art des Eingriffs und von der postoperativen Hämodynamik, kann es zu mehr oder weniger ausgeprägten Auswirkungen auf den gesamten Organismus kommen. Bei Eingriffen mit der HLM kann weitergehend ein tiefhypothermer Kreislaufstillstand durchgeführt werden.

2.2.2 Folgen der Extracorporalen Zirkulation

Herz-Kreislaufsystem Myokardiale Insuffizienz, bedingt durch Ventrikulotomie, Trauma der Koronargefäße, des Reizleitungssystems, myokardiales Ödem und andere Ursachen.

Respiratorisches System Lungenödem, entstanden durch postoperative übermäßige Volumengaben, eine reduzierte Funktion des linken Ventrikels, Hypoxie oder Hyperkapnie, mechanische Ursachen. Weitere Probleme können sein: Blutungen in den oberen Atemwegen, intrapulmonale Shunts, Pneumo- oder Hämatothorax, postoperative pulmonale Hypertonie. Tracheo-Bronchomalazie nach Langzeitbeatmung.

Hämatologisches System Gerinnungsstörungen, unter anderem bedingt durch Abfall der Gerinnungsfaktoren durch Verbrauch und Denaturierung. Schädigung der Leuko- und Erythrozyten, beispielsweise bedingt durch die Fremdoberflächen (Extrakorporale Zirkulation), ungenügende Antagonisierung von Heparin oder Überdosierung von Protamin. Anhaltende Blutungen (Bestimmung des Hb im Drainagensekret: Frischblut?) nach HLM-Operationen müssen auch an ein chirurgisches Problem denken lassen.

Renales und metabolisches System Niedrige Flußraten, der Kreislaufstillstand, die Hypothermie und eine schlechte postoperative Herzfunktion sind ursächlich für eine renale Dysfunktion. Ein niedriger kolloidosmotischer Druck sowie eine veränderte Kapillarmembranpermeabilität bedingen eine Wasser- und Natriumretention mit Zunahme des Gesamtkörperwassers und der extrazellulären Flüssigkeit. Des weiteren kann es, bedingt durch eine Hämadilution, zur Hyponatriämie, Hypokaliämie sowie zu einem Calcium- und Magnesiummangel kommen. Eine osmotische Diurese kann durch eine reaktive Hyperglykämie auf Katecholamine, durch Steroide oder Streß hervorgerufen werden.

Zentrales Nervensystem Durch den in der Regel niedrigen Perfusionsdruck sowie die Hypothermie bleibt die Autoregulation des Gehirns erhalten, und neurologische Veränderungen scheinen regelhaft nicht zu entstehen. Postoperative neurologische Probleme können durch mechanische Gründe wie Mikroembolien aus Fibrin, Luft oder Thrombozyten hervorgerufen werden. Diese können wie folgt aussehen: Schlaganfall, fokale neurologische Ausfälle (Hemiparesen), Verwirrtheit, Desorientiertheit, verzögertes Erwachen, Krampfanfälle, Chorea und als Extremfall ein irreversibles apallisches Syndrom (s. S. 55). Ein langdauernder tiefhypothermer Kreislaufstillstand über 60–75 Minuten kann von temporären postoperativen Krampfanfällen begleitet sein.

2.2.3 OP-Risiko im Vergleich

Quelle: RACHS-1-Score (Stand: Januar 2002)

- **Risikokategorie 1 (Mortalität unter 1%):** Verschluß eines Vorhofseptumdefekts, Verschluß eines Ductus arteriosus nach dem 1. Lebensmonat, Korrektur einer Coarctatio aortae bei älteren Kindern.
- **Risikokategorie 2 (Mortalität unter 5%):** Korrektur einer Aorten- oder Pulmonalstenose nach dem 1. Lebensmonat, Verschluß eines VSD, Fallot-Korrektur, Glenn-Operation, Korrektur einer Coarctatio aortae im 1. Lebensmonat, Korrektur eines AVSD.
- **Risikokategorie 3 (Mortalität unter 10%):** Ross-Operation, Aortenklappenersatz, Eingriffe an der Mitral- oder Tricuspidalklappe, Arterielle Switch-Operation, Rastelli-Operation, Fontan-Operation, Banding der A. pulmonalis, Aortopulmonaler Shunt, Korrektur einer CoA mit einzeitigem VSD-Verschluß, Korrektur eines Truncus arteriosus communis.
- **Risikokategorie 4 (Mortalität unter 20%):** Aortenstenose im 1. Lebensmonat, Korrektur einer totalen Lungenvenenfehlmündung im 1. Lebensmonat, Korrektur einer TGA mit VSD, Korrektur eines unterbrochenen Aortenbogens, Unifokalisationsoperation, Double-Switch-Operation einer Ventrikelinversion.

- **Risikokategorie 5 (Mortalität über 20%):** Korrektur einer EBSTEIN-Anomalie im Neugeborenenalter, Korrektur eines Truncus Typ A4.
- **Risikokategorie 6 (Mortalität über 40%):** NORWOOD I-Operation, Operation nach DAMUS-KAYE-STANSEL.

Kommentar: Diese Zahlen sind in amerikanischen Zentren erhoben. Sie sollen lediglich als grobe Orientierung dienen!

2.2.4 Vorbereitung des Patientenplatzes

Bei allen herzchirurgischen Eingriffen, mit oder ohne Herz-Lungen-Maschine, gleicht die postoperative Überwachung und Pflege einem sich wiederholenden Muster, so daß viele Maßnahmen standardisiert ablaufen können. Der individuellen Situation des Patienten kann so mehr Aufmerksamkeit gewidmet werden. Vorbereitende Arbeiten sollten schon am Vortag erledigt werden.

Monitoring Der Patientenplatz für die Intensivüberwachung besteht aus dem EKG-Monitoring mit Respirationsmodul, Blutdruckmessung nichtinvasiv und invasiv für die arterielle, zentralvenöse und eventuell eine zusätzliche pulmonalarterielle oder linksatriale Druckmessung. Die Druckmessung beinhaltet immer das Druckmodul mit Kabel, Druckspülung (luftfrei gefülltes und gegebenenfalls heparinisiertes System), Dreiwegehahn und den Druckaufnehmer in entsprechender Halterung. Für die nichtinvasive Messung werden altersentsprechende Blutdruckmanschetten bereitgelegt. Für die O_2- und gegebenenfalls CO_2-Überwachung werden der altersentsprechende Pulsoxymetriesensor und das Material für die Transkapnode oder Sensor und Modul für die Messung des endexspiratorischen CO_2 bereitgestellt (CO_2-Sensor rechtzeitig kalibrieren). Zur Temperaturüberwachung braucht man eine altersentsprechend große Rektalsonde, die gegebenenfalls durch einen peripheren Temperaturfühler ergänzt wird. Außerdem sollte ein gewöhnliches Fieberthermometer griffbereit sein.

Grundsätzlich werden überwacht: EKG und Rhythmus mit 3-poliger Ableitung des EKG, bei Rhythmusstörungen hilft differentialdiagnostisch unter Umständen eine epimyokardiale Ableitung über die passageren Schrittmacherkabel (idealerweise mittels Schrittmachertestgerät). Die Ventilation wird bei allen Patienten über die Atmungskurve und die pulsoxymetrische Sauerstoffsättigung überwacht. Bei Säuglingen unter 4 Monaten bzw. unter 5 kg KG zusätzlich über eine transcutane CO_2- und O_2-Messung, sofern kein arterieller Zugang vorhanden ist. Die Messung des $EtCO_2$ ist vor allem bei relaxierten und tief sedierten Kindern, bei Kindern ohne arteriellen Zugang und ohne $tcCO_2$ und bei pulmonalen Rechts-Links-Shunts sinnvoll. Die Flüssigkeitsbilanzierung erfolgt in einem dreistündlichen Zeitintervall.

Beatmung Beatmungsgerät, aufgeüstet mit Beatmungsschlauchsystem (kleines System bei Kindern bis 15 kg KG), Testlunge, steriles Aqua für die Befeuchtung, Checkliste zur Überprüfung des Beatmungsgerätes, Funktions- und Dichtigkeitstest nach Herstellerangaben. Zusätzlich: Zwei Sauerstoff-Flowmeter mit entsprechenden Adaptern, zum einen für einen Handbeatmungsbeutel mit Reservoir, Sauerstoffzuleitung und altersentsprechende Beamtungsmaske, zum anderen zur Verabreichung von Sauerstoff nach Extubation als Vorlage mittels Trichter oder Sauerstoffbrille.

Absaugung Funktionstüchtig aufgerüstete Absauganlage mit Absaugkathetern in entsprechender Größe, sterile Handschuhe, NaCl 0,9%, Einmalspritzen zur Lavage, Spüllösung, Sogeinstellung max. –0,2 bar. Zusätzlich: Infusionspumpen und Injektomaten, je nach zu erwartender Situation. Ein bis zwei Vacuumanschlüsse mit Schlauchverbindung für die Thoraxdrainagekästen, Stethoskop, gegebenenfalls Rollerklemmen.

Pflegeutensilien Mundpflegelösung, sterile Watteträger in altersentsprechender Größe, Bepanthen Augen- und Nasensalbe, Windeln altersentsprechend, gepolsterte Schiene zur Fixierung der arteriellen Kanüle in altersentsprechender Größe, gegebenenfalls unsterile Kompressen und Pflasterstreifen, flexibles Fixierungsmaterial für Sättigungssensor, gegebenenfalls Röhrchen für Blutentnahmen, Kompressen, Einmalhandschuhe.

Bett Das Patientenbett wird in altersentsprechender Größe ausgewählt:

- Ehemalige Frühgeborene, Neugeborene und kleine Säuglinge: Wärmebett
- Größere Säuglinge bis 5 kg: Säuglingsbett
- Säuglinge und Kleinkinder von 5–15 kg oder Körpergröße bis 110 cm: Krabblerbett
- Für alle anderen Kinder: Jugendlichen- oder Erwachsenenbett

Wie das Patientenbett für die postoperative Phase vorbereitet wird, bleibt freigestellt. Es haben sich in der Praxis unterschiedliche Varianten bewährt. Bei Kindern, die voraussichtlich längere Zeit in Rückenlage liegen müssen, sollte an eine Antidekubitusmatratze gedacht werden.

Postoperatives Behandlungsprotokoll

Das vom Stationsarzt erstellte postoperative Protokoll enthält Dosierungen zu Infusionen, Medikamenten und – wenn erforderlich – Vorgaben zu Drainagenersatz nach der zu erwartenden Situation und dem Alter des Kindes. Es wird abgearbeitet, Medikamente und Infusionen werden am Patientenplatz bereitgestellt.

Flüssigkeitskonzepte Grundsätzlich ist nach größeren Eingriffen mit einer erhöhten Kapillarpermeabilität und entsprechenden Flüssigkeitsverlusten in den „dritten Raum" bei einer gleichzeitig eingeschränkten Nierenfunktion zu rechnen (s. Abschn. "Nierenversagen", S. 46). Daher wird postoperativ zunächst restriktiv mit der Flüssigkeitszufuhr umgegangen. Nach den meisten Eingriffen werden initial nur etwa 750 ml/m^2 KOF/d infundiert. Steigerungen finden dann je nach situativer Erfordernis statt. Ein bereits präoperativ erstelltes Flüssigkeits- und Infusionsprotokoll, in dem die Wasserzufuhr durch Druckspülungen und Medikamentenwasser durch Kurzinfusionen mitberücksichtigt ist, und gegebenenfalls eine erneute postoperative „Visite" verhindern eine Behandlung mit unnötigen Flüssigkeitsmengen.

Bei Neugeborenen und kleinen Säuglingen sind aber nach großen Eingriffen durch die Vielzahl von erforderlichen Perfusoren oft – auf die Körperoberfläche bezogen – erhebliche Infusionsmengen nicht vermeidbar. Hier kann unter Umständen durch eine höhere Konzentration der Wirksubstanz in der Infusionslösung Wasser eingespart werden, pro Zugang muß aber minimal 1 ml/h infundiert werden, um einen Verschluß zu vermeiden. Eine Restriktion auf 750 ml/m^2 KOF/d bei einem Neugeborenen mit einer durchschnittlichen Anzahl an laufenden Perfusoren nach einer HLM-OP ist in der Praxis nicht zu erreichen. In der Regel gelingt eine Minimierung der Wasserzufuhr bis auf ca. 1200–1500 ml/m^2 KOF/d.

Zusätzliche Volumengaben im Rahmen der postoperativen Behandlung werden situationsbezogen unter Prüfung der jeweiligen klinisch-hämodynamischen Erfordernis vorgenommen. Falls möglich, sollte der Volumenersatz mit Erythrozytenkonzentrat erfolgen, ansonsten sind Frischplasma, isotone Kochsalzlösung oder Glucose 5% dem Humanalbumin vorzuziehen.

Analgosedierung

Kurzzeitbehandlung Bei zu erwartender kurzer Beatmungsdauer von nur wenigen Stunden werden Neugeborene und Säuglinge mit Morphin behandelt (DTI 30–50 µg/kg KG/h), bei zusätzlichem Sedierungsbedarf Diazepam-Bolusgaben. Das Morphin wird nach 6 Stunden auf die Hälfte reduziert und wiederum 6 Stunden vor geplanter Extubation abgesetzt oder zumindest auf eine sehr niedrige Dosis reduziert. Falls unter Beatmung ein zusätzlicher Sedierungsbedarf besteht, wird Chloralhydrat gegeben (50–100 mg/kg KG ED oral bzw. rectal). Bei weiterbestehendem Analgetikabedarf kommt zusätzlich Piritramid (Dipidolor) ED 0,1 mg/kg KG, Metamizol (Novalgin) ED 10–20 mg/kg KG oder Paracetamol (Benuron) ED 10 mg/kg KG rectal zum Einsatz. Paracetamol sollte bei einer Leberfunktionsstörung nicht eingesetzt werden. Kinder jenseits des 1. Lebensjahres bekommen als opioides Analgetikum Piritramid (Dipidolor) 0,5 mg/kg KG/d und zur Sedierung Midazolam (Dormicum) DTI 5 mg/kg KG/d. Das Piritramid wird etwa sechs Stunden vor der geplanten Extubation auf die Hälfte reduziert und ca. 1–2 Stunden vor der Extubation ganz abgesetzt. Einem zusätzlichen Sedierungsbedarf unter Beatmung wird mit Chloralhydrat (ED 50–100 mg/kg KG) oder Etomidat (Hypnomidate; ED 0,3 mg/kg KG) begegnet. Bei fortbestehendem Analgetikabedarf wird Piritramid als Bolus zu 0,1 mg/kg KG, Metamizol (Novalgin) ED 10–20 mg/kg KG oder Paracetamol (Benuron) ED 10 mg/kg KG rektal gegeben.

Längerfristige Analgosedierung Falls eine längere Beatmungsdauer (mindestens 2–3 Tage) zu erwarten ist, erhalten Neugeborene und Säuglinge Morphin (50–100 µg/kg KG/h DTI) und Phenobarbital (Luminal) 10 mg/kg KG/d in 2 ED i.v. Nach 24 Stunden erreicht man mit einer zusätzlichen Behandlung mit Clonidin (Catapresan) 0,005–0,01–0,02 µg/kg KG/min. DTI oft eine Einsparung von Analgosedativa. Eine Reduktion des Morphin um die Hälfte erfolgt mindestens 24 Stunden vor Extubation, bei unzureichender Spontanatmung erfolgt eine weitere Reduktion auf 20 µg/kg KG/h. Eine Zusatzsedierung im Bedarfsfall wird mit Chloralhydrat 50–100 mg/kg KG ED durchgeführt. Bei unzureichendem Effekt ist der nächste Schritt eine Dosiserhöhung der Basisbehandlung mit einem zusätzlichen Bolus Morphin (0,1–0,2 mg/kg KG) und die Erhöhung der Morphin-DTI bis 200 µg/kg KG/h. Gegebenenfalls kann ein zusätzlicher Bolus Phenobarbital (10 mg/kg) gegeben werden. Ergänzend, falls weiterhin ein unzureichender Effekt zu beobachten ist, gibt man Diazepam ED 0,5–1 mg/kg KG. Kinder über 1. Lebensjahr erhalten postoperativ Piritramid (Dipidolor) 1,0 mg/kg KG/d DTI in Kombination mit Midazolam (Dormicum) 5 mg/kg KG/d DTI sowie nach 24 Stunden zusätzlich zur Einsparung von Analgosedativa Clonidin (Catapresan) 0,005–0,01–0,02 µg/kg

KG/min. DTI. Bei unzureichendem Effekt erfolgt die Dosiserhöhung der Basisbehandlung durch eine Erhöhung des Piritramid auf 1,5 mg/kg KG/d und des Midazolam auf 10 mg/kg KG/d. Ergänzend, falls oben genannte Maßnahmen nicht ausreichend effektiv sind, erfolgen Piritramid Zusatzbolusgaben 0,15 mg/kg KG (bei Schmerzen), die Gabe von Etomidat (Hypnomidate) als Bolus von 0,15–0,3 mg/kg KG, oder man wechselt von Midazolam auf Propofol (Disoprivan). Der Start erfolgt mit 2–3 mg/kg KG/h DTI. Aufgrund der kurzen Halbwertszeit von 5–10 min. eignet sich diese Substanz zwar gut für den Einsatz in der Intensivmedizin, eine äußerst strenge Indikationsstellung bei Kindern unter drei Jahren ist jedoch erforderlich, denn es existieren Berichte über plötzliche Todesfälle im Zusammenhang mit einer Propofolgabe! Bei erhöhten Infektionsparametern sollte der Einsatz ebenfalls kritisch erfolgen, da die Substanz lipophil ist.

Eine Langzeitsedierung ist stets problematisch, da viele Substanzen zu pharmakologisch ebenfalls aktiven Metaboliten abgebaut werden, die meist sehr viel längere Halbwertszeiten besitzen und deshalb kumulieren.

Sonderfälle Bei längerem Analgosedierungsbedarf, bei offenem Thorax, bei instabiler Hämodynamik, falls eine Kühlung mit der Kühlmatte durchgeführt wird, oder beim Vorliegen einer postoperativen pulmonalen Hypertonie wird bereits zu Beginn mit der erhöhten Basisanalgosedierung (entsprechend dem Alter des Kindes) gearbeitet und zusätzlich Phenobarbital (Luminal) 5–10 mg/kg KG/d DTI gegeben. Falls der Phenobarbitalspiegel über 40 mg/l liegt, sollte eine Dosisreduktion erfolgen. Außerdem werden diese Kinder mit Vecuronium (Norcuron) 0,1–0,2 mg/kg KG/h DTI relaxiert.

Prämedikation vor schmerzhaften Maßnahmen Vor dem Thoraxverschluß bei Säuglingen gibt man einen Zusatzbolus Morphin 0,1–0,2 mg/kg KG ED plus Vecuronium 0,2 mg/kg KG ED. Vor einer Drainagenanlage, Perikardpunktion oder ZVK-Anlage wird sediert mit Midazolam 0,1 mg/kg KG ED (Säuglinge unter 6 Monaten erhalten Diazepam 0,5 mg/kg KG ED) plus Ketamin (Ketanest) ED 1–5 mg/kg KG fraktioniert. Als Alternative bei Kindern über 6 Monaten kann Etomidat ED 0,3 mg/kg KG plus Piritramid 0,1 mg/kg KG gegeben werden. Zur Drainagenentfernung ist in der Regel keine Medikation erforderlich; falls man doch etwas geben möchte, genügt eine Einmalgabe von Piritramid 0,1mg/kg KG, eventuell plus Midazolam ED 0,1 mg/kg KG. Die Kombination mit Midazolam hat den Vorteil der anterograden Amnesie, was aus psychologischen Gründen für das Kind ein günstiger Nebeneffekt ist.

Antidote … Grundsätzlich langsame i.v. Gabe, gesteuert nach Wirkung.
Als sofort wirksamer Opiatantagonist existiert Naloxon (Narcanti) 0,01–0,02 mg/kg KG ED. Ein Benzodiazepinantagonist ist Flumazenil (Anexate) 0,01–0,1–(0,3) mg/kg KG ED (kumulative Höchstdosis 1 mg/kg KG). Zur Opiat-Entzugsbehandlung gibt man Clonidin (Catapresan) 0,005–0,02 µg/kg KG/min. DTI; ab etwa 0,01 µg/kg KG/min. resultiert eine zusätzliche Blutdrucksenkung über eine α-Blockade. Bei Säuglingen kann stattdessen auch Phenobarbital 5–10 mg/kg KG/d i.v. oder p.o. gegeben werden.

Drainagenverluste werden am ersten postoperativen Tag 1:1, am zweiten postoperativen Tag 1:2 (also 50%) und ab dem dritten postoperativen Tag je nach Indikation ersetzt. Gewichtsbezogen wird die Substitution an den laufenden Drainagenverlust angepaßt:
3–4 kg KG: Ersatz jeweils nach 10 ml Verlust

5–6 kg KG: Ersatz jeweils nach 20 ml Verlust
7–9 kg KG: Ersatz jeweils nach 30 ml Verlust
>10 kg KG: Ersatz jeweils nach 40–50 ml Verlust.

Antikoagulation Operationstechnisch bedingt sowie aufgrund der Immobilität des Patienten und einer Vielzahl an intravasalen Kathetern liegt ein erhöhtes postoperatives Thromboserisiko vor. Falls nicht operationsbedingt (s. Liste unten) die Indikation für eine Vollheparinisierung (Start mit 20 iE/kg KG/h, dann Erhöhung bis zu einer von PTT 45–50 s.) vorliegt, wird mit einer low-dose-Heparinisierung (5–10 iE/kg KG/h) nach Normalisierung der Gerinnung und fehlender Nachblutungsneigung begonnen. Dies ist in der Regel sechs Stunden postoperativ der Fall. Ab dem ersten postoperativen Tag werden dann alle zentralen, nicht druckmessenden Schenkel mit mindestens 50 iE/d Heparin befahren. Folgende Operationen erfordern eine effektive und regelmäßig kontrollierte postoperative Vollheparinisierung (mindestens 20 iE/kg KG/h):

- Eingriffe im Niederdruckbereich mit Fremdmaterial und verlangsamtem venösem Fluß (beispielsweise eine FONTAN-Operation)
- Eingriffe im Niederdruckbereich mit pathologischem Blutfluss, sofern sich ein zentraler Venenkatheter in der oberen Hohlvene befindet (beispielsweise eine GLENN-Operation)
- Der mechanische Klappenersatz.

2.2.5 Übernahme des Patienten

Die Aufnahme des Patienten auf der Station und die ersten Stunden danach sind neben dem Transport aus dem Operationssaal besonders kritisch. Die meisten Reanimationssituationen entstehen in diesem Zeitfenster! Der Transfer aus dem OP und die Fortsetzung der intraoperativ begonnenen Kreislaufbehandlung muß reibungslos vonstatten gehen. Der Transport sollte vom intraoperativen Team erfolgen oder zumindest begleitet werden. Zügiges, aber stets umsichtiges Arbeiten ist dabei essentiell. Bei kritischen Patienten sollte daher die Übernahme von den erfahrensten Kräften übernommen werden.
take care of the child, not of the procedure!
Das Ziel der postoperativen Behandlung ist es, den Patienten in einer kontrollierten, kreislaufstabilen Situation zu halten oder ihn schnellstmöglich dorthin zu bringen. Im Vordergrund steht die Wiederherstellung und Aufrechterhaltung der myokardialen Leistungsfähigkeit, einer ausgeglichenen Volumensituation, einer suffizienten Beatmung bzw. Entwöhnung von der Beatmung und die eventuelle Behandlung von Herzrhythmusstörungen. Die ausreichende Analgesierung ist von zentraler Bedeutung.

Pflegeprobleme Schutzlosigkeit des Patienten, vitale Bedrohung, respiratorische Insuffizienz, Gefahr der Dehydratation bzw. Hyperhydratation, Gefahr eines Low cardiac output-Syndroms, des kardiogenen Schocks sowie Eigengefährdung des Patienten, bedingt durch den herzchirurgischen Eingriff unter Einsatz der Herz-Lungen-Maschine.

Pflegeziel Abwendung möglicher Gefahren, das heißt frühzeitiges Erkennen von Veränderungen, und Schutz vor Eigengefährdung des Kindes.

Pflegemaßnahmen Maßnahmen, die sich an die Zielsetzung anschließen, beginnen mit der Auf- bzw. Übernahme des Kindes in die Intensivabteilung. Das Kind wird nach Situation, zum Beispiel mit dem vorbereiteten Bett und Beatmungsgerät, vom Stationsarzt, Anästhesist und Kardiochirug aus dem Operationssaal auf die Station gebracht. Hier stehen nach Möglichkeit zwei Pflegende und ein erfahrener Intensivmediziner für die Aufnahme bereit.

Zuerst werden die Beatmung und das invasive Monitoring konnektiert, dann führt man den ersten Nullabgleich sowie eine arterielle Blutentnahme durch. Eine weitere Person konnektiert zeitgleich nach Absprache das nichtinvasive Monitoring, sichert und öffnet die Magenablaufsonde, sichert den Blasenkatheter und kontrolliert alle Verbände, Drainageaustrittstellen und die peripheren und zentralvenösen Zugänge auf Aussehen der Punktionsstellen. Die zweite Pflegekraft befüllt die Drainagenkästen mit Aqua dest., schließt den Sog an, beschriftet und kontrolliert die Drainagen sowie die Sogeinstellung (-10 bis -20 cm H_2O). Des weiteren schließt sie noch erforderliche Infusionen und Spritzenpumpen an, dokumentiert die Vitalparameter, Größe und Lage der Drainagen, Zu- und Abgänge. Gemeinsam kann die Überprüfung aller Infusionen auf Laufgeschwindigkeit, Inhalt, Dosierung und das Vergleichen mit dem Verordnungsbogen erfolgen. Infusionsleitungen werden patientennah beschriftet.

Zugänge Für die Zufuhr von hochkonzentrierten Lösungen, kreislaufwirksamen Substanzen und zur Überwachung der Hämodynamik werden verschiedene intravasale Katheter ins Gefäßsystem eingebracht. Diese Katheter müssen kontinuierlich gespült werden, um eine Thrombusbildung an deren Spitze zu vermeiden. Bei den Spüllösungen handelt es sich bei arteriellen Kathetern um heparinisiertes (1 iE/ml Spüllösung) NaCl 0,9%, für alle anderen Katheterspülungen um Glucose 5% (zunächst ohne Heparin – eventuell muß aber nach GLENN- oder FONTAN-Operation eine besondere Anordnung getroffen werden). Die Laufgeschwindigkeit der Druckspülungen richtet sich nach Gewicht und Gesamtflüssigkeitseinfuhr des Kindes. Bei Säuglingen genügt ein Spülen der arteriellen Kanüle mit 1 ml/h und des ZVD mit 1,5 ml/h (das sind dann immerhin rund 20 ml/kg KG/d beim Neugeborenen). Bei älteren Kindern wird die arterielle Kanüle mit 3 ml/h und der ZVD mit 2 ml/h gespült.

Zugangsmöglichkeiten für zentralvenöse Katheter sind meist die Vena jugularis interna und Vena subclavia. Der Katheter gibt Auskunft über die Funktion des rechten Herzens sowie das intravasale Volumen. Der Meßwert kann durch zahlreiche Faktoren (z.B. Beatmung mit PEEP, Obstruktion zentraler Venen, AV-Klappen-Insuffizienzen, myokardiale Compliance und Kontraktilität etc.) beeinflußt werden. Die Interpretation der Druckverhältnisse erfordert Erfahrung und genaue Kenntnisse über den durchgeführten Eingriff und die aktuell bestehende Hämodynamik, liefert aber diesbezüglich wertvolle Informationen über die Effizienz der Behandlung.

Die ZVD-Kurve zeigt einen charakteristischen Verlauf (s. Abb. 2.2): a-Welle = Kontraktion des rechten Vorhofs, v-Welle = Füllung des rechten Vorhofs bei geschlossener Tricuspidalklappe. Bedeutsam wird diese Kurve im Zusammenhang mit Veränderungen, beispielsweise bei einem AV-Block °III oder bei einer JET (s. Kap. 7). Hier zeigt die a-Welle keine zeitliche Koordination zur v-Welle. Vorhofflattern kann an einem sägezahnartigen Kurvenverlauf erkannt werden. Bei erhöhtem Widerstand bei der Vorhofentleerung ist die a-Welle überhöht, eine hohe v-Welle hingegen ist meist Ausdruck einer höhergradigen Tricuspidalinsuffizienz.

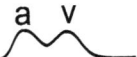

Abb. 2.2. Normale atriale Pulskurve mit a- und v-Welle

Wird von einem Normalwert des ZVD von 4–7 cm H_2O ausgegangen, so kann eine Erhöhung des zentralvenösen Drucks auf eine Hypervolämie, eine Rechtsherzinsuffizienz, eine Tricuspidalinsuffizienz, eine Obstruktion der Lungengefäße, eine Lungenembolie oder eine Herzbeuteltamponade hinweisen. Ein niedriger ZVD ist in der Regel Ausdruck einer Hypovolämie. In diesem Zusammenhang muß auf die absolut korrekte Position des Druckaufnehmers auf Höhe Thoraxmitte hingewiesen werden. Bei zu hoher oder tiefer Lage ergeben sich systematische Meßfehler, die zu falschen oder sogar schädlichen Maßnahmen bezüglich des Flüssigkeitsregimes führen. Da es sich um ein Niederdrucksystem handelt, können schon 10 cm zu tiefe Position Fehler im zweistelligen Prozentbereich hervorrufen!

Die intraarterielle Kanüle dient der kontinuierlichen Messung des Blutdrucks (Tabelle 2.5) und zur Entnahme der arteriellen Blutgase (s. S. 69). Bevorzugt werden die A. radialis oder die A. femoralis verwendet. Hämodynamische Störungen, zum Beispiel bedingt durch eine Arrhythmie, durch eine myokardiale Insuffizienz oder eine Tamponadesituation, können sofort erkannt und beurteilt werden. Die Interpretation der absoluten Höhe der systemarteriellen (sysolischen und diastolischen) Drucke, der Blutdruckamplitude (wichtiges Maß) und der Form der Pulskurve (s. z.B. Abb. 2.3 auf Seite 44) erfordert Erfahrung, liefert aber für eine rationale Intensivbehandlung essentielle Informationen.

Tabelle 2.5. Normalwerte des mittleren arteriellen Blutdruckes in Abhängigkeit vom Alter.

Alter	MAD
Neugeborene	35–40 mm Hg
Säuglinge	50–65 mm Hg
Kleinkinder	60–80 mm Hg
Schulkinder	65–90 mm Hg

Postoperativ oder je nach zugrundeliegendem Herzfehler kann (und muß unter Umständen) der MAD stark von diesen Normalwerten abweichen.

Die arterielle Druckmessung kann artefiziell beeinflußt werden durch Blutgerinnsel im System oder in der Kanüle sowie durch Luftblasen im System. Hier kommt es zu einer gedämpften, sinusförmigen Kurve mit kleiner Amplitude und fehlender Inzisur (s. Abb. 2.1, S. 29).

Ein pulmonalarterieller Katheter (PAP) dient der Messung des Drucks im Pulmonalishauptstamm, des Herzzeitvolumens und der Sauerstoffsättigung und somit des Funktionszustands des Herzens. Indiziert ist dieser Katheter bei Herzfehlern mit erhöhtem pulmonalarteriellem Widerstand oder bei relevantem Links-Rechts-Shunt. Er wird in unserem Zentrum nur selten eingesetzt.

Der linke Vorhofdruck (LAP) wird zur Funktionskontrolle des linken Herzens bei Veränderungen der Aorten- oder Mitralklappe sowie bei Funktionsstörungen des linken Ventrikels angelegt. Der Druck widerspiegelt in etwa den enddiastolischen Druck im linken Ventrikel (der ein Maß für die Compliance ist). Er wird intraoperativ aus dem linken Vorhof herausgeführt und durch die Haut nach außen abgeleitet.

Mit den invasiven Druckmeßkathetern in den jeweiligen Herzhöhlen kann in der unmittelbaren postoperativen Phase ein kontinuierliches hämodynamisches Monitoring durchgeführt werden. Veränderungen werden schnell erkennbar und es kann sofort reagiert werden (Beispiel: Eine beginnende pulmonale Widerstandskrise wird zum raschen Anstieg des ZVD/PAP bei gleichzeitigem Abfall der Sauerstoffsättigung und des Systemdrucks führen). Das Aufrechterhalten eines klar definierten Vorlastoptimums ist beispielsweise für den RV nach einer NORWOOD-Operation oder nach der Korrektur einer FALLOT-Tetralogie essentiell und erfordert ein präzises Monitoring der Vorhofdrucke.

Zentralvenöse Sättigung (ZVS) Bei Vitien ohne relevanten Shunt kann die Bestimmung der zentralvenösen Sättigung als indirekter Parameter für das HZV hilfreich sein. Die Kreislaufverhältnisse bestimmen das Maß der Sauerstoffausschöpfung in der Peripherie, so daß bei unzureichender Körperperfusion eine hohe Differenz des Sauerstoffgehalts zwischen arteriellem und venösem Blut resultiert. Diese Differenz kann als Maß für das HZV genommen werden. Hierfür wird eine BGA aus einem ZVK-Schenkel im rechten Vorhof entnommen. Bei Sättigungen über 60% kann (sofern die arterielle Sättigung über 90% liegt) von einem ausreichenden HZV ausgegangen werden, Sättigungen über 80% sprechen für eine eher hyperdyname Situation.

Weitere Maßnahmen bei der Aufnahme Überprüfung, Adaptation und Aktivierung aller Alarmgrenzen nach Absprache und Situation. Für eine ausreichende Sedierung und Analgesie sorgen.

Beurteilung der Mikrozirkulation und des Volumenstatus anhand ermittelter Daten, Körpertemperatur und Zentralisationsgrad, Beobachtung der Peripherie (blaß, livide, rosig, warm).

Es erfolgt eine Kontrolle und Fixierung der externen Schrittmacherdrähte und das Anschließen des externen Herzschrittmachers, sofern dies nicht bereits im Operationssaal erfolgt ist. Eine Überprüfung des Herzschrittmachers auf Funktionstüchtigkeit und die Überprüfung des Sensing- und Stimulationsverhaltens (s. Abschn. 7.1, S. 256) erfolgt vor Einstellung des Aggregats je nach situativer Erfordernis. Dokumentation im Schrittmacherprotokoll. Beurteilung möglicher Rhythmusstörungen.

Kontrolle aller Infusionen, Gabe kreislaufwirksamer Medikamente, Einschätzung ihrer Wirkungsweise, Vergleich der zu applizierenden Dosis mit dem Verordnungsbogen.

2.2.6 Weitere Behandlung

Unmittelbar an die Übernahme im engeren Sinne schließt sich die Anfertigung einer Röntgenaufnahme des Thorax an. Sie gibt Aufschluß über die Lage von Tubus, ZVK, Magensonde und Drainagen. Gegebenenfalls folgt eine Korrektur von Fehlpositionen. Außerdem dient das Bild der postoperativen Beurteilung von Herz und Lunge als Ausgangsbefund zu Beginn der Intensivbehandlung. Es erfolgt eine klinische Untersuchung und Auskultation des Patienten und die Adaptation der Beatmungsparameter nach jeweiliger BGA (initial in kurzen Zeitintervallen). Eine orientierende Echokardiographie ergänzt die erste klinische Einschätzung der Gesamtsituation und des postoperativen Ergebnisses.

Die darauf folgenden Stunden sind geprägt durch meist zunächst stabile Verhältnisse („honeymoon"), bevor Postperfusionsphänomene in der Regel in der ersten Nacht nach dem Eingriff die Problemdimensionen offenbaren, die das Kind und das betreuende Team in den folgenden Tagen begleiten werden. Im Vordergrund steht in aller Regel eine mehr oder weniger ausgeprägte myokardiale Insuffizienz und eine reduzierte Nierenfunktion mit allen immanenten Folgeproblemen. Darüber hinaus gibt es aber ausgesprochen vitienspezifische postoperative Probleme (siehe im Abschnitt „Intensivbehandlung" des jeweiligen Herzfehlers), die bekannt sein müssen.

„Low cardiac output" Abhängig vom Ausmaß der präoperativ bestehenden myokardialen Insuffizienz, von der Art des Eingriffs (Ventrikulotomie!) und von der postoperativen Hämodynamik (hier spielen auch postoperative Klappeninsuffizienzen eine wichtige Rolle) ist nach größeren Herzoperationen häufig mit einer mehr oder weniger ausgeprägten Kreislaufinsuffizienz zu rechnen. Einer der wesentlichsten Aspekte in der postoperativen Intensivbehandlung besteht in einer ausreichenden Insuffizienzbehandlung, die zur schnellen Erholung, in der Regel innerhalb weniger Tage, beiträgt und die hilft, Folgeprobleme zu vermeiden. Grundvoraussetzung für eine rationale Behandlung ist die Kenntnis des intraoperativen Verlaufs und der resultierenden Hämodynamik und Anatomie. Differentialdiagnostisch ist eine inadäquate Volumensituation (Hypo- oder Hypervolämie) von einer myokardialen Insuffizienz zu unterscheiden. Hier hilft neben der direkten Beurteilung der Kontraktilität in der Echokardiographie die klinische Beurteilung der peripheren Hauttemperatur, des Hautkolorits und der Mikrozirkulation. Außerdem deuten eine große arteriovenöse Sättigungsdifferenz (bei bestimmten Shuntvitien allerdings nicht verwertbar), metabolische Faktoren (eine Laktatazidoseneigung spricht für ein schlechtes HZV) und hämodynamische Parameter (hohe Vorhof- und Venendrucke bei niedrigem systemarteriellen Druck und Tachykardie) auf eine myokardiale Insuffizienz hin. Folgende Ansatzpunkte für eine Behandlung existieren:

Direkte Steigerung der Kontraktilität. Gabe von Katecholaminen. Dabei ist die strikte Vermeidung auch einer milden Azidose wichtig, da die Katecholaminwirkung pH-abhängig ist. Zusätzlich wirksam sind Phosphodiesterasehemmer und Calciumgluconat.

Adäquater Hämoglobingehalt. Bei ausgeprägterer Herzinsuffizienz ist eine Anämie stets zu vermeiden. Als Richtgröße sollte ein Hkt von 35% bzw. 45% (azyanotische bzw. zyanotische Vitien) vorliegen.

Reduktion des Sauerstoffbedarfs des Gesamtorganismus. Die tiefe Analgosedierung, eventuell sogar mit einer Relaxierung kombiniert, hat oft einen guten Effekt. Eventuell kann eine kontrollierte milde Hypothermie (um 35–36°C, Fieber energisch behandeln mit Coolpacks, Kühldecke, Antipyretika) durchgeführt werden. Dies sollte aber mit Vorsicht geschehen, denn eine stärkere Hypothermie führt zu einer unter Umständen ungünstigen Erhöhung des Systemwiderstands durch eine Vasokonstriktion.

Adäquate Herzfrequenz. Ausschluß oder konsequente Behandlung einer hämodynamisch relevanten Rhythmusstörung, die oft postoperativ das HZV erheblich kompromittiert und manchmal erst durch eine intrakardiale EKG-Ableitung über temporäre Schrittmacherelektroden zu diagnostizieren ist. Bei auf die Situation bezogen inadäquat langsamer Herzfrequenz, insbesondere bei noch bestehender Hypothermie, kann eine Frequenzsteigerung durch eine Schrittmacherbehandlung erreicht werden (Neugeborene und Säuglinge HF 140–160/min. bis max. 185/min.; möglichst atriale Stimulation), seltener wird Orciprenalin (Alupent) 0,01–2,0 µg/kg KG/min. (cave Vasodilatation) oder Theophylllin zur Frequenzsteigerung eingesetzt.

Adäquate Vorlast (ZVD, LAP beachten). Eine Erhöhung wird durch die Gabe von Volumen in Form von HLM-Blut (Vorsicht: Hämolyse, relativ hoher Kaliumgehalt), Erythrozytenkonzentrat, Frischplasma, Thrombozytenkonzentrat oder freie kristalloide Flüssigkeit erreicht. Auf Humanalbumin 5% kann in diesem Zusammenhang eigentlich verzichtet werden. Eine Vorlastsenkung erreicht man durch eine Reduktion des Drainageersatzes, eine Diuresesteigerung und durch Nitrolingual 5–10–15–(20) µg/kg KG/min.

Adäquate Nachlast (Diastolischen Blutdruck, Blutdruckamplitude, Systemdruck, Pulmonalisdruck und Pulskurvenform beachten; s. Abb. 2.3).

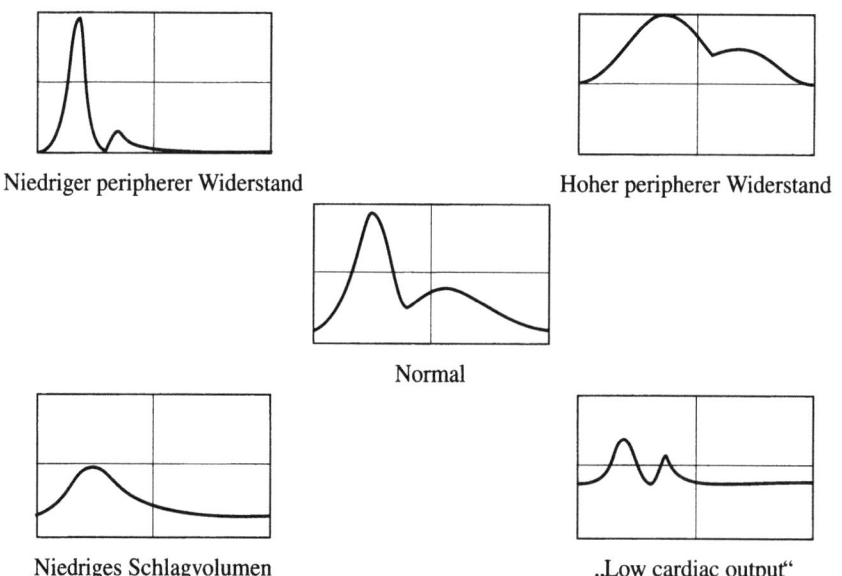

Abb. 2.3. Arterielle Pulskurvenformen bei unterschiedlichen hämodynamischen Situationen.

Eine Erhöhung der Nachlast wird erreicht durch eine Steigerung des intravasalen Volumens, durch Katecholamine (Suprarenin >0,05 µg/kg KG/min.), durch Vasopressoren (Arterenol >0,05 µg/kg KG/min.) oder akut durch Kalzium sowie hohe Sauerstoffpartialdrucke. Eine Nachlastsenkung gelingt durch eine Vasodilatation mit Nitraten (beispielsweise Nitrolingual) 5–10–15–(20) µg/kg KG/min. oder Nitroprussid-Na (Nipruss; 0,5–2–10 µg/kg KG/min.; wirkt selektiver auf den systemarteriellen Blutdruck; ab 2 µg/kg KG/min. zur Prophylaxe einer Zyanid-Intoxikation zehnfache Menge an Na-Thiosulfat über separaten Zugang). Hyperoxygenierung vermeiden. Außerdem sind in diesem Zusammenhang eine optimale Analgo-Sedierung und eventuell sogar eine Relaxierung mit Norcuron 100–200 µg/kg KG/h hilfreich. In hartnäckigen Fällen erbringt bisweilen ein Behandlungsversuch mit Prostazyklin (Flolan) 2–200 Nanogramm/kg KG/min. (vorsichtig) oder Milrinon (Corotrop) 0,35–0,5–0,75 µg/kg KG/min. doch noch den gewünschten Effekt.

Eventuell: Verbesserung der Koronarperfusion durch Nitrate (Nitrolingual; 5–20 µg/kg KG/min., die Gefahr eines Steal-Phänomens ist aber gegebenenfalls zu beachten) oder Noradrenalin (Arterenol 0,01–0,05 µg/kg KG/min.).

Vor einem Circulus vitiosus muß gewarnt werden: Insuffizienzbedingte linksventrikuläre Compliancestörung – hoher linksatrialer Druck – hoher pulmonalarterieller und rechtsventrikulärer Druck – Septumverlagerung nach links („Shift") – weitere Zunahme der Compliancestörung des linken Ventrikels – weiterer Anstieg des linksatrialen Drucks!

Körpertemperatur Der Körpertemperatur kommt in der unmittelbaren postoperativen Phase eine eminente Bedeutung zu. Insbesondere hohes Fieber führt oft zu einer erheblichen Kompromittierung der Kreislaufverhältnisse, wohingegen eine kontrollierte Hypothermie (= Hibernation) oft eindrucksvoll bessere Kreislaufverhältnisse und eine stabilere Rhythmussituation zur Folge hat. Die gezielte Steuerung der Körperkerntemperatur ist daher eine wesentliche Säule der postoperativen Behandlung in der Hand der Pflegekraft.

Die kontinuierliche Überwachung der Temperatur erfolgt mittels einer flexiblen rektalen und eventuell zusätzlich einer peripheren Temperatursonde. Darüber hinaus kann Fieber auch durch die klinische Beobachtung (erhöhter O_2-Bedarf, gesteigerte Herzfrequenz), Beobachtung der Haut auf Veränderungen (Blässe, Kälte, Rötung, Trockenheit, Wärme) sowie Beobachtung der neurologischen Situation (Krampfbereitschaft) erkannt und bewertet werden.

Bedingt durch die intraoperative Hypothermiephase einerseits und eventuell durch eine aufflammende konkurrente Infektion andererseits (meist Pneumonien durch eine Keimverschleppung nach intrapulmonal durch die Intubation) kann es postoperativ zu einer Gegenregulation des Körpers mit hohem Fieber kommen (vor allem bei älteren Patienten). Ein Hauptaugenmerk der Pflege liegt aus diesem Grund auf dem Erhalten bzw. Wiederherstellen der Normothermie. Bei Tachykardie, Rhythmusstörungen oder einer bereits bestehenden pulmonalen Hypertension kann es erforderlich sein, die Körpertemperatur des Kindes sogar unter dem Normbereich zu halten, beispielsweise um 34–35° C. Bei Temperaturen unter etwa 31–32° C besteht allerdings die Gefahr des spontanen Kammerflimmerns. Ein Wärmeentzug erfolgt durch Aufdecken des Patienten, Verwendung von trockener Kälte wie Kühlelementen, und – falls technisch möglich

– einer Absenkung der Raumtemperatur. Wadenwickel sollten nur bei geöffneter Peripherie eingesetzt werden. Bei relaxierten Kindern kann über eine Kühlmatte, wie sie im Operationssaal zur Abkühlung verwendet wird, sehr effektiv die Temperatur gesenkt werden. Die Überwachung der medikamentösen Behandlung zur Fiebersenkung auf ihre Wirkung und mögliche Nebenwirkungen ist wichtig. Der Patient sollte ausreichend sediert, analgesiert oder sogar relaxiert werden.

Kann der Patient bei stabiler kardialer Situation langsam erwärmt werden, so erfolgt dies zuerst durch Zudecken mit einer Decke oder einem leichten Tuch. Hände und Füße können durch Socken oder Handschuhe erwärmt werden. Bei noch bestehender Zentralisation darf keine lokale Wärmezufuhr aufgrund einer Verbrennungsgefahr erfolgen! Die Kontrolle der Perfusion der Extremitäten ist wichtig. Bei ansteigender Temperatur und/oder Eröffnung der Peripherie durch physikalische Maßnahmen und Vasodilatoren muß eine begleitende Dynamik unterschiedlichster Parameter mitberücksichtigt werden (erhöhter Energie-, Sauerstoff- und Katecholaminbedarf). Hier dürfen entsprechende klinische Beobachtungen und laborchemische Kontrollen und die Adaptation der Behandlung (Beatmung etc.) an die veränderte Situation nicht vergessen werden. Eine zeitnahe Dokumentation aller erfolgten Maßnahmen sollte durchgeführt werden.

Wasser- und Elektrolythaushalt

Bilanzierung der Ein- und Ausfuhr Einschätzung des Allgemein- und Ernährungszustands sowie den Zustand der Haut und Schleimhäute. Ermitteln des ZVD, gegebenenfalls Einbezug möglicher Zeichen einer Dehydratation wie Tachykardie oder niedrige Systemdrucke. Kontrolle der Ein- und Ausfuhr. Überwachung der hämodynamischen Situation bei kontinuierlicher Volumengabe anhand von ZVD, RR. Überwachung der Infusions- und Elektrolytsubstitution. Anpassung der Volumengaben an die rasch wechselnde Kreislaufsituation. Hochlagerung der Extremitäten bei bestehenden Ödemen. Mund-, Nasen-, Hautpflege nach üblichem Standard. Überwachung der Urinproduktion, sie sollte mindestens 0,5–1 ml/kg KG/h betragen. Weitere zu erhebende Daten können sein: Das spezifische Gewicht und das Aussehen den Urins. Auf die Durchgängigkeit des Blasenkatheters muß unbedingt geachtet werden, es darf nicht zum Abknicken des Systems oder des Katheters kommen. Ergeben sich Anzeichen für eine Obstruktion des Katheters (trotz gefüllter Blase läuft kein Urin ab), so kann mit NaCl 0,9% unter möglichst sterilen Bedingungen angespült werden.

Nierenversagen Nach einer HLM-OP mit Kreislaufstillstand ist nach einem Intervall von einigen Stunden mit einer passager reduzierten Nierenfunktion zu rechnen. Das Ausmaß und die Zeit bis zur vollständigen Erholung hängen ab von: HLM- bzw. Stillstandsdauer (vor allem), Alter des Kindes (ältere Kinder erholen sich schneller), Art des ursprünglichen Herzfehlers (zyanotische Vitien bekommen eher ein Nierenversagen), Art des Eingriffs, eventuell bereits präoperativ schlechter Nierenfunktion, Medikamentengabe (Aminoglykoside) und vor allem von der postoperativen Hämodynamik (bei reduziertem Systemfluß ausgeprägteres Nierenversagen; siehe auch Tabelle 2.7). Ein Einsatz von Diuretika ist daher praktisch immer erforderlich. Nach vorsichtiger Anfangsdosis, vor allem nach ASD-Verschluß, ist dann im Bedarfsfall meistens eine schnelle Steigerung erforderlich bis 8 mg/kg KG/d Lasix in 6 ED oder günstiger als DTI in NaCl 0,9%

(lichtgeschützte Leitung). Gegebenenfalls kann zusätzlich Etacrynsäure (Hydromedin) bis zu 4 x 1 mg/kg KG gegeben werden. Mannitol 20% 0,25 g/kg KG als KI über 10 min. ist ebenfalls wirksam. Auch Theophyllin hat neben anderen günstigen postoperativen Effekten eine diuresefördernde Wirkung. Da Theophyllin aber eine stark arrhythmogene Substanz ist, muß der Einsatz kritisch geprüft werden. Dosis 5–10 mg/kg KG/d DTI in Glc5%, eventuell mit Lade-Bolus 1–2–(3) mg/kg KG langsam i.v. Hypovolämische Zustände führen ebenfalls zu reduzierter Ausscheidung, vor dem Einsatz von Diuretika ist daher ein intravasaler Volumenmangel auszuschließen (ZVD niedrig? Hohe Urin-Osmolarität? Stark negative Bilanz? Verluste in den dritten Raum: Pleuraerguß, Aszites, Drainagenverluste? Siehe auch Tabelle 2.6). In einer solchen Situation zeigt eine Volumengabe logischerweise eher Effekte als ein Diuretikum. Wesentlichste Maßnahme zur schnellen Erholung der Nierenfunktion ist die Sicherstellung eines adäquaten HZV und einer adäquaten Systemperfusion – insbesondere bei univentrikulärer Zirkulation. Hier kann eine Oligo- oder Anurie neben der Laktatazidose ein wichtiger diagnostischer Hinweis für eine behandlungsbedürftige Q_p/Q_s-Imbalance sein.

Tabelle 2.6. Differenzierung der verschiedenen Formen des akuten Nierenversagens.

Ursache	Prärenal	Hepatorenal	Renal
Na im Urin	< 20 mmol/l	< 10 mmol/l	> 40 mmol/l
Urin-Kreatinin/Plasma-Kreatinin	> 40 : 1	> 40 : 1	< 20 : 1
Urin-Osmolarität/Plasma-Osmolarität	> 1,2	> 1,2	ca. 1,0
Sediment	Normal	Normal	Zylinder

Vor allem bei Neugeborenen und Säuglingen nach längerer HLM- und Stillstandsdauer ist mit einem über mehrere Tage anhaltenden Nierenversagen zu rechnen. Man kann dabei zwei Verlaufsformen unterscheiden:

- Frühe Manifestation innerhalb 12–24 Stunden, häufig Diuretikaresistenz, Oligurie oder Anurie, schneller Kaliumanstieg, langsamer Harnstoff- und Kreatininanstieg.
- Verzögerte Manifestation nach 3–4 Tagen, schneller Harnstoffanstieg, Kreatininanstieg ohne Kaliumerhöhung, Oligurie (meist Spontanheilung).

Aufgrund der erforderlichen Infusionsmengen durch Katecholamine, Nitrate, Sedativa etc. und der Kapillarleckage sieht man häufig eine rasche und erhebliche Zunahme von Ödemen und Aszites, der durch die abdominelle Druckerhöhung wiederum die Nierenfunktion kompromittiert. Hier sollte spätestens nach 24 bis 48 Stunden, vor allem bei weiterbestehendem Low cardiac output-Syndrom, die Indikation zur Dialyse kritisch geprüft werden. Bei Nierenversagen sind verschiedene Medikamente in der Dosis an die verminderte renale Elimination anzupassen und Spiegelkontrollen durchzuführen (siehe entsprechende Literatur). Dies gilt vor allem für Aminoglykosid-Antibiotika!

Hyperkaliämie Diese Situation liegt bei einem Serumkalium über 5,5 mval/l vor. Entscheidend für die klinische Relevanz sind aber neben dem absoluten Maß auch die

Tabelle 2.7. Angestrebte postoperative renale Perfusionsdrucke.

	Minimaler renaler Perfusionsdruck	(MAD minus ZVD)
Neugeborene	35 mm Hg	MAD minimal 40 mm Hg
Säuglinge	40 mm Hg	MAD minimal 45 mm Hg
Kleinkinder	45 mm Hg	MAD minimal 50 mm Hg
Schulkinder	50 mm Hg	MAD minimal 55 mm Hg
Jugendl./Erw.	55 mm Hg	MAD minimal 60 mm Hg

MAD: Mittlerer arterieller Blutdruck, ZVD: Zentraler Venendruck

Anstiegsdynamik und die Gesamtsituation. Vor dem Beginn von Gegenmaßnahmen sollte stets eine Kontrolle durch eine technisch gute Venenpunktion erfolgen – meistens liegt nämlich ein Meßfehler vor! Andererseits ist ein großer Teil der plötzlichen Herzstillstände in der postoperativen Phase durch eine (zuvor unbemerkte) Hyperkaliämie bedingt. Folgende Maßnahmen sollten bei echter Hyperkaliämie rechtzeitig ergriffen werden: ein sofortiger Stop jeglicher Kaliumzufuhr (auch aus den Infusionsleitungen abziehen). Die Gabe von Ca-Gluconat 10% 0,5–1 ml/kg KG i.v. und eine Verdünnung mit NaCl 0,9 10–20 ml/kg KG sind innerhalb von Sekunden wirksam. Ein Azidoseausgleich (gegebenenfalls) mit Natriumbicarbonat 1 mval/kg KG ED, (Ziel: pH über 7,45) ist ebenfalls kurzfristig wirksam. Anschließend wird eine Glucose/Insulin-Infusion begonnen: 0,1 iE/kg KG Insulin + 0,5 g/kg KG Glucose KI (also 1 iE Insulin pro 3 g Glc oder 120 ml G 50% + 20 iE Altinsulin: 2 ml/kg KG DTI. Gabe nur über ZVK wegen Nekrosegefahr). Hierdurch wird Kalium in wenigen Minuten nach intrazellulär verschoben. Eine forcierte Diurese mit Lasix (1–2 mg/kg KG i.v. ED) führt zur renalen Kaliumelimination innerhalb der nächsten Stunden. CPS-Pulver oder Resonium A 1g/kg KG in Sorbitol (oral/rectal) bindet Kalium, das in den entrohepatischen Kreislauf gelangt. Selten erforderlich ist Salbutamol 1–5–(10) µg/kg KG langsam i.v. und als DTI: 0,1–1–(4) µg/kg KG/min., das ebenfalls zu einem Kaliumshift nach intrazellulär führt. Bei einem abzusehenden schweren Nierenversagen mit schnellem Kaliumanstieg ist die frühzeitige Indikationsstellung zur Dialyse die sinnvollste Maßnahme!

Drainagen Kontrolle der Verluste über Drainagen. Je nach Art und Umfang der Operation werden Pleura-, Perikard- und Mediastinaldrainagen angelegt. Eine Pleuradrainage wird angelegt, wenn intraoperativ die Pleura eröffnet wurde. Beim Transport eines Patienten mit Pleuradrainage ist folgendes zu beachten: Bleibt der Sog im Drainagensystem nicht erhalten, muß die Pleuradrainage beim spontanatmenden Patienten abgeklemmt werden, beim beatmeten Patienten bleibt sie offen. Mediastinaldrainagen liegen hinter dem Sternum, eine Perikarddrainage liegt dagegen direkt im Perikard und soll eine mögliche Tamponade im Herzbeutel verhindern.

Zu beachten ist ein freier Sekretabfluß, mögliche Koagel, Aussehen (blutig, serös, chylös) und Menge des Sekrets. Postoperativ müssen Drainagen freigehalten werden, die Sekretmenge wird stündlich bilanziert. Eine Drainage, die nichts mehr fördert, wird nach Rücksprache mit dem Chirurgen gezogen. Nach Entfernung werden ein Wundverband angelegt und kurzfristig eine Röntgenaufnahme des Thorax angefertigt, um einen akzidentell entstandenen Pneumothorax auszuschließen. Mögliche postoperative Probleme bezogen auf die Drainagen sind: Nachblutung, Tamponade mit den Folgen einer Verschlechterung der Herz-Kreislaufsituation bis hin zur lebensbedrohlichen Situation. Anzeichen für eine Tamponade sind eine stetige Zunahme des Ruhepulses und ein parallel dazu steigender ZVD. Bei einem schon großen Erguß wird die Auswurfleistung des Herzens immer geringer (Blutdruck fällt ab), und es findet sich ein paradoxer Puls (niedrigere Werte bei Inspiration). Präfinal schlägt die Tachykardie in eine Bradykardie um, bevor es zum Herzstillstand kommt. Ein rechtzeitiges(!) klinisches Erkennen der Situation (Thorax-Röntgen, Ultraschall!) und die Anlage einer Drainage oder eine Rethorakotomie und Ausräumung des Ergusses sind die entsprechend erforderlichen Maßnahmen.

Chylothorax ... Gelegentlich auftretendes Problem, vor allem bei postoperativ hohen ZVD's. Die Diagnose Chylothorax kann gestellt werden, wenn im Punktat Chylomikronen nachweisbar sind. Bei längerdauernden Verlusten sollte eine Kontrolle der Immunglobuline, des Gesamteiweiß, der Gerinnungsfaktoren und des Differentialblutbildes erfolgen. Wichtigste Maßnahme zur Behandlung ist eine enterale Diät für minimal 14 Tage mit Monogen, einer Chylusdiät mit 93% Anteil an mittelkettigen Triglyceriden. Zusätzlich hilft auch eine Flüssigkeitsrestriktion mit forcierter Diurese. Nur nach strenger Indikationsstellung sollte eine Pleuradrainage (ohne Sog) angelegt werden. Der mechanische Reiz, den die Drainage auf die Pleura ausübt, kann nämlich schon per se eine Ergußproblematik unterhalten! Falls diese Maßnahmen ohne Erfolg sind, muß über einen längeren Zeitraum parenteral ernährt werden. Eine antibiotische Prophylaxe gegen Pneumocystis carinii und andere opportunistische Erreger bei Lymphozytopenie im Differentialblutbild (<500/µl) mit Trimethoprim 6 mg/kg KG/d in zwei Dosen ist empfehlenswert. An eine eventuelle Substitution von Immunglobulinen und Gerinnungsfaktoren (FFP) denken!

Pulmonales System

Beatmung Die maschinelle Beatmung hat wesentlichen Einfluß auf die pulmonale Perfusion und die gesamte Hämodynamik. Insbesondere hohe Beatmungs-Mitteldrucke und ein hoher PEEP können negative Auswirkungen haben. In der frühpostoperativen Phase ist daher in der Regel eine druckkontrollierte, niederfrequente PEEP-Beatmung mit eher hohen Atemzugvolumina und längerer Inspirationszeit vorteilhaft.

Grobe Anhaltswerte(!) für die postoperative Beatmung sind:

- Sauerstoff: Je nach Herzfehler. Bei Kindern ohne Shunt sollte die Sättigung zwischen 93 und 98% liegen. Eine milde Hyperoxygenierung ist oft günstig, jedoch nicht bei Rezirkulationsvitien mit Links-Rechts-Shunt und schon gar nicht bei univentrikulärer Zirkulation mit Lungenüberflutung! Eine stärkere Hyperoxygenierung mit einem arteriellen pO_2 über 200 mm Hg wirkt hingegen systemarteriell vasokonstriktiv und ist daher in den seltensten Fällen von Vorteil.
- Tidalvolumen: 10–15 ml/kg KG
- Beatmungsfrequenz:
  15/min. (Schulkinder; 6.-14. Lebensjahr)
  20/min. (Kleinkinder; 2.-5. Lebensjahr)

25/min. (Säuglinge bis zum 1. Lebensjahr)
30–40/min. (Neugeborene 1.-28. Lebenstag)
- Inspiratorischer Spitzendruck: Um 20 cm H_2O
- Atemzeitverhältnis in der Regel 1:2. Kurze Inspirationszeiten erhöhen den Spitzendruck und fördern das Ventilations-Perfusions-Mißverhältnis!
- Inspirationszeiten werden gewählt zwischen 0,35–0,4–1,0 s. Minimale Expirationszeit = 0,25 s. (Gefahr des „Air-trapping")
- PEEP:
  Bis 12 Jahre: 2–4 cm H_2O
  Über 12 Jahre: 4–8 cm H_2O
- Flow: Grundsätzlich sollte ein Flow von 4–10 l/min. beim Säugling ausreichen. Ist ein höherer Spitzendruck erforderlich, muß aber auch ein höherer Flow gewählt werden. Bei einem I:E Verhältnis von 1:2 kann der Flow mit dem 3fachen AMV berechnet werden, bei einem I:E von 1:1 mit dem Doppelten des AMV. Im CPAP-Modus muß ein Mindestflow von 3–4 l/min. eingestellt werden. Der adäquate Flow berechnet sich auch hier nach dem 2,5–3fachen des AMV.
- $PaCO_2$-Werte bei Kindern mit altersentsprechender normaler Beatmungsfrequenz: <45 mm Hg für Schulkinder, <50 mm Hg für Kleinkinder, <55 mm Hg für Säuglinge. Normalwerte von 35–40 mm Hg sind abgesehen von Spezialsituationen (z.B. eine unbalancierte univentrikuläre Zirkulation oder eine schwere pulmonale Hypertonie) immer anzustreben.

Die Ventilation ist in der Regel adäquat, wenn klinisch eine beidseitige Thoraxexkursion und eine seitengleiche Belüftung bestehen. Falls trotz hohem Beatmungsdruck keine ausreichenden Thoraxbewegungen stattfinden, sollte an eine Tubusobstruktion oder dessen Fehllage gedacht werden!

Spezialsituationen Bei Lungenüberflutung, beispielsweise bei großem aortopulmonalem Shunt: Reduktion der Lungendurchblutung durch niederfrequente Beatmung mit hohem PEEP (8–12), Hypoventilation mit pCO_2 um 45–50 mm Hg (Azidose aber vermeiden), Sauerstoffkonzentration so gering wie möglich halten (das ideale pO_2 bei univentrikulären Herzen liegt bei 35–40 mm Hg). Nach GLENN- oder FONTAN-Operation sollte man einen hohen PEEP und hohe Beatmungsmitteldrucke nach Möglichkeit vermeiden. Falls möglich, ist eine milde Hyperventilation hämodynamisch günstig. Am besten ist aber gar keine Beatmung, sondern die baldmöglichste Extubation. Bei einer postoperativen pulmonalen Hypertonie besteht das Konzept aus Hyperventilation, Hyperoxygenierung und eventuell einer NO-Zumischung (5–10 ppm genügen meistens). Die Indikation zur NO-Beatmung sollte stets streng gestellt werden, da die endogene NO-Synthese durch die exogene Zufuhr supprimiert wird und es dadurch nach Absetzen zum Rebound mit wiederum hohen Pulmonalisdrucken kommen kann! Hochfrequenzoszillation und der Einsatz einer Unterdruckkammer („Eiserne Lunge") sind Sondersituationen vorbehalten. Ultima ratio bei schwerstem Lungenversagen ist eine ECMO (falls indiziert).

Absaugen Befindet sich der Patient in einer kreislaufstabilen Situation, findet das erste postoperative endotracheale Absaugen statt, je nach Situation eventuell mit ärztlicher Unterstützung. Für eine vorbeugende ausreichende Analgosedierung des Patienten ist zu sorgen, da das Absaugen unangenehm ist und unter Umständen erhebliche Instabilitäten provozieren kann.

Der Absaugvorgang wird wie folgt durchgeführt: Für eine erforderliche Lavage sollten angewärmtes NaCl 0,9% und sterile Einmalspritzen je nach Instillationsmenge bereitgestellt werden.

Empfohlene Mengen für die Lavage:

- Frühgeborene bis 1500 g: bis 0,3 ml
- Frühgeborene über 1500 g und Neugeborene: bis 0,5 ml
- Säuglinge: bis 1 ml
- Kleinkinder: bis 2 ml
- Schulkinder: bis 3 ml
- Maximal: 5 ml

Der Handbeatmungsbeutel sollte nach Situation des Patienten mit Druck- und PEEP-Ventil, Reservoirbeutel und O_2-Zufuhr versorgt sein. Erfolgt die Beatmung des Patienten mit hohem PEEP, NO oder hoher Sauerstoffkonzentration, ist die Anwendung eines geschlossenen Absaugsystems in entsprechender Größe ratsam. Darüber hinaus sollte während des gesamten Absaugvorganges die kontinuierliche Überwachung der Vitalparameter, der O_2-Sättigung und gegebenenfalls des transkutanen Blutgasmonitoring gewährleistet sein.

Durchführung: Alarm am Beatmungsgerät für 3 Min. blockieren. Kind vom Beatmungsgerät dekonnektieren, Beatmungssystem steril ablegen oder mit der Testlunge verschließen. Das Kind wird, der Beatmung angepaßt, von Hand beatmet, gegebenenfalls mit einer etwas höheren Sauerstoffkonzentration. Die Instillation von NaCl 0,9% in den Tubus wird von einer kurzen Handbeatmung gefolgt. Dann wird das Sekret zügig abgesaugt und es wird erneut von Hand beatmet. Bei stabilen O_2- und $EtCO_2$-Werten kann der Absaugvorgang gegebenenfalls wiederholt werden. Dann wird das Kind wieder an den Respirator angeschlossen und der Alarm am Beatmungsgerät aktiviert. Mögliche Komplikationen, die sich aus einem endotrachealen Absaugvorgang ergeben können, sind: Mikroatelektasenbildung, hämodynamische Veränderungen wie Bradykardie, Hypoxie, Tubusfehllage, Blutdruckabfall, SO_2-Abfall, krisenhafte Erhöhung des PAP, Pneumothorax. Die Absaugfrequenz richtet sich nach dem Zustand des Patienten, unnötige Absaugvorgänge müssen in jedem Fall vermieden werden. Kreislaufinstabile Patienten sollten immer mit zwei Pflegekräften, eventuell mit ärztlicher Unterstützung, abgesaugt werden.

Beatmungsentwöhnung und Extubationsvorbereitung Voraussetzungen sind: Guter Hustenreiz, ausreichendes Abklingen der Sedierung, ausreichend lange zurückliegende Reduktion oder Beendigung der Opiatbehandlung (Antagonisierung ist hier keine patientenfreundliche Alternative), ausreichende Eigenatmung, hämodynamische Stabilität und akzeptable Sekretmengen sowie ein Sauerstoffbedarf nicht über 30%. Die Beatmung sollte reduzierbar sein auf eine minimale SIMV-Frequenz von 5/min. (10/min. bei Neugeborenen), eine Inspirationszeit von etwa 0,8 s., ein FiO_2 unter 0,4 und einen erforderlichen PEEP unter 4 cm H_2O. Ein bestehender Pleuraerguß wird günstigerweise besser vor der Extubation noch abpunktiert. Bei einer sonographisch nachgewiesenen

Zwerchfellparese, die nicht selten auftritt, sind erhöhte Anforderungen an die Atemarbeit nach Extubation zu erwarten. Der zu extubierende Patient sollte zuverlässig ohne relevanten Sedierungsüberhang sein.

Extubation Am Vortag vor der Extubation sollte bei Patienten, bei denen eine subglottische Schwellung mit entsprechendem Stridor nach Entfernung des Tubus zu befürchten ist (z.B. noch bestehende deutliche Ödeme nach GLENN-/FONTAN-Operation oder bei Kindern mit DOWN-Syndrom), eine prophylaktische Vorbehandlung mit Steroiden (2–4 mg/kg KG/d i.v. in 2–3 ED) erwogen werden. Unmittelbar vor der Extubation wird das Kind nochmals endotracheal abgesaugt. Ebenso wird im Vorfeld der Magen als Aspirationsschutz abgesaugt. Bei Säuglingen sollte überlegt werden, die Magensonde eventuell sogar zu ziehen, denn kleine Kinder atmen überwiegend durch die Nase, so daß eine Magensonde die Nasenatmung nach der Extubation deutlich beeinträchtigen kann. Nach dem Lösen der Haltepflaster wird der Tubus unter leichtem Blähen mit dem Beutel sanft, aber nicht zu langsam herausgezogen. Nach erfolgter Extubation vorsichtig Sekret aus Nase und Rachen absaugen und Nasentropfen verabreichen. Es folgt eine Inhalation mit je nach Situation NaCl 0,9%, Suprarenin verdünnt oder pur oder Sultanol plus Atrovent in altersentsprechender Dosierung. Potentielle Probleme nach einer Extubation sind: Laryngospasmus, unzureichende Spontanatmung, Sekretanschoppung, Atelektasen, Lungenobstruktion. Folgen sind ein unzureichender Gasaustausch, eine schlechte periphere Sättigung und eine Verschlechterung der Herz-Kreislauf-Situation. Die Gegenmaßnahmen bestehen in einer regelmäßigen Auskultation der Lunge, regelmäßigen Kontrollen der Blutgasanalyse, Inhalationen, regelmäßiger Physiotherapie und – wenn möglich – Lagerung. Unnötige Belastungen müssen vermieden werden. Wenn sich eine Reintubation abzeichnet, sollte nicht zu lange damit gewartet werden – eine Asphyxie wird von den frischoperierten Kindern ausgesprochen schlecht toleriert und eine protrahierte Erholungsphase ist zu erwarten! Physiotherapie in Form einer Vibrationsmassage sollte bei Kindern mit bestehenden Atelektasen und ausgeprägter Sekretproduktion so bald wie möglich durchgeführt werden, aber auch hier steht die Kreislaufsituation des Kindes im Vordergrund. Bei Kindern mit einer frisch resezierten Coarctatio aortae sollten jedoch weder Vibration noch Abklopfen durchgeführt werden, denn es besteht die Gefahr einer Nahtinsuffizienz.

Sekretolyse Bei zähem, bröckeligem Absaugsekret wird N-Acetylcystein (Fluimucil) 10 mg/kg KG/d in 3 ED gegeben und kann eventuell durch Ambroxol (Mucosolvan) ergänzt werden. Die Behandlung mit Ambroxol wird mit 1,5–3 mg/kg KG/d in 3 ED begonnen und dann auf 0,5 mg/kg KG/d reduziert.

Im Rahmen einer kürzlich abgeschlossenen randomisierten Doppelblindstudie an 100 Patienten zeigte sich ein eindrucksvoller Effekt von rekombinanter menschlicher DNase (rhDNase; Pulmozyme 2500 iE/2,5 ml; Dosis: 0,2 ml/kg KG 2 x täglich bei Patienten unter 5 kg bzw. 0,1 ml/kg KG 2 x täglich bei Patienten über 5 kg, maximale Dosis 2,5 ml/d; intratracheale Gabe nach gründlichem Absaugen). Diese Substanz ist aber bislang offiziell nur für Patienten mit Mukoviszidose zugelassen.

Pulmonale Obstruktion Postoperativ ist nicht selten eine unter Umständen recht ausgeprägte pulmonale Obstruktion zu beobachten, insbesondere bei durch die Operation bedingter Zunahme der pulmonalen Perfusion, wie beispielsweise nach einer FALLOT-Korrektur. Hier kommen die aus der pädiatrischen Pulmonologie bekannten abgestuften Behandlungskonzepte mit Inhalationen, Theophyllin und systemischen Corticoiden zum Einsatz. Differentialdiagnostisch muß bei behandlungsrefraktärer schwerer Obstruktion eine mechanische Problematik durch eine Bronchoskopie und ein Thorax-CT ausgeschlossen werden. Mögliche Ursachen hierfür sind unter anderem eine Ektasie der Lungengefäße mit Bronchuskompression, eine starke Dilatation des rechten Vorhofs mit Lungenverdrängung oder eine Tracheo- und Bronchomalazie nach Langzeitbeatmung.

Infektionsbehandlung Eine prophylaktische postoperative Antibiotikabehandlung ist obligat. Ansteigende Entzündungsparameter (Leukozyten, CRP, Fibrinogen etc.) sind in der Regel durch den Eingriff bedingt und signalisieren auch bei schnellem Anstieg und starker Erhöhung nicht automatisch eine konkurrente Infektion. Durch eine zusätzliche Bestimmung des Interleukin 8, das nur bei Infektion erhöht ist, kann in Zweifelsfällen differenziert werden. Die Bestimmung des Procalcitonin scheint diesbezüglich ähnlich spezifisch zu sein.

Ein Stufenkonzept hat sich bei erwiesener postoperativer Infektion (meist Pneumonien) bewährt:

Prophylaxe Cephazolin 100 mg/kg KG/d in 3 ED. Erste Gabe 12h präoperativ, zweite Gabe auf Station vor Beginn des Transports in den OP, dritte Gabe bei Schnittbeginn durch die Anästhesie. Behandlungsdauer mindestens 3 Tage bzw. bis nach Entfernung aller zentralen Zugänge (ausgenommen Schrittmacherkabel und Silastikkatheter).

Erste Eskalationsstufe Weiter mit Cephazolin (100 mg/kg KG/d in 3 ED) ergänzt durch Gentamicin (Refobacin; (3)-5mg/kg KG/d in 2 ED KI; Spiegelkontrolle, Dosisreduktion bei Niereninsuffizienz und bei Neugeborenen) bei klinischen Hinweisen auf Infektion wie eitriges Absaugsekret, inadäquater Temperaturanstieg, Infiltrate im Rö-Thorax. Außerdem generell bei offenem Thorax. Die Behandlungsdauer bei manifester Infektion sollte sich über 5–10 Tage erstrecken.

Zweite Eskalationsstufe Amoxicillin plus Clavulansäure (Augmentan; 100 mg/kg KG/d) in Kombination mit Amikacin (Biklin; 15 mg/kg KG/d in 2 ED als KI; Spiegelkontrolle, Dosisreduktion bei Niereninsuffizienz). Eine Pilzinfektion sollte durch Abstriche und Candidaserologie ausgeschlossen werden.

Dritte Eskalationsstufe Cefotaxim (Claforan; 100–200 mg/kg KG/d in 3 ED) plus Amikacin (15 mg/kg KG/d in 2 ED als KI) plus Flucloxacillin (Staphylex; 200 mg/kg KG/d in 3 ED). Bronchiallavage erwägen.

Vierte Eskalationsstufe – Reserveantibiotika Vancomycin 40 mg/kg KG/d in 3 ED als KI über 1 Std.; cave Vasodilatation (Flush, „Red-man-Syndrom") bei zu schneller Gabe! Teicoplanin (Targocid) 10 mg/kg KG/d in 1 ED (besser nierenverträglich als Vancomycin), Ceftazidim (Fortum) 150 mg/kg KG/d in 3 ED, Meropenem (Meronem) 60 mg/kg KG/d in 3 ED, Metronidazol (Clont) 20 mg/kg KG/d in 3 ED (vor allem bei abdomineller Infektionsproblematik).

Gastrointestinales System Beatmete Kinder benötigen eine Magenablaufsonde, denn Kindertuben bis zu einem Innendurchmesser von 5,5 mm sind nicht zu blocken, so daß die Patienten unter Umständen vermehrt Luft schlucken. In diesem Fall zeigt sich ein zunehmend gebläthes Abdomen mit Behinderung der Atmung durch einen Zwerchfellhochstand. Damit steigt die Gefahr von Erbrechen mit Aspiration.

Bei allen Patienten wird der Magen-pH einmal in jeder Schicht bestimmt, solange keine enterale Ernährung erfolgt (Ziel: pH 2–4). Die Menge des Magenrests in Relation zu Alter bzw. Größe ist noch „normal" mit etwa 1 ml/kg KG. Höhere Flüssigkeitsverluste und Elektrolytverluste über Magenreste werden gegebenenfalls beispielsweise mit Ringerlösung ersetzt, gallige oder hämatinhaltige Magenreste werden verworfen und die „Restmenge" wird als „frische" Nahrung gegeben.

Ulcusprophylaxe/Gastrointestinalblutung Kinder, die sich durch die Intensivbehandlung in einer akuten Streßsituation befinden, können leicht eine erosive Gastritis bekommen. Hämatinhaltiger Magenrest kann ein Hinweis diesbezüglich sein. Maßnahmen: Magenrückfluß beachten, Menge bilanzieren, Magen-pH überprüfen, Aussehen des Sekrets beurteilen. Die Magensonde wird regelmäßig mit Tee angespült. Bei allen Kindern wird zunächst eine Ulkusprophylaxe mit Sucralfat (Ulcogant) durchgeführt. Bei blutigem Magensekret oder Magen-pH konstant unter 2 erfolgt ein Wechsel auf Ranitidin (Ranitic) 1–3–6 mg/kg KG/d in 4 ED – dabei muß an eine Dosisanpassung bei Niereninsuffizienz gedacht werden! Beachtenswerte Nebenwirkungen sind ein Transaminasen-, Bilirubin- und Kreatininanstieg. Das Medikament kann Bradykardien, Arrythmien und Blutdruckschwankungen auslösen. Bei gastrointestinaler Blutung wird gewechselt auf Omeprazol (Antra) 0,15–0,25 mg/kg KG/d als KI in 1 ED (cave Rhythmus). Außerdem erfolgt die Anlage einer großlumigen nasogastralen Sonde, eventuell sogar einer SENGSTAKEN-BLAKEMORE-Sonde, die maximal für 12 Stunden liegengelassen werden darf. Vorsichtig wird mit kaltem NaCl 0,9% gespült. Ein Kinderchirurg sollte in diesem Fall hinzugezogen werden.

Motilitätsstörung Erste Maßnahme ist das Abführen. Darüber hinaus wird die Darmatonie durch Domperidon (Motilium) 0,6–0,8 mg/kg KG/d in 3 ED günstig beeinflußt. Die Nebenwirkungen sind allerdings eine motorische Unruhe und Dyskinesien, daher sollte einschleichend dosiert werden. Eine Alternative ist Laktulose (Bifiteral). Bei einem Körpergewicht unter 7,5 kg gibt man ca. 5 ml/d. Bei drohendem Ileus: Dexpanthenol (Bepanthen) 40 mg/kg KG/d als DTI oder Neostigmin 0,01– 0,1 mg/kg KG als KI 2x täglich über 6 h; Startdosis 0,05 mg/kg KG/Dosis. Bei manifestem Ileus kann man nach Rücksprache mit einem Kinderchirurgen Ceruletid (Takus) 0,5–2 Nanogramm/kg KG als KI über 15 min.-3 h versuchen. Vor dem Behandlungsbeginn muß aber eine Pankreatitis ausgeschlossen werden. Bei Gallenblasen-Sludge mindert die Gabe von Ursodeoxycholsäure (Ursofalk) 10–20 mg/kg KG/d in 2 ED die Cholestase.

Nahrungsaufbau Der Nahrungsaufbau im postoperativen Verlauf erfolgt nach Situation des Kindes. Am Operationstag bleibt die Magensonde offen und dient als Ablaufsonde. Es wird lediglich das Sucralfat sondiert, im Anschluß bleibt die Magensonde bis zu einer Stunde verschlossen. Am 1. postoperativen Tag kann Tee sondiert werden, die Menge richtet sich dabei nach dem Alter des Kindes. Die Magensonde bleibt für eine Stunde verschlossen und wird dann wieder geöffnet, bei Übelkeit sofort. Ausschlaggebend für den weiteren Kostaufbau ist die Darmperistaltik. Spätestens am dritten postoperativen Tag sollte das Kind Stuhl entleert haben, ansonsten muß ein Einlauf erfolgen (sofern keine schwere Gerinnungsstörung vorliegt). Klagt das Kind nicht über Übelkeit und Erbrechen, kann der Kostaufbau je nach Alter mehr oder weniger zügig erfolgen und die Infusionsmenge wird entsprechend reduziert.

Neurologie Zur Überwachung und Einschätzung der neurologischen Situation des Kindes sollte aus der präoperativen Phase der Stand des Kindes bezogen auf seine geistige, motorische und sprachliche Entwicklung bekannt sein. Bei älteren Kindern ist es günstig zu wissen, ob sie eine Seh- oder Hörhilfe benutzen oder ob ein sprachliches Defizit besteht.

Das weitaus häufigste postoperative Problem ist ein sogenanntes Durchgangssyndrom mit Unruhe, Verwirrtheit und Orientierungslosigkeit als eigentlich bei allen Patienten mehr oder weniger zu beobachtendes, stets passageres Phänomen, das unter Umständen jedoch die Herz-Kreislauf- und Beatmungssituation deutlich verschlechtern kann. Als Ursache muß ein multifaktorielles Geschehen angenommen werden, bei dem neben der Narkose auch Medikamenteneffekte, die Flüssigkeitsrestriktion und nicht zuletzt eine eingeschränkte Leber- und Nierenfunktion mit entsprechender Retention von zentralnervös wirksamen Metaboliten als Faktoren eine Rolle spielen dürften. Als entsprechende Maßnahmen ist auf eine ausreichende Sedierung und Analgesierung zu achten. Auch die Gabe von Clonidin erbringt in diesem Zusammenhang oft eine deutliche Besserung. Selten können – meist passagere – Hemiparesen und choreatiforme Dyskinesien beobachtet werden. Auch Schlaganfälle, neurologische Ausfälle, verzögertes Erwachen oder Krampfanfälle sind bekannte postoperative Probleme. Die neurologische Katastrophe ist ein irreversibles apallisches Syndrom, das zum Beispiel durch eine intraoperative zerebrale Luftembolie, aber auch beispielsweise durch die Embolisation von Blutbestandteilen, Fett oder Prothesenmaterial entstehen kann und erst im Stadium der Entwöhnung feststellbar wird.

Die Überwachung der Bewußtseinslage bedeutet für das Kind eine Störung in der Aufwachphase, sie sollte aus diesem Grund immer in weitere pflegerische Handlungen eingebunden und so dokumentiert werden, daß alle Pflegenden die Möglichkeit haben, Veränderungen der Patientensituation feststellen zu können. Die Beobachtungskriterien werden unterteilt in: Beobachten, Ansprechen, Bewegungen ausführen lassen, Reize setzen, Reflexe überprüfen.

In der ersten postoperativen Phase, also nach der Übernahme aus dem Operationssaal ist das Kind beatmet, sediert, analgesiert und eventuell sogar relaxiert. Daher steht zur Überprüfung der neurologischen Situation lediglich die Pupillenreaktion als – nicht sehr sensitives – Überwachungsinstrument zur Verfügung. Beurteilungskriterien sind Pupillenform, -weite, Stellung des Bulbus und die Reaktion der Pupillen auf Lichteinfall. Die physiologische Situation ist gekennzeichnet durch eine achsengerechte Mittelstellung beider Bulbi bei seitengleicher Pupillenweite. Beide Pupillen sollten prompt auf Lichteinfall reagieren. Eine Seitendifferenz kann in diesem Zusammenhang auf eine neurologische Problematik hinweisen. Ursache kann eine Kompression des Nervus oculomotorius durch steigenden Hirndruck auf dem Boden einer intrazerebralen Blutung oder eines fokalen Hirnödems sein. Die beidseitige Erweiterung der Pupillen kann auf eine zerebrale Hypoxie hinweisen. Maximal enge Pupillen können zwar prinzipiell als Symptom einer sekundären Kompression des Hirnstamms bei intrakraniellem Druckanstieg als sehr ernstes Symptom zu bewerten sein, sind aber in der Praxis in den allermeisten Fällen lediglich Zeichen einer Opiatwirkung. Das heißt, die Auswirkungen von Sedativa, Opiaten, Betasympathomimetika usw. auf Weite und Reaktion der Pupillen dürfen bei der Interpretation nicht außer Acht gelassen werden.

Im weiteren Verlauf zeigt sich eine zunehmende Spontanatmung und Spontanmotorik des sedierten und analgesierten Kindes. In dieser Phase kann man als zusätzliche Möglichkeiten zur Beurteilung der Bewußtseinslage prüfen, ob das Kind Arme und Beine seitengleich bewegen kann. Eine spastische Hemi- bzw. Diplegie läßt sich durch entsprechend unauffällige Befunde zu diesem Zeitpunkt bereits weitestgehend ausschließen. Des weiteren sollten Bewegungen gezielt ausgeführt werden können (beispielsweise ein gezieltes Greifen in Richtung Tubus). Auch das Bewegungsmuster des Kindes im Ruhezustand kann damit beurteilt werden. Harmlose Myoklonien sind dabei streng von den tonisch-klonischen motorischen Phänomenen eines Krampfgeschehens zu differenzieren – was in der Praxis manchmal nicht ganz einfach ist. Myoklonien lassen sich aber durch Festhalten meist unterbrechen.

Die Überprüfung von Reflexen kann beispielsweise durch Auslösen eines Hustenreflexes im Zusammenhang mit dem endotrachealen Absaugen erfolgen. Älteren Kindern können einfache Fragen gestellt werden, die mit Nicken oder Kopfschütteln zu beantworten sind. Diese Kriterien zeigen darüber hinaus an, ob ein Kind wach genug ist, um extubiert werden zu können. Schmerzreize zur Überprüfung des Bewußtseins sollten in der postoperativen Überwachung nach Herzoperation nur in begründeten Fällen eingesetzt werden.

Grundpflege, Prophylaxen Sofern es der Allgemeinzustand des Kindes erlaubt, wird eine sorgfältige Grundpflege durchgeführt, die den Verbandswechsel des ZVK, je nach Vorgabe der Hygienerichtlinien des Hauses, und das Umfixieren aller Sensoren beinhaltet. Nach der Grundpflege wird nur bei bei Bedarf und nach Situation frisch gebettet. Im Anschluß sollte dem Kind eine längere Ruhephase gegönnt werden. Prophylaxen wie die Mund-, Augen-, Nasen- und Nabelpflege werden, wenn es der Zustand erlaubt, nach dem Absaugen durchgeführt. Zur Vermeidung von Druckstellen sollten alle Sensoren regelmäßig mindestens alle drei Stunden umfixiert werden. Zu beachten ist immer, daß der Patient nicht auf Infusionsleitungen oder Kabeln liegt. Tubus- und Sondenpflaster sollten regelmäßig, abhängig von der Situation und dem Hautzustand des Patienten, gewechselt werden.

Besonderheiten bei Kindern mit offenem Thorax Während einer langen Operationsdauer und HLM-Zeit kommt es in manchen Fällen zu ödematösen Veränderungen am Herzen und an den Lungen. Manche Eingriffe resultieren auch in einer Hämodynamik, die eine erhöhte Druck- und Volumenbelastung für den rechten Ventrikel darstellt. Der Kompressionsdruck durch die Rippen kann so erheblich sein, daß es durch einen postoperativen Thoraxverschluß zu einer verminderten Auswurfleistung des Herzens und zu pulmonal bedingten Oxygenierungsproblemen kommen kann. Häufig ist das bei Neugeborenen der Fall, da hier die Thoraxverhältnisse ohnehin sehr klein sind. Das Sternum wird in solchen Fällen nicht verschlossen, sondern die Sternumhälften liegen frei nebeneinander, in manchen Zentren werden sogar sogenannte Spreizer eingesetzt. An den Hauträndern wird eine Silastikfolie eingenäht, die Folie wird mit sterilen Kompressen bedeckt und mit einem Dachziegelverband verschlossen. Diese Maßnahme entlastet einerseits den rechten Ventrikel (mehr Platz für die diastolische Füllung) und andererseits die Lungen und den pulmonalen Gefäßwiderstand. Der endgültige Verschluß erfolgt dann einige Tage postoperativ nach Stabilisierung der Situation.

Kinder mit einem offenen Thorax bedürfen einer besonders schonenden Behandlung und Pflege. Eine seitliche Lagerung darf nicht erfolgen, um Verschiebungen zu vermeiden, ein leichtes horizontales Anheben zur Inspektion des Hinterkopfes und des Rückens ist aber erlaubt. Beim Absaugen ist darauf zu achten, daß während der Handbeatmung keine hohen Beatmungsdrucke aufgebaut werden, denn sie führen leicht zu einer Kreislaufdepression. Ein geschlossenes Absaugsystem ist hier günstig. Kinder mit offenem Thorax sollten gut sediert, analgesiert und auch relaxiert werden. Meistens wird die Antibiotikabehandlung sicherheitshalber um ein Aminoglykosid erweitert. Die Sogeinstellung der Drainage wird meist auf 5–10 cm H_2O eingestellt. Der Verband sollte bezüglich Durchbluten und Durchfeuchten beobachtet werden. Verbandswechsel werden stets vom Chirurgen durchgeführt.

Besonderheiten bei der Unterstützung von Kindern nach Herzoperation in der Position „Rückenlage" Ein chirurgischer Eingriff am Herzen unter Zuhilfenahme der Herz-Lungen-Maschine bedeutet für das betroffene Kind in der operativen wie postoperativen Phase meist eine längere Zeit in der Position Rückenlage. Für die operative Phase ergibt sich diese Position von selbst, in der postoperativen Phase wird sie für einen bestimmten Zeitraum vorgegeben, beispielsweise um Komplikationen wie eine Fehlstellung des Sternums zu vermeiden. Ein postoperativ offen belassener Thorax erfordert naturgemäß eine konsequente Rückenlage. Auch eine längere postoperative Intensivtherapie bei instabilem Kreislauf und Beatmung, Flüssigkeitsrestriktion und erforderlicher Hypothermie bei tachykarden Rhythmusstörungen kann eine Rückenlage erforderlich machen, um so zusätzliche Anstrengung und Belastung zu vermeiden.

Das Einhalten einer Position über einen längeren Zeitraum beinhaltet als wesentliche Risikofaktoren neben dem Dekubitus Atelektasen und Pneumonien.

Atelektasen und Pneumonien In der postoperativen Phase haben diese Störungen ihre Ursache meist in einer ungenügenden Belüftung der Lunge auf dem Boden einer Sekretanschoppung. Hier spielt möglicherweise auch die intraoperativ erforderliche Lungenkompression eine Rolle. Im weiteren Verlauf wird die Sekretproblematik aggraviert durch die erforderliche Beatmung mit der immanent fehlenden Möglichkeit zum spontanen Abhusten bei gleichzeitig bestehender Analgosedierung und fehlender Veränderung der Lage, was zusätzlich ein Ungleichgewicht zwischen Ventilations- und Perfusionsverhältnis innerhalb der Lunge zur Folge hat.

Dekubitus Eine grundlegende Ursache für die Entstehung eines Dekubitus ist eine langanhaltende Druckeinwirkung von extern (über 30 mm Hg), die zu einer Kompression von Arteriolen und Venolen der Haut führt. Dies vor allem an Körperbereichen, an denen nur spärliches subkutanes Fettgewebe ausgebildet ist. Die entsprechende Minderdurchblutung führt zur mangelnden Versorgung der Zellen mit Sauerstoff und Nährstoffen und damit zu einer Schädigung. Eine vollständige Regeneration einer ansonsten intakten Haut ist zu erwarten, wenn eine Druckentlastung innerhalb von etwa zwei Stunden stattfindet, andernfalls kommt es zum Zelluntergang mit Nekrosenbildung. Bei Kindern besteht ein vergleichsweise geringes Dikubitusrisiko, da sie im Gegensatz zum Erwachsenen selten unter Vorerkrankungen leiden, die eine Störung der Mikrozirkulation mit sich bringen. Anders ist diese Situation hingegen bei einer Herzerkrankung mit möglicher Herzinsuffizienz oder nach ein Operation mit der Herz-Lungen-Maschine mit allen bereits beschriebenen hämodynamischen Veränderungen, sowie einer in der postoperativen Phase meist erforderlichen Katecholaminbehandlung, bei erhöhten Laktatwerten sowie bei niedriger gemischvenöser Sättigung. Alle diese Faktoren führen zu einer Kompromittierung der Mikrozirkulation und erhöhen das Dekubitusrisiko auch schon im Kindesalter erheblich.

Die Empfehlungen der Literatur zur Prophylaxe eines Dekubitus beinhalten neben Konzepten zur Lagerung auch Vorschläge für Lagerungshilfsmittel wie Watte, Würfelmatratzen (Schaumstoff), Gelkissen, Felle, Wechseldruckmatratzen sowie Spezialbetten (Dreh-, Luftkissen-, Mikroglaskugelbett). Beim Einsatz dieser Hilfsmittel sollten aber folgende Aspekte grundsätzlich bedacht werden: Eine Weichlagerung schränkt die Möglichkeit für Spontanbewegung des Kindes ein. Es sinkt in das Material und braucht einen höheren Kraftaufwand, um in Bewegung zu kommen. Wechseldruckmatratzen und Spezialbetten müssen dem Gewicht des Kindes angepaßt werden, um den gewünschten Effekt einer Druckentlastung zu bewirken. Das Unterstützen einer Position, wie beispielsweise einer Seitenlage, gestaltet sich schwierig, da Hilfsmittel wie Handtuch oder Kissen häufig abrutschen. Darüber hinaus verliert der Patient rasch die Wahrnehmung für seinen Körper, da er sein eigenes Körpergewicht nicht spüren kann. Es sei die Bemerkung gestattet, daß keine noch so gute Spezialmatratze Pflegende von der Erfordernis eines regelmäßigen Positionswechsels des Patienten zur Druckentlastung entbindet! Je nach Zustand des Patienten sollte eine Druckentlastung alle zwei Stunden stattfinden, bei Kindern mit erhöhtem Dekubitusrisiko müssen sogar kürzere Zeitabschnitte gewählt werden. Häufig handelt es sich bei diesen Kindern, wie bereits erwähnt, um vital bedrohte, kreislaufinstabile und dadurch wenig belastbare Patienten.

Positionswechsel und somit Druckentlastung bedeutet in den Augen vieler Pflegenden: Rücken-, Seiten- oder Bauchlage, durchgeführt in zeitlich festgelegten Abständen. Bedeutet das für nicht belastbare Kinder, denen wir keine Lagerungswechsel zumuten wollen, daß sie immer auf einer Wechseldruckmatratze oder in einem Spezialbett liegen müssen, was mit erheblichen Kosten verbunden ist, oder nehmen wir in dieser Situation einen Dekubitus gezwungenermaßen in Kauf?

Die weiteren Ausführungen dieses Abschnitts basieren auf den Grundannahmen der „Kinästhetik", die sich mit der Wahrnehmung von Bewegung beschäftigt und unter anderem auf verhaltenskybernetischen Erkenntnissen beruht. Grundlagen der Kinästhetik sind sechs Konzepte, welche die menschliche Bewegung und Interaktion beschreiben. Es handelt sich hierbei weniger um eine Technik als vielmehr um ein Denkmodell, das den Menschen aus der Bewegungsperspektive betrachtet. Kinästhetik Infant Handling – also „Wahrnehmung von Bewegung im Umgang mit Kindern" – beschäftigt sich als ein Teil-

programm der Kinästhetik mit den Unterschieden zwischen Erwachsenen und Kindern, bezogen auf Bewegung, Proportionen, Gewicht und Fähigkeiten für eigene Bewegung.

Kinder werden heutzutage häufig schon im Säuglings- und Kleinkindalter am offenen Herzen operiert. Für das Thema „Positionsunterstützung" bedeutet das, die besonderen Proportionen des Säugling oder Kleinkindes zu betrachten: Säuglinge haben im Vergleich zum Erwachsenen einen größeren Kopf, einen relativ größeren Brustkorb, ein kleineres Becken und kürzere Arme und Beine (s. Abb. 2.4). Betrachtet man die einzelnen Teile des Körpers als Gewicht, so wird deutlich, daß Kopf und Brustkorb den höchsten Gewichtsanteil im Körper eines kleines Kindes ausmachen. Es ist einleuchtend, daß sich bei einem Säugling ein Dekubitus daher eher im Bereich des Hinterkopfes zeigen wird als in der Beckenregion, wie es bei größeren Kindern und Erwachsenen der Fall ist, da bei ihnen das Hauptgewicht im Bereich des Beckens liegt. Die Extremitäten des Säuglings und Kleinkindes sind kurz und ziehen am Brustkorb und Becken in Richtung Unterlage, es entsteht Muskelspannung im Bereich des Brustkorbs und der Bauchdecke.

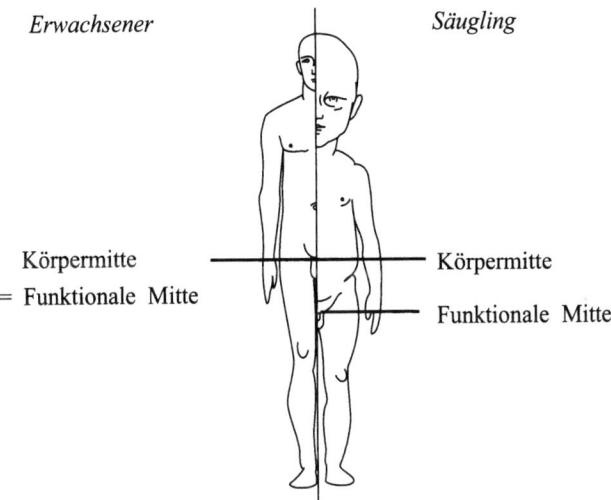

Abb. 2.4. Verschiedene Proportionen zwischen Erwachsenen und Neugeborenen.

Für eine Positionsunterstützung in Rückenlage ergeben sich folgende Konsequenzen: Arme und Beine des Kindes sollten unterstützt werden, um die Muskelspannung des Brustkorbs und der Bauchdecke zu reduzieren. Diese Unterstützung kann durch ein zusammengefaltetes oder aufgerolltes Handtuch (s. Abb. 2.5) oder bei größeren Kindern durch Lagerungskissen erfolgen. Unterstützen bedeutet „Extremitäten ablegen können". Durch die Unterstützung der Extremitäten kommt es zusätzlich zu einer Veränderung der Auflagepunkte, d.h. Fersen und Ellenbogen liegen frei.

Das Gewicht des Kopfes kann nicht verändert werden; jedoch durch regelmäßige kleine Veränderungen in der Position und ein Drehen in Richtung rechts oder links kann das Dekubitusrisiko reduziert werden. Der große Kopf eines Säuglings braucht

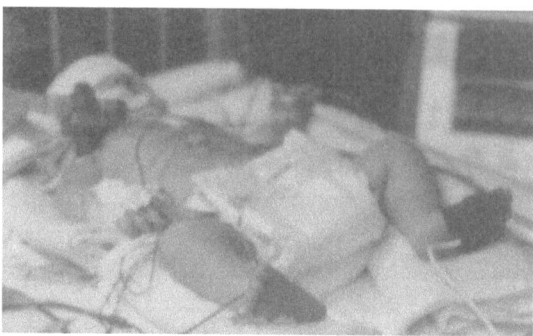

Abb. 2.5. Positionsunterstützung in Rückenlage.

– bedingt durch sein hohes Hinterhaupt – selten eine Unterstützung durch ein Kissen. Seitlich sollte der Kopf hingegen unterstützt sein, so als würde er sich anlehnen, um die Spannung der Halsmuskulatur zu reduzieren. Die Höhe der Unterstützung, beispielsweise ein klein zusammengefaltetes Molltontuch, bestimmt, wie weit der Kopf in Richtung Mittelstellung oder Seitenlage positioniert wird. Beugen oder Strecken des Kopfes ist eine weitere Möglichkeit, den Auflagepunkt zu verändern. Wesentlich ist hier, keine extreme Überstreckung oder Beugung des Kopfes durchzuführen. Bei beatmeten Kindern muß diesbezüglich besondere Aufmerksamkeit dem Tubus gelten, denn er darf dabei nicht abknicken oder in seiner Position verändert werden.

Kleine, nicht belastende Veränderungen können im Umgang mit schwerkranken, kreislaufinstabilen Patienten eine Möglichkeit sein. Betrachten wir den gesunden Menschen und seine Bewegung, kann man daraus ein entsprechendes Handeln für Kinder, die in Rückenlage bleiben müssen, ableiten. Wenn wir uns mit ausgestreckten Armen und Beinen in Rückenlage befinden, nehmen wir unmittelbar über Druck wahr, wie unser Köper auf der Matratze oder auf dem Boden aufliegt. Die Punkte, an denen es besonders „drückt", sind die klassischen Dekubituspunkte. Schon nach kurzer Zeit wird jeder Mensch eine kleine Veränderung durchführen, beispielsweise ein Bein aufstellen, die Arme auf den Brustkorb oder hinter den Kopf legen, sein Gewicht etwas weiter auf eine Seite bringen, indem ein Bein leicht und zu einer Seite gekippt wird. Die Wirkung dieser kleinen Veränderung ist eine Gewichtsverlagerung, das Gewicht wird jetzt nicht mehr punktuell, sondern über eine größere Fläche abgegeben. Diese kleinen Veränderungen können beliebig oft durchgeführt werden, die Veränderung für die Grundposition wird immer wahrnehmbar sein. Um länger in einer Grundposition verbleiben zu können, ist die Möglichkeit zu kleinen Bewegungen erforderlich. Diese Erfahrung kann im Umgang mit Patienten in ein entsprechendes Handeln umgesetzt werden, es sind dabei aber Alter, Gewicht, Größe und Situation zu berücksichtigen. Im folgenden soll daher etwas genauer auf die Unterstützung der Position Rückenlage mit dem Fokus auf Dekubitus- und Atelektasen- und Pneumonieprophylaxe eingegangen werden.

Rückenlage Nach der postoperativen Übernahme des Kindes werden Arme und Beine unterstützt, um die Spannung der Muskulatur im Brustkorb und im Abdomen zu reduzieren. Der Spannungsabbau der Muskulatur im Bereich des Brustkorbes hat zur Folge, daß weniger Zug auf die Wundränder im Bereich des Sternums ausgeübt wird. Dadurch können Schmerzen in diesem Bereich verringert werden. Die Veränderung bezüglich der Auflagepunkte der Extremitäten wurde bereits beschrieben. Den Einfluss dieser Veränderung auf die Atmung kann ein gesunder Mensch erfahren, wenn er im Stehen oder Sitzen seine ausgestreckten Arme seitlich neben dem Körper in Schulterhöhe und dann so weit nach hinten bringt, daß Muskelspannung im Bereich des Brustkorbs zu spüren ist. Wenn er dann einatmet, erfährt er, welche Areale der Lunge belüftet werden. Bringt er dann die Arme vor den Brustkorb und kann sie vielleicht noch irgendwo ablegen und atmet dann ein, erfährt er eine Veränderung, wie beispielsweise eine deutlich tiefere Inspiration, wenn keine Muskelspannung im Bereich des Brustkorbs besteht und dieser entsprechend frei für Bewegung ist. Die Belüftung möglichst vieler Lungenareale ist in der postoperativen Phase ein sehr relevanter Faktor für eine Verbesserung der Oxygenierung mit allen weiteren positiven Konsequenzen. Im folgenden sollen einige Beispiele die Relevanz von Druckentlastung und Lungenbelüftung verdeutlichen. Sie beziehen sich nicht ausschließlich auf kleine Kinder, sondern können in allen Altersgruppen unter Berücksichtigung der Proportionen angewendet werden.

Ausgangsposition ist weiterhin die Rückenlage mit unterstützten Armen und Beinen. Eine mögliche Veränderung ist beispielsweise, einen Arm oben neben den Kopf zu legen (s. Abb. 2.6). Die Unterstützung des Armes sollte dabei so hoch sein, daß sich der Brustkorb dehnt, aber keine Spannung im Bereich des Sternums entsteht. Ein weiterer Schritt ist, ein Bein des Kindes auszustellen und seitlich so zu unterstützen, daß es nicht umfällt und das Kind keine Muskelspannung aufbauen muß, um die Position zu halten. Diese Veränderungen der Stellung der Extremitäten können dann im weiteren Verlauf abwechselnd und wechselseitig durchgeführt werden. Und jedes Mal werden

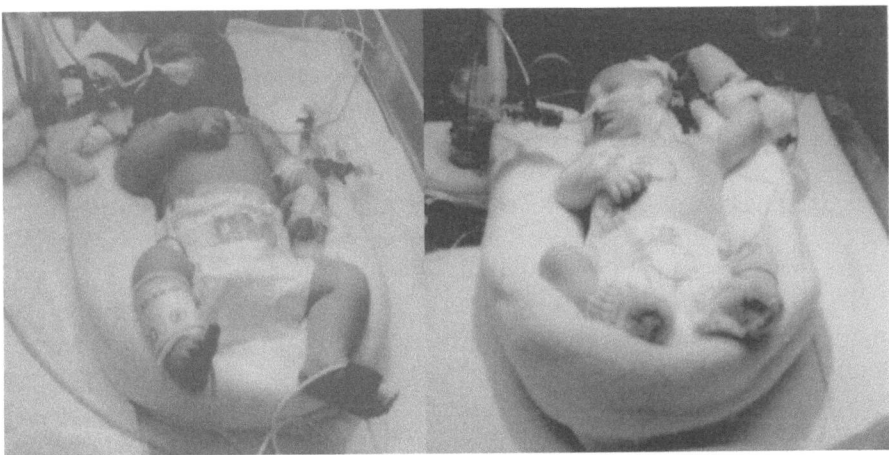

Abb. 2.6. Kleine Veränderungen der Position „Rückenlage".

diese kleinen Veränderungen die Auflagefläche und entsprechend die Belüftung der Lunge verändern.

Die Rückenlage ist beim Menschen die Position, in der die großen Teile Kopf, Brustkorb und Becken am Boden bzw. an der Matratze aufliegen, und jeder Mensch kann das wahrnehmen, indem er an bestimmten Stellen seines Körpers Druck, also sein Gewicht, wahrnimmt. Ist das die Grundlage des Verständnisses, ist es möglich, Patienten eine Unterstützung anzubieten, die nicht grundsätzlich die Position verändert. Wesentliches Augenmerk muß hier auf die Höhe/Dicke des Hilfsmittels zur Positionsunterstützung gelegt werden. Schon eine kleine Unterstützung seitlich im Schulterbereich und im Bereich des Beckens vermittelt, daß das Gewicht des Körpers in Richtung der gegenüberliegenden Seite verlagert wird. Das kann der gesunde Mensch nachvollziehen, wenn er sich ein oder zwei kleine zusammengefaltete Handtücher seitlich unter Schulter und Becken legt. Auch hier verändern sich die Auflagefläche und die Belüftung der Lunge, die Position Rückenlage wird dabei aber weiter eingehalten.

Oberkörperhochlage Dies ist eine häufig durchgeführte Positionsunterstützung nach einer Herzoperation. Die unmittelbare Auswirkung dieser Position ist eine Erleichterung der Atmung mit entsprechender Verbesserung des stets bestehenden Ventilations-Perfusions-Mißverhältnisses gegenüber der flachen Rückenlage. Darüber hinaus resultiert eine meist günstige Senkung der Vorlast.

Damit die Oberkörperhochlage effektiv ist, sollte sich jedoch ausschließlich der Oberkörper in einer erhöhten Position befinden. In der Realität liegen jedoch die Kinder – besonders in Säuglingsbetten – durch das Schrägstellen der gesamten Liegefläche auf einer schiefen Ebene, so daß wir die Patienten relativ rasch am Bettende wiederfinden, vor allem dann, wenn sie sich bewegen können, denn die Schwerkraft zeigt ihre Wirkung. Größere Kinder, deren Betten die Möglichkeit bieten, das Kopfteil hochzustellen, werden im Bereich des Oberkörpers gebeugt statt im Bereich des Hüftgelenkes, wo der Mensch die Funktion für Beugen besitzt, da das Kopfteil eines Krankenbetts meist zu kurz ist. Das Kind rutscht entsprechend nach vorn oder zur Seite.

Die Wirkung einer solchen schiefen Ebene läßt sich beispielsweise im Rahmen eines Zelturlaubs nachvollziehen. Steht das Zelt nur leicht schief, so wird man die ganze Nacht damit beschäftigt sein, sich auf seiner Matte zu halten und nicht nach unten abzurutschen. Kleine Kinder mit weniger Fähigkeiten als ein Erwachsener müssen entsprechend mehr leisten, um sich in dieser Position zu halten. Ihre Hauptaufgabe innerhalb des ersten Lebensjahres ist es zu lernen, ihr Körpergewicht in der Schwerkraft zu organisieren. Die Entwicklung geht also vom liegenden Säugling, der seine Position nicht selbständig verändern kann, zum stehenden Kleinkind.

Die aufrechte Position des Oberkörpers wird erreicht, indem der Körper an einer physiologischen Stelle gebeugt wird, also im Hüftgelenk. Findet die Beugung im Bereich des Brustkorbes statt, kann das zu Schmerzen und Einschränkung der Atmung führen. Damit das Kind nicht seitlich abrutscht, braucht es eine Unterstützung der Arme. So kann es seinen Brustkorb kontrollieren. Um sein Becken zu kontrollieren und zu bewegen, braucht es eine Unterstützung unter den Füßen. Wie bereits beschrieben, bedeutet die Unterstützung von Armen und Beinen eine Entspannung für die Muskulatur von Brustkorb und Bauch. Die Atmung wird erleichtert und Schmerzen werden reduziert. Eine große Auflagefläche reduziert dabei die Dekubitusgefahr. Die bei der Rückenlage beschriebenen Veränderungen können hier ebenfalls eingesetzt werden, ohne die Position grundsätzlich aufzugeben.

Das Verständnis davon, wie ein Kind entspannt in einer Position bleiben kann, wenn kleine Veränderungen durchgeführt werden, also wenn Muskelspannung aktiv verändert wird, macht es problematisch, von „Lagerung" im engeren Sinne zu sprechen, da dieser Begriff impliziert, daß etwas dort bleiben soll, wo es ist. Dieser Terminus wird dem Menschen und seiner Bewegung eigentlich nicht ausreichend gerecht. Daher wird in diesem Abschnitt statt dessen von „Positionsunterstützung" gesprochen. Ist ein Kind nicht in der Lage, selbständig seine Position zu verändern, hat Pflege den Auftrag, dies zu übernehmen. Ist ein Kind hingegen in der Lage, sich selbständig zu bewegen, sollte Pflege lediglich unterstützend tätig werden, also den Kindern die Möglichkeit geben, sich selbst zu bewegen. Diese Ausführungen sollen einen kleinen Einblick in Möglichkeiten geben, die auch bei kreislaufinstabilen Kindern Anwendung finden können, um das Risiko für Dekubitus, Atelektasen und Pneumonien zu vermindern.

Weitere Tätigkeiten Im Rahmen der postoperativen Versorgung können folgende weitere Aufgaben in den Bereich der Pflege fallen: Assistenz bei der laborchemischen Überwachung der Stoffwechselsituation, Adaptation der parenteralen und enteralen Ernährung. Beurteilung der Antibiotikabehandlung bezüglich ihrer Wirkung und möglicher Nebenwirkungen. Assistenz bei Untersuchungen und das Bereitstellen von Medikamenten und Notfallmedikamenten. Dokumentation der verabreichten Medikamente, deren Dosierung und ermittelter hämodynamischer Werte.

2.2.7 „Stolpersteine" und was man sonst noch so wissen sollte...

Überwachung Eine korrekte Lage der erforderlichen Zugänge (Tubus, ZVK, arterieller Zugang, Drainagen, eventuell Schrittmacherkatheter, Dialysekatheter) ist essentiell. Ein intermittierender Verschluß beispielsweise des Katecholaminschenkels (insbesondere bei 4-French-Kathetern ist Vorsicht geboten: die blaue Überwurfmuffe kann unter Umständen das Lumen des Katheters obstruieren) kann im Desaster enden. Nicht optimale Katheterpositionen oder ähnliches sind vor allem bei kritischen Patienten nicht akzeptabel und baldmöglichst zu korrigieren, ohne jedoch den Zustand des Patienten durch die Maßnahme zu verschlechtern. Zahlreiche Folgeprobleme können durch Katheterfehllagen etc. entstehen. „Leitungsprobleme" sind bei unklaren Instabilitäten stets differentialdiagnostisch zu erwägen. Auch die nicht ausreichende Anzahl von suffizienten Zugängen stellt ein postoperatives Risiko dar. Ein umfangreiches rechnerunterstütztes Monitoring – die Invasivität ist dabei abhängig vom Zustand des Patienten – ist Grundlage einer rationalen Intensivbehandlung. Trotzdem dürfen der geschulte „klinische Blick" und der „richtige Riecher" nicht verlorengehen. Wenn ein Patient einen „schlechten Eindruck" macht, sollte trotz stabiler Überwachungsparameter energische Ursachenforschung betrieben werden.

Analyse eines Problems Folgende diagnostische Schritte sollten bei einer unklaren „Verschlechterung" des Patienten durchgeführt werden:
Klinische Untersuchung Schmerzen? Unzureichende Sedierung? Nachblutung? Lungenbelüftung?

Ausschluß einer akuten pulmonalen Widerstandsproblematik Vorhof- und Systemdruckkonstellation am Monitor?

Ausschluß einer Atemwegsproblematik Sekret, Obstruktion, Tubusprobleme (cave Ballonhernie bei zu starker Blockung), technisches Problem am Beatmungsgerät?

Blutgasanalyse Azidose? Suffiziente Beatmung? Elektrolyte, Laktat, Blutzucker, Hb, plus zentralvenöse Sättigung – als indirekter Parameter für das HZV.

Ausschluß „Leitungsproblem" Laufen alle Perfusoren korrekt ohne Druck aufzubauen? Spasmus der Arterie mit Dämpfung der Druckkurve? Korrekte Funktion der Druckspülungen, korrekte Höhe der Druckaufnehmer – sämtliche Druckmessungen eventuell neu nullpunkteichen.

Röntgen Thorax bei Verschlechterung des Gasaustauschs Tubusfehllage? Pneumothorax? Erguß?

Pleura- und Perikardsonographie Drainagen verlegt, Erguss?

Echokardiographie Wichtigste postoperative Frage: Tamponadesituation – beispielsweise durch Perikarderguß oder Kompression der A. pulmonalis durch blutig imbibierten Thymuslappen, Shunt-Serom etc., aber auch: Akuter PDA-Verschluß bei ductusabhängigem Vitium, Ventrikelfunktion, Ausflußtraktobstruktion, Klappeninsuffizienzen etc.

EKG – auch intrakardial über passagere Schrittmacherelektroden mit Analyzer (nicht erkannte Rhythmusstörung? – hier hilft gelegentlich auch eine ATP-Gabe unter laufender Ableitung). ST-Streckenveränderungen als Hinweis auf koronare Problematik? Korrekte Funktion des Schrittmachers?

Labor Infektion? Gerinnungsstörung?

Behandlung überprüfen Dosierungen der Medikamente? Anpassung bei Nierenversagen erfolgt? Korrektes Flüssigkeitskonzept?

Weitergehend Bronchoskopie, eventuell Herzkatheteruntersuchung (selten erforderlich, aber Goldstandard zur Evaluation einer unklaren postoperativen hämodynamischen Problematik). EEG und Schädelsonographie oder CT, denn immer wieder finden sich klinisch nicht offensichtliche Anfälle oder eine intrazerebrale Blutung als Ursache für hämodynamische Instabilitäten.

Generell vermeiden

Fieber, Muskelzittern. Hieraus resultiert ein erhöhter Sauerstoffverbrauch des Gesamtorganismus, der ein höheres HZV erfordert.

Azidose. Die Katecholamine wirken schlechter; unmittelbar postoperativ ist auch einer diskreten Azidoseneigung unbedingt gegenzuwirken.

Hyponatriämie. Es resultieren ungünstige Osmolaritätsverhältnisse.

Hypoproteinämie. Sie erzeugt eine ungünstig niedrige Osmolarität.

Anämie. Da in die Berechnung des HZV der Hämoglobingehalt mit eingeht, führt eine Anämie zu einem reduzierten HZV.

Inadäquate Analgosedierung. Sie verschlechtert das HZV und fördert eine pulmonale Obstruktion.

Inadäquate Herzfrequenz. Bei Tachykardie ist weitere Diagnostik erforderlich:

- Bei Sinustachykardie muß die Analgosedierung überprüft werden. Eine Anämie, Medikamentenwirkung, Fieber oder Herzinsuffizienz sind weitere Ursachen und müssen entsprechend behandelt werden.

- Bei Supraventrikulärer Tachykardie (falls indiziert) Antiarrhythmikabehandlung, eventuell kurzfristiges „DDD-Überpacing", da eine bessere Hämodynamik unter AV-Synchronisation resultiert.

Eine Bradykardie wird durch entsprechende Schrittmacherbehandlung behoben. Eine Hypothermie ist ursächlich auszuschließen. Eine plötzliche Bradykardie ist ein Alarmsymptom und erfordert schnellstmögliche Problemanalyse und Behandlung!

Langzeitbeatmung. Es besteht die Gefahr der Entstehung einer Bronchomalazie.

Hypokalorischer Zustand. An eine parenterale Ernährung bei längeren Verläufen sollte gedacht werden. Bei akuter Infektion darf allerdings kein Fett gegeben werden.

Hypothyreose

Hypoglykämie. Glucose ist ein wichtiger myokardialer Energielieferant.

Hyperglykämie. Eine milde Hyperglykämie kann allerdings wegen der dadurch verursachten osmotischen Diurese unter Umständen vorübergehend günstig sein.

Hypovolämie. Dies kann ein prärenales Nierenversagen verursachen.

Hypervolämie. Führt zu hämodynamisch ungünstig hohen ZVD's bei gleichzeitig kleiner Blutdruckamplitude.

Hypokaliämie. Vorsicht bei hohen Blutzuckerspiegeln unter Katecholaminbehandlung oder nach Cortisongabe etc.: Die dadurch verursachte osmotische Diurese kann eine erhebliche Hypokaliämie verursachen. Auf den pH im Serum achten: Scheinbare Hypokaliämie bei Alkalose! Theophyllin kann über einen diuretischen Effekt ebenfalls eine Hypokaliämie induzieren. Prinzipiell muß nach herzchirurgischen Eingriffen sehr sorgfältig und engmaschig auf den Serum-Kaliumspiegel geachtet werden, da starke Schwankungen fast die Regel sind!

Hyperkaliämie. Nierenversagen? „Vergessener" Kaliumperfusor? Zuviel Kalium in der Elektrolytinfusion – vor allem nach Diuretikareduktion? Auf den pH achten: Scheinbare Hyperkaliämie bei Azidose. Bei schwerer myokardialer Insuffizienz kann unter Umständen schon ein Kalium von 5,0 mmol/l zu hoch sein!

3
Diagnostik

3.1 Klinische Diagnostik

3.1.1 Anamnese

Familienanamnese Angeborene Herzerkrankungen in der Familie, Herzinfarkt in frühem Lebensalter, Verwandtenehe, plötzliche Herztode?

Schwangerschaftsanamnese Medikamente, Alkohol, Infektionen (Röteln), mütterlicher Diabetes oder Lupus erythematodes, Auffälligkeiten im CTG während der Schwangerschaft?

Geburtsanamnese Frühgeboren oder zum Termin, APGAR, Nabelarterien-pH, Körpermaße bei Geburt?

Gezielt: Typische Symptome einer Herzerkrankung Zyanose, Atemnot, Anfälle mit Zyanose oder auffallender Blässe, Krämpfe oder Ohnmachten, Trinkschwäche, Gedeihstörung, vermehrtes Schwitzen bei Belastung, Ödeme, rasche Ermüdbarkeit, Infektanfälligkeit, „Herzstiche", chronischer Husten?
...Insgesamt wenig charakteristisch.

3.1.2 Untersuchung

Inspektion Länge, Gewicht (Perzentile), äußere Fehlbildungen, insbesondere Stigmata eines DOWN-Syndroms oder einer Monosomie 22q11 (s. S. 232), Hautkolorit: Zentrale oder periphere Zyanose, differentielle Zyanose zwischen oberer und unterer Körperhälfte, pulsoxymetrische Sättigung bei Raumluft an allen vier Extremitäten, Trommelschlegelfinger und Uhrglasnägel, Herzbuckel, Ödeme an Lidern, Extremitäten, Rumpf. Atmung, insbesondere Frequenz, Dyspnoezeichen: Einziehungen und Nasenflügeln.

Palpation Präcordiale Hyperaktivität, Herzspitzenstoß, Schwirren, Pulse und Blutdruck an allen vier Extremitäten, Lage der Oberbauchorgane, Lebervergrößerung, Milzvergrößerung, Aszites.

Auskultation Ohne eine ruhige Umgebung und ein ruhiges Kind ist eine differenzierte Auskultation nicht möglich. Das qualitativ gute Stethoskop sollte nur leicht auf den Thorax aufgelegt werden, denn ein Andrücken verursacht eine Dämpfung. Die Auskultationspunkte sind prinzipiell gleich wie beim Erwachsenen, aber auch die Auskultation außerhalb der üblichen Punkte lohnt sich, ein kleiner VSD beispielsweise ist unter Umständen nur in einem begrenzten, scharf umschriebenen Areal zu hören. Auch interscapulär – eine Coarctatio aortae ist manchmal nur dort zu hören – und über der Fontanelle ein eventuelles Strömungsgeräusch bei cerebraler AV-Fistel auskultieren.

- Herztöne: Frequenz, Lautstärke, Charakter: betont, abgeschwächt, zusätzliche Töne, Galopp.
- Geräusche: Proto-, Meso-, Telesystolisch oder -diastolisch, Lautstärke: 1° bis 6°. Charakter: Weich, blasend, gießend, hauchend, fauchend, Preßstrahl, rauh, schabend, kontinuierlich, systolisch-diastolisches Maschinengeräusch („to-and-fro").
  Außerdem: Perikardreiben und Pleurareiben.
- Lunge: Rasselgeräusche, Obstruktion.

Zu altersbezogenen Normwerten der Herzfrequenz siehe Tabelle 3.1.

Tabelle 3.1. Grenzen der Herzfrequenz (Schläge pro Minute) in Abhängigkeit vom Alter.

Alter	Wachzustand	Schlafzustand	Bei Anstrengung/Fieber
Neugeborene	100–180	80–160	<220
1 Wo.-3 Mon.	100–220	80–200	<220
3. Mon.-2 Lj.	80–150	70–120	<200
2.-10 Lj.	70–110	60–90	<200
>10 Lj.	55–90	50–90	<200

Quelle: S. Illing, S. Spranger: Klinischer Leitfaden der Pädiatrie, 3. Aufl.

Wichtig: Im Neugeborenen- und Säuglingsalter ist die Herzfrequenzerhöhung die einzige Möglichkeit des Kindes, das HZV zu steigern. Die Frequenzreserven sind jedoch sehr gering!

3.2 Apparative Diagnostik

3.2.1 Blutdruckmessung

Eine Blutdruckmessung sollte nach Möglichkeit oszillometrisch und an allen vier Extremitäten erfolgen. Unbedingt auf die korrekte Manschettenbreite achten! Messungen beim unruhigen, wehrigen Kind sind sinnlos.

Tabelle 3.2. Normalwerte für den Blutdruck in Abhängigkeit vom Alter.

Alter	Systolisch	Diastolisch
Neugeborene	75±15	45±15
1–6 Monate	80±15	50±15
6–12 Monate	90±30	60±10
1–2 Jahre	95±20	60±20
2–6 Jahre	100±15	60±20
6–8 Jahre	105±15	65±15
8–12 Jahre	110±15	70±15
12–16 Jahre	120±20	75±15

Quelle: S. Illing, S. Spranger: Klinischer Leitfaden der Pädiatrie, 3. Aufl.

3.2.2 Labor

Blutbild, Hb und Hkt? Beim Verdacht auf eine Endokarditis ist eine umfangreiche immunologische und Infektions-Diagnostik mit mehreren Blutkulturen vor Beginn einer antibiotischen Behandlung essentiell!

Blutgasanalyse (BGA) Die Abnahme geschieht vorzugsweise kapillär oder arteriell. Falls möglich, wird das Laktat mitbestimmt.

Tabelle 3.3. Blutgase; Normbereich (grobe Anhaltswerte).

pH	pCO_2 (mm Hg)	BE	pO_2 (mm Hg)	Sättigung
7,30–7,49	35–45	−5 bis +5	55–80 (kapillär) 65–110 (arteriell)	90–100 %

Blutgasanalysen aus venösem Blut haben geringen Aussagewert, da sich alle Parameter insbesondere bei reduzierter Kreislauffunktion deutlich von kapillären und arteriellen Werten unterscheiden!

Hyperoxietest bei Zyanose Frage: Kardial bedingter Shunt mit Mischzyanose oder Lungenproblematik?

1. BGA in Ruhe unter Raumluft: pO_2?
2. Inhalation von reinem Sauerstoff für einige Minuten.
3. Erneute BGA:
   Entweder deutlicher Anstieg des pO_2 (beispielsweise über 100 mm Hg) als Hinweis auf ein Lungen-(belüftungs-)problem. Bei einem nur geringen Anstieg des pO_2 besteht der Verdacht auf eine kardiale Zyanose.

3.2.3 Röntgen-Thorax

In der Regel wird eine frontale Aufnahme (posterior-anterior oder anterior-posterior) durchgeführt, seitliche Aufnahmen sind selten erforderlich. Optimal ist ein Bild im Hängen oder stehend. Bei entsprechender Fragestellung wird die Aufnahme mit einem Ösophagusbreischluck durchgeführt. Eine charakteristische Impression kann den Verdacht auf eine Arteria lusoria oder auf Aortenbogenanomalien lenken.

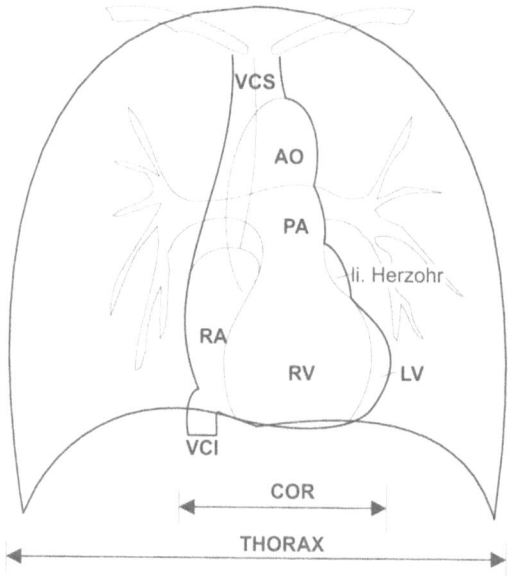

Abb. 3.1. Die Bestimmung der Herzgröße mittels der Cor-Thorax-Relation. Schematische Abgrenzung der randbildenden Abschnitte in der anterior-posterioren Projektion. VCS: Vena cava superior, AO: Aortenbogen, PA: Pulmonalarterie, RA: Rechter Vorhof, LA: Linker Vorhof, LV: Linker Ventrikel, VCI: Vena cava inferior.

1. Bestimmung des Situs: Situs solitus oder inversus von Brust- und Bauchorganen. Achten auf den Trachealbifurkationswinkel (symmetrisch bei Heterotaxiesyndromen; s. S. 236).
2. Bestimmung der Herzgröße: Cor-Thorax-Relation (unabhängig von der Größe des Patienten). Grober Richtwert: Beim Säugling bis 55%, beim älteren Kind und Erwachsenen bis 50%.
3. Beschreibung der Herzkonfiguration: Herzspitze angehoben, abgerundet, rechts- oder linksbetontes Herz, prominente oder verstrichene Herztaille, fehlendes Pulmonalissegment.

Eventuell charakteristische Formen des Herzschattens:
- „Schneemannherz": Lungenvenenfehlmündung; linksseitig persistierende Vena cava superior (= LSVC; s. S. 187)
- „Liegendes Ei": TGA
- Rechts deszendierende Aorta: Gehäuft bei FALLOT oder Pulmonalatresie auftretend
- Kugeliges Herz plus vermehrte Lungengefäßzeichnung: AVSD
- „Holzschuhherz": FALLOT
- Rippenusuren („angenagte" Rippen): Adulte Coarctatio aortae mit arteriellem Umgehungskreislauf.
4. Beurteilung der Lungengefäßzeichnung: Vermindert, normal, vermehrt; zentral, bis in die Peripherie?
5. Beurteilung der Lungenzeichnung: Lungenödem? Belüftungsstörungen? Pleuraerguß?
6. Rippen- oder Wirbelfehlbildungen (zählen!)
7. Bei Intensivpatienten: Korrekte Lage von ZVK, Tubus, Drainage(n), Magensonde?

3.2.4 Echokardiographie

Prinzip: „Echolot". Ein Ultraschallsender strahlt Impulse in den Körper, die an dichteren Strukturen reflektiert werden. Ein Empfänger im Schallkopf errechnet aus der Laufzeit zwischen Schallaussendung und „Echo" die Distanz der reflektierenden Struktur zum Schallkopf. Die mit modernen Geräten erreichbare Bildqualität ist so gut, daß dieses Untersuchungsverfahren in der Regel zur Diagnostik vor primären Herzeingriffen in der Säuglings- und Neugeborenenchirurgie ausreicht.

M-Mode-Untersuchung Bewegung einzelner Regionen. Als eindimensionales Verfahren werden lediglich einzelne Punkte im Körper entlang des Schallstrahls untersucht (s. Abb. 3.2).

2D-Untersuchung Anatomie? Durch ein automatisches schnelles Hin- und Herkippen der Senderelemente kann ein Schnittbild (zweidimensionaler Sektor) gewonnen werden (s. Abb. 3.3).

Doppleruntersuchung Blutstrom-Geschwindigkeit? Turbulenz? Prinzip: Die Frequenz („Tonhöhe") eines Tons ändert sich, wenn sich Schallquelle und Empfänger relativ zueinander bewegen. Ebenso ändert sich die Tonhöhe proportional zur relativen Geschwindigkeit zwischen Sender/Empfänger (= Schallkopf) und einer schallreflektierenden Struktur (= Blut im Gefäß). Aus der Tonhöhenänderung kann die Blutströmungsgeschwindigkeit am untersuchten Punkt im Gefäß berechnet werden. Aus einer Strömungsbeschleunigung kann ein Gradient berechnet werden.

Farbdoppler Blutstrom-Richtung und Geschwindigkeit in der untersuchten Region? Turbulenz? Eine Kombination zwischen Schnittbild und Strömungsmessung stellt der Farbdoppler dar. Die gemessenen Blutstromgeschwindigkeiten werden als farbige Punkte (Rot: Zum Schallkopf hin, Blau: Vom Schallkopf weg) ins Schnittbild projiziert. So kann man die Herzanatomie und die Blutströmung im untersuchten Bezirk gleichzeitig beurteilen.

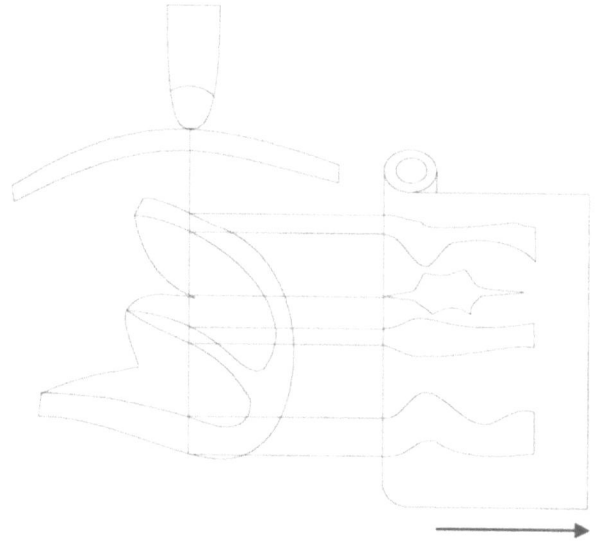

Abb. 3.2. Das Prinzip der M-Mode-Echokardiographie.

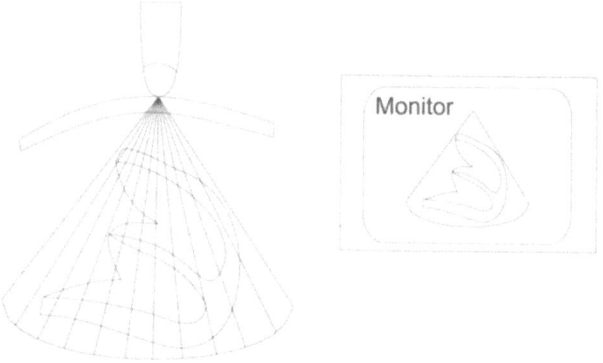

Abb. 3.3. Das Prinzip der 2D-Echokardiographie.

3.2.5 Herzkatheteruntersuchung

Eine Katheteruntersuchung ist eine invasive Untersuchung, die eine strenge Indikationsstellung sowie eine Einverständniserklärung von Patient beziehungsweise Sorgeberechtigten erfordert. Die Rate an tödlichen Komplikationen bewegt sich in der Größenordnung um 1:20000, ist jedoch höher bei Neugeborenen in kritischem Zustand oder bei riskanten Interventionen. Die Untersuchung wird wegen einer eventuell benötigten Narkose beim nüchternen, prämedizierten Patienten mit venösem Zugang durchgeführt.
Prinzip: Ein langer, dünner Kunststoffschlauch wird über ein großes Gefäß aus der Peripherie unter Durchleuchtung gezielt in die einzelnen Herzabschnitte geschoben, um

dort beispielsweise Druckmessungen durchzuführen. Man unterscheidet eine venöse Katheterisierung über eine große Vene (bei Kindern in der Regel die V. femoralis; bei Neugeborenen eventuell über den Nabel) von einer retrograden Sondierung (der Katheter wird über eine Arterie gegen den Blutstrom bis ins Herz vorgeschoben).

Diagnostische Verfahren

Druckmessung (Manometrie) Ans äußere Ende des Katheters wird ein Druckwandler angeschlossen, der den über den Katheter übertragenen Druck an der im Herzen liegenden inneren Öffnung mißt und als Kurve auf den Monitor bringt. Sowohl die absoluten Druckwerte (systolisch, diastolisch, Mitteldruck, enddiastolisch – s. Abb. 3.5, Seite 75) als auch die charakteristische Form des Druckkurvenverlaufs (s. Abb. 3.4, S. 74) geben diagnostische Hinweise.

Oxymetrie Es werden Blutgasanalysen (Messung der O_2-Sättigung) aus definierten Regionen des Herzens entnommen (s. Abb. 3.5). Ein Sättigungssprung beispielsweise zwischen rechtem Vorhof und rechtem Ventrikel beweist eine Zumischung von sauerstoffreichem Blut aus der linken Herzhälfte – also einen Links-Rechts-Shunt. Umgekehrt zeigt ein Abfall der Sättigung zwischen linkem Vorhof und linkem Ventrikel eine Zumischung von sauerstoffarmem Blut auf Ventrikelebene = Rechts-Links-Shunt. Aus der Relation der Sättigungen und des Sättigungssprungs kann die Größe des Shunts und die Herzleistung berechnet werden (siehe auch Physiologie-Lehrbuch).

Angiographie Über den Katheter wird Röntgen-Kontrastmittel injiziert und während der Verteilung des Kontrastmittels ein „Röntgen-Durchleuchtungs-Film" (25 Bilder/s.) gedreht. Es stellen sich die Herzhöhlen und Gefäßinnenräume kontrastmittelgefärbt dar. Bei der späteren Bild-für-Bild-Betrachtung des Films kann der Untersucher die Anatomie und eventuelle Fehlbildungen erkennen.

Interventionen Mit speziellen Kathetern können „Eingriffe" durchgeführt werden.
RASHKIND-*Manöver* ... *Benannt nach dem amerikanischen Kinderkardiologen William Rashkind, der diese Prozedur in den sechziger Jahren erstmals durchführte.*
   Mit einem von außen aufblasbaren Ballon (ähnlich wie die Blockung eines Blasenkatheters) kann bei Herzfehlern, bei denen eine große Verbindung zwischen den Vorhöfen lebenswichtig ist, beispielsweise bei einer TGA oder einer Tricuspidalatresie, schnell ein zu kleines Foramen ovale „aufgerissen" werden. Dies kann auch unter Ultraschallkontrolle auf Station durchgeführt werden. Der Katheter wird dazu von der Leiste oder bei Neugeborenen vom Nabel aus über das Foramen ovale in den linken Vorhof geschoben, dort wird der Ballon aufgeblasen und ruckartig bis in den rechten Vorhof zurückgezogen. Dabei reißt das Vorhofseptum ein, und es entsteht der lebenswichtige künstliche Vorhofseptumdefekt. Eine seltene, aber dramatische Komplikation der Prozedur ist der Abriß der unteren Hohlvene.

Dilatation Ein Ballon-Katheter wird im Bereich einer Stenose mit hohem Druck aufgeblasen und sprengt oder dehnt die Stenose. Die Einführung dieser Prozedur in den klinischen Alltag hat heute zahlreiche kardiochirurgische Eingriffe vermeidbar gemacht. Die auf der Hand liegenden Vorteile sind vergleichbar gute Ergebnisse bei weitaus geringerer Invasivität. Komplikationen treten nur sehr selten auf und können, neben einem Einriß (Gefäßdissektion mit Aneurysmabildung) der Durchriß der dilatierten Stelle, eine

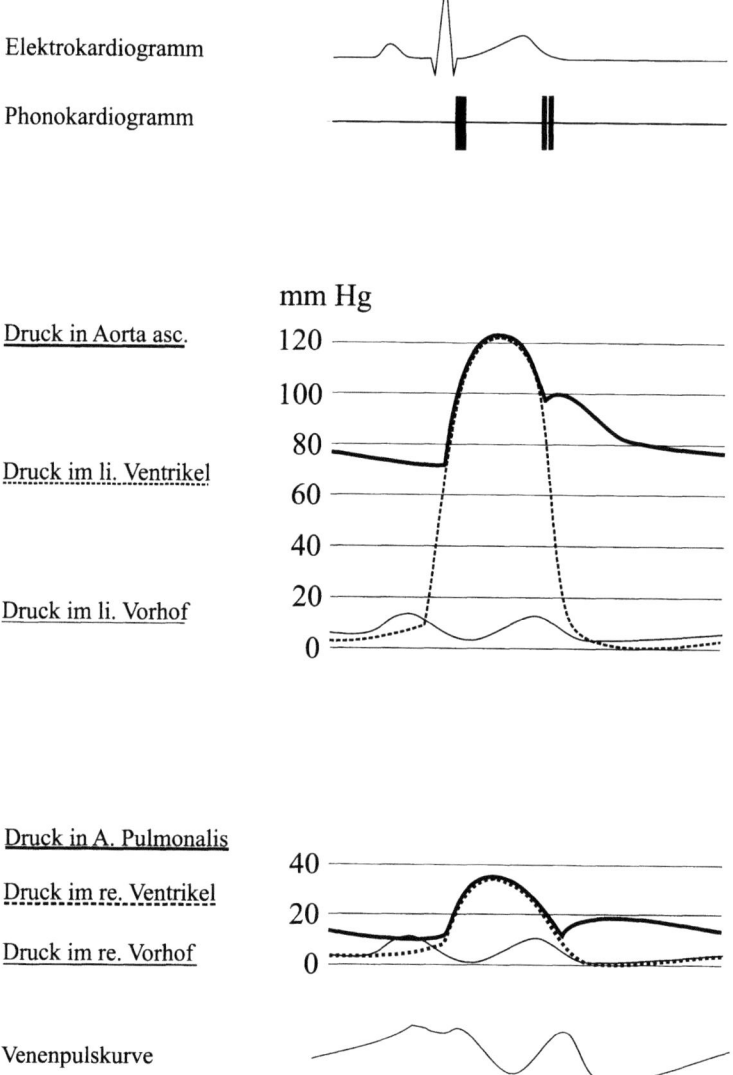

Abb. 3.4. Übersicht über Druckkurven in verschiedenen Herzabschnitten im Verlauf eines Herzzyklus.

Embolie, eine Klappeninsuffizienz (bei Dilatation einer Klappenstenose) und eine Re- oder Reststenose sein.

PDA-Schirmchen/ASD-Schirmchen Ein Doppelschirmsystem wird durch den Katheter eingeführt und im Bereich des Ductus oder eines ASD entfaltet. Dadurch kann ein persistierender Ductus oder ein günstig gelegener Vorhofseptumdefekt ohne operativen Eingriff verschlossen werden. Günstig gelegene VSDs können unter Umständen ebenfalls mit einem Schirmchen verschlossen werden. Die Gefahr besteht in einer Embolie

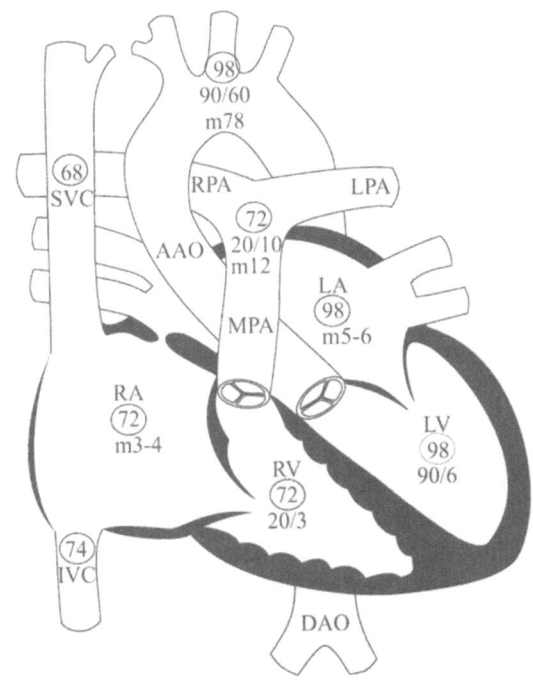

Abb. 3.5. Übersicht über Druck- und Sättigungswerte im normalen Herzen, wie sie während einer Herzkatheteruntersuchung gemessen werden. Sättigungswerte sind eingekreist. Ein „m" bezeichnet einen Mitteldruck. SVC: V. cava superior, IVC: V. cava inferior, RA: Rechter Vorhof, RV: Rechter Ventrikel, LA: Linker Vorhof, LV: Linker Ventrikel, MPA: Pulmonalis-Hauptstamm, RPA/LPA: Rechte/linke Pulmonalarterie, AAO: Aorta ascendens, DAO: Aorta descendens.

des Systems. Zu Ein- und Ausschlußkriterien für einen interventionellen Verschluß eines ASD s. S. 117.

Biopsie Mit einem Spezialkatheter, der eine kleine Zange an der Spitze hat, die von außen geöffnet und geschlossen werden kann, können kleine Gewebeproben aus dem Herzen entnommen werden, die zur Diagnostik bei einer Herzmuskelerkrankung dienen. Es besteht die Gefahr einer Perforation des Myokard an der Biopsiestelle.

Elektrophysiologische Untersuchung Mit Elektrodenkathetern kann ein intrakardiales EKG abgeleitet werden. So läßt sich beispielsweise ein Arrhythmieherd lokalisieren („intrakardiales Mapping") oder es können Potentiale direkt am Reizleitungssystem abgeleitet werden (beispielsweise ein „His-Bündel-EKG"). Akzessorische Reizleitungsbündel, wie sie beispielsweise bei einem WPW-Syndrom vorliegen, können lokalisiert und mit Hochfrequenzstrom verödet werden („Ablation").

Risiken Während der Katheteruntersuchung: Auskühlung, Unterzucker, Atemdepression (beispielsweise durch Sedierung oder Analgesierung), Krampfanfälle, Herzrhythmusstörung, kardiale Dekompensation, Herzinfarkt, Embolie (Lunge oder Gehirn), Kontrastmittelallergie, Nachblutung oder Perforation.

Pflegerische Maßnahmen und Überwachung nach Herzkatheteruntersuchung Die Überwachung eines Kindes nach einer Herzkatheteruntersuchung hat ihren Schwerpunkt in der Beobachtung der Vitalparameter, der Bewußtseinslage, der Kontrolle der Punktionsstelle und der Durchblutung des Beines. Das übergreifende Pflegeproblem ergibt sich aus der Schutzlosigkeit des Patienten. Pflegeziel ist ein frühzeitiges Erkennen von beispielsweise Herzrhythmusstörungen, Blutdruckabfall (in diesem Zusammenhang muß stets an eine Perforation oder eine Tamponadesituation gedacht werden und eine Ultraschalluntersuchung erfolgen), Atemdepression, Hypothermie, Nachblutung, Thrombose, allergische Reaktion auf Kontrastmittel.

Die Pflegemaßnahmen leiten sich von den Pflegezielen ab. Der Patientenplatz für die Übernahme des Kindes wird vor der Aufnahme vorbereitet. Nach erfolgter Übernahme sollten wesentliche Informationen weitergegeben oder erfragt werden: Hämodynamische Probleme während der Untersuchung (Hypotension, Azidose, relevante Rhythmusstörungen), Art und Ort der Punktion, Größe der verwendeten Schleusen (insbesondere nach der Dilatation einer Aortenstenose beim Säugling über einen arteriellen Zugangsweg besteht ein hohes Risiko für postinterventionelle Gefäßprobleme), Gabe eines Antibiotikums, Menge der verabreichten Sedativa und Schmerzmittel sowie die weiteren Anordnungen, wie eine eventuelle Heparinisierung oder Laborwertkontrollen. Grundsätzlich erfolgt zeitnah eine Kontrolle des Druckverbandes auf Nachblutung. Gegebenenfalls empfiehlt es sich, die Blutungsstelle zu markieren. Bei arterieller Punktion wird die Punktionsstelle zunächst für 30–60 Minuten mit einem straffen Druckverband verbunden und mit einem Sandsack beschwert. Nach dieser Zeit muß der Druckverband gelockert werden. Druckstellen müssen vermieden werden (Vorsicht bei Hoden). Bei venöser Punktion Bein leicht erhöht lagern und gerade unterstützen. Im weiteren Verlauf erfolgt die kontinuierliche Überwachung der Herz-Kreislaufsituation, Atmung, Bewußtseinslage und Körpertemperatur. Darüber hinaus die Kontrolle der Fußpulse zweistündlich. Bei Veränderungen erfolgt die sofortige Information des Katheteriseurs. Die Überwachung der Infusionstherapie sowie der Ein- und Ausfuhr erfolgt nach Anordnung und Situation. Eine langandauernde Herzkatheteruntersuchung kann eine Hypothermie, Hypoglykämie oder eine Elektrolytentgleisung besonders bei kleinen Kindern zur Folge haben, eine regelmäßige Temperaturkontrolle erfolgt je nach bestehender Situation, eventuell auch kontinuierlich. Die neurologische Überwachung der Kinder kann zum einen über die Pupillenreaktion, zum anderen durch die Überprüfung der Motorik oder Ansprache erfolgen. Es eignen sich hier die Kriterien des modifizierten Glasgow Koma Scale. Kinder unter 24 Monate können beispielsweise auf Ansprache mittels Fixieren, Erkennen, Lachen und Verfolgen reagieren. Dies wird als eindeutige Reaktion bewertet. Fixiert das Kind nur kurz, inkonstant, erkennt nicht sicher, ist nur zeitweise erweckbar, trinkt und ißt nicht mehr, gilt dies als Zeichen eines eingeschränkten Bewußtseins. Mit zunehmender Veränderung reagiert das Kind nur noch mit motorischer Unruhe und ist nicht erweckbar. Gibt es keine Antwort auf visuelle, akustische oder sensorische Reize mehr, besteht eine erhebliche Gefährdung des Patienten. Die Motorik kann überprüft werden durch gezieltes Greifenlassen nach einem Spielzeug. Erfolgt kein gezieltes Greifen, kann eine Reaktion auf einen Reiz überprüft werden bis hin zum Setzen von Schmerzreizen und die darauf folgende Reaktion. Je geringer die Reaktion, um so schwerwiegender die neurologische Beeinträchtigung. Mit Hilfe dieser Kriterien kann ein Verlauf festgestellt werden, der ein frühzeitiges Eingreifen und Abwenden von Gefahren möglich macht.

Der enterale Ernährungsaufbau kann vier bis sechs Stunden nach dem Eingriff mit Tee begonnen werden. Bei guter Toleranz wird die Nahrung je nach Alter des Kindes über leichte Kost bis zum vollen Nahrungsaufbau zügig gesteigert. Laufende Infusionslösungen werden entsprechend reduziert. Sofern nötig, erfolgt ein Verbandswechsel nach 24 Stunden, um die Einstichstelle zu kontrollieren, beispielsweise auf ein entstandenes Hämatom oder ein an seinem Pulsieren erkennbares Aneurysma spurium.

3.2.6 EKG (Elektrokardiogramm)

Physik 1. Ein elektrischer Strom (Elektronen) fließt entlang eines Ladungsgefälles vom Minuspol (Anionen; Elektronenüberschuß) zum Pluspol (Kationen; Elektronenmangel). 2. Ein fließender Strom erzeugt ein elektrisches Feld um den Stromleiter herum.

Anatomische und physiologische Voraussetzungen zum Verständnis Die Kontraktion einer Herzmuskelzelle geschieht auf einen elektrischen Impuls hin (= Depolarisation). Die Arbeits-Herzmuskelzelle kann sich nicht selbst entladen, da sie ein stabiles Membranpotential hat. Es fließt ein Strom zwischen erregter (entladener) Zelle A und noch nicht erregter Muskelzelle B, da die Muskelzellen elektrisch leitend miteinander „verwachsen" sind. Dieser Strom erregt die noch unerregte Muskelzelle B, der Strom fließt dann zwischen dieser Zelle und der Nachbarzelle C, usw. Ein Reiz breitet sich so kaskadenartig entlang eines Muskelbündels aus. Während des gerichteten Stromflusses entsteht ein gerichtetes, meßbares Ladungs-Feld. Die elektrischen Impulse entstehen entweder im Sinusknoten (primäres Reizbildungszentrum, Eigengrundfrequenz beim Erwachsenen ca. 70–80/min.; Änderung je nach Einfluß des vegetativen Nervensystems) oder als AV-Ersatzrhythmus (sekundäres Reizbildungszentrum, ca. 50–60/min., weniger vegetativ beeinflußt), oder noch „tiefer" im HIS-Bündel und in den TAWARA-Schenkeln (tertiäres Reizbildungszentrum, ca. 40/min.). Die einzige leitende Verbindung zwischen Vorhöfen und Kammern ist der AV-Knoten, der die Erregung frequenz- und altersabhängig um etwa 120–150 ms verzögert weiterleitet. Ein Herzzyklus beginnt mit der Sinusknotenerregung, durch die Überleitung auf die Vorhöfe kontrahieren sich die Vorhofmuskelzellen und pumpen Blut in die entspannten Ventrikel. Während der Überleitung im AV-Knoten sind alle Arbeits-Herzmuskelzellen entspannt, beide Ventrikel sind maximal blutgefüllt (Enddiastole). Die weitergeleitete Erregung (über HIS-Bündel und TAWARA-Schenkel) führt zur Kontraktion der Kammermuskulatur (Systole). Die Rückbildung der Kammererregung (= Repolarisation) und der Kontraktion ist der Beginn der Diastole, alle Arbeits-Herzmuskelzellen sind entspannt. Während der frühen Repolarisation ist eine Zelle nicht von außen erregbar, zu Ende der Repolarisation kann sie jedoch durch einen stärkeren Impuls vorzeitig wieder erregt werden (= vulnerable Phase).

EKG-Prinzip Die elektrischen Phänomene des Herzens (Stromflußvektoren) werden über zwei Elektroden entlang der Verbindungslinie zwischen diesen Elektroden erfaßt und als Kurven (eigentlich „Wellen") im Zeitverlauf auf Papierstreifen aufgezeichnet. Da der Herzmuskel ein in alle Richtungen verlaufendes Muskelbündelgeflecht ist, entstehen

78   3 Diagnostik

bei der Erregung viele kleine, unterschiedlich gerichtete Ladungs-Felder (= Ladungs-Vektoren), die sich zum Teil gegenseitig aufheben. Der über dem Gesamtherzen zwischen den Elektroden gemessene Stromfluß ist die Resultierende aus den vielen Einzelstromflüssen („Summationsvektor"), jedoch nicht der Impulsverlauf in einer Einzelzelle!

Charakteristische Wellen und Strecken im EKG eines Herzzyklus

1. Sinusknotenerregung: Im Oberflächen-EKG nicht meßbar (zu geringer Stromfluß und zu kurze Distanzen)
2. Vorhoferregung und dessen Erregungsrückbildung: P-Welle
3. AV-Knoten-Erregung: Im Oberflächen-EKG nicht meßbar (zu geringer Stromfluß), daher isoelektrische Linie (Nullinie): PQ-Strecke.
4. Kammererregungsausbreitung: QRS-Zacken (QRS-Komplex, Kammerkomplex)
5. Komplette Kammererregung: Kein Stromfluß, alle Zellen sind depolarisiert: Isoelektrische ST-Strecke
6. Kammererregungsrückbildung: T-Welle
7. Manchmal: Nach T folgende U-Welle

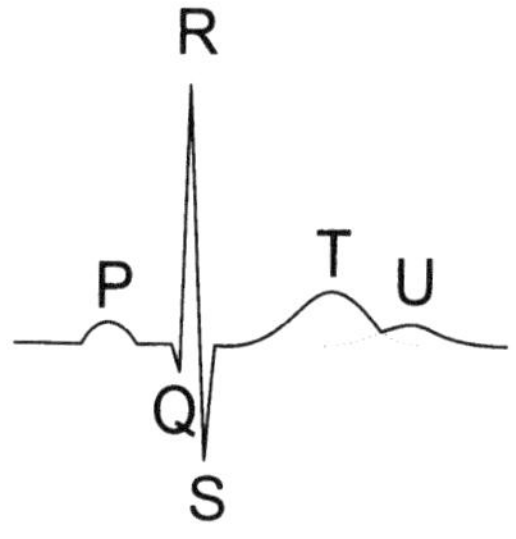

Abb. 3.6. Terminologie der EKG-Ausschläge.

Normal-EKG Der Normalbefund ist ein Sinusrhythmus. Dabei findet man eine regelmäßige Abfolge von QRS-Komplexen, denen stets ein P vorausgeht (ausgehend vom rechten oberen Quadranten, daher positiv in Ableitung II und negativ in Ableitung aVR).

Tabelle 3.4. EKG-Normwerte (grobe Anhaltswerte, stark alters- und frequenzabhängig).

	P	PQ	QRS
Dauer	<0,08 s.	0,10–0,18 s.	<0,1 s.
Amplitude	<0,4 mV		>0,5 mV
			<2,5 mV

Monitor-EKG Die Elektroden werden willkürlich auf dem Patienten verteilt. Die auf dem Monitor erscheinende Kurvenform und Amplitude ist abhängig von der Elektrodenplazierung und erlaubt nur grobe Aussagen über Rhythmus und Frequenz beziehungsweise deren Störungen, was zur Überwachung jedoch in der Regel ausreichend ist.

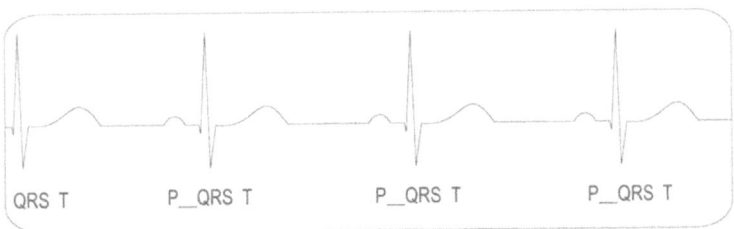

Abb. 3.7. Monitor-EKG.

Standard-EKG Ruhe des Patienten, kein Muskelzittern. Stets 1 mV-Eichzacken vorweg schreiben! Standard: Papiergeschwindigkeit 50 mm/s, Amplitudenhöhe 1 cm/mV, mit 40/50 Hz-Filter. Elektrodenpositionierung: Rot – rechter Arm, Gelb – linker Arm, Grün – linkes Bein, Schwarz – rechtes Bein (s. Abb. 3.8 und 3.9).

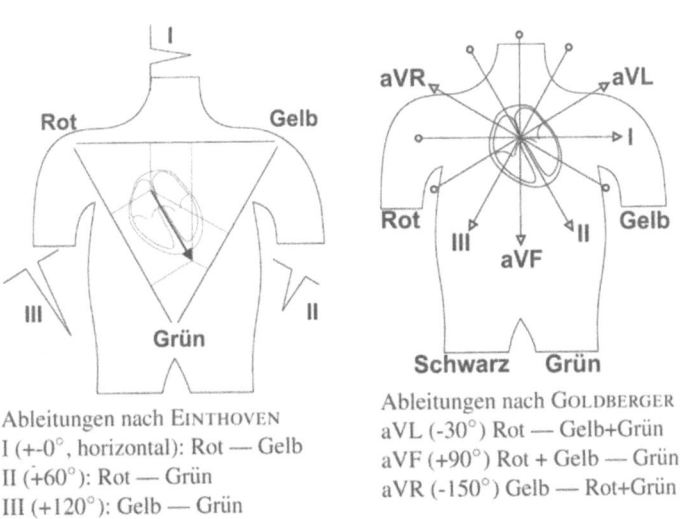

Abb. 3.8. Die Extremitätenableitungen ergeben – auf einen gemeinsamen Ursprung zentriert – den „CABRERA-Kreis", der im 30°-Winkel-Raster die einzelnen Herzströme in der Frontalebene erfaßt.

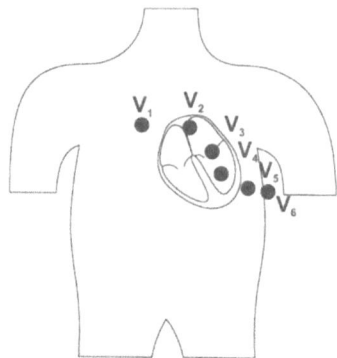

Abb. 3.9. Brustwand-Ableitungen nach WILSON. V1: 3.-4. ICR rechter Sternalrand, V2: 3.-4. ICR linker Sternalrand, V3: Zwischen V2 und V4, V4: Schnittpunkt 4. ICR-Medioclavicularlinie, V5: Höhe von V4 in der vorderen Axillarlinie, V6: Höhe von V4 in der mittleren Axillarlinie (ergeben eine Erfassung in der Horizontalebene).

4
Angeborene Herzfehlbildungen

4.1 Die Entwicklung des Herzens

4.1.1 Cardiac Looping

Während der frühen Embryonalperiode bildet sich aus dem Herzschlauch eine Herzschleife (s. Abb. 4.1).

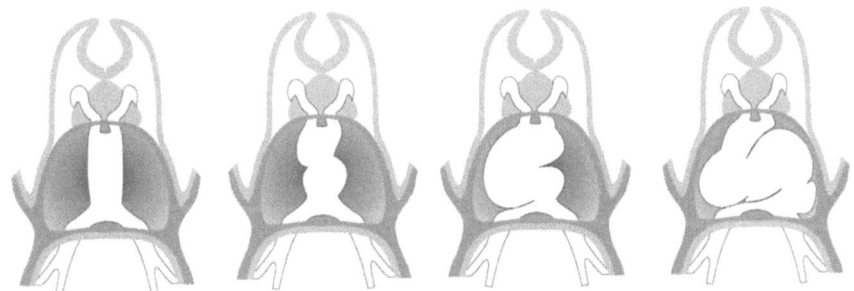

Abb. 4.1. Die Bildung der Herzschleife aus dem gestreckten Herzschlauch im Alter von 25 Tagen. Länge des Embryo 2,5 mm. Ansicht auf einen frontal aufgeschnittenen Embryo. Im Kopfbereich ist das Neuralrohr eröffnet, ein erstes Schlundbogenarterienpaar windet sich um den Vorderdarm. Die Herzschleife liegt in einer Perikardhöhle. Kaudal ist die Entodermhöhle angeschnitten, von der aus die embryonalen Venen in den Herzschlauch münden. Durch die Einfaltungen lassen sich schon zu diesem Zeitpunkt die späteren Herzabschnitte erahnen.

4.1.2 Die Entstehung des arteriellen Systems

Im Verlauf der Entwicklung bilden sich um den Vorderdarm herum sechs Schlundbogenarterienpaare aus, die einem rudimentären Kiemenapparat entsprechen. Danach findet eine asymmetrische teilweise Obliteration statt. Die nicht obliterierenden Segmente bilden die Abschnitte des definitiven Gefäßsitus (s. Abb. 4.2).

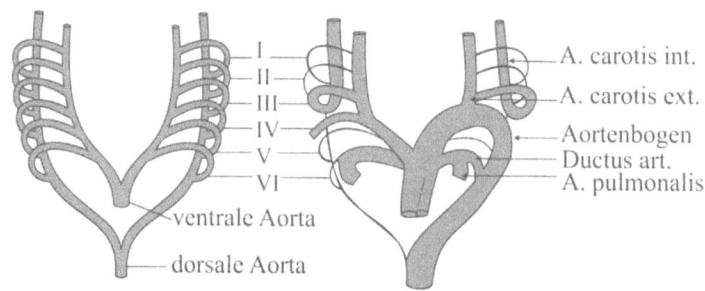

Abb. 4.2. Die Metamorphose der Schlundbogenarterien. Die peripheren Pulmonalarterien entstehen intrapulmonal und wachsen auf die sechsten Bogenarterien zu, um sich mit ihnen zu verbinden. Die linke A. subclavia ist eine Intersegmentalarterie und hat ihren Ursprung nicht im Schlundbogenarteriensystem. Sie ist deshalb in diesem Schema weggelassen.

4.1.3 Segmentaler Situs

Während der Embryonalperiode findet in über 95% der Fälle ein „D-Looping", das ist ein Rechtsdrehen (= Dextrorotation, daher mit einem „D" bezeichnet) der Herzschleifenbildung (loop = Schleife) statt. Dies führt im definitiven Herzen zu einem (nach VAN PRAAGH) „rechtshändig" konfigurierten rechten Ventrikel. Die Chiralität (= „Händigkeit") des rechten Ventrikels ist Bezugspunkt für die Klassifikation eines Herzens als D- oder L-Loop (mit linksrotierter Schleife): Die rechte (oder linke) Hand wird bildlich in den morphologisch rechten Ventrikel gelegt, so daß der Daumen durch die AV-Klappe ragt, die Handfläche – auf dem Septum liegend – das Cavum abbildet und der Zeigefinger bildhaft im Ausflußtrakt liegt. So läßt sich eindeutig die Chiralität unabhängig von der Lage des Ventrikels im Thorax bestimmen (s. Abb. 4.3).

Segmentaler Situs (nach van Praagh) Unabhängig von der anatomischen Lage des Herzens können drei aneinander angrenzende Segmente (1. Bauchorgane, Lunge und Vorhöfe, 2. Kammern und 3. große Gefäße) unterschieden werden. Jedes dieser Segmente kann – unabhängig von den übrigen – seinen eigenen Situs beziehungsweise seine eigene Chiralität besitzen (s. Tabelle 4.1). Die Segmente werden durch Strichpunkte getrennt

Tabelle 4.1. Die Terminologie der Segmente nach VAN PRAAGH

1. Situs atrialis und viszeralis	2. Chiralität des rechten Ventrikels	3. Situs der großen Gefäße
S: Solitus I: Inversus A: Ambiguus	D: D-Loop L: L-Loop X: Unbestimmbar	S: Solitus I: Inversus D: D-Transposition (Ao. vorne rechts) L: L-Transposition (Ao. vorne links)

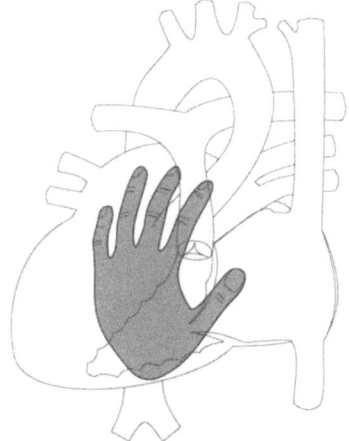 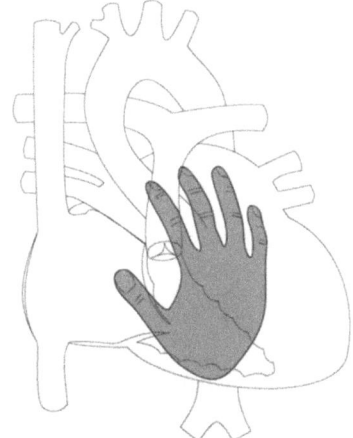

L-Loop: Linkshändig konfigurierter RV   D-Loop: Rechtshändig konfigurierter RV

Abb. 4.3. Die Stereoisomerie beim Cardiac Looping.

aufgeschrieben und in geschweifte Klammer gesetzt (Beispiel: {S;L;I}) und definieren so eindeutig die funktionellen Konnektionen.

4.2 Pulmonalstenose (PS)

Rechtsventrikuläre Ausflußtraktstenose (RVOTO). Die Ausflußbehinderung kann valvulär, subvalvulär (infundibulär) oder supravalvulär liegen. Mit 8–12% aller Herzfehler häufig. Die isolierte Pulmonalstenose mit intaktem Ventrikelseptum ist der zweithäufigste Herzfehler. In Assoziation mit anderen Vitien tritt eine Pulmonalstenose sogar in bis zu 50% der Fälle begleitend auf!

Morphologie

In über 90% der Fälle liegt eine tri- bi- oder unicuspide Klappe mit verschmolzenen Kommissuren vor (s. Abb. 4.4). Ausgeprägt dysplastische Klappen finden sich häufig bei einem einem NOONAN-Syndrom (s. S. 234). Isolierte infundibuläre oder subvalvuläre Pulmonalstenosen sind ungewöhnlich und normalerweise mit einem VSD assoziiert, wie bei einer FALLOT-Tetralogie. Supravalvuläre Pulmonalstenosen sind oft assoziiert mit einer Rötelembryopathie oder einem WILLIAMS-BEUREN-Syndrom (s. S. 234). Sie können auch (narbige) Sekundärprobleme nach TGA-, FALLOT- oder Truncuskorrektur sein!

Hämodynamik

Es herrscht eine Druckbelastung des rechten Ventrikels (Pulmonalisdruck plus Gradient). Eine Zyanose auf dem Boden einer stark reduzierten Lungendurchblutung tritt erst bei

84   4 Angeborene Herzfehlbildungen

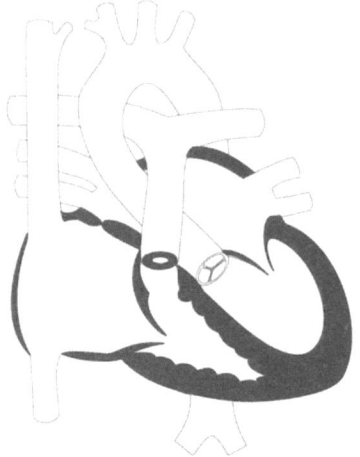

1. Valvuläre Pulmonalstenose

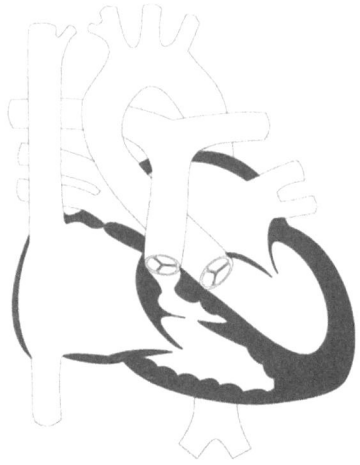

2. Subvalvuläre Pulmonalstenose; infundibulär oder subinfundibulär

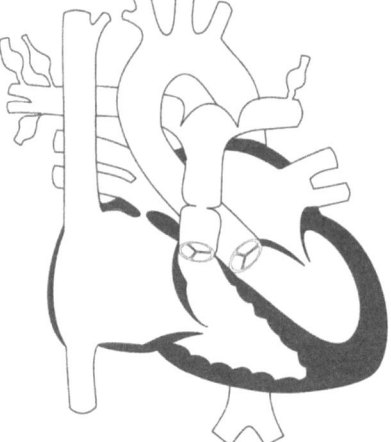

3. Supravalvuläre Pulmonalstenose; zentral bzw. peripher

Schweregrade
I (unbedeutend) <25 mm Hg Gradient
II (leicht) bis 49 mm Hg
III (mäßig) bis 79 mm Hg
IV (ausgeprägt) >80 mm Hg
Kritisch: ductusabhängige Lungendurchblutung

Abb. 4.4. Formen/Einteilung der Pulmonalstenose.

hochgradiger Stenose auf. Kein Shunt. Eine Ductusabhängigkeit besteht nur bei einer kritischen Stenose und ist die Definition derselben.

Symptome

Patienten mit milder bis mäßig ausgeprägter Pulmonalstenose sind symptomlos. Bei höheren Gradienten findet man eventuell eine belastungsabhängige Zyanose und Dyspnoe bei insgesamt reduzierter Leistungsfähigkeit der Kinder. Patienten mit einer schweren Stenose zeigen eine Tachydyspnoe und klinische Zeichen der Herzinsuffizienz. 25%

aller Kinder mit höhergradiger Pulmonalstenose (ab Grad III) haben einen charakteristischen Aspekt wie „Barockputten" mit einem typischen Mondgesicht und blau-rötlichen Pausbacken. Eine valvuläre Pulmonalstenose ist der am häufigsten auftretende Herzfehler bei einem NOONAN-Syndrom (s. Abschn. 4.25, S. 230 ff.).

Diagnostik

Anamnese: Belastungszyanose, Leistungsfähigkeit, gehäuft Infekte? Befund: Typisches Strömungsgeräusch in der Systole über der Pulmonalisregion mit Fortleitung in die Lungen. Je höhergradiger die Stenose ist, desto kürzer und schärfer und spätsystolischer beginnend ist das Geräusch. Abhängig vom Schweregrad zeigt sich eine Zyanose bereits in Ruhe oder erst beim Schreien. Es finden sich Zeichen der Rechtsherzinsuffizienz, allerdings erst bei höhergradiger Pulmonalstenose. EKG: Rechtsherzbelastung (Hypertrophie, später Repolarisationsstörungen, Rechtsschenkelblock durch Überdehnung des Reizleitungssystems). Ein Linkstyp im EKG bei einem Patienten mit Pulmonalstenose ist sehr verdächtig auf das Vorliegen eines NOONAN-Syndroms! Röntgen: Meist normale Herzgröße, aber prominentes Pulmonalarteriensegment mit peripher verminderter Lungengefäßzeichnung. Echokardiographie: Klappenmorphologie? Behinderte systolische Öffnung (Domstellung)? Größe des rechten Ventrikels? Doppler-Gradient über der Stenose? Lage der Stenose (sub-, supravalvulär oder valvulär)? Ein sicherer Ausschluß einer FALLOT-Tetralogie oder anderer assoziierter Veränderungen ist erforderlich! Herzkatheter (wird eigentlich nur mit dem Ziel einer Intervention durchgeführt): Gradient? Zusätzlich periphere Pulmonalstenosen?

Konservative Behandlung

Bei einem Gradienten unter 25 mm Hg ist nicht mit einer Progredienz der Erkrankung zu rechnen und eine spezifische Behandlung ist nicht erforderlich. Selbst die Indikation zur Endokarditisprophylaxe im Expositionsfall wird aufgrund der extremen Seltenheit einer Pulmonalklappen-Endokarditis in diesem recht großen Kollektiv von manchen Autoren in Frage gestellt. Bei Gradienten zwischen 40 und 50 mm Hg muß über das weitere Vorgehen individuell entschieden werden, bei Gradienten über 50 mm Hg wird eine Behandlung (katheterinterventionell oder operativ) in jedem Fall empfohlen. Bei einer kritischen Pulmonalstenose des Neugeborenen muß eventuell mit Prostaglandin der Ductus arteriosus bis zur Intervention oder Operation offengehalten werden.

Katheterinterventionelle Behandlung

Die Ballon-Dilatation einer valvulären Pulmonalstenose ist ein etabliertes Verfahren und gilt als die Behandlung der ersten Wahl. Der Ballondurchmesser wird mit 120% des Klappenringdurchmessers gewählt. In 80% der Fälle ist durch die Prozedur eine Reduktion des Gradienten möglich, eine unter Umständen entstehende Pulmonalinsuffizienz wird hämodynamisch gut toleriert. Die Intervention wird gewöhnlich gut vertragen, ist aber bei Kindern unter 6 Monaten und insbesondere bei Neugeborenen mit kritischer Stenose nicht ganz ungefährlich. Bei älteren Patienten mit einer zusätzlichen (reaktiv entstandenen) höhergradigen subvalvulär-dynamischen Stenose kann es postinterventionell vorübergehend für einige Tage zur Zunahme dieser muskulären RVOTO kommen (Extremvariante: „Suicide ventricle" – siehe weiter unten). Die Dilatation ist meist wenig erfolgreich bei schwer dysplastischer Klappe im Rahmen eines NOONAN-Syndroms und bei einer supravalvulären Ringleiste. Sie ist sinnlos bei muskulärer Subpulmonalstenose. Bei peripheren Gefäßstenosen kann man unter Umständen mit einer Stent-Implantation eine Verbesserung erreichen.

Operative Behandlung

Eine nur mäßig dysplastische Klappe wird durch eine Inzision und partielle Resektion der verwachsenen Segel (Kommissurotomie) eröffnet. Falls heutzutage bei diesem Herzfehler noch die Indikation zur Operation gestellt werden muß, liegt meist eine so schwer fehlgebildete Klappe vor, daß eine Dilatation wenig erfolgversprechend erscheint und daher eine Exzision erforderlich ist. Eine höhergradige, symptomatische Subpulmonalstenose wird transtricuspidal reseziert (Infundibulektomie). Supravalvuläre Gefäßstenosen kann man mittels Perikard- oder PTFE (GoreTex)-Patch plastisch erweitern. Eine schwerere Hypoplasie des rechten Ventrikels, die bei einer kritischen Pulmonalstenose durchaus begleitend vorliegen kann, kann eine biventrikuläre Korrektur unmöglich machen und eine stufenweise Palliation bis hin zu einer FONTAN-Operation erfordern. In diesen Fällen wird man im Neugeborenenalter zunächst einen zentralen aortopulmonalen Shunt anlegen. Periphere Pulmonalstenosen liegen innerhalb der Lunge und sind daher für den Chirurgen in der Regel nicht erreichbar.

Intensivbehandlung

Postoperative Übergabe Exzision der Klappe oder Kommissurotomie? Infundibulumresektion?
Es wird aber nur noch sehr selten operiert, sondern eher dilatiert.

Zu erwartende Probleme Man sieht – außer in der Neugeborenenperiode – mehrheitlich unproblematische Verläufe. Eine passagere pulmonale Obstruktion durch die im Vergleich zu präoperativ gesteigerte Lungenperfusion ist – sofern sie überhaupt klinisch relevant wird – meistens mild ausgeprägt. Nach Entfernung der Klappe hat man logischerweise eine ausgeprägte Pulmonalinsuffizienz, die aber meist erst langfristig Probleme bereitet.

Strategie Die übliche Flüssigkeitsrestriktion nach einer HLM-Operation sollte zwar zur Anwendung kommen, der präoperativ druckbelastete rechte Ventrikel braucht aber zunächst noch eine etwas höhere Vorlast, daher sollte der ZVD initial um 8–10 mm Hg gehalten werden. Prinzipiell besteht die Gefahr, durch eine unkritische Volumengabe den linken Ventrikel zu überlasten, da er durch den Wegfall der RVOTO postoperativ ohnehin besser gefüllt wird. In der Praxis zeigen sich dessen ungeachtet meist unproblematische Verläufe, und eine schnelle Entwöhnung vom Respirator ist möglich.

Cave Eine relevante Rest-RVOTO ist selten. Nach Ballon-Valvuloplastie oder Kommissurotomie kann es bei zusätzlich vorliegender höhergradiger Infundibulumstenose (vor allem bei älteren Patienten) nach Wegfall der durch die Klappenstenose verursachten Druckbelastung zur deutlichen Zunahme dieser muskulären RVOTO für einige Tage kommen – im Extremfall resultiert ein „Suicide right ventricle", der durch Volumen- und Betablockergabe notfallmäßig behandelt werden muß. Eine Behandlungsstrategie mit Vasopressoren zur Nachlasterhöhung (wie bei einem hypoxämischen Anfall bei einer FALLOT-Tetralogie; s. S. 140) ist aufgrund des fehlenden intrakrdialen Shunts nicht erfolgversprechend! Bei Neugeborenen mit grenzwertig kleinem rechtem Ventrikel muß vor der Extubation sorgfältig geprüft werden, ob eine ausreichende Auswurfleistung vorliegt, da ansonsten das Risiko für eine Dekompensation hoch ist. In solchen Fällen muß entweder eine ausreichende Größenzunahme des rechten Ventrikels abgewartet werden, oder aber eine Reoperation mit univentrikulärer Strategie (zentrale Shuntanlage, spätere FONTAN-Operation) ist zu diskutieren. Bei Patienten mit einem übergeordneten NOONAN-Syndrom ist das Risiko für hartnäckige postoperative Pleuraergüsse oder einen Chylothorax aufgrund der in einem Teil der Fälle syndrombedingt vorbestehenden Lymphangiektasie hoch. Bei einer Reoperation nach ursprünglicher Korrektur einer FALLOT-Tetralogie, einer TGA oder eines Truncus arteriosus (aber auch bei anderen Vitien) besteht die Gefahr, bei der Sternotomie den mit der Hinterwand des Sternums verwachsenen RVOT, den transanulären Patch oder den Pulmonalishauptstamm mitzueröffnen mit der Folge einer exzessiven Massenblutung und entsprechender Kreislaufdepression. Hier muß notfallmäßig schnellstmöglich an die HLM gegangen werden. In diesen sehr seltenen Fällen sind schwere postoperative Verläufe mit hoher Mortalität zu erwarten. Die Problematik der Verwachsungen kann sicher verhindert werden durch eine beim Ersteingriff hinter dem Sternum als teilweiser Perikardersatz eingenähte Kunststoffmembran aus GoreTex.

Prognose/Ergebnisse

Patienten mit leichten Formen einer Pulmonalstenose mit eher geringer Belastung des rechten Ventrikels haben eine normale Lebenserwartung. Diese geringen Gradienten zeigen erfahrungsgemäß auch keine Progredienz. Bei Patienten mit höhergradiger unbehandelter Pulmonalstenose hingegen findet sich jedoch im Verlauf oft eine Zunahme des Gradienten und sie versterben im jungen Erwachsenenalter an einer Rhythmusstörung, einem Sekundenherztod oder einem Herzinfarkt auf dem Boden einer schweren Rechtsherzhypertrophie. Das Dilatations- und Operationsrisiko ist heutzutage extrem gering und relevante Re- oder Reststenosierungen sind nach erfolgreicher Beseitigung der Stenose Raritäten. Milde postinterventionelle oder postoperative Pulmonalinsuffizienzen werden gut toleriert und die Patienten können ein normales Leben mit einer normalen Lebenserwartung führen.

4.3 Aortenstenose (AS)

Verengung der Aortenklappe oder der unmittelbar unter- oder oberhalb der Klappe liegenden Strukturen. Linksventrikuläre Ausflußtraktstenose (LVOTO). 3–5% aller angeborenen Herzfehler sind Aortenstenosen. Es liegt eine ausgesprochene Knabenwendigkeit vor (4:1). Die Prävalenz der „Minimalvariante", nämlich einer bicuspiden Aortenklappe, wird von einzelnen Autoren auf bis zu 1% der Gesamtbevölkerung geschätzt und wäre damit der häufigste Herzfehler überhaupt. Aufgrund der meist fehlenden klinischen Symptomatik und entsprechend hoher „Dunkelziffer" ist hier aber eine exakte Fallzahlschätzung praktisch unmöglich.

Morphologie

Bei der isolierten valvulären AS findet sich eine dysplastische Klappe mit verwachsenen Kommissuren, eine bicuspide Klappe (zwei Klappentaschen verwachsen) oder sogar eine monocuspide Klappe (alle Klappentaschen membranartig miteinander verwachsen – sog. „Knopfloch-Stenose"; s. Abb. 4.5). Nicht selten liegt ein kombiniertes Aortenvitium mit Stenose und Klappeninsuffizienz vor. In 20% der Fälle finden sich assoziiert weitere kardiale Veränderungen (am häufigsten PDA, CoA, VSD, Mitralklappenanomalien und eine Hypoplasie des linken Ventrikels). Hochgradige „neonatale" AS und Aortenatresien sind charakterisiert durch eine bicuspide oder monocuspide Aortenklappe, einen engen Klappenring und eine häufig vorliegende Endokardfibrose und Myokardsinusoide. Oft sind diese Formen mit einer Hypoplasie des linken Ventrikels und der Aorta ascendens verbunden.

Subaortenstenosen sind eine progrediente Erkrankung, die äußerst selten schon im Säuglingsalter interventionsbedürftige Relevanz erreichen. Es wird sogar spekuliert, daß es sich um eine erworbene Erkrankung handeln könnte. Man unterscheidet grundsätzlich vier Varianten: (1) eine dünne Membran, bestehend aus einer Endokardfalte und fibrösem Gewebe, (2) eine fibromuskuläre Leiste, bestehend aus einer dickeren Membran mit einer myokardialen Basis und am Rand des Interventricularseptums liegend, (3) ein fibromuskulärer Ring, der sich zirkumferentiell um den LVOT und die Basis des anterioren Mitralsegels herum erstreckt, sowie (4) eine diffuse, fibromuskulär-tunnelförmige Einengung des LVOT. Die Typen 1 und 2 sind mit 70–80% die häufigsten Formen. Sie finden sich in der Regel 5–15 mm unterhalb der Aortenklappe und zeigen ein variables Ausmaß der Protrusion in den LVOT. Die Unterscheidung zwischen Typ 2 und Typ 3 ist dabei manchmal schwierig. Subaortenstenosen können sich auch sekundär nach Korrektur bestimmter Herzfehler (AVSD, VSD, IAA, Shone-Komplex und andere) bilden! Durch den aufprallenden „Stenosen-Jet" entwickeln sich oft sekundär Schäden an der Aortenklappe.

Die muskuläre Subaortenstenose (Synonym: HOCM = hypertroph-obstruktive Kardiomyopathie) entsteht durch einen obstruierenden Muskelwulst unterhalb der Klappe und repräsentiert durch ihre Natur als Kardiomyopathie eine eigene Krankheitsentität und muß streng von den übrigen Formen der Subaortenstenose unterschieden werden. Sie kommt häufig familiär vor.

Supravalvuläre AS (SVAS): Ringleistenförmige Einziehung oberhalb der (normalen) Aortenklappe im Bereich der Aortenwurzel. Bei Supravalvulärer AS liegt in den meisten Fällen ein Williams-Beuren-Syndrom vor (s. S. 234), seltener ist ein isoliertes Vorkommen mit autosomal-dominanter Vererbung. Beim Williams-Beuren-Syndrom findet sich die SVAS fast immer in Kombination mit peripheren Pulmonalstenosen. Es liegt eine Mutation des Elastingens vor.

4.3 Aortenstenose (AS)

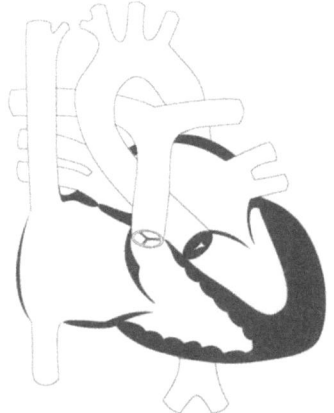

Valvuläre AS

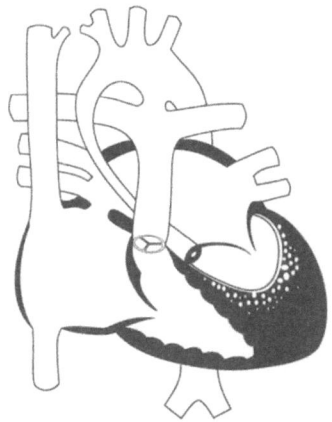

Hochgradige „neonatale" AS

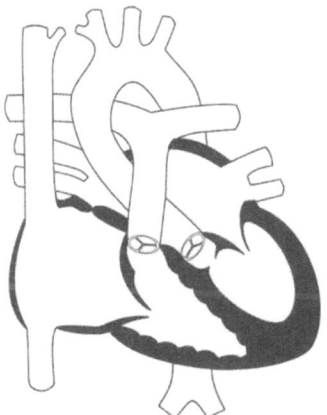

Fibröse Subaortenstenose

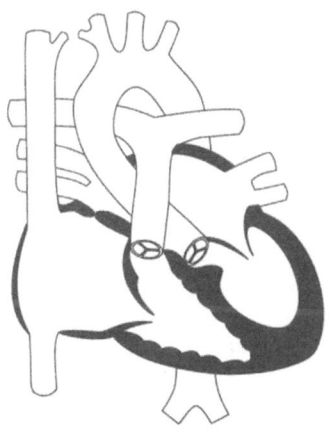

HOCM

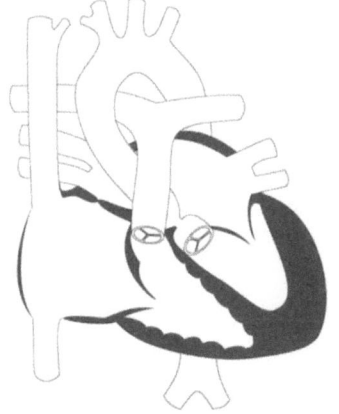

Supravalvuläre AS

Schweregrade
Mild: Bis 25 mm Hg,
Mäßig: Bis 50 mm Hg,
Schwer: Bis 70 mm Hg,
Atresie: Kompletter Verschluß der Klappe.
Kritisch: ductusabhängige Systemperfusion

Abb. 4.5. Formen/Einteilung der Aortenstenose.

Hämodynamik

Im kompensierten Zustand wird ein normaler Blutdruck aufrechterhalten („Meßfühler": Niere, Druckrezeptoren in der A. carotis), im linken Ventrikel herrscht also ein erhöhter Druck, nämlich peripherer Blutdruck plus Stenosegradient. Die reine Aortenklappenstenose verursacht eine – dem Ausmaß der Obstruktion proportionale – kompensatorische linksventrikuläre Hypertrophie. Durch den dadurch ansteigenden enddiastolischen Ventrikeldruck kann es prinzipiell zum Lungenödem kommen, bei Kindern ist dies aber extrem selten. Milde Aortenklappenstenosen werden gewöhnlich gut toleriert, und es finden sich allenfalls eine minimale Hypertrophie bei normaler Pumpfunktion des Herzens. Die Aortenstenose ist in ihrer Natur eine progrediente Erkrankung: Bei einer Zunahme der Stenosierung – häufig während der Wachstumsphase – nimmt die linksventrikuläre Hypertrophie dann ebenfalls zu, und bei schwerer Klappenstenose mit entsprechender Hypertrophie kann es zur myokardialen Ischämie kommen, da eine ungünstige Kombination aus begrenztem Auswurf, vermindertem koronarem Blutfluß und gleichzeitig gesteigertem myokardialem Sauerstoffbedarf besteht. Dergestalt ischämisch geschädigte Myokardareale weisen oft eine Fibrose auf. Sekundär kann sich nach Papillarmuskelischämie eine Mitralinsuffizienz bilden. Die kleine, fixierte Klappenöffnungsfläche limitiert eine dynamische Anpassung des Herzminutenvolumens bei körperlicher Belastung und es kann zur belastungsinduzierten Synkope oder sogar zum Sekundenherztod kommen (1% aller plötzlichen Herztode im Kindes- und Jugendalter). Die (meist sekundäre) Entwicklung einer relevanten Aorteninsuffizienz im Sinne eines kombinierten Aortenvitiums führt zur Gefügedilatation des linken Ventrikels und zur zusätzlichen Volumenbelastung des ohnehin belasteten Herzmuskels mit der Folge einer weiteren Zunahme der erhöhten myokardialen Wandspannung. Hierdurch kann eine ventrikuläre Dysfunktion und eine Herzinsuffizienz entstehen, falls nicht rechtzeitig therapeutisch interveniert wird. Eine bereits im Neugeborenenalter bestehende schwere Aortenisuffizienz ist aber ausgesprochen selten und muß differentialdiagnostisch eher an das Vorliegen eines sogenannten „Aorto-linksventrikulären Tunnels" denken lassen!

Neugeborene mit bereits intrauterin sehr schwer ausgeprägter Obstruktion haben oft eine begleitende Endokardfibroelastose, die aufgrund ihrer restriktiven Eigenschaften zur Kompromittierung der Ventrikelfunktion führen kann. In diesen Fällen liegt meist eine sogenannte „kritische" Aortenstenose (oder sogar eine Aortenatresie) vor, bei der ein Rechts-Links-Shunt über den Ductus zur Erhaltung der Körperdurchblutung (per definitionem) lebensnotwendig ist.

Bei einer supravalvulären Aortenstenose findet sich ein präferentieller Abstrom des stenoseninduzierten Jets in den Truncus brachiocephalicus (sogenannter COANDA-Effekt) mit der Folge eines deutlich höher meßbaren Blutdrucks am rechten Oberarm im Vergleich zur linken Seite.

Symptome

Bei schwerer oder kritischer AS findet man bereits beim Säugling eine schwere Dyspnoe durch die bestehende Lungenstauung. Eine Tachykardie ist Ausdruck der Kompensation eines kleinen Schlagvolumens. Eine arterielle Hypotension ist als Herzinsuffizienzsymptomatik zu werten. Im Rahmen der Dekompensation kann durch das low-cardiac output das typische Geräusch übrigens fast völlig verschwinden! Aufgrund der ductusabhängigen Körperperfusion sind diese Kinder zyanotisch. Nur etwa 10–15% aller Aortenstenosen werden jedoch innerhalb des ersten Lebensjahres auffällig, der überweigende Anteil der Patienten sind ältere Kinder mit geringerer Stenose, die asymptomatisch sind und sich normal belastbar fühlen. Die Gefahr bei Patienten mit höhergradiger AS ist ein plötzlicher Herztod durch einen Infarkt oder eine Rhythmusstörung bei exzessiver linksventrikulärer Druckerhöhung unter Belastung (Sport). Durch eine alterungsbedingt zunehmende Kalzifizierung kann eine bicuspide Aortenklappe unter Umständen auch noch jenseits der 4. bis 7. Dekade beginnen, symptomatisch zu werden. Patienten mit einer Subaortenstenose können ebenfalls Synkopen haben.

Bedingt durch den schnellen, turbulenten Blutfluß im Bereich der Stenose kommt es bei 67–92% der älteren Patienten mit schwerer AS (im Ausmaß direkt korrelierend mit dem Gradienten) zu einer Gerinnungsstörung (erworbenes VON WILLEBRAND-Syndrom), verursacht durch eine mechanisch induzierte („high shear stress") Thrombozytenfunktionsstörung, eine verminderte Kollagenbindungsaktivität des VON WILLEBRAND-Faktors, durch den Verlust der hochmolekularsten Multimere oder durch eine Kombination dieser Faktoren.

Patienten mit WILLIAMS-BEUREN-Syndrom entwickeln häufig einen arteriellen Hypertonus, dessen Ursache nicht ganz klar ist.

Diagnostik

Anamnese: Oft leer, eventuell aber Synkopen oder Palpitationen. Bei HOCM gehäuft plötzliche Herztode in der Familienanamnese. Untersuchung: Auf eventuelle syndromassoziierte Dysmorphiezeichen achten (insbesondere Stigmata des WILLIAMS-BEUREN-Syndroms; s. S. 234). Keine Zyanose. Scharfes Austreibungsgeräusch über der Aortenklappe mit Fortleitung in die A. carotis. Ejection-click entlang der Aortenachse (im Unterschied zur Subaortenstenose, bei der sich nie ein Click findet), manchmal präcordiales Schwirren. Keine Insuffizienzsymptome, außer bei Säuglingen mit hochgradiger AS. Beim dekompensierten Neugeborenen mit kritischer Stenose und low cardiac output findet sich nicht unbedingt ein Herzgeräusch, aber ein kardiogener Schockzustand. Bei Patienten mit WILLIAMS-BEUREN-Syndrom sollte beim Verdacht auf eine arterielle Hypertonie eine 24-h-Langzeit-Blutdruckmessung durchgeführt werden. Ein molekulargenetischer, beweisender Nachweis (fluorescent in situ hybridization = FISH) der Elastingen-Mutation steht heute zur Verfügung. EKG: Linksventrikuläre Hypertrophie, gelegentlich Repolarisationsstörungen links (T-Negativierung in den linken Brustwandableitungen). Belastungsuntersuchung: Kann ab einem Alter von etwa 6 Jahren durchgeführt werden und erlaubt eine genauere Bestimmung der Leistungsreserve des Patienten und eine Risikostratifizierung vor geplanter Intervention oder Operation. Auch Verlaufsuntersuchungen sind hier wertvoll. Röntgen: Beim dekompensierten Neugeborenen Kardiomegalie und Stauungszeichen, beim älteren Kind unauffällige Herzgröße und Lungengefäße. Bei höhergradiger Stenose eventuell typische Herzkonfiguration. Echokardiographie: Valvuläre, subvalvuläre oder supravalvuläre Stenose? Durchmesser des Klappenrings? Gradient im Doppler (am besten den mittleren Gradienten bestimmen, denn die Peak-Bestimmung liefert regelhaft über dem tatsächlichen, invasiv gemessenen Gradienten gelegene Meßwerte und ist bei „Tandemstenose" – beispielsweise bei zusätzlicher CoA – nicht verwertbar)? Wanddicke des linken Ventrikels? Zusätzlich VSD, PDA, Subaortenstenose oder CoA? Bei älteren Patienten muß unter Umständen eine transösophageale Echokardiographie durchgeführt werden, um relevante Details hinreichend beurteilen zu können! Koronararterien normal? Herzkatheter (wird eigentlich nur mit dem Ziel der Intervention durchgeführt): Gradient, zusätzliche Anomalien? Bei Patienten mit Stenosen in mehreren Ebenen sollte allerdings zur Diskrimination der Relevanz der Einzelkomponenten die invasive Diagnostik durchgeführt werden. Bei einer SVAS sollte ebenfalls eine Katheteruntersuchung zum Ausschluß oder Beweis des Vorliegens von peripheren Pulmonalstenosen durchgeführt werden.

Konservative Behandlung

Neugeborene Bei Kindern mit kritischer Stenose oder Atresie ist eine Behandlung mit Prostaglandin E1 lebensrettend. Im dekompensierten Schockzustand muß beatmet werden, und oft sind vorübergehend auch Katecholamine und Diuretika erforderlich. Die Indikation zum Einsatz von vasodilatierenden Substanzen muß kritisch gestellt werden, da sie aufgrund der kleinen Aortenklappenöffnungsfläche mit limitiertem Auswurf zu einer schweren arteriellen Hypotension führen können!

Engmaschige Kontrollen sind bei allen Neugeborenen mit AS vor allem im ersten Lebenshalbjahr erforderlich, selbst wenn eine nur milde Ausprägung vorliegt, denn schnelle Progressionen mit erheblicher Zunahme des Gradienten innerhalb weniger Monate sind bekannt!

Ältere Patienten Diesen Patienten muß ein Sportverbot ausgesprochen werden. Die Digitalisgabe bei einer Subaortenstenose ist ein Kunstfehler, da durch die bessere Tonisierung des Herzens die dynamische Stenose verschlimmert wird. Bei zunehmender Gefügedilatation des linken Ventrikels auf dem Boden einer Aorteninsuffizienz kann eine Digitalisierung und eine vorsichtige(!) Nachlastsenkung aber durchaus überdacht werden. Grundsätzlich besteht in dieser Situation aber eine Operationsindikation. Nach einem Aortenklappenersatz im Kindesalter muß während des Wachstums im Jugendalter sorgfältig auf die Entwicklung einer zunehmenden Stenose durch das schnelle „Herauswachsen" aus der vormals adäquaten Klappengröße geachtet werden. Eine Endokarditisprophylaxe muß im Expositionsfall konsequent durchgeführt werden, eine sorgfältige Zahnhygiene wird ebenfalls empfohlen (hohes Endokarditisrisiko einer AS).

Katheterinterventionelle Behandlung

Die Ballon-Dilatation einer valvulären Stenose ist heute Methode der Wahl und insbesondere im Kindesalter erfolgversprechend und mit den operativen Ergebnissen vergleichbar; bei älteren Patienten sind die Erfolge – vermutlich aufgrund einer geringeren Dehnbarkeit des Klappengewebes – weniger gut. Gelegentlich finden sich bei der invasiven Gradientenbestimmung (im Unterschied zum Dopplergradienten) noch akzeptable Druckverhältnisse, so daß auf eine Dilatation verzichtet werden kann. Es besteht eine Behandlungsindikation bei einem Gradienten von über 60 mm Hg, bei jüngeren Kindern werden aber unter Umständen höhere Gradienten toleriert. Eine Reduktion des

Peak-to-Peak-Gradienten auf etwa 25–40 mm Hg wird gemeinhin als ein gutes Interventionsergebnis betrachet, eine schwere Aorteninsuffizienz nach einer Dilatation – die nicht durch einen technnischen Fehler, sondern durch ein unglückliches Einreißen der Kommissuren „schicksalhaft" entsteht – ist gücklicherweise sehr selten, kann allerdings eine dramatische Dekompensation verursachen. Eine Dilatation von muskulären Subaortenstenosen oder supravalvulären Stenosen ist aufgrund der Elastizität der Strukturen sinnlos.

Operative Behandlung

- Kommissurotomie: Einschneiden der verwachsenen Kommissuren.
- Ross-Operation: Exzision der fehlgebildeten Aortenklappentaschen und Ausschneidung der Koronarostien mit anhängendem „Knopf", Verpflanzung der Pulmonalklappe des Patienten mit einem kleinen Gefäßabschnitt an Aortenposition (= Autograft). Reimplantation der Koronararterien. Ersatz der Pulmonalklappe durch einen klappentragenden pulmonalen Homograft.
- Aortenklappenersatz durch Kunstklappe (Doppelkippscheibenprothese) oder durch einen Homograft.
- Subaortenstenose: Transaortale Resektion der stenosierenden Ringleiste (stets mit septaler Myektomie) oder Muskelbrücke. Indikation: Gradient über 30 mm Hg oder beginnende Aorteninsuffizienz. Manchmal muß einzeitig die Rekonstruktion oder der Ersatz der sekundär geschädigten Aortenklappe erfolgen.
- Supravalvuläre Aortenstenose: Resektion der Stenose, Patch-Erweiterung der Aorta ascendens.
- Ausflußtrakterweiterung nach KONNO: Bei Patienten mit tunnelförmiger Subaortenstenose und kleinem Klappenring wird die subaortale Enge durch die Schaffung eines VSD und dessen Patchverschluß erweitert. Der Klappenring wird gespalten, erweitert und eine mechanische Klappe eingesetzt (s. Abb. 4.6). Alternativ kann statt dessen die Pulmonalklappe des Patienten als Autograft verwendet werden (ROSS-KONNO-Prozedur). An Stelle der ehemaligen Pulmonalklappe wird ein Homograft implantiert.
- Bei einer kritischen Aortenstenose mit ≥ 2 zutreffenden Kriterien von RHODES (s. folgender Abschnitt) kann nur eine univentrikuläre Palliation nach NORWOOD (siehe unter „Hypoplastisches Linksherzsyndrom") durchgeführt werden.

Ausschlußkriterien einer biventrikulären Korrektur bei „kritischer" Aortenstenose

Nach den von RHODES 1991 formulierten echokardiographischen Kriterien muß eine kritische neonatale Aortenstenose obligat einer univentrikulären Palliationsoperation nach NORWOOD (s. S. 167) zugeführt werden, wenn

- das Verhältnis der Apex-Basis-Länge des LV in Relation zum RV unter 0,8 beträgt,
- die Aortenwurzel einen Durchmesser von weniger als 3,5 cm/m^2 KOF hat,
- die Mitralklappenöffnungsfläche weniger als 4,75 cm/m^2 KOF beträgt,
- die linksventrikuläre Masse unter 35 g/m^2 KOF beträgt (Formel: siehe Originalarbeit Rhodes et al., Circulation 84(6):2325 ff.).

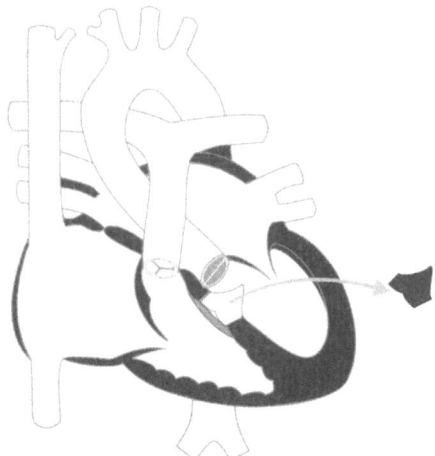

Abb. 4.6. Das Prinzip der KONNO-Operation; in diesem Fall mit mechanischem Klappenersatz.

Neugeborene, bei denen zwei oder mehr dieser Kriterien zutreffen, sterben mit einer Wahrscheinlichkeit von 100% beim Versuch einer alleinigen Klappenerweiterung, bei lediglich einem oder keinem zutreffenden Kriterium liegt die Mortalität hingegen nur um 8%! Diese Risikopatienten können daher nicht biventrikulär korrigiert werden, sondern müssen wie ein Neugeborenes mit einem Hypoplastischen Linksherzsyndrom behandelt werden.

Intensivbehandlung

Postoperative Übergabe Welches Verfahren wurde angewandt? Intraoperative Hämodynamik? Medikamente? Besonderheiten?

Zu erwartende Probleme Die postoperative Aorteninsuffizienz ist meistens mild und bereitet wenig hämodynamische Probleme. Bei präoperativ schon dilatiertem linkem Ventrikel mit schlechter Funktion kompliziert allerdings unter Umständen eine erhebliche myokardiale Insuffizienz den postoperativen Verlauf. Dies ist aber selten. Bei einer Subaortenstenosen-Resektion besteht gelegentlich ein postoperativer AV-Block °III, der aber meistens passager ist. Sehr selten entsteht ein iatrogener VSD durch eine zu umfassende Resektion oder eine Mitralklappenläsion mit entsprechendem Einfluß auf die postoperative Hämodynamik.

Strategie Bei Säuglingen mit präoperativ schlechter Ausgangssituation steht im Vordergrund die Insuffizienzbehandlung des Low cardiac output-Syndrom mit ausreichend dosierten Katecholaminen. In verzweifelten Fällen muß eine Kreislaufunterstützung mittels Assist-Device in Betracht gezogen werden. Eine kritisch-restriktive Volumenstrategie ist zu empfehlen: „So viel wie nötig, so wenig wie möglich". Eine bestmögliche Nachlastsenkung ist wichtig, bei höhergradiger postoperativer Aorteninsuffizienz

(Echokardiographie!) muß aber hierbei sorgfältig auf den diastolischen Blutdruck geachtet werden, um die koronare Perfusion nicht zu verschlechtern. Eine tiefe Analgosedierung bis zur Besserung der myokardialen Funktion ist wichtig. Bei älteren Kindern hat man überwiegend unproblematische Verläufe, so daß eine Frühextubation möglich ist. Bei präoperativ schlechter Ventrikelfunktion, beispielsweise durch eine höhergradige Aorteninsuffizienz, sind komplizierte Verläufe aufgrund einer linksventrikulären Insuffizienz zu erwarten. In diesen Fällen ist besonders auf ventrikuläre Rhythmusstörungen zu achten, die eher frühzeitig behandelt werden sollten. Nach Aortenwurzelersatz, Ross-Operation, Klappenersatz und vor allem nach Resektion einer SVAS sollten hohe Blutdrucke vermieden werden. Niedrige Vorhofdrucke und eine adäquate Analgesierung sind in diesem Zusammenhang wichtig. Manchmal muß sogar mit einem Betablocker antihypertensiv behandelt werden. Nach einem Klappenersatz ist eine Vollheparinisierung – beginnend 6 Stunden postoperativ – obligat.

Cave Eine Myokardischämie durch Koronarprobleme ist ein seltenes, aber gravierendes postoperatives Problem.

Prognose/Ergebnisse

Ohne Behandlung ist die Lebenserwartung der Patienten mit valvulärer Aortenstenose entscheidend abhängig vom Ausmaß der Stenosierung, das Spektrum reicht von zeitlebens asymptomatischen Patienten bis hin zum kritisch kranken Neugeborenen, das wiederholte Interventionen und Operationen im Verlauf benötigt. Bei der HOCM liegt die Todesrate bei 4–5% pro Jahr mit einem Häufigkeitsgipfel im Jugendalter. Die Dilatation einer hochgradigen AS ist nicht ungefährlich, die Mortalität bewegt sich um 5%, im Neugeborenenalter sogar noch höher. Das Operationsrisiko einer valvulären AS beim Neugeborenen ist mit 10–23% beträchtlich, bei älteren Kindern aber nur noch 1–2%. Nach einer Kommissurotomie kann neben einer relevanten Reststenose eine höhergradige Aorteninsuffizienz bestehen, die eventuell sogar eine Reoperation erforderlich macht. Bei der Aortenstenose handelt es sich um eine stets progrediente Erkrankung: Bei mehr als 50% der Patienten tritt daher in den folgenden 20 Jahren nach Aortenklappenkommissurotomie eine erneute Stenosierung oder ein kombiniertes Vitium mit erforderlicher Reoperation (Re-Kommissurotomie, Klappenersatz) auf. Für eine Ross-Operation besteht heute ein geringes Operationsrisiko, prognostisch aussagekräftige Langzeitergebnisse für den im Kindesalter durchgeführten Eingriff sind erst seit etwa 15 Jahren verfügbar, und es existieren derzeit noch keine größeren Kollektive. Homografts und Konduits zeigen Tendenzen zur Verkalkung im Laufe der Zeit, so daß nach 10 bis 20 Jahren ein Austausch erforderlich wird. Das längerfristige Problem beim mechanischen Klappenersatz ist die fehlende Wachstumspotenz des Implantats, so daß ein oder mehrere Wechsel erforderlich werden. Die dauerhaft durchzuführende Antikoagulation ist vor allem bei Patientinnen unter Umständen ein Problem, da eine Schwangerschaft sehr riskant ist (die Teratogenität des Cumarin ist ebenfalls zu bedenken).

Abhängig von anatomischen Details liegt das Risiko bei der Entfernung einer Subaortenstenose zwischen 0% und 6%. Seltene Komplikationen (alle unter 5% Häufigkeit) sind eine iatrogene Läsion der Aorten- oder Mitralklappe, höhergradige AV-

Blockierungen und ein iatrogener VSD. Es gibt Arbeiten, die die Häufigkeit einer Endokarditis bei Patienten mit sekundärer jetbedingter Aortenklappenläsion bis zu 25% angeben! Nach Resektion einer Subaortenstenose ist eine lebenslange Nachsorge erforderlich, da immerhin 10–25% der Patienten postoperativ wieder Gradienten über 50 mm Hg entwickeln und eine hierdurch verursachte progressive Verschlechterung einer Aorteninsuffizienz nicht übersehen werden darf. Immerhin 10–50% der Patienten mit komplizierter Subaortenstenose (tunnelförmig, höherer Gradient, inkomplette Erstresektion, Alter bei Ersteingriff unter 10 Jahren) werden innerhalb von 10 Jahren erneut operationsbedürftig. Das Operationsrisiko bei einer supravalvulären AS ist bei etwa 5% anzusiedeln. Langfristig haben Patienten mit einer höhergradigen, unbehandelten SVAS neben der Gefahr des Sekundenherztods ein erhöhtes Risiko, frühzeitig eine koronare Herzerkrankung (KHK) zu bekommen.

4.4 Mitralstenose (MS) und Cor triatriatum

Stenosierende Fehlbildung der Mitralklappe oder mitralklapppenassoziierter Herzbereiche, selten (0,5% aller Patienten mit Herzfehler). Eine korrekte Funktion der Mitralklappe setzt aufgrund der topographisch-anatomischen Beziehungen (Insertion der Segelfäden über zwei Papillarmuskeln am linken Ventrikel) sowohl einen intakten Halteapparat als auch eine ausreichende linksventrikuläre Funktion voraus.

Morphologie

Man unterscheidet eine valvuläre Mitralstenose durch eine dysplastische Klappe (oft kombinierte Stenose und Insuffizienz) von supravalvulären Formen (Membran oder Leiste; s. Abb. 4.7). Die Kombination aus mehreren Linksobstruktionen (CoA plus Subaortenstenose plus supravalvuläre Mitralstenose) wird als SHONE-Komplex bezeichnet. Bei der valvulären Mitralstenose unterscheidet man neben einer echten Hypoplasie des Klappenanulus eine Fusion von Kommissuren, eine Parachute-Mitralklappe (= „Fallschirm") durch einen singulären Papillarmuskel, eine „HAMMOCK"-Klappe mit verkürzten Segelfäden, die an zu hoch an der linksventrikulären Hinterwand ansetzenden Papillarmuskelstümpfen haften, und als Sonderform eine „double orifice" Mitralklappe (DOMV). Bei dieser Form liegt eine Klappe mit zwar meist singulär angelegtem Anulus, aber zwei getrennten Öffnungen zum linken Ventrikel hin vor (exzentrisch in 85%, zentral/„bridge" in 15% und ganz selten eine echte Duplikatur der Klappe). Die subvalvulären Strukturen, insbesondere der Halteapparat, zeigen regelhaft mehr oder weniger schwere Abnormitäten, so daß neben Formen mit prinzipiell unbeeinträchtigtem Einstrom in den linken Ventrikel (gut 50% der Fälle) auch solche mit signifikanter Stenose oder aber schwerer Insuffizienz gefunden werden können. Ein Teil der Patienten mit Mitralstenose hat einen zusätzlichen VSD, am häufigsten ist aber die Kombination mit anderen Linksobstruktionen: CoA, AS, SAS.

Eine schwere Hypoplasie oder Atresie der Mitralklappe ist meist mit einem zu kleinen Cavum des linken Ventrikels verbunden und gehört funktionell daher eher zur Gruppe des Hypoplastischen Linksherzsyndroms (s. S. 160). Funktionell zwar einer Mitralstenose entsprechend, muß das sehr seltene (0,1–0,4% aller Herzfehler) Cor triatriatum sinistrum mit „dritter Kammer" aber aufgrund der unterschiedlichen Entstehung streng von den übrigen Formen der Mitralstenose unterschieden werden. Pathogenetisch geht man von einer unvollständigen Einbeziehung des embryonalen Lungenvenen-Sammelgefäßes in die Wand des linken Vorhofs aus. Entscheidend für die hämodynamische Relevanz ist die Größe des Ostium zwischen dritter Kammer und linkem Vorhof. Meist liegt eine isolierte Anomalie vor, aber bekannte Assoziationen sind eine Lungenvenenfehlmündung bei 10% der Patienten sowie seltener ein persistierender Ductus arteriosus, eine linkspersistierende obere Hohlvene, ein VSD, ein SHONE-Komplex, eine Tricuspidalatresie, eine EBSTEIN-Anomalie, ein AVSD oder eine FALLOT-Tetralogie.

Hämodynamik

Die Stenose verursacht eine Druckerhöhung im linken Vorhof mit entsprechender Lungenstauung (= postkapilläre pulmonale Hypertonie). Bei einer Mitralstenose ist dies ausgeprägter als bei einer Mitralinsuffizienz. Das HZV ist durch die schlechte diastolische Füllung des linken Ventrikels vermindert. Sekundär besteht eine Druckbelastung des rechten Ventrikels aufgrund der Lungenstauung, die im Extremfall bis zu Dekompensation des rechten Ventrikels mit entsprechender Schocksituation führen kann. Kein Shunt, keine Ductusabhängigkeit.

Symptome

Abhängig vom Ausmaß der Stenosierung zeigen sich bei einer höhergradigen Mitralstenose die Symptome der schweren Lungenstauung und der Rechtsherzinsuffizienz mit entsprechender Dyspnoe des Patienten unter Umständen schon kurz nach der Geburt, insbesondere wenn keine interatriale Verbindung besteht. Ein Shunt auf Vorhofebene hat nämlich eine den linken Vorhof entlastende Überlaufventil-Funktion, und im Vordergrund stehen dann mehr die Symptome der pulmonalen Rezirkulation mit reduziertem systemischem Auswurf. Eine Zyanose tritt, wenn überhaupt, spät auf und ist dann Ausdruck eines ausgeprägten Lungenödems. Der überdehnte linke Vorhof tendiert zu Rhythmusstörungen (Vorhofflattern oder -flimmern; sehr selten schon im Kindesalter) mit der Gefahr einer zerebralen Thromboembolie und der kardialen Verschlechterung durch die dann fehlende AV-Synchronisation. Mildere Formen zeigen eine eher uncharakteristische Symptomatik mit rezidivierenden pulmonalen Infekten, mangelndem Gedeihen, Trinkschwäche, Schweißneigung, Tachypnoe und chronischem Husten. Bei älteren Patienten kann es zur stauungsbedingten Hämoptoe und zu pektanginösen Beschwerden kommen. Ein sehr stark dilatierter linker Vorhof kann durch Kompression des Ösophagus bei älteren Patienten eine Dysphagie verursachen. Auch Heiserkeit durch eine kompressionsbedingte Recurrensparese ist als seltenes Symptom einer schweren Mitralstenose beschrieben. Bei Säuglingen kann eine Bronchuskompression mit rezidivierenden Atelektasen hartnäckige Probleme bereiten.

Diagnostik

Anamnese: Insuffizienzsymptome? Chronischer Husten? Befund: Häufig deutlich dystrophe Kinder mit Herzinsuffizienzsymptomen und Lungenstauung. Typischer Geräusch-

98 4 Angeborene Herzfehlbildungen

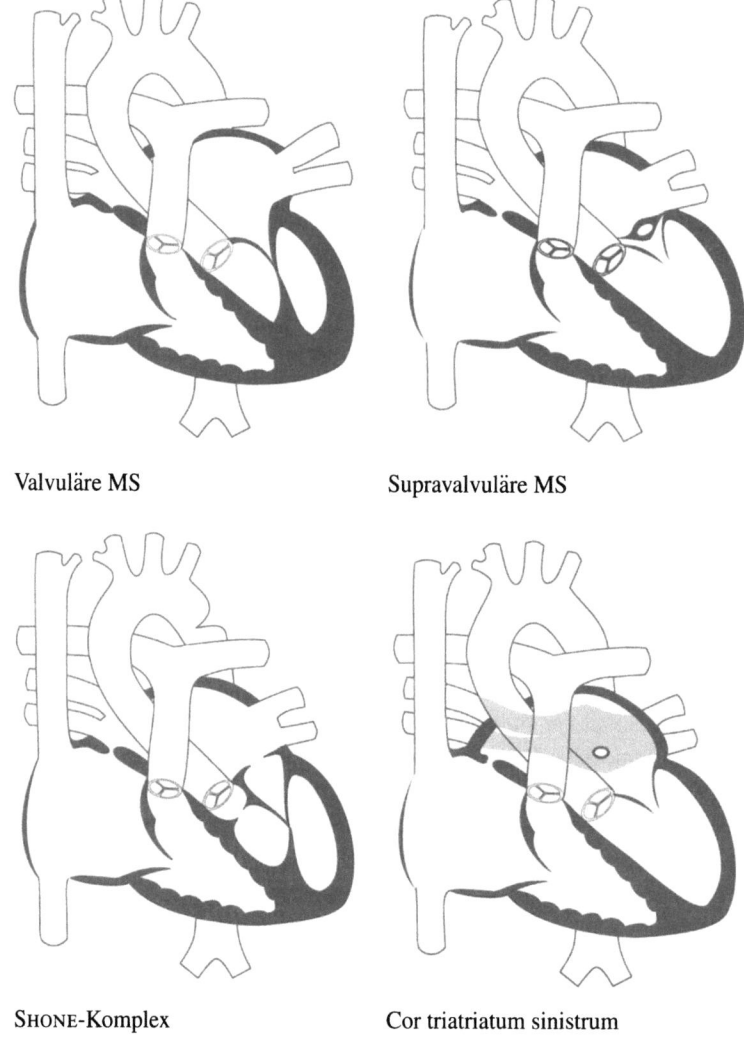

Valvuläre MS   Supravalvuläre MS

SHONE-Komplex   Cor triatriatum sinistrum

Abb. 4.7. Formen/Einteilung der Mitralstenose.

befund (Mitralstenose: „rumpelndes" Diastolikum – Mitralinsuffizienz: blasendes hochfrequentes Holosystolikum) über der Herzspitze. Betonter zweiter Herzton. Bei schwerer pulmonaler Hypertonie diastolisches Pulmonalinsuffizienzgeräusch. EKG: Doppelgipflige, überhöhte P-Wellen (P sinistroatriale), eventuell Zeichen der Rechtsherzbelastung. Vorhofflattern oder Vorhofflimmern? Röntgen: Kardiomegalie, stark gestaute Lungengefäße, eventuell Zeichen des Lungenödems, angehobener linker Hauptbronchus (durch vergrößerten LA). Echokardiographie (eventuell transösophageal): Valvuläre oder supravalvuläre Stenose? Mitralinsuffizienz? Durchmesser und Gestalt der fehlgebildeten Klappe? Diastolischer Gradient über der Mitralklappe, Druck im linken Vorhof, Größe des linken Vorhofs, Vorhofthromben? Herzkatheter (falls die Situation nicht durch Echokardiographie hinreichend beurteilt werden kann): Pulmonale Widerstandserhöhung? Druck im linken Vorhof? HZV?

Konservative Behandlung

Milde Formen einer Mitralstenose erfordern keine spezifischen Maßnahmen. Bei Hinweisen auf zunehmende hämodynamische Relevanz werden Diuretika zur Entlastung des Lungengefäßbetts gegeben. Digitalis sollte nur mit gebührender Vorsicht eingesetzt werden, denn ein besser kompensierter rechter Ventrikel pumpt unter Umständen ein HZV, das nicht durch die stenotische Mitralklappe „paßt", und es kommt zum Lungenödem. Der traditionelle Merksatz „Eine Mitralstenose digitalisiert man nicht" hat sicher eine gewisse Berechtigung. Unter Umständen profitieren die Kinder sogar eher von einer Betablockerbehandlung zur Senkung der Herzfrequenz. Dies führt nämlich über eine längere Diastolendauer zu einer besseren Entleerung des linken Vorhofs. Häufig auftretende tachykarde Rhythmusstörungen aufgrund der Vorhofüberdehnung erfordern eine konsequente Behandlung, da der Verlust der AV-Synchronisation das ohnehin reduzierte HZV noch weiter verschlechtert. Eine Nachlastsenkung durch ACE-Hemmer wird wegen der Gefahr einer Reflextachykardie mit weiterer Verschlechterung der diastolischen Ventrikelfüllung eher nicht empfohlen. Bei Dekompensation mit Lungenödem muß mit erhöhtem PEEP beatmet werden, außerdem sollte neben einer (sehr vorsichtigen) Katecholaminbehandlung eine forcierte Diurese durchgeführt werden – auf die Aufrechterhaltung einer adäquaten linksventrikulären Vorlast ist hierbei jedoch unbedingt zu achten, da ansonsten eine weitere Verschlechterung der Kreislaufsituation mit allen Folgeproblemen (Nierenversagen, Azidose etc.) zu erwarten ist! Wichtigste Maßnahme ist in einem solchen Fall eine baldige Operation. Bei älteren Patienten mit Vorhofflimmern muß an eine Antikoagulation zur Prohylaxe einer Thromboembolie gedacht werden. Die Patienten sollen sich keinen stärkeren körperlichen Anstrengungen aussetzen. Eine stärkere Dehydratation (Hitze, hohe Diuretikadosen) sollte vermieden werden, da es zur kritischen Verringerung der linksventrikulären Vorlast und damit des cardiac output kommen kann.

Katheterinterventionelle Behandlung

Die Ballon-Dilatation einer Klappenstenose wird zwar mancherorts in ausgewählten Fällen versucht, ist aber letztendlich ein noch nicht etabliertes Behandlungsverfahren. Bei schon vorbestehender relevanter Mitralinsuffizienz sollte nicht dilatiert werden, da diese Problematik mit hoher Wahrscheinlichkeit durch die Intervention noch aggraviert würde.

Operative Behandlung

An der HLM erfolgt die Rekonstruktion der fehlgebildeten Klappe durch eine vorsichtige Verengung bei Insuffizienz oder eine Trennung von miteinander verwachsenen Segelfäden bei einer Stenose. Eine supravalvuläre Ringleiste wird reseziert. Ein Mitralklappenersatz durch eine Kunstklappe ist ab ungefähr dem 6.–7. Lebensmonat bzw. ab etwa 6 kg KG durchführbar, aber grundsätzlich wird man sich eher mit einem grenzwertig ausreichenden Rekonstruktionsergebnis zufrieden geben, als bei einem Säugling eine Mitralklappe zu ersetzen! Ein Cor triatriatum wird durch eine Eröffnung des Konfluens und die breite Anastomosierung desselben mit der Hinterwand des linken Vorhofs korrigiert.

Intensivbehandlung

Postoperative Übergabe Intraoperative Hämodynamik, Medikamente, Besonderheiten? Rekonstruktion der Klappe oder Austausch gegen Kunstklappe?

Zu erwartende Probleme Vor allem bei Kindern im ersten Lebensjahr mit schwerer Mitralstenose und präoperativer pulmonaler Hypertonie sind komplizierte Verläufe zu erwarten. Die Gefahr von postoperativen Widerstandskrisen besteht auch nach der Extubation. Eine diastolische Funktionsstörung des linken Ventrikels kann eventuell ein Low cardiac output-Syndrom verursachen. Bei älteren Kindern mit nicht sehr schwerer Mitralstenose sieht man meist unproblematische Verläufe, sofern überhaupt eine Operation durchgeführt werden muß.

Strategie Nach einer Klappenrekonstruktion sind überhöhte Systemdrucke (verursacht durch Schmerzen, Unruhe, zu hohe Katecholamindosierung etc.) keinesfalls zu tolerieren, da eine Rupturgefahr der frischoperierten Klappe besteht. Bei einer Reststenose und einer linksventrikulären Dysfunktion muß der Einsatz von Katecholaminen vorsichtig erfolgen, da ein besser kompensierter rechter Ventrikel unter Umständen ein für die stenotische Klappe zu hohes HZV pumpt, so daß es zum Lungenödem kommen kann. Der linksatriale Druck muß je nach Ausmaß der Compliancestörung des linken Ventrikels um 8–10–12 mm Hg gehalten werden, der rechtsatriale Druck liegt idealerweise um 6–8 mm Hg. Insofern müssen Volumengaben kritisch erfolgen. Eine optimale Nachlastsenkung ist eine wesentliche Maßnahme – eine Reflextachykardie sollte aber dabei nicht induziert werden. Initial ist eine pulmonale Widerstandssenkung ratsam aufgrund der vorbestehenden pulmonalen Hypertonie. Bei Hinweisen auf eine latente Widerstandsproblematik sollte lieber eine etwas längere Beatmungsdauer als hämodynamische Instabilitäten in Kauf genommen werden. Eine Vollheparinisierung und die spätere Cumarinbehandlung (Marcumar) sind nach einem mechanischen Klappenersatz indiziert.

Cave Pulmonale Widerstandskrisen (nicht selten), residuale Rest-Mitralstenose, die vor allem bei erforderlichen Katecholaminen ein Problem werden kann. Postoperative höhergradige Mitralinsuffizienz. Im überdehnten Vorhof bilden sich leicht Thromben.

Prognose/Ergebnisse

Patienten mit milder Mitralstenose können unter Umständen fast beschwerdefrei bleiben. Eine Schwangerschaft einer Frau mit Mitralstenose bedarf aber einer sehr sorgfältigen Überwachung, da eine deutliche hämodynamische Verschlechterung mit Lungenödem eintreten kann. Unbehandelt leben die Patienten mit mäßiger Stenose nur etwa bis zum frühen Jugendlichenalter, bei höhergradiger Stenose wird meist nicht einmal das Kleinkindalter überlebt (mittlere Überlebensdauer 3 Jahre, bei assoziierten Herzfehlbildungen sogar noch kürzer). Bezüglich der Dilatation existieren kleinere publizierte Serien von Patienten, die mittelfristig von der Intervention profitieren, das Problem ist neben einer iatrogenen Mitralinsuffizienz vor allem eine postinterventionelle Kalzifizierung der dilatierten Strukturen. Das Operationsrisiko variiert, je nach Grad der vorbestehenden pulmonalen Hypertonie und der bereits eingetretenen Lungengefäßschädigung. In den ersten postoperativen Tagen ist die Gefahr pulmonalarterieller Widerstandskrisen hoch. Nach einer Klappenrekonstruktion sind unter Umständen Reoperationen wegen Rest- oder Restenosen oder einer Insuffizienz erforderlich. Die Resektion einer Ringleiste hat eine gute Prognose. Auch der Klappenersatz ist prognostisch günstig (unter 5% Mortalität), allerdings sind Reoperationen und eine Antikoagulation erforderlich. Ein kleiner Teil der Patienten entwickelt nach der Korrektur eines Cor triatriatum behandlungsrefraktäre, rezidivierende Lungenvenenstenosen, die prognostisch äußerst ungünstig sind, der überwiegende Teil der die umittelbare postoperative Periode Überlebenden (80–90%) zeigt aber funktionell exzellente Ergebnisse, und es kann von einer normalen Lebenserwartung ausgegangen werden.

4.5 Coarctatio aortae (CoA)

Synonym: Aortenisthmusstenose/ISTHA

Stenose im Bereich der Aorta. 5–8% aller Herzfehler. Multifaktorielle Einflüsse scheinen das Auftreten und den Schweregrad einer CoA zu begünstigen. In diesem Zusammenhang ist insbesondere ein TURNER-Syndrom (s. S. 232) zu nennen, bei dem gut 15–20% der Patientinnen eine CoA aufweisen. Eine familiäre Häufung von CoA oder anderen Obstruktionen des linken Herzens sind beschrieben. Die Erklärung für das statistisch gehäufte Auftreten von Patienten mit CoA in den Monaten September und November steht noch aus.

Morphologie

Eine CoA entsteht durch eine leistenförmige Mediaverdickung in der der Ductusmündung gegenüberliegenden Aortenwand. Die Intima in dieser Region kann initial noch zart sein, tendiert aber im Laufe der Zeit ebenfalls zur Verdickung. Diese Leiste wird parallel zur Involution des Ductus arteriosus und von Ductusgewebe in der Aortenwand zur echten Stenose (s. Abb. 4.8). Die Coarctatio aortae ist oft assoziiert mit einer bicuspiden Aortenklappe, einem VSD, einer valvulären Aortenstenose, seltener mit Mitralklappenanomalie, PDA, TGA oder einem Truncus arteriosus communis. Interessanterweise findet sich praktisch nie eine CoA in Kombination mit Vitien, die einen verminderten Lungenfluß haben, beispielsweise eine FALLOT-Tetralogie. Die CoA betrifft häufiger Knaben (2:1). Ausgeprägte Formen werden schon im Neugeborenenalter nach Konstriktion des Ductus arteriosus klinisch erheblich relevant und daher – aufgrund der Ductusabhängigkeit – als „kritische" CoA bezeichnet. In diesen Fällen findet sich häufig zusätzlich eine „tubuläre" Hypoplasie prästenotischer Aortensegmente. Mildere Formen hingegen bleiben unter Umständen jahrelang oligo- bis asymptomatisch. Durch eine Ausbildung von arterio-arteriellen Kollateralkreisläufen zwischen prä- und poststenotischen Arealen etabliert sich in diesen Fällen eine gewisse Kompensation. Eine Stenose der Bauchaorta ist eine extreme Seltenheit – nur eine von tausend Koarktationen ist dort lokalisiert!

Übrigens: Die gängige Unterscheidung zwischen „infantiler" und „adulter" oder „präductaler" und „postductaler" Aortenisthmusstenose ist irreführend. Es handelt sich bei der sogenannten Aortenisthmusstenose um eine pathoanatomische Entität mit unterschiedlichem Schweregrad. Oben genannte Bezeichnungen sollten daher nicht mehr verwendet werden. Besser ist ohnehin die Verwendung des Begriffs „Koarktation" (Coarctatio aortae), der die Bedeutung des sich in der Aorta zusammenziehenden Ductusgewebes hervorhebt. Der Begriff „Isthmus" bezeichnet die physiologische(!) Enge der Aorta des Neugeborenen zwischen linker A. subclavia und Ductuseinmündung.

Hämodynamik

Kritische CoA des Neugeborenen Die ausreichende Durchblutung der unteren Körperhälfte ist abhängig vom Offenbleiben des Ductus arteriosus. Abhängig vom Ausmaß des Rechts-Links-Shunts auf Ductusebene, kommt es zu einer differentiellen Sättigung zwischen oberer und unterer Körperhälfte. Die Druckbelastung des linken und rechten Ventrikels verursacht unter Umständen ein beatmungspflichtiges Lungenödem. Im Rahmen des Ductusverschlusses kommt es aufgrund der zunehmenden Konstriktion der Stenose zur Hypoperfusion der unteren Körperhälfte, zum Schock und zur Herzinsuffizienz – insbesondere wenn begleitend ein VSD vorliegt.

Bei Jugendlichen und Erwachsenen Es herrschen eine Druckbelastung des linken Ventrikels und ein arterieller Hypertonus (hier spielen auch zahlreiche – zum Teil noch nicht abschließend erklärbare – neurohumorale Faktoren eine wichtige Rolle) der oberen Körperhälfte bei gleichzeitig normalen oder niedrigen Drucken poststenotisch. Es etablieren sich Kollateralkreisläufe über Aa. intercostales und A. thoracica interna zwischen oberer und unterer Körperhälfte. Bei einem Umgehungskreislauf über die Aa. intercostales bilden sich sogenannte „Rippenusuren". Das sind Substanzdefekte am Unterrand der Rippen durch die stark erweiterten Arterien.

Symptome

Kritische CoA des Neugeborenen Die Frühsymptome bei noch ausreichend offenem PDA können durchaus so diskret sein, daß sie bei der Vorsorgeuntersuchung U2 übersehen werden. Die sorgfältige Palpation der Leistenpulse ist daher von eminenter Bedeutung! Sie kann und darf nicht durch eine gerätetechnische Blutdruckmessung ersetzt werden! Bei engem oder bereits verschlossenem Ductus finden sich „in extremis" wenige Tage später klinisch die Zeichen des dekompensierten kardialen Schocks mit unter Umständen reanimationspflichtiger Kreislaufinsuffizienz und beatmungspflichtigem Lungenödem. Folge der unzureichenden Durchblutung der Bauchorgane ist eine nicht selten schwere metabolische Azidose, eine Niereninsuffizienz und eine Hyperbilirubinämie auf dem Boden einer Leberfunktionsstörung. Es besteht ein erhöhtes Risiko für eine postasphyktische Nekrotisierende Enterokolitis. Die Pulse an den Beinen sind

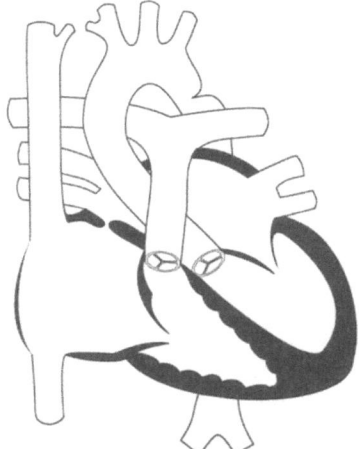
Isolierte Coarctatio aortae

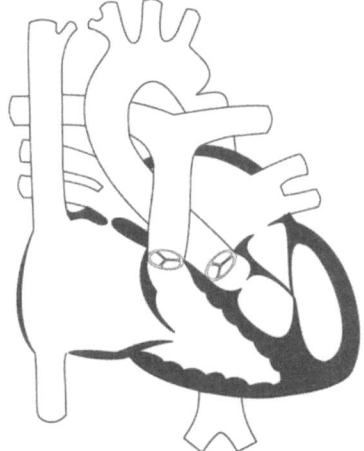
SHONE-Komplex (selten):
CoA
+ Subaortenstenose
+ supravalvuläre Mitralstenose

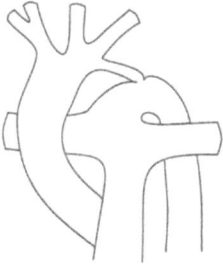
„Kritische" Coarctatio aortae des Neugeborenen mit tubulärer Hypoplasie des Isthmus.

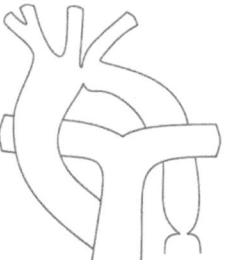
Aortenbogenstenose und Descendensstenose.

Abb. 4.8. Formen/Einteilung der Coarctatio aortae.

deutlich schwächer als an den Arm- und Halsgefäßen. Bei noch offenem Ductus ist die pulsoxymetrische Sättigung an den Beinen niedriger als am rechten Arm.

Bei Jugendlichen und Erwachsenen Aufgrund nur geringer klinischer Symptomatik bleibt eine CoA milderer Ausprägung bei älteren Patienten gelegentlich jahrelang unentdeckt! Leitsymptom ist ein deutlicher arterieller Hypertonus der oberen Körperhälfte. Manche Patienten schildern außerdem Kopfschmerzen und gehäuftes Nasenbluten. Aufgrund der unzureichenden Durchblutung der unteren Körperhälfte haben die Patienten oft kalte Beine, die schlecht warm werden.

Diagnostik

Anamnese bei älteren Kindern: Kopfschmerzen, gehäuft Nasenbluten, Schwindelanfälle, kalte Beine. Befund: Beweisend ist ein Blutdruckgradient zwischen rechtem Oberarm und Beinen (niedrigere Blutdrucke unten). Entsprechend finden sich schwache Pulse der unteren Körperhälfte. Bei einem lusorischen Abgang der rechten A. subclavia distal der Stenose wird man durch die Blutdruckmessung jedoch keinen Verdacht schöpfen, es fallen aber abgeschwächte periphere Pulse der unteren Extremität im Vergleich zum Carotispuls auf. Bei kritischer Säuglings-CoA finden sich Zeichen der Herzinsuffizienz, manchmal eine Hyperbilirubinämie und eine Oligo- oder Anurie. Bei der Blutdruckmessung in dieser Situation finden sich im Rahmen der Schocksituation generell niedrige Werte, und der Gradient kann maskiert sein. Differentialdiagnose zur dekompensierten Coarctatio aortae ist übrigens die sehr viel häufigere Sepsis! Die differentielle Zyanose kann eventuell pulsoxymetrisch dokumentiert werden. Ein charakteristischer Geräuschbefund findet sich bei Neugeborenen nicht (außer bei Vorliegen eines zusätzlichen VSD), bei älteren Kindern hört man eventuell ein Strömungsgeräusch unter der linken Scapula. Labor (bei Säuglings-CoA): Oft schwere metabolische Azidose, Transaminasenanstieg, Kreatinin- und Harnstoffanstieg. EKG: Beim Säugling eher Rechtsbelastungszeichen, beim Jugendlichen linksventrikuläre Belastung, gelegentlich auch linksseitig Repolarisationsstörungen. Röntgen: Bei Säuglings-CoA Kardiomegalie, Lungenstauung. Bei älteren Kindern mit geringerer Coarctatio aortae normal großes Herz, normale Lungengefäße, eventuell Einziehung des Aortenschattens im Bereich der Coarctatio aortae, gelegentlich Rippenusuren (Knochendefekte an den Rippen durch große Kollateral-Intercostalarterien). Echokardiographie: Gradient über CoA (typisches diastolisches „runoff"-Dopplersignal), Ductus offen? Valvuläre Aortenstenose? Zusätzlicher VSD (häufig)? Mitralklappenanomalie? Hypoplasie des linken Ventrikels? Herzkatheter (selten erforderlich): Gradient? zusätzliche valvuläre Aortenstenose? Kernspintomographie (bei älteren Kindern): Darstellung der Anatomie, meist exakter als Ultraschall. Schädelsonographie: Bei kritisch kranken Neugeborenen zum Ausschluß einer stattgehabten Hirnblutung. Postoperativ: Belastungsuntersuchung, 24h-Langzeit-Blutdruckmessungen.

Konservative Behandlung

Säugling: Siehe Abschnitt „Intensivbehandlung". Jugendliche bekommen zunächst Sportverbot, eine baldige Intervention ist meist indiziert. Bei überhöhten Blutdruckwerten kann mit einer Betablockerbehandlung eine Senkung erreicht werden. Hier ist aber Vorsicht geboten, da es bei zu energischer Blutdrucksenkung zur unzureichenden Durchblutung der unteren Körperhälfte kommen kann. Eine konsequente Endokarditisprophylaxe ist auch postoperativ wichtig.

Katheterinterventionelle Behandlung

Die Ballon-Dilatation einer nativen Stenose ist umstritten, wird aber von einigen Zentren durchgeführt. Standard ist dieses Verfahren hingegen bei einer Re- oder Reststenose. Die Gefahr der Aortenruptur oder der Bildung eines dissezierenden Aneurysmas im

Dilatationsbereich besteht prinzipiell, wird in der Praxis aber selten beobachtet. Bei Erwachsenen werden auch Stents oder Endovaskulärprothesen eingesetzt.

Operative Behandlung

In der Regel ist keine HLM erforderlich, da es sich um einen reinen Gefäßeingriff handelt. Ein zusätzlicher VSD muß allerdings unter Zuhilfenahme der HLM verschlossen werden, falls ein einzeitiges Vorgehen erforderlich ist. Diese Indikation muß aber individuell sorgfältig geprüft werden. Säuglinge werden frühzeitig, in der Regel in den ersten Lebenstagen, nach bestmöglicher Rekompensation operiert. Bei Jugendlichen ist ein Eingriff bei einem Ruhegradienten über 25–30 mm Hg indiziert. Es erfolgt eine Resektion der Stenose und die End-zu-End-Anastomosierung der Gefäßstümpfe. Bei Neugeborenen wird außerdem der Ductus verschlossen und durchtrennt. Alternativ wird in Einzelfällen eine Subclavian-flap-Plastik, das ist eine Erweiterungsplastik unter Zuhilfenahme der linken A. subclavia, durchgeführt. Sehr selten ist bei längerstreckiger Stenose ein Kunststoff-Gefäßinterponat erforderlich (in der Regel nur bei älteren Jugendlichen). Manche Zentren favorisieren die Korrektur einer CoA mit einem VSD-Verschluß in gleicher Sitzung. Dieser Eingriff erfordert den Einsatz der HLM bei den Neugeborenen. Alternativ kann bei großem VSD zunächst neben der Bogenrekonstruktion eine Bändelung der A. pulmonalis zum Schutz der Lungenstrombahn durchgeführt werden, um den VSD zu einem späteren Zeitpunkt zu verschließen.

Intensivbehandlung

Präoperativ – Neugeborene Sofort nach der Diagnosestellung ist die Gabe von Prostaglandin E die wichtigste Maßnahme. Falls sich der Ductus nicht wiedereröffnen läßt, muß dringlich operiert werden. Eine Flüssigkeitsrestriktion sollte nur in Maßen erfolgen, da die Gefahr der Ductusverkleinerung unter hypovolämischen Bedingungen besteht. Entsprechend sollten Diuretika kritisch eingesetzt werden. In der Praxis sind sie meist erforderlich, da die initiale Asphyxie häufig ein passageres Nierenversagen mit entsprechend ausgeprägten Ödemen verursacht. Bei dekompensierten Neugeborenen sind initial auch Katecholamine und ein Azidoseausgleich erforderlich. Eine Nachlastsenkung mit Nitraten kann die poststenotischen Durchblutungsverhältnisse unter Umständen günstig beeinflussen. Wenn eine Beatmung erforderlich ist, kann mit einem im oberen Normbereich gehaltenen CO_2 eine pulmonale Widerstandserhöhung erzielt werden, die zu einem entsprechend höheren Shunt in den Systemkreislauf via PDA führt. Eine baldige Operation nach Stabilisierung ist anzustreben. Ein protrahiertes Nierenversagen und eine Nekrotisierende Enterokolitis nach längerer Hypoperfusion der unteren Körperhälfte sind möglich! Bei höheren Prostaglandindosen ist es aufgrund der möglichen Nebenwirkungen sicherer, beatmete Kinder bis zur Operation nicht zu extubieren!

Postoperative Übergabe Resektion der CoA und End-zu-End-Anastomose (meistens) oder alternative Verfahren (Subclavian flap, Isthmusplastik etc.)? Bei Re-CoA: Interponat oder End-zu-End-Anastomose? Bei Neugeborenen: Restgradient? VSD mitverschlossen? Falls ja: intraoperative Hämodynamik, Medikamente? Besonderheiten?

Zu erwartende Probleme Nach Resektion einer isolierten Coarctatio aortae des Neugeborenen ohne HLM ist in der Regel ein unproblematischer Verlauf zu erwarten. Bei Neugeborenen mit einzeitigem VSD-Verschluß droht aber unter Umständen ein ausgeprägtes Low cardiac output-Syndrom mit protrahiertem und problematischem postoperativem Verlauf, vor allem bei schon präoperativ schlechter Ventrikelfunktion! Bei älteren Kindern ist ein typisches Problem ein nach 12–24 Stunden beginnender postoperativer arterieller Hypertonus („paradoxer Hypertonus"), dessen Mechanismus nicht vollständig geklärt ist (möglicherweise eine Gegenregulation der Barorezeptoren, die auf die plötzliche Absenkung des präisthmischen Druckes reagieren, oder aber eine erhöhte Katecholaminausschüttung). Bei stark überhöhten Werten empfiehlt sich eine Betablocker- oder Vasodilatatorenbehandlung. Bei anhaltender Problematik (dies korreliert mit Dauer und Ausmaß der präoperativ bestehenden Hypertension) muß der Betablocker längerfristig gegeben werden, bei unzureichendem Ansprechen auch in Kombination mit einem ACE-Hemmer (nach Ausschluß einer relevanten Reststenose) oder in Zukunft vermutlich mit Angiotensin II-Rezeptorantagonisten. Bislang existieren bezüglich dieser Substanzklasse zwar nur unzureichende Erfahrungen bei Kindern, das günstige Wirkprofil bei Erwachsenen macht diese Medikamentengruppe aber auch für den pädiatrischen Bereich interessant.

Bei vielen älteren Kindern tritt nach 2–4–8 Tagen ein Postkoarktektomiesyndrom, das ist eine Mesenterialarteriitis durch die „ungewohnte" intestinale Blutfülle – vor allem bei arteriellem Hypertonus –, mit gelegentlich erheblichen Abdominalbeschwerden auf. Unter Umständen ist die Symptomatik begleitet von Fieber, Aszites und in Extremfällen sogar von einer Infarzierung des Darms. Das primäre Belassen einer Magensonde bis zum Wiederbeginn einer ausreichenden postoperativen Darmperistaltik sollte daher vor allem bei älteren Kindern und Jugendlichen erfolgen.

Strategie Bei Neugeborenen nach CoA-Resektion mit einzeitigem Verschluß des VSD steht im Vordergrund die Insuffizienzbehandlung. In der Regel sind hierzu höherdosiert Katecholamine erforderlich, bei protrahierter Oligurie muß außerdem eine Dialyse überdacht werden. Bei älteren Kindern ist die Extubation in der Regel wenige Stunden nach Übernahme möglich. Die Ernährung sollte prinzipiell so schnell wie möglich wieder oral erfolgen, bei älteren Kindern wird aber empfohlen, die ersten 24 Stunden postoperativ nichts oral zuzuführen und die Magensonde zu belassen. Es muß beachtet werden, daß fast alle Kinder postoperativ über „Bauchschmerzen" klagen, die durch einen postoperativ höheren Druck in den Mesenterialgefäßen zustande kommen! Meistens ist eine frühzeitige antihypertensive Behandlung nach Ausschluß einer relevanten Reststenosierung erforderlich. Ausgangssituation ist eine Myokardhypertrophie und periphere Gefäße, die an einen erhöhten Widerstand adaptiert sind. Der Patient ist daher von präoperativ her an prästenotisch erhöhte Blutdrucke gewöhnt, deshalb sollte man sich postoperativ eher am poststenotischen diastolischen Blutdruck orientieren (überschleuderte, falsch hohe systolische Werte sind zu bedenken). Eine optimale Analgesierung mit Piritramid, Morphin, Metamizol oder Ibuprofen ist bei älteren Kindern wichtig. Die direkte antihypertensive Behandlung erfolgt mit einem Betablocker (s. unten) oder alternativ mit Nifedipin (Adalat) 0,2–0,5 mg/kg KG/min. DTI (Vorsicht: 16 Vol% Alkohol) oder Urapidil (Ebrantil; äußerst vorsichtig) 0,1 bis maximal 0,5 mg i.v. ED, dann 0,2–0,5–1 mg/kg KG/h DTI. Bei kühler Peripherie kann Nitrolingual unter 1. Lj: 3–

5–10–15 µg/kg KG/min. DTI, über 1. Lj: 1–3–5 µg/kg KG/min. gegeben werden. Zur Unterstützung der Ausscheidung genügt in der Regel sehr niedrig dosiertes Furosemid (Lasix) 1–5 mg (absolut – nicht pro kg!) i.v. ED. Hierbei ist Vorsicht geboten, denn manchmal kommt es initial zu einer überschießenden Diurese durch eine Störung der Regulation des natriuretischen Peptid bei verminderter Vorhofwandspannung. Eine zu hohe Grundherzfrequenz kann durch eine Betablockade mit Esmolol (Brevibloc) DTI initial KI 200 µg/kg KG über 15 min., dann DTI 50 µg/kg KG/min. oder Metoprolol (Beloc) 0,5–2 mg/kg KG p.o. in 1–2 ED gesenkt werden. Kinder mit einer frisch resezierten Coarctatio aortae sollten in den ersten postoperativen Tagen weder vibriert noch abgeklopft werden, denn es besteht die Gefahr einer Nahtinsuffizienz.

Cave Bei Neugeborenen besteht innerhalb von Wochen die Gefahr einer unter Umständen wiederum relevanten Re-Koarktation durch die Konstriktion von nicht ausreichend reseziertem Ductusgewebe. Ein präoperativ grenzwertig hypoplastischer linker Ventrikel kann durch eine (rückstaubedingte) pulmonale Hypertonie die Hämodynamik kompromittieren. Bei allen Patienten ist eine seltene Komplikation eine Paraplegie nach spinaler Ischämie durch eine zu lange Abklemmzeit (0,4% der Fälle; bei Säuglingen noch seltener). Die Dokumentation der postoperativen Neurologie der unteren Extremitäten ist daher aus forensischen Gründen wichtig. Durch eine iatrogene Läsion der Recurrensschlinge kann eine Heiserkeit entstehen, selten ist eine Phrenicusläsion mit einer Zwerchfellparese oder ein Chylothorax nach Läsion des Ductus thoracicus.

Prognose/Ergebnisse

Unoperiert überleben Säuglinge mit kritischen Formen einer Coarctatio aortae nur wenige Tage. Auch Jugendliche mit milderen Formen haben unoperiert eine eingeschränkte Lebenserwartung, abhängig vom Gradienten. Es besteht langfristig die Gefahr einer Aneurysmenbildung im Stenosenbereich (insbesondere bei Patientinnen mit einerm TURNER-Synrom) und einer Endokarditis (unter Umständen mit der Bildung eines mykotischen Aneurysmas). Langfristig ist das Risiko, einen Herzinfarkt, einen Schlaganfall oder Netzhautschäden zu erleiden, erhöht. Die Operationsletalität beim Neugeborenen oder Säugling liegt um 3,5%, beim einzeitigen VSD-Verschluß jedoch höher (6,8%). Bei älteren Kindern oder Jugendlichen besteht ein geringes Operationsrisiko (unter 1%). Postoperativ finden sich häufig Rest- oder Restenosen, vor allem nach einer Korrektur im Neugeborenenalter (bis zu 20%) und bei einer begleitenden tubuulären Hypoplasie des transversen Bogens. Bei einem Teil der Fälle ist eine Dilatation oder Reoperation erforderlich. Gelegentlich persistiert auch nach der Operation ein behandlungsbedürftiger arterieller Hypertonus. Insgesamt aber ist die Prognose bei den milden Formen gut, so daß von einer praktisch normalen Lebenserwartung ausgegangen werden kann.

4.6 Unterbrochener Aortenbogen (IAA)

Vollständige Unterbrechung der Aortenkontinuität in einem Bogensegment. Seltenes Vitium (2 Fälle auf 100.000 Lebendgeborene).

Morphologie

Ein unterbrochener Aortenbogen ist eine conotruncale Fehlbildung auf dem Boden einer genetischen Störung. Er ist daher explizit **nicht** als Extremvariante einer CoA zu betrachten, sondern repräsentiert eine eigene Gruppe von Herzfehlern (s. Abb. 4.9). Weniger die Kontinuitätsunterbrechung des Aortenbogens als vielmehr das Vorliegen von assoziierten Aortenklappenfehlbildungen und einer Hypoplasie der Subaortenregion in 50–80% der Fälle macht den IAA zu einem chirurgisch anspruchsvollen Herzfehler. Praktisch immer findet sich eine Kombination mit einem großen subaortalen VSD und einem Ductus arteriosus, weitaus seltener mit einem Truncus arteriosus communis oder mit einem großen Aortopulmonalen Fenster. Gewöhnlich entspringen die großen Arterien in Normalstellung, aber jede Art von ventrikuloarterieller Konnektion ist ebenso möglich wie die Kombination mit einem singulären Ventrikel. Die Kombination eines IAA mit einem AVSD findet sich bei einer zugrundeliegenden CHARGE-Assoziation (**c**oloboma, **h**eart disease, **a**tresia choanae, **r**etarded growth and development and/or CNS anomalies, **g**enital hypoplasia, **e**ar anomalies and/or deafness). Genetisch-embryologische Studien lassen übrigens eine differente Ätiologie der Typen A und B vermuten: Ein unterbrochener Aortenbogen Typ B ist in fast 75% der Fälle mit einer Monosomie 22q11 (s. Abschn. 4.25, S. 232) assoziiert, wohingegen diese Mikrodeletion beim Typ A weitaus seltener gefunden wird. Auch das Spektrum der assoziierten VSDs variiert zwischen den zwei Typen.

Eine hoch aus dem Truncus brachiocephalicus oder lusorisch abgehende rechte A. subclavia findet sich in gut 80% der Fälle bei gleichzeitigem Vorliegen der Mikrodeletion und kann daher als phänotypischer Hinweis dienen.

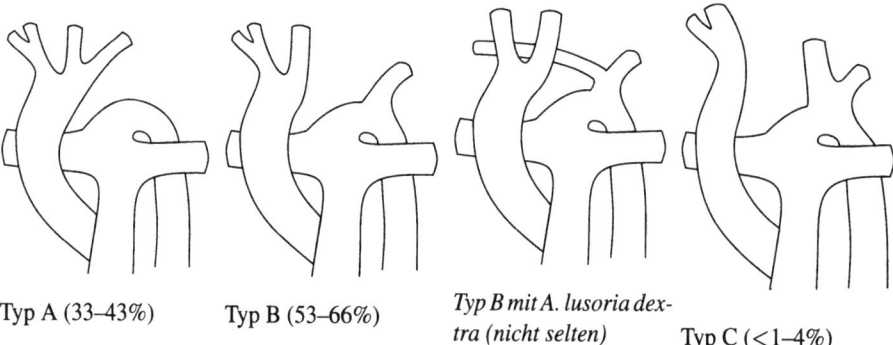

Typ A (33–43%)   Typ B (53–66%)   *Typ B mit A. lusoria dextra (nicht selten)*   Typ C (<1–4%)

Abb. 4.9. Formen/Einteilung des unterbrochenen Aortenbogens.

Hämodynamik

Intrauterin versorgt der linke Ventrikel die proximalen aortalen Gefäßabschnitte, der rechte Ventrikel über den Ductus arteriosus die distalen Bezirke. Nach der Geburt bleibt diese Situation erhalten, der linke Ventrikel erhält lediglich zusätzlich das Lungenvenenblut. Aufgrund des Links-Rechts-Shunts über den VSD kann auch eine recht ausgeprägte Hypoplasie der Aorta oder der Subaortenregion im Stadium der Kompensation maskiert bleiben! Der Rechts-Links-Shunt auf Ductusebene führt zu einer differentiellen Sättigung zwischen oberer und unterer Körperhälfte. Die Durchblutung der unteren Körperhälfte ist vollständig ductusabhängig. Die Druckbelastung des linken und rechten Ventrikels verursacht unter Umständen ein beatmungspflichtiges Lungenödem.

Symptome

Bei engem oder bereits verschlossenem Ductus finden sich klinisch bei den Neugeborenen innerhalb der ersten Lebenstage zunehmende Herzinsuffizienzzeichen bis hin zum dekompensierten kardialen Schock mit unter Umständen reanimationspflichtiger Kreislaufinsuffizienz und beatmungspflichtigem Lungenödem. Folge der unzureichenden Durchblutung der Bauchorgane sind eine nicht selten schwere metabolische Azidose, eine Niereninsuffizienz und eine Hyperbilirubinämie auf dem Boden einer Leberfunktionsstörung. Es besteht ein erhöhtes Risiko für eine postasphyktische Nekrotisierende Enterokolitis. Ein Blutdruckgradient zwischen oberer und unterer Körperhälfte ist nicht obligat! Obwohl bei noch offenem Ductus prinzipiell die pulsoxymetrische Sättigung bei Fällen mit normalem Abgang der rechten A. subclavia an den Beinen niedriger als am rechten Arm sein muß, kann diese Differenz aufgrund der pulmonalen high-flow-Situation sehr diskret sein – insofern ist sie ein unsicheres diagnostisches Zeichen. Im Stadium der Dekompensation fällt ein blaß-fahles Hautkolorit der unteren Körperhälfte auf.

Diagnostik

Anamnese: Tachypone, Trinkschwäche, Zyanose? Befund: Es finden sich mehr oder weniger ausgeprägte Herzinsuffizienzzeichen und eine diskrete Differenz im Hautkolorit zwischen oberer und unterer Körperhälfte. In der Regel haben die Kinder ein Austreibungsgeräusch über der Herzbasis (pulmonaler Blutfluß). Erst bei nahezu verschlossenem Ductus finden sich Schocksymptome, eine Hyperbilirubinämie und eine Oligo- oder Anurie. Klinische Stigmata einer Monosomie 22q11? Labor: Oft schwere metabolische Azidose, Transaminasenanstieg, Kreatinin- und Harnstoffanstieg, eventuell Hypocalcämie bei syndromassoziiertem Parathormonmangel. EKG: Rechtsbelastung, manchmal mit Repolarisationsstörungen. Gelegentlich QT-Verlängerung durch eine syndrombedingte Hypocalcämie. Röntgen: Kardiomegalie, Lungenstauung. Echokardiographie: Lage des unterbrochenen Segments? Tubuläre Hypoplasie eines Bogenabschnitts? Länge des atretischen Segments? Aberranter Ursprung der rechten A. subclavia? Lage des VSD, zusätzliche kleine VSDs, Aortenklappenanomalien/linksventrikuläre Ausflußtraktobstruktion? Thymus? Mitralklappenanomalie? Hypoplasie des linken Ventrikels? Herzkatheter (wird bei den kritisch kranken Neugeborenen aufgrund des hohen Risikos nur selten durchgeführt): Anatomie, Ausmaß der Subaortenstenose, VSD-Größe, Abgang der re. A. subclavia? Schädelsonographie bei kritisch kranken Neugeborenen zum Ausschluß einer stattgehabten Hirnblutung.

110   4 Angeborene Herzfehlbildungen

Konservative Behandlung

Siehe Abschnitt „Intensivbehandlung".

Katheterinterventionelle Behandlung

Es ergibt sich bei diesem Herzfehler keine Option für eine primäre Katheterintervention. Postoperative Stenosen im Bereich der Anastomosierung der unterbrochenen Segmente werden analog zur Re-Koarktation mittels Ballonkatheter dilatiert.

Operative Behandlung

Säuglinge werden frühzeitig, in der Regel in den ersten Lebenstagen, nach bestmöglicher Rekompensation operiert. In erster Linie ist die Herstellung der Aortenbogenkontinuität erforderlich, um eine Ductusunabhängigkeit zu erreichen. Manche Zentren favorisieren den einzeitigen Verschluß des großen VSD an der HLM, alternativ kann zunächst eine Bändelung der A. pulmonalis durchgeführt werden und der VSD dann einige Monate später verschlossen werden.

Bei Vorliegen eines Malalignment-VSD (s. S. 121) ist das Infundibulumseptum nicht nur deviiert, sondern häufig auch hypoplastisch, so daß durch dessen alleinige Entfernung keine ausreichende Erweiterung der subaortalen Enge resultieren würde. Für diese Fälle haben sich die Ross-Konno-Operation und eine kombinierte Norwood-Rastelli-Operation als zwei alternative Vorgehensweisen etabliert: Bei einer Ross-Konno-Prozedur wird der linksventrikuläre Ausflußtrakt direkt erweitert und die Aortenklappe durch die patienteneigene Pulmonalklappe (= pulmonales Autograft) ersetzt. An Pulmonalisposition wird ein klappenloses Conduit oder ein Homograft implantiert (s. Abb. 4.10).

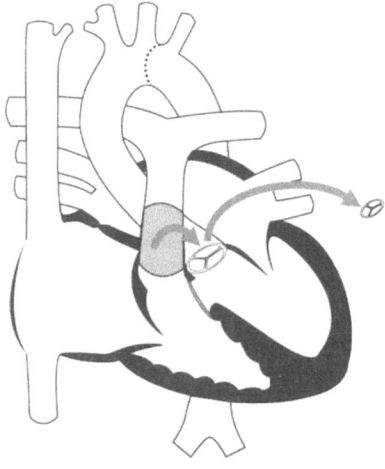

Abb. 4.10. Ross-Konno-Prozedur bei IAA mit relevanter LVOTO.

4.6 Unterbrochener Aortenbogen (IAA) 111

Bei der NORWOOD-RASTELLI-Prozedur hingegen wird ein intraventrikulärer „VSD-Patch-Tunnel" so eingenäht, daß das linksventrikuläre Blut nicht nur in die genuine Aortenklappe, sondern auch in die ehemalige Pulmonalklappe auswerfen kann. Der ehemalige Pulmonalishauptstamm wird durchtrennt und der proximale Abschnitt mit der Aorta ascendens End-zu-Seit verbunden (bildhaft eine „doppelte Aortenwurzel"), der distale Abschnitt wird über ein Conduit über eine Inzision in der Vorderwand mit dem rechten Ventrikel verbunden (s. Abb. 4.11).

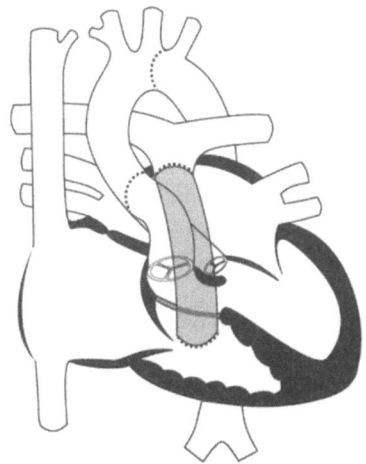

Abb. 4.11. NORWOOD-RASTELLI-Prozedur bei IAA mit relevanter LVOTO.

Intensivbehandlung

Präoperativ – Neugeborene Sofort nach der Diagnosestellung ist die Gabe von Prostaglandin E die wichtigste Maßnahme. Eine maschinelle Beatmung sowie die Anlage eines arteriellen und zentralvenösen Katheters ist in den meisten Fällen gerechtfertigt. Bei dekompensierten Neugeborenen sind initial Katecholamine und ein Azidoseausgleich erforderlich. Vor einer Hyperventilation wird aber gewarnt, da hierdurch die ohnehin bestehende pulmonale Überflutung zu Ungunsten der Perfusion der unteren Körperhälfte noch weiter verstärkt wird! Eine Flüssigkeitsrestriktion sollte nur in Maßen erfolgen, da die Gefahr der Ductusverkleinerung unter hypovolämischen Bedingungen besteht. Entsprechend sollten Diuretika kritisch eingesetzt werden. In der Praxis sind sie meist erforderlich, da die initiale Asphyxie häufig ein passageres Nierenversagen mit entsprechend ausgeprägten Ödemen verursacht. Eine Nachlastsenkung mit Nitraten kann die poststenotischen Durchblutungsverhältnisse günstig beeinflussen. Wenn eine Beatmung erforderlich ist, kann mit einem im oberen Normbereich gehaltenen CO_2 eine pulmonale Widerstandserhöhung erzielt werden, die zu einem entsprechend höheren Shunt in den Systemkreislauf der unteren Körperhälfte via PDA führt. Eine baldige Operation nach

4 Angeborene Herzfehlbildungen

Stabilisierung ist anzustreben. Ein protrahiertes Nierenversagen und eine Nekrotisierende Enterokolitis nach längerer Hypoperfusion der unteren Körperhälfte sind möglich! Bei höheren Prostaglandindosen ist es aufgrund der möglichen Nebenwirkungen sicherer, beatmete Kinder bis zur Operation nicht zu extubieren!

Postoperative Übergabe Verlauf der Operation? Thorax offen belassen (praktisch immer)? Intraoperative Hämodynamik? Medikamente? Rhythmus? Besonderheiten?

Zu erwartende Probleme Die postoperativen Probleme resultieren eher aus dem Verschluß des meistens großen VSD als aus der Bogenrekonstruktion. Durch lange HLM-Zeiten beim Neugeborenen und einer im Vergleich zu präoperativ deutlich vermehrten Volumenbelastung des linken Ventrikels steht meist ein postoperatives Low cardiac output-Syndrom mit hohem Katecholaminbedarf und instabiler Hämodynamik im Vordergrund. Ein protrahiertes Nierenversagen und nicht selten ein ausgeprägtes capillary leakage sind im weiteren Verlauf zu erwarten. Meist wird der Thorax zunächst offen belassen. Bei einem großen VSD besteht die Gefahr einer kompletten AV-Blockierung durch den Verschluß. Gelegentlich ergeben sich Probleme mit einer postoperativen pulmonalen Hypertension, vor allem bei schon etwas älteren Säuglingen.

Strategie Trotz strenger Flüssigkeitsrestriktion muß eine adäquate Vorlast gehalten werden (dies gilt insbesondere nach einer NORWOOD-RASTELLI-Operation). Keinesfalls sollten aber überhöhte linksatriale Drucke toleriert werden. Die Insuffizienzbehandlung erfordert in der Regel höherdosiert Katecholamine und unter Umständen auch Phosphodiesterasehemmer (sofern ein ausreichender systemarterieller Druck den Einsatz gestattet). Ziel ist eine hämodynamische Stabilisierung, ein Ausschleichen der Katecholamine ist aber erst nach dem erfolgreichen Thoraxverschluß anzustreben. Bei abzusehendem protrahiertem Nierenversagen sollte eher frühzeitig die Entscheidung zur Dialyse getroffen werden. Bei offenem Thorax ist neben einer erweiterten Antibiotikabehandlung eine Relaxierung und tiefe Analgosedierung erforderlich. Bei Hinweisen auf eine pulmonale Hypertonie sollten entsprechende Regimes mit Hyperventilation und NO (strenge Indikationsstellung) zum Einsatz kommen (s. Abschn. 1.3, S. 14). Eine Knotentachykardie muß medikamentös mit Amiodaron und physikalisch durch Hypothermie und DDD-Pacing behandelt werden.

Cave Selten findet sich eine relevante Reststenose im Bereich der Bogenrekonstruktion oder ein relevanter Rest-VSD. Eine Hypocalcämie kann bei einer Monosomie 22q11 auftreten. Bei diesen Patienten sollte auch schon präoperativ ein Immundefekt ausgeschlossen werden. Selten ist eine Überblähung der linken Lunge durch die Kompression des linken Hauptbronchus nach Mobilisierung und Verlagerung des proximalen Aortenbogens zur Anastomosierung. Eine linksseitige Rekurrensparese kann auftreten.

Prognose/Ergebnisse

Unoperiert überleben Säuglinge mit unterbrochenem Aortenbogen nur wenige Tage. Das Risiko der Korrekturoperationen ist nicht gering (sicher über 20%). Postoperativ finden sich häufig Stenosen im Anastomosenbereich der Aorta (bis zu 20%). Bei einem Teil der Fälle ist eine Dilatation oder Reoperation erforderlich. Ein relevanter Rest-VSD und eine bleibende höhergradige AV-Blockierung sind selten. Aufgrund der anlagebedingten Deviation des Infundibulumseptums kann sich trotz Verschluß des VSD im Laufe der Zeit eine relevante Subaortenstenose entwickeln. Sofern die postoperative Periode überlebt wird, ist die Prognose eines IAA heutzutage in den meisten Fällen sehr gut.

4.7 Vorhofseptumdefekt vom Secundumtyp (ASD II)

Substanzdefekt im embryonalen Septum secundum oder sekundär durch übermäßigen Zelluntergang in der Septenanlage. Ein ASD ist ein häufig vorkommendes Vitium (5–10% aller Herzfehler). Ein sondendurchgängiges Foramen ovale (mit intakter Ventilfunktion, also ohne Shunt) findet sich bei ungefähr 15–30% der Gesamtbevölkerung.

Morphologie

Grundsätzlich werden vier Typen unterschieden (s. Abb. 4.7):

- Der Ostium secundum-Defekt (rund 70%) im Bereich der Fossa ovalis,
- ein tiefsitzender Ostium primum-Defekt (um 20%), der als eine Form des Endokardkissendefekts häufig mit einer Spaltbildung („Cleft") des anterioren Mitralsegels vergesellschaftet ist (detaillierte Besprechung in Abschn. 4.9 ab S. 125),
- ein Sinus venosus-Defekt (um 10%), bei dem die Öffnung im hinteren Septumbereich in der Nähe der oberen („oberer Sinus venosus-Defekt"; häufiger) oder der unteren („unterer Sinus venosus-Defekt") Hohlvenenmündung liegt. Sinus venosus-Defekte sind in über 90% der Fälle mit einer partiellen Lungenvenenfehlmündung assoziiert, wobei bei einem oberen Sinus venosus-Defekt meist die rechte obere, beim unteren Sinus venosus-Defekt entsprechend die rechte untere Lungenvene in die V. cava oder rechtsatrial fehlmündet. Gelegentlich finden sich darüber hinaus akzessorische, ebenfalls fehlmündende rechte Lungenvenen.
- Die seltenste Form (unter 1% der ASDs) ist ein „unroofed coronary sinus"-Defekt, bei dem das linksatriale Dach des Koronarvenensinus partiell oder komplett fehlt, so daß Blut aus dem linken Vorhof via Koronarvenensinus in den rechten Vorhof übertreten kann. Praktisch immer ist dieser Subtyp assoziiert mit einer persistierenden linken oberen Hohlvene (= LSVC), manchmal findet sich noch ein zusätzlicher Foramen ovale-Defekt. Das fast komplette Fehlen des Koronarvenensinus tritt – neben anderen komplexen intrakardialen Fehlbildungen – im Rahmen einer rechtsatrialen Isomerie auf (s. S. 236).

Es besteht eine Assoziation mit einer Pulmonalstenose. Mädchen haben häufiger einen ASD (2:1). Ein isolierter ASD zeigt gelegentlich eine familiäre Häufung mit autosomal dominantem Erbgang – insbesondere bei der Kombination mit einem verlängerten PQ-Intervall im EKG. Außerdem findet sich eine familiäre Häufung bei der Assoziation mit einem HOLT-ORAM-Syndrom (Herzfehler plus Fehlbildungen der oberen Extremitäten: Radiusaplasie, -hypoplasie, -fusion, fehlende Daumen etc.).

114   4 Angeborene Herzfehlbildungen

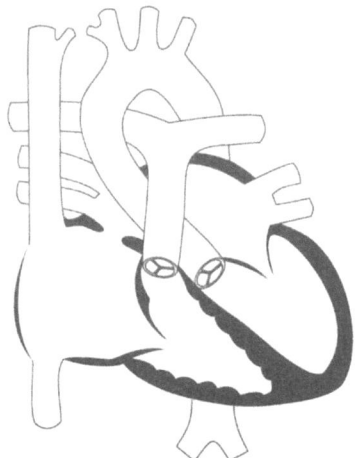

Septum secundum Defekt
(Fossa ovalis-Defekt),
häufigste Form.

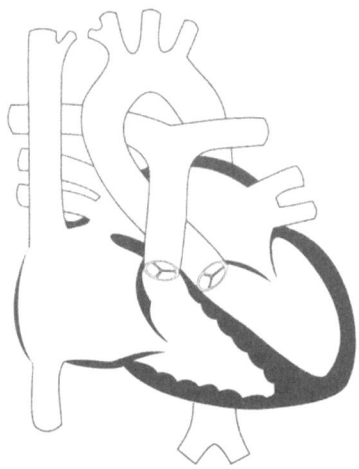

Sinus venosus Defekt. Hier:
Oberer Defekt an der Mündung der VCS.

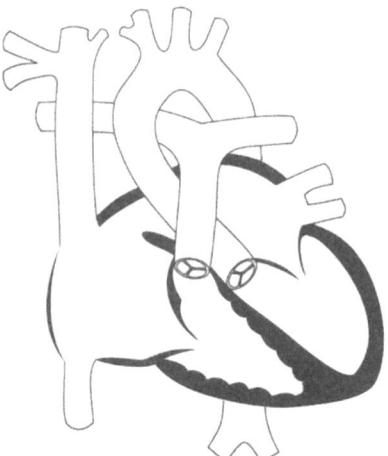

Sinus-Venosus-ASD mit partieller Lungenvenenfehlmündung in die V. cava sup.

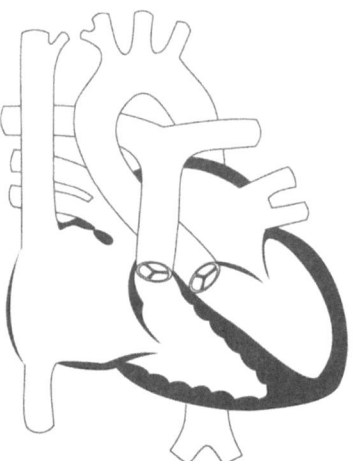

ASD I (in 97% mit Mitralcleft; gehört
eigentlich zur Gruppe der AVSDs).

Abb. 4.12. Formen/Einteilung des Vorhofseptumdefekts.

Hämodynamik

Kleine ASDs verursachen meist nur einen geringen Links-Rechts-Shunt. Bei mittelgroßen und vor allem bei großen ASDs wird das Ausmaß des – bisweilen quantitativ erheblichen – Links-Rechts-Shunts in abnehmendem Maße von der Defektgröße, zunehmend von der Compliance der Ventrikel und den Widerstandsverhältnissen im großen und kleinen Kreislauf determiniert. Parallel zum postnatalen Abfall der pulmonalen Widerstände nimmt daher jenseits der Neugeborenenperiode der Links-Rechts-Shunt über einen großen ASD zu. Bei starker körperlicher Belastung kann es im Rahmen der damit verbundenen Erhöhung des ZVD zu einem intermittierenden Rechts-Links-Shunt über den Defekt mit Zyanose kommen. Ein ASD verursacht eine reine Volumenbelastung des rechten Ventrikels und damit nur eine geringe Druckerhöhung im kleinen Kreislauf. Bei älteren Patienten kann es aufgrund der chronischen Volumenbelastung mit entsprechender Überdehnung des rechten Ventrikels zu Veränderungen der Geometrie und der diastolischen Dehnbarkeit (= Compliance) des linken Ventrikels kommen. Bei diesen Patienten wird darüber hinaus nicht selten (65%) schon präoperativ eine Sinusknotendysfunktion beobachtet. Die Linksverlagerung des Ventrikelseptums kann einen Mitralklappenprolaps und/oder eine Mitralinsuffizienz verursachen.

Seltene Sonderformen mit höherem Risiko: Ein sehr kleiner Teil (unter 1%) von Kindern mit einem mittelgroßen bis großen ASD zeigt eine Tachypnoe und eine Gedeihstörung auf dem Boden einer nicht durch den ASD zu erklärenden pulmonalen Hypertonie. Ein PDA oder andere assoziierte Herzfehler finden sich nicht in diesem Kollektiv, so daß hier möglicherweise eine Komorbidität mit einer primären pulmonalen Hypertonie vorliegt. Eine zweite Gruppe, bei denen der ASD erst im späten Kindesalter oder manchmal sogar erst im späten Erwachsenenalter (im Rahmen der Abklärung einer Herzinsuffizienzsymptomatik) diagnostiziert wird, tendiert dazu, Rhythmusstörungen (beispielsweise Vorhofflimmern) oder eine pulmonale Hypertonie zu entwickeln. Bei einer dritten Gruppe von Patienten wird erst nach einem Schlaganfall (paradoxe Embolie über den ASD) mit entsprechenden Spätfolgen der Defekt entdeckt.

Symptome

Die Patienten sind häufig asymptomatisch, selbst bei großen Defekten finden sich nur selten Zeichen der Rechtsherzinsuffizienz, häufiger aber eine vermehrte Infektanfälligkeit. Es wird übrigens vermutet, daß der ausgesprochen schlanke Habitus (vermindertes Längensollgewicht), der bei einem Teil der Kinder mit einem ASD beobachtet wird, eher eine Koinzidenz denn eine kausale Folge des ASDs darstellt. Eine nicht nur intermittierende Zyanose sieht man eigentlich nur bei älteren Erwachsenen mit EISENMENGER-Reaktion und bei den wenigen Patienten mit primärer Lungengefäßerkrankung. Bei Erwachsenen mit einem ASD besteht die Gefahr von atrialen Tachyarrhythmien oder einer sogenannten gekreuzten, „paradoxen Embolie" eines Beinvenenthrombus über den ASD in den linken Vorhof und von dort weiter ins Gehirn. Begleiterkrankungen wie eine systemarterielle Hypertension können aufgrund der resultierenden linksventrikulären Hypertrophie und dessen dadurch schlechterer Compliance ebenso wie eine Mitralstenose einen Links-Rechts-Shunt auf Vorhofebene deutlich aggravieren.

Diagnostik

Anamnese: Infekte? Belastungszyanose? ASD in der Familie bekannt? Befund: Auch bei hämodynamisch relevanten ASDs finden sich meist nur diskrete Rechtsherzinsuffizienzzeichen. Typisch ist die Auskultation mit einer fixen, weiten Spaltung des zweiten Herztons und einem zusätzlichen rauhen (nie lauter als 2–3°) Austreibungsgeräusch über der Pulmonalisregion. Zugrundeliegend ist eine „relative", flußbedingte Pulmonalstenose durch ein Mißverhältnis zwischen Klappenringgröße und Blutvolumen. Bei größerem Shuntvolumen (Q_p/Q_s-Verhältnis über etwa 2:1) hört man zusätzlich ein Diastolikum über der Tricuspidalklappe aufgrund des Mißverhältnisses zwischen Klappengröße und Durchflußvolumen. Bei einem ASD I findet sich meist ein zusätzliches Mitralinsuffizienzgeräusch. EKG: meist Rechtslagetyp, manchmal verlängertes PQ-Intervall. Bei Erwachsenen unter Umständen Vorhofflattern oder -flimmern. Häufig charakteristischer inkompletter Rechtsschenkelblock mit rsR'-Muster (R' deutlich höher als r; „Volumenbelastungstyp") in den rechten Brustwandableitungen ($V_3r/V_4r/V_1$) als Zeichen der Rechtsbelastung (s. Abb. 4.13). Ein zusätzlicher (überdrehter) Linkstyp mit verlängerter

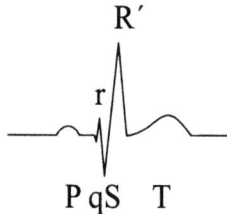

Abb. 4.13. Typischer inkompletter rsR'-Rechtsschenkelblock bei einem ASD. Bemerkung: Beim herzgesunden Kind findet sich häufig ebenfalls ein inkompletter Rechtsschenkelblock, jedoch ist R' praktisch immer kleiner als R: physiologisches „Kinder-Rsr'-Muster".

PQ-Zeit ist fast beweisend für einen ASD I. Meist findet sich in diesen Fällen auch eine im Gegenuhrzeigersinn drehende frontale Vektorschleife, erkenntlich an einem rS-Muster in aVF und einem qR-Muster in I und aVL. Röntgen: Häufig mäßige Kardiomegalie mit vermehrter Lungengefäßzeichnung. Echokardiographie (unter Umständen transösophageal): Lage, Größe und Ränder des Defekts im Hinblick auf einen interventionellen Verschluß (hier kommt in Zukunft sicher zunehmend das 3D-Echo zum Einsatz), Größe des rechten Ventrikels? Multiple Defekte? Lungenvenenfehleinmündung? Meist flache bis paradoxe Septumbewegung. Bei einem ASD I: Mitralcleft? Ausmaß der Mitralinsuffizienz? Herzkatheter: Shunt-Quantifizierung, Druck in A. pulmonalis. In den meisten Fällen wird eine Herzkatheterisierung nur noch mit dem Ziel eines interventionellen Verschlusses durchgeführt; eine rein diagnostische Indikation ist jedoch der Verdacht auf eine pulmonale Widerstandserhöhung, die invasiv validiert und pharmakologisch auf eine noch vorhandene Reagibilität getestet werden muß.

Konservative Behandlung

Meistens ist keine medikamentöse Behandlung erforderlich, bei ausgeprägtem Shunt oder Zeichen der Herzinsuffizienz reicht in der Regel eine Diuretika- oder Digitalisgabe, eine Endokarditisprophylaxe ist laut Empfehlung der American Heart Association präoperativ nicht erforderlich; in den folgenden sechs Monaten nach Patch- oder Schirmchenverschluß sollte aber im Expositionsfall vorübergehend eine Prophylaxe durchgeführt werden.

Katheterinterventionelle Behandlung

Der Schirmchenverschluß von günstig gelegenen Foramen ovale-Defekten wird zunehmend Methode der ersten Wahl und zeigt in der Hand des Erfahrenen eine hohe Erfolgsquote. Voraussetzungen sind ein ausreichender Septumrest zur AV-Klappenebene („inferior rim") und nach cranial („superior rim") 5–6 mm. Zur Aorta hin („anterior rim") bestehen keine Mindestanforderungen. Bei Erwachsenen nach Schlaganfall und bewiesenem(!) Rechts-Links-Shunt über ein offenes Foramen ovale wird der interventionelle Verschluß desselben zur Rezidivpropylaxe empfohlen.

Operative Behandlung

Die Operationsindikation ist bei einem Q_p/Q_s-Verhältnis von 1,5–2:1 gegeben. Es erfolgt ein elektiver Verschluß zwischen dem 2. Lebensjahr und dem Vorschulalter unter Einsatz der HLM: Direktnaht des Defekts oder Perikardpatch-Verschluß. Sehr selten muß ein Dacronpatch eingenäht werden. Für den ASD-Verschluß sind kosmetisch günstigere Zugänge (beispielsweise eine laterale Thorakotomie oder eine partielle kaudale Sternotomie) als für die meisten anderen Herzfehler möglich. Kontraindikation für einen Defektverschluß ist eine bereits eingetretene höhergradige pulmonale Widerstandserhöhung (über 15 WOOD-Einheiten). Bei der Korrektur eines Sinus venosus-Defekts muß aus einem Patch ein Tunnel konstruiert werden, der die fehlmündende(n) Lungenvene(n) in den linken Vorhof kanalisiert und gleichzeitig den Defekt verschließt.

Intensivbehandlung

Günstig gelegene ASDs werden fast nur noch katheterinterventionell verschlossen.

Postoperative Übergabe Direktnaht oder Patchverschluß? Laterale Thorakotomie (in diesen Fällen meist Kanülierung der A. femoralis) oder (eventuell nur partielle) mediane Sternotomie? Operation im Flimmern oder im Stillstand? Intraoperative Fremdblutgabe? Bei Sinus venosus-Defekt mit partieller Lungenvenenfehlmündung: durchgeführtes Verfahren zur Lungenvenentunnelung zum linken Vorhof?

Zu erwartende Probleme Initial zeigen alle Patienten eine überschießende Diurese mit entsprechend hohem Volumen- und Kaliumbedarf. Selten treten atriale Rhythmusstörungen auf, meist ein Sinusknotensyndrom, aber auch Ersatzrhythmen oder Tachykardien – vor allem nach Verschluß eines Sinus venosus-Defekts.

Strategie Praktisch immer ist bei Kindern die Frühextubation nach wenigen Stunden möglich, bei älteren Patienten – insbesondere bei Erwachsenen – sollte man aber vor der Entwöhnung vom Respirator sicher sein, daß keine relevante pulmonalvenöse Stauung mit Lungenödem vorliegt! In der Regel besteht kein Katecholaminbedarf. Bei einer Konstellation mit niedrigen Mitteldrucken, höherem Katecholaminbedarf und kühler Peripherie liegt praktisch immer ein Volumenproblem vor – erkenntlich am niedrigen ZVD. Daher sollten nur niedrige Nitratdosen gegeben werden (falls überhaupt). Besser ist ein großzügiger Einsatz von Volumen. Vor einer unreflektierten Flüssigkeitsgabe muß aber gewarnt werden, denn der linke Ventrikel hat postoperativ durch den jetzt fehlenden Shunt eine für ihn ungewohnte Volumenbelastung und kann dekompensieren. Folge kann ein Lungenödem sein. Auf eine ausreichende Substitution von Kalium ist sorgfältig zu achten, da oft initial ein hoher Bedarf besteht. Eine Gabe im Bypass und häufige Kontrollen sind erforderlich. Aufgrund der anfänglich überschießenden Urinausscheidung und einer hohen Diuretikasensibilität der Niere wird eine äußerst niedrige Diuretika-Einstiegsdosis bei Nachlassen der Ausscheidung empfohlen. Nach der Extubation sollte – je nach Infektanfälligkeit vor der Operation – an eine Physiotherapie gedacht werden. Bei ausreichender Peristaltik sollte man das Kind mittels Einlauf abführen und die Flüssigkeit rasch auf oral umstellen. Es wird aber empfohlen, die Magensonde zunächst noch in verschlossenem Zustand liegen zu lassen. Bei Übelkeit muß der Magen entlastet werden. Bei Positivbilanzen und sekundär steigendem Sauerstoffbedarf sind Pleuraergüsse, die nicht selten relativ rasch postoperativ entstehen, auszuschließen.

Cave Als Folge einer Femoralarterienkanülierung kann eine Durchblutungsstörung des Beins auftreten. Ein Postperikardiotomiesyndrom (s. S. 242) tritt aus ungeklärten Gründen häufiger als bei anderen Herzfehlern auf. Nach Korrektur eines Sinus venosus-Defekts kann als seltene Komplikation im Tunnel, der die ehemals fehlmündende Lungenvene mit dem linken Vorhof verbindet, eine Stenose den Lungenvenenabstrom kompromittieren (Folge: hämorrhagisches Lungenödem), oder aber der Tunnel selbst stellt bei einer Vorwölbung in die obere Hohlvene dort ein so relevantes Einstromhindernis dar, daß unter Umständen eine Revision mit Patcherweiterung erforderlich ist. Eine sehr seltene Komplikation ist eine Patchfehleinnaht durch Verwechslung der Klappe im Bereich der Mündung der VCI mit der unteren Begrenzung des ASD, vor allem bei Defekten ohne „inferior rim" mit der Folge einer iatrogenen Hohlvenentransposition in den linken Vorhof. Dies führt zu einer Zyanose durch den Rechts-Links-Shunt. Eine sofortige Revision ist in diesen Fällen erforderlich. Bei versehentlicher Naht der Eustachischen Klappe ans Vorhofseptum kommt es durch die Obstruktion der unteren Hohlvene zur Hepatomegalie und zum Low cardiac output-Syndrom. Auch hier ist ebenfalls eine sofortige Revision erforderlich. Bei Jugendlichen und Erwachsenen nach ASD-Verschluß muß eine postoperative linksventrikuläre Dysfunktion aufgrund einer Compliancestörung mit der Gefahr eines Lungenödems und einer rechtsventrikulären Dysfunktion ausgeschlossen werden. In diesen Fällen sind eine konsequente pulmonale Widerstandssenkung durch entsprechende Regimes (s. Abschn. 1.3, S. 14) und eine strenge Flüssigkeitsrestriktion mit Negativbilanzierung erforderlich.

Prognose/Ergebnisse

Unoperiert: Spontanverschlüsse treten in bis zu 15% der Fälle innerhalb der ersten vier Lebensjahre auf, insbesondere bei zentralen Defekten von maximal 3–5 mm Durchmesser, jedoch niemals bei Sinus venosus-Defekten. Bei größeren unbehandelten Defekten ist die Lebenserwartung eingeschränkt: Jenseits des 20. Lebensjahres liegt die Mortalitätsrate um 5% pro Dekade, so daß im Alter von 60 Jahren gut 90% der Patienten mit ASD verstorben sind. Bei großem Shuntvolumen entwickeln sich unter Umständen atriale Tachyarrhythmien, die Ausbildung einer EISENMENGER-Reaktion hingegen ist selten und stets jenseits des 40. Lebensjahres (Risikofaktoren: weibliches Geschlecht, Leben in großer Höhe über 1500 m, älteres Lebensalter). Die Ergebnisse nach Schirmchenverschluß sind nach den bislang vorliegenden Erfahrungen hervorragend, gelegentlich auftretende Restshunts sind in aller Regel trivial. Eine Embolisation mit eventuell erforderlicher operativer Entfernung, Perforationen und Hohl- oder Lungenvenenobstruktionen durch das Device sind theoretisch denkbar, aber in der Praxis absolute Raritäten. Das Risiko des operativen ASD-Verschlusses übersteigt heutzutage nicht mehr das generelle Riskio einer Allgemeinnarkose, ist also praktisch 0%. Langfristig (>10 Jahre postoperativ) finden sich gelegentlich behandlungsbedürftige Vorhofarrhythmien, vor allem nach Verschluß des Defekts jenseits des 10. Lebensjahres. Nach Korrektur eines ASD jenseits der 3. Dekade ist jedoch in Folge der fortgeschrittenen sekundären Veränderungen auch postoperativ mit einer eingeschränkten Lebenserwartung zu rechnen. Nach Verschluß eines Sinus venosus-Defekts mit Lungenvenentunnelung findet sich in seltenen Fällen eine spätpostoperative Stenose der oberen Hohlvene und/oder eine Sinusknoten-Dysfunktion.

4.8 Ventrikelseptumdefekt (VSD)

Mit einer Inzidenz von 1,3–4,7/1000 (nach neueren echokardiographischen Studien sogar bis zu 50/1000) Lebendgeborenen ist der VSD der häufigste angeborene Herzfehler nach der bicuspiden Aortenklappe. Es liegt eine interventrikuläre Verbindung durch ein nicht vollständiges Verschmelzen der embryonalen Ventrikelseptumkomponenten oder eine sekundäre Defektbildung durch einen übermäßigen Zelluntergang im Bereich des trabekularisierten muskulären Septums vor. Außerdem ist ein VSD eine häufige Begleitfehlbildung bei komplexen Herzfehlern und syndromatologischen Erkrankungen (Trisomie 13,18,21 und seltenere Syndrome). Umgekehrt finden sich aber bei 95% der Patienten mit einem VSD keine Auffälligkeiten der Chromososmen. Mädchen sind diskret häufiger betroffen (56% vs. 44%).

Morphologie

Zahlreiche Klassifikationen der unterschiedlichen VSD-Typen existieren. Die folgende Einteilung orientiert sich an einer klinischen und chirurgischen Praktikabilität (s. Abb. 4.14):
- Perimembranöse (in anderen Klassifikationen bezeichnet als infracristale) VSDs liegen im Bereich des linksventrikulären Ausflußtrakts knapp unterhalb der Aortenklappe. Aufgrund ihrer Ausdehnung bis in angrenzende Septumbereiche kann man prinzipiell subklassifizieren in perimembranös inlet, perimembranös outlet oder perimembranös muskuläre Defekte. Ein perimembranöser VSD ist die mit Abstand am häufigsten vorkommende Variante (80% der Fälle) und geht unter Umständen einher mit einer Vorwölbung oder sogar aneurysmatischen Aussackung des septalen Tricuspidalsegels, das dadurch den Defekt partiell bis vollständig decken kann. Bei solchen Formen sieht man gelegentlich eine aneurysmatische Aussackung im ehemaligen Defektbereich. Außerdem gehört der GERBODE-Defekt mit einem Shunt zwischen linkem Ventrikel und rechtem Vorhof zu dieser Gruppe.

- Supracristale (in anderen Klassifikationen bezeichnet als Conusseptumdefekte, infundibuläre Defekte, subarterielle Defekte, subarterielle „doubly committed"- oder outlet-Defekte) repräsentieren nur etwa 5–8% aller isolierten VSDs in der westlichen Welt, hingegen in Japan bis zu 30%. Diese Defekte liegen in unmittelbarer Nachbarschaft zur Pulmonalklappe im Bereich des rechtsventrikulären Ausflußtrakts oberhalb der crista supraventricularis. Aufgrund ihrer Lokalisation prädisponieren sie zum Prolaps der rechten (oder auch der akoronaren) Aortenklappentasche durch den Defekt mit entsprechender Aorteninsuffizienz (nur in 3–7% der Fälle mit supracristalem Defekt in der westlichen Hemisphäre, aber in bis zu 50% bei japanischen Kindern unter 8 Jahren).
- Muskuläre (in anderen Klassifikationen als trabekulär bezeichnet) VSDs (5–20% aller VSDs) sind definitionsgemäß allseits muskulär begrenzt und treten nicht selten multipel auf. Die Extremform multipler muskulärer VSDs wird auch bildhaft als „Swiss cheese-Septum" bezeichnet. Subklassifizierend kann unterschieden werden zwischen zentral-muskulär/mittmuskulär, apikal oder marginal (im Bereich des Übergangs zwischen rechtem Ventrikel und Septum). Ein – vom linken Ventrikel aus gesehen – singulärer Defekteingang kann übrigens durchaus über mehrere Ausgänge in den rechten Ventrikel münden.
- Posteriore (in anderen Klassifikationen bezeichnet als Kanaltyp, Endokardkissendefekt-artig, AV-Septum-Typ, sinus-septal, inlet) VSDs liegen posterior des septalen Tricuspidalsegels. Obwohl sie von der Position ähnlich liegen wie die interventrikuläre Verbindung beim AVSD (s. Abschn. 4.9, S. 125 ff.), müssen sie von diesem Herzfehler streng unterschieden werden, da die AV-Klappen von der Fehlbildung nicht mitbetroffen sind. In diese Gruppe fallen 8–10% aller VSDs.

Häufige Zusatzfehlbildungen sind eine Subaortenstenose, eine Subpulmonalstenose (die Extremform ist ein „double chambered right ventricle"), ein ASD oder eine CoA. Klinisch bedeutsam ist die Klassifikation eines VSD nach hämodynamischer Relevanz in drucktrennend, druckreduzierend oder druckangleichend (Tabelle 4.2).

Tabelle 4.2. Ventrikelseptumdefekt; hämodynamische Effekte in Abhängigkeit von der Defektgröße

	Links-Rechts-Shunt	Druckbelastung
Kleiner VSD	-	-
Mittelgroßer VSD	+	-
Großer VSD	+	+

Topographie des Reizleitungssystems beim VSD Bei perimembranösen Defekten verläuft das His-Bündel subendokardial und zieht entlang des postero-inferioren Defektrandes. Bei posterioren Defekten hingegen verläuft das Bündel am antero-superioren Rand. Beim Verschluß von muskulären oder supracristalen Defekten ist das Risiko für einen kompletten AV-Block aufgrund der großen Distanz zwischen Defekt und Reizleitungssystem verschwindend gering.

„Malalignment"-VSD Die embryonalen Anteile des Ventrikelseptums haben die Beziehung zueinander verloren. Es resultiert ein „Überreiten" einer Semilunarklappe. Klassisches Beispiel ist der Malalignment-VSD der FALLOT-Tetralogie. Vom embryologischen Aspekt her gesehen, liegt – im Unterschied zu den übrigen VSD-Formen – eine conotruncale Fehlbildung vor, und vermutlich deshalb kommt diese Defektart praktisch nie isoliert, sondern in den meisten Fällen als Komponente von komplexeren Herzfehlern vor (unter anderem IAA, DORV, DOLV, FALLOT-Tetralogie). Die superioren und inferioren Septumreste stehen „versetzt" aufeinander, so daß – je nach Richtung der Deviation – eine Subpulmonalstenose oder aber eine Subaortenstenose entstehen kann. Eine so geartete Subaortenstenose ist häufig bei dem mit einem unterbrochenen Aortenbogen assoziierten VSD zu sehen.

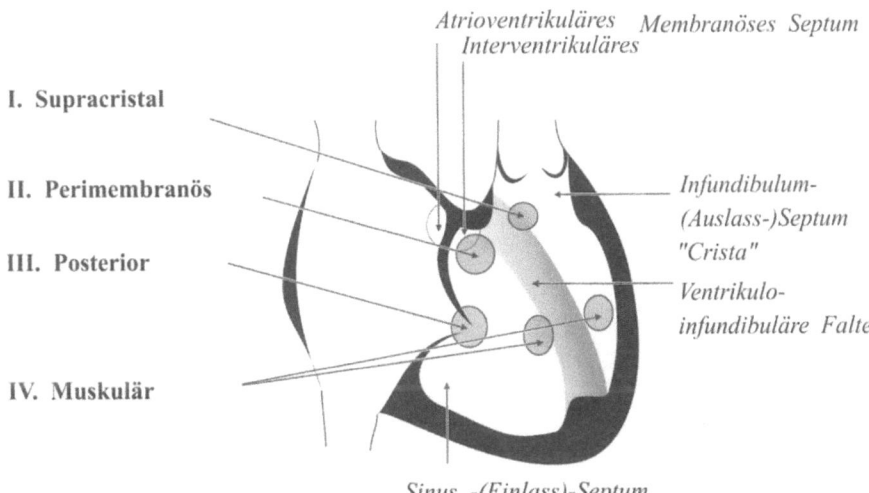

Abb. 4.14. Formen/Einteilung des Ventrikelseptumdefekts.

Hämodynamik

Es liegt ein Links-Rechts-Shunt auf Ventrikelebene mit drei ungünstigen hämodynamischen Effekten vor: (1) Volumenbelastung des linken Ventrikels, (2) Lungenüberflutung und (3) reduziertes Großkreislauf-Minutenvolumen. Bei kleinen Defekten prägt eine rezirkulationsbedingte reine Volumenbelastung des linken Ventrikels die hämodynamische Situation, mit zunehmender Größe des Defekts tritt allerdings die zusätzliche Druckbelastung des rechten Ventrikels und des Lungenkreislaufs (s. Tabelle 4.2) in den Vordergrund. Bei einem VSD-Durchmesser von 75% des Aortendurchmessers kann von einem Druckangleich beider Kammern ausgegangen werden. In solchen Fällen wird das Ausmaß des Shunts nicht mehr von der Defektgröße, sondern ausschließlich vom pulmonalen Widerstand bestimmt. Bei einem großem VSD besteht daher stets eine pulmonale

Hypertonie mit einer zunehmenden obstruktiven Lungengefäßerkrankung und langfristig der Ausbildung einer EISENMENGER-Reaktion. Bei supracristalen Defekten besteht die Gefahr des Prolabierens eines Aortensegels in den Defekt mit der Folge einer Aorteninsuffizienz. Auch bei kleinen perimembranösen VSDs in der Nähe der Aortenklappe kann durch eine „Sogwirkung" sekundär eine Aorteninsuffizienz entstehen.

Symptome

Kleine Defekte sind praktisch asymptomatisch, werden aber meist durch einen Geräuschbefund bei der Auskultation entdeckt. Die Patienten sind eutroph und normal leistungsfähig. Säuglinge mit mittelgroßem Defekt können zunächst noch gut kompensiert sein, werden aber im Alter von 4–6 Wochen (bei Frühgeborenen übrigens eher) parallel zum Abfall der postnatal noch hohen pulmonalen Widerstände zunehmend symptomatisch mit Tachydyspnoe, Schweißneigung, Trinkschwäche und unzureichender Gewichtszunahme. Auch pulmonale Infekte treten leichter auf. Bei großen Defekten sind die Herzinsuffizienz- und Lungenüberflutungssymptome entsprechend stärker ausgeprägt. Eine sekundär auftretende, zunehmende Zyanose bei gleichzeitigem Rückgang der Insuffizienzsymptomatik ist entweder Ausdruck einer Shuntumkehr bei dann fixierter pulmonaler Hypertonie oder Folge einer zunehmenden (Sub-)Pulmonalstenose.

Diagnostik

Anamnese: Insuffizienzsymptome, Infekte? Befund: Typisches scharfes holosystolisches „Preßstrahlgeräusch" im 4. ICR links parasternal (bei mittelgroßen Defekten am lautesten, dann ist auch oft ein zusätzliches apikales diastolisches Geräusch, verursacht durch ein Mißverhältnis zwischen Durchstrom und Mitralklappengröße, zu hören), bei sehr großem Defekt findet sich unter Umständen kein Geräusch mehr, jedoch ein knallender zweiter Herzton als Ausdruck der schweren pulmonalen Hypertonie. EKG: bei kleinen Defekten unauffällig. Bei mittelgroßen Defekten: Linksherzhypertrophie. Bei großen Defekten: Biventrikuläre Hypertrophie, eventuell kompletter Rechtsschenkelblock durch Überdehnung der Reizleitungsfasern, gelegentlich Repolarisationsstörungen bei schwerer Symptomatik. Röntgen: Unauffällig bei kleinem Defekt, Kardiomegalie und stark vermehrte Lungengefäßzeichnung bei relevantem VSD. Echokardiographie: Lage und Größe des Defekts (groß = Durchmesser der Aortenwurzel, mittelgroß = 66% des Aortenwurzeldurchmessers, klein = bis 33% Aortenwurzeldurchmesser)? Gradient über dem VSD? Druck in der A. pulmonalis? Größe des linken Vorhofs/Ventrikels? Zusatzfehlbildungen? „Straddling" einer AV-Klappe (= durch den Defekt ziehende Segelfäden)? Aorteninsuffizienz? Subaorten- oder Subpulmonalstenose? Vorsicht: Im Standard-Vierkammerblick kann ein supracristaler VSD leicht übersehen werden. Herzkatheter (sofern überhaupt erforderlich): Shunt-Quantifizierung, Druck in A. pulmonalis, Widerstand im kleinen Kreislauf (Grad der Gefäßschädigung), Reagibilität des Lungengefäßbetts (pharmakologische Testung mit 100% O_2, NO und Prostazyklin).

Konservative Behandlung

Bei einem kleinen Defekt ist keine Medikamentengabe erforderlich. Bei zunehmender Symptomatik werden Diuretika, ACE-Hemmer und Digitalis gegeben. Eine Endokarditisprophylaxe ist vor allem bei kleinen Defekten wichtig.

Katheterinterventionelle Behandlung

Der VSD-Schirmchenverschluß ist derzeit noch im Experimentalstadium, wird sich aber in Zukunft sicher für einen kleinen Teil von geeigneten muskulären Defekten (unter 2 cm Durchmesser, apikale Lage) etablieren.

Operative Behandlung

Indikation ist eine pulmonale Hypertonie oder ein Q_p/Q_s-Verhältnis von über 2:1. Ein kleiner, drucktrennender Defekt stellt meist keine Operationsindikation dar. Eine prinzipielle Palliativmaßnahme ohne HLM ist eine Bändelung der Pulmonalarterie, die aber heute kaum noch durchgeführt wird, außer bei chirurgisch schwer erreichbaren apikal gelegenen oder multiplen Defekten. Heute erfolgt meistens eine primäre Korrektur an der HLM. Hierbei wird transatrial-transtricuspidal (perimembranöse Defekte) und transpulmonal (supracristale Defekte), alternativ über eine Inzision des rechtsventrikulären Ausflußtrakts oder in Einzelfällen auch über eine Inzision in den linken Ventrikel (vor allem bei multiplen Defekten), ein Dacron-Patch eingenäht. In Einzelfällen genügt eine Direktnaht. Ob sich in Zukunft minimalinvasive Verfahren zum VSD-Verschluß etablieren werden, ist derzeit noch unklar, erste Resultate sind aber ermutigend.

Intensivbehandlung

Postoperative Übergabe Intraoperative Hämodynamik, Medikamente, Besonderheiten? Zugang: Transatrial-transtricuspidal, transpulmonal oder transventrikulär? Direktnaht (fast nie) oder Patchverschluß? Zusätzliche RVOTO-Resektion?

Zu erwartende Probleme Bei kleinen Defekten sieht man in der Regel unproblematische Verläufe. Bei älteren Säuglingen und Kleinkindern mit präoperativer pulmonaler Widerstandserhöhung auf dem Boden eines großen VSDs besteht allerdings die Gefahr von postoperativen pulmonalen Widerstandskrisen. Gelegentlich kompromittiert eine Knotentachykardie die postoperative Hämodynamik, vor allem bei Säuglingen und nach transatrialem Zugang. Selten ist ein relevanter Re- oder Rest-VSD, der die Ursache für ein postoperatives Low cardiac output-Syndrom sein kann. Die Inzidenz eines bleibenden postoperativen AV-Block °III nach VSD-Verschluß liegt international heutzutage bei etwa 5%, wobei der Prozentsatz an unmittelbar postoperativ bestehenden Blockierungen etwas höher ist, aber meist ist eine spontane Erholung innerhalb weniger Tage zu beobachten.

Strategie Nach dem Verschluß von kleineren Defekten ist die Frühextubation meist nach wenigen Stunden möglich, Probleme sind nicht zu erwarten. Bei vorbestehender Widerstandserhöhung im kleinen Kreislauf besteht aber die Gefahr von postoperativen krisenhaften Anstiegen des pulmonalen Widerstands mit entsprechendem Blutflußabfall („PH-"oder „PAP-Krise"). In diesen Fällen ist die tiefe Sedierung und Beatmung mit konsequenter Hyperventilation und Hyperoxygenierung, gegebenenfalls mit NO-Zumischung, für zwei bis drei Tage erforderlich (strenge Indikationsstellung für NO! Siehe auch Seite 14). Physiotherapie, Inhalationen und Sekretolytika sollten zeitig eingesetzt werden. Regelmäßig nach Auskultation absaugen (zu zweit), je nach Sekretsituation auch mit Lavage. Nach Extubation kann das Kind bei ausreichender Peristaltik mittels Einlauf abgeführt werden, und die Flüssigkeit wird rasch auf oral umgestellt. Die Magensonde sollte man aber belassen und verschließen, bei Übelkeit muß der Magen entlastet werden.

Cave Eine ausgeprägte postoperative Aorteninsuffizienz durch das versehentliche Mitfassen einer Aortenklappentasche in die Patchnaht ist selten, aber gravierend (dieses Problem würde aber gegebenenfalls bereits intraoperativ ersichtlich). Ein bifaszikulärer Block im EKG, also ein kompletter Rechtsschenkelblock in Kombination mit einem linksanterioren Hemiblock, erfordert eine sorgfältige Nachsorge – insbesondere bei einem zusätzlich bestehenden AV-Block °I. Eine Erholung eines postoperativen AV-Block °III kann auch noch nach über zwei Wochen erfolgen – daher sollte keine zu frühe Indikationsstellung zur Implantation eines Schrittmachers erfolgen!

Prognose/Ergebnisse

Muskuläre und perimembranöse VSDs können sich spontan verkleinern oder sogar verschließen (meist innerhalb des ersten, aber nur noch selten jenseits des zweiten Lebensjahres). Bei kleinen muskulären Defekten ist diese Wahrscheinlichkeit am höchsten (80–90% innerhalb 2 Jahren). Die Spontanverschlußrate bei perimembranösen VSDs wird auf maximal 50% geschätzt. Supracristale VSDs verschließen sich nur sehr selten, posteriore VSDs niemals spontan. Bei druckangleichenden VSDs droht die EISENMENGER-Reaktion (98–100% nach 20 Jahren) mit entsprechend eingeschränkter Lebenserwartung. Das Operationsrisiko für einen isolierten VSD ist mit 3% heute sehr gering, auch multiple VSDs haben eine geringe Mortalität von etwa 5%. Bei kritisch kranken Säuglingen und insbesondere Neugeborenen ist das Risiko naturgemäß höher (bis zu 20%). Häufig besteht postoperativ ein kompletter Rechtsschenkelblock. Ein kleiner Teil der Patienten zeigt ein postoperatives Fortschreiten der obstruktiven Lungengefäßerkrankung trotz Verschluß des Defekts, so daß eine Koinzidenz mit einer primären pulmonalen Hypertonie vermutet wird. Bei einem kleinen Teil der Patienten finden sich zwar nach transtrialem Verschluss (unter Umständen auch erst nach Jahren) atriale Rhythmusstörungen, nach Ventrikulotomie gelegentlich auch ventrikuläre Dysrhythmien, aber dessen ungeachtet kann ein VSD heutzutage trotzdem als prognostisch sehr günstig eingeschätzt werden.

4.9 Atrioventrikulärer Septumdefekt (AVSD) und ASD I

Synonyme: AV-Kanal, Endokardkissendefekt

Ein AVSD resultiert aus einer embryonalen Entwicklungshemmung der AV-Kanal-Region mit einem Unterbleiben der endgültigen Unterteilung der gemeinsamen AV-Klappe und der endgültigen Septierung der Vorhöfe und Ventrikel. Nach ANDERSON liegt eine Kombination vor aus (1) fehlendem atrioventrikulärem Septum, (2) fehlendem normalem „Einkeilen" (wedging) der Aorta zwischen Mitral- und Tricuspidalklappe, (3) Vorliegen einer gemeinsamen atrioventrikulären Klappe mit einer variablen Anzahl von Segeln, meist zwischen 4 und 7. Es besteht ein abnormes Verhältnis zwischen Ausflußtrakt des linken Ventrikels zu der nicht „eingekeilten" Aortenklappe, ein abnormes Verhältnis der Einfluß- und Ausflußbahn des linken Ventrikels zugunsten der Ausflußbahn, resultierend aus den vorgenannten Aspekten. Außerdem besteht eine durch das Fehlen des atrioventrikulären Septums bedingte Verlagerung des Erregungsleitungssystems.

Die Häufigkeit wird mit 0,19/1000 Lebendgeborene geschätzt. Es gibt eine familiäre Häufung: Etwa 14% der Mütter mit einem AVSD vererben einen Herzfehler auf ihre Kinder (meistens komplette AVSDs oder eine FALLOT-Tetralogie). Ein AVSD tritt bei beiden Geschlechtern gleich häufig auf. Sehr häufig sind AVSDs mit einem DOWN-Syndrom (aber auch mit anderen Trisomien) vergesellschaftet (s. Abschn. 4.25, S. 230): 40% aller Kinder mit einem DOWN-Syndrom haben ein relevantes Vitium, in 50% einen AVSD, umgekehrt haben 43 % aller Patienten mit einem AVSD ein DOWN-Syndrom. Diese Häufigkeit rechtfertigt die generelle Vorstellung eines Neugeborenen mit DOWN-Syndrom beim Kinderkardiologen.

Morphologie

Unterschiedliche Klassifikationen des AVSD sind im Schrifttum vorgeschlagen (beispielsweise von UGARTE oder GOOR und LILLEHEI), die aber heute eigentlich nur noch historische Bedeutung haben. Die allgemein gebräuchliche Einteilung stammt von RASTELLI und definiert die Typen A, B und C (s. Abb. 4.15). Typ A ist am häufigsten vorkommend und wird charakterisiert durch ein minimales Überragen des aus dem superioren Endokardkissen entstandenen Segels und einer Anheftung der linksseitigen Komponente dieses anterioren „bridging leaflet" am Oberrand des Ventrikelseptums. Beim Typ B (seltenste Form) ziehen Segelfäden vom anterioren bridging leaflet durch den VSD zum Cavum des rechten Ventrikels. Dieses Phänomen wird als „Straddling" bezeichnet. Der Typ C zeichnet sich durch ein frei bewegliches anteriores bridging leaflet aus, das an seiner rechtsseitigen Begrenzung am anterioren Papillarmuskel des rechten Ventrikels aufgehängt ist.

Man unterscheidet außerdem einen kompletten AVSD mit großem, tiefsitzenden Vorhof- und Inlet-Ventrikelseptumdefekt (am häufigsten vorkommend) von einer intermediären Form mit nur kleinem, gedecktem VSD bei großem ASD I und einer inkompletten (oder partiellen) Form mit ausschließlichem Vorhofseptumdefekt. Diese inkomplette Form wird auch als ASD I oder Ostium primum-Defekt bezeichnet – eine eigentlich etwas irreführende Namensgebung, denn auch ein ASD I ist als embryonale Störung der Endokardkissendifferenzierung eindeutig der Gruppe der AVSDs und nicht

126   4 Angeborene Herzfehlbildungen

den ASDs zuzuordnen! Das Vorliegen eines sehr großen ASD I mit einem nur kleinen leistenförmigen Rest-Septum läßt die Morphologie als single atrium erscheinen, wobei manche Autoren diesen Begriff enger fassen und für diejenigen Formen reservieren, bei denen ein zusätzlicher Sinus venosus-Defekt (s. S. 113) vorhanden ist.

Die Kombination aus einem ASD I, einem grenzwertig hypoplastischen linken Ventrikel und einer Hypoplasie der Aorta mit einer Coarctatio aortae wird übrigens von verschiedenen Autoren als eigene Krankheitsentität betrachtet und als „hypoplastic left heart complex" (HLHC) bezeichnet (s. S. 161).

Die „Minimalvariante" ist ein AV-Klappen-Cleft (= Spaltbildung) ohne Septumdefekt(e). Komplizierte Formen sind unbalanciert: Rechtsdominanter AVSD mit hypoplastischem linkem Ventrikel oder linksdominanter AVSD mit hypoplastischem rechtem Ventrikel. Außerdem kann ein AVSD verkompliziert werden durch einen PDA (10%), eine FALLOT-Tetralogie (im Englischen als „Channel-Tet" bezeichnet; 6,5% aller AVSDs), eine CoA (häufig mit unbalanciertem AVSD – fast nie bei DOWN-Syndrom), seltener durch eine totale Lungenvenenfehlmündung oder eine EBSTEIN-Anomlie. Äußerst ungewöhnlich ist eine Kombination mit einer Monosomie 22q11 (s. S. 232) oder einer CHARGE-Assoziation (s. S. 108). Ein AVSD ist nicht selten ein Teil eines komplexen singulären Ventrikels vom rechtsventrikulären Typ – unter Umständen im Rahmen eines Aspleniesyndroms (s. S. 236).

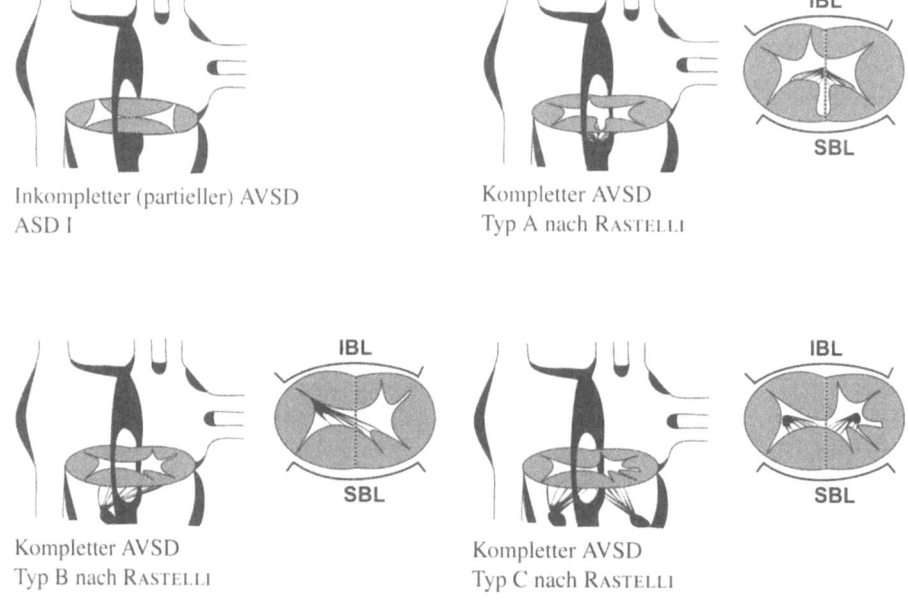

Inkompletter (partieller) AVSD
ASD I

Kompletter AVSD
Typ A nach RASTELLI

Kompletter AVSD
Typ B nach RASTELLI

Kompletter AVSD
Typ C nach RASTELLI

Abb. 4.15. Formen/Einteilung des AVSD. SBL: Superiores (= anteriores) „bridging leaflet" (= überbrückender Klappensegelanteil); IBL: Inferiores (= posteriores) „bridging leaflet".

Hämodynamik

Ein inkompletter AVSD zeigt eine hämodynamische Analogie zum Vorhofseptumdefekt. Beim kompletten AVSD ist die Hämodynamik abhängig vom Ausmaß des Links-Rechts-Shunts und der AV-Klappen-Insuffizienz. Patienten mit nur geringer Insuffizienz der AV-Klappe und höherem pulmonalem Widerstand (ein kleiner Teil der Patienten mit AVSD zeigt aus nicht bekannten Gründen keinen Abfall der postnatal erhöhten pulmonalen Widerstände) können unter Umständen lange asymptomatisch bleiben, bis in der zweiten oder dritten Dekade eine Zyanose aufgrund der fortgeschrittenen obstruktiven Lungengefäßerkrankung entsteht. Beim Großteil der Patienten entwickelt sich aber parallel zum Abfall des pulmonalen Widerstands jenseits der Neugeborenenperiode ein erheblicher Links-Rechts-Shunt auf Vorhof- und Ventrikelebene mit zunehmender Herzinsuffizienz und einer ausgeprägten pulmonalen Hypertonie, präkapillär aufgrund des meistens großen VSDs und zusätzlich postkapillär durch die cleft-bedingte AV-Klappen-Insuffizienz. Faktoren, die die Hämodynamik außerdem wesentlich mitbeeinflussen können, sind bei Kindern mit einem Down-Syndrom eine nicht selten vorhandene chronische Atemwegsobstruktion mit entsprechender Hypoventilation, CO_2-Retention und pulmonaler Vasokonstriktion. Langfristig kann durch eine zunehmende Sinusknotendysfunktion oder durch atriale Tachykardien (SVT, Vorhofflattern oder -flimmern) die Hämodynamik weiter verschlechtert werden.

Symptome

Bei einem ASD I finden sich Herzinsuffizienzzeichen eigentlich nur bei stärkerer AV-Klappen-Insuffizienz. Abhängig von der Größe des VSD und dem Ausmaß der Regurgitation kann ein AVSD zwar unter Umständen bis ins Erwachsenenalter blande verlaufen, die meisten Kinder mit komplettem AVSD werden aber schon innerhalb der ersten Lebenswochen aufgrund des zunehmenden Links-Rechts-Shunts auffällig und zeigen neben den typischen Symptomen der Herzinsuffizienz eine gesteigerte Infektanfälligkeit (pulmonale Infekte werden ausgesprochen schlecht toleriert) und oft deutliche Gedeihschwierigkeiten. Das Auftreten einer Zyanose ist ein signum male und signalisiert die weit fortgeschrittene Destruktion des Lungengefäßbetts (außer bei der seltenen Kombination eines AVSD mit einer Fallot-Tetralogie).

Diagnostik

Anamnese: Kardiale Insuffizienzzeichen? Tachydyspnoe? Infekte? Belastungs- oder Ruhezyanose als Hinweis auf Eisenmenger-Reaktion? Befund: Meist deutliche Dystrophie, eventuell typische Stigmata des Down-Syndroms. Behinderte Nasenatmung? Blutdrucke an allen vier Extremitäten zum Ausschluß einer CoA messen. Herzbuckel? Herzinsuffizienzsymptome? Bei der Auskultation findet sich beim kompletten AVSD typischerweise ein hochfrequentes, bandförmiges Mitralinsuffizienzgeräusch über der Herzspitze, die Lautstärke des stets betonten zweiten Herztons gibt Hinweise auf das Ausmaß der pulmonalen Hypertonie. Manchmal ist ein zusätzliches systolisches Strömungsgeräusch über dem rechtsventrikulären Ausflußtrakt zu hören, das durch ein Mißverhältnis aus Klappenringdurchmesser und passierendem Blutvolumen entsteht.

Auch ein gelegentlich auftretendes Diastolikum über der AV-Klappe ist dergestalt volumenbedingt. Eine zusätzliche Coarctatio aortae ist interscapulär zu hören. Bei fortgeschrittener pulmonaler Widerstandserhöhung wird das systolische Geräusch leiser, und das Diastolikum kann verschwinden. Ein dann auftretendes hochfrequentes Pulmonalinsuffizienzgeräusch (GRAHAM STEELL-Geräusch) spiegelt die deutliche Widerstandserhöhung im kleinen Kreislauf wider. EKG: Charakteristische Konstellation aus

- verlängerter PQ-Zeit (eigentlich kein „AV-Block °I", da die Ursache ein atypisch verlaufendes Reizleitungssystem ist und nicht eine Störung im Knoten vorliegt),
- auffälligem (z.T. überdrehtem) Linkstyp (bei Neugeborenen überdrehter Rechtstyp),
- im Gegenuhrzeigersinn drehender frontaler Vektorschleife (erkenntlich an einem rS-Muster in aVF und einem qR-Muster in I und aVL),
- atrialen und ventrikulären Belastungszeichen (bei komplettem AVSD).

Röntgen: Schwere Kardiomegalie mit stark vermehrter Lungengefäßzeichnung bei komplettem AVSD. Echokardiographie (bei älteren Patienten eventuell transösophageal): Statt zwei in der Höhe etwas gegeneinander versetzten AV-Klappen findet sich eine gemeinsame AV-Klappe mit allen Segeln in einer Ebene. Größe des VSD und ASD? Zusätzlicher muskulärer VSD, Ductus oder CoA? Infundibuläre Pulmonalstenose mit reitender Aorta (FALLOT)? Aufhängungen der Klappe, Straddling der Segelfäden? Singulärer Papillarmuskel im linken Ventrikel? Konfiguration des LVOT: Typische Schwanenhalsform („Goose-neck") des linksventrikulären Ausflußtrakts durch etwas nach vorn und oben verlagerte Aortenklappe? Subaortenstenose? Regelrechte Größe beider Ventrikel (ein hypoplastischer linker Ventrikel ist nicht herzspitzenbildend)? Herzkatheter (sofern überhaupt erforderlich): Druck und Widerstand im kleinen Kreislauf? Eventuell pharmakologische Testung der Reagibilität des Lungengefäßbetts. Relevante Subaortenstenose? Größe der Ventrikel? CoA? Ductus?

Konservative Behandlung

Eine Diuretikabehandlung, Digitalisierung und eine Behandlung mit ACE-Hemmern führt zu einer gewissen Besserung der Herzinsuffizienz, ein zufriedenstellendes Gedeihen der Kinder wird aber trotzdem bei einem großen AVSD so gut wie nie erreicht. Aufgrund der günstigen Operationsergebnisse sollte eine medikamentöse Behandlung der Herzinsuffizienz eher als Überbrückungsmaßnahme bis zur baldigen Korrektur denn als Dauerbehandlung angesehen werden. Manchmal sind bei nur noch grenzwertig kompensierten Säuglingen sogar eine Katecholaminbehandlung mit Dopamin und selten die maschinelle Beatmung erforderlich. Aufgrund der Lungenüberflutung sollten Sauerstoffgaben möglichst vermieden werden. Eventuell entlastet die Kinder ein Sondieren der Nahrung. Eine Endokarditisprophylaxe ist auch postoperativ im Expositionsfall erforderlich.

Operative Behandlung

Palliativ (ohne HLM) können ein komplizierender PDA durchtrennt oder eine komplizierende Coarctatio aortae reseziert werden. Ein Pulmonalisbanding kann prinzipiell bei

4.9 Atrioventrikulärer Septumdefekt (AVSD) und ASD I

konservativ nicht beherrschbarer Herzinsuffizienz in der Neugeborenenperiode durchgeführt werden, ist aber nicht ganz unproblematisch, da die AV-Klappen-Insuffizienz dadurch noch weiter verstärkt wird. Außerdem ist bei vorhandenen Möglichkeiten die bessere Option eine primäre Korrektur, so daß heute eigentlich nur noch bei sehr kleinen Frühgeborenen mit behandlungsrefraktärer Herzinsuffizienz, bei Vorliegen von multiplen VSDs oder bei unbanlancierten Ventrikelrelationen (s. unten) gebändelt wird.

Korrektur (HLM-Operation): ASD- und VSD-Patch-Verschluß mit Ein- oder Zwei-Patch-Technik plus Naht des Mitralklappenspalts. Gegebenenfalls erfolgt noch eine Resektion einer linksventrikulären Ausflußtraktstenose, die Unterbindung eines PDA, die Entfernung eines zuvor angelegten Pulmonalisbändchens mit eventueller plastischer Erweiterung einer dadurch induzierten Stenose der A. pulmonalis oder die Entfernung einer CoA. Der Zeitpunkt der Operation ist abhängig vom klinischen Zustand des Kindes. Bei einem komplettem AVSD wird im 3.–6. Lebensmonat operiert, beim inkompletten AVSD etwas später. Komplexe AVSDs mit assoziierter FALLOT-Tetralogie oder einer TAPVR erfordern entsprechend aufwendigere Korrekturverfahren.

Der Grund für eventuelle Reoperationen ist meist eine höhergradige Insuffizienz oder Stenose vor allem der linksseitigen AV-Klappe. Vorzugsweise wird eine Anuloplastik durchgeführt, bei Patienten mit schwerer Klappeninsuffizienz sind allerdings nicht selten auch komplexere Rekonstruktionsverfahren erforderlich. Die Notwendigkeit eines Mitralklappenersatzes ist im Langzeitverlauf leider keine Seltenheit, der Eingriff wird aber wenn irgend möglich bis ins Erwachsenenalter geschoben, damit eine ausreichend große Klappe implantiert werden kann.

Bei unbalancierten AVSDs erfolgt zum Schutz der Lungengefäße im Säuglingsalter zunächst eine Bändelung der Pulmonalarterie. Eine der Voraussetzungen für eine prinzipiell bei diesem Herzfehler in Frage kommende spätere FONTAN-Operation (s. S. 174) sind nämlich normale Widerstandsverhältnisse im kleinen Kreislauf. Durch die folgende GLENN- und abschließend eine FONTAN-Operation wird der dominierende Ventrikel um das Shuntvolumen entlastet. Grundsätzlich sind Kinder mit unbalancierten AVSDs aber aufgrund der AV-Klappen-Insuffizienz eher ungünstige Kandidaten für eine FONTAN-Operation.

Intensivbehandlung

Postoperative Übergabe Verschlußtechnik, chirurgischer Aspekt der AV-Klappen. Intraoperative Hämodynamik, Medikamente, Besonderheiten? Intraoperative Rhythmusprobleme beim Abgang? Pulmonal-obstruktive Probleme?

Zu erwartende Probleme Eine Knotentachykardie ist häufig, vor allem nach initialem AV-Block °III beim Abgang von der HLM. Ein kompletter AV-Block kann (meist passager) postoperativ bestehen – er schützt übrigens nicht unbedingt vor einer JET! Es können pulmonale Widerstandskrisen auftreten, vor allem bei älteren Kindern und bei Patienten mit DOWN-Syndrom. Kinder mit diesem Syndrom zeigen darüber hinaus vermehrt Sekret- und Postextubationsprobleme. In seltenen Fällen entsteht ein Low cardiac output und/oder eine Erhöhung der linksatrialen Drucke auf dem Boden einer postoperativen höhergradigen Mitralinsuffizienz oder -stenose. Prädisponierend hierfür ist eine präoperative Papillarmuskelanomalie. Auch ein residualer VSD (unter Umständen auch sekundär durch einen Nahtausriß entstehend) oder eine Dysfunktion des linken Ventrikels können zu unzureichenden postoperativen Kreislaufverhältnissen führen.

Strategie Bilanz: Zwingend negativ. Möglichst niedrige Vorhofdrucke! Auf eine absolut korrekte Position der Druckaufnehmer auf Höhe Thoraxmitte achten. Eine strikte Flüssigkeitsrestriktion ist bedeutsam, da eine Hypervolämie eine postoperative AV-Klappen-Insuffizienz in einem solchen Ausmaß weiter verschlechtern kann, daß unter Umständen ein Circulus vitiosus in Gang kommt: Hypervolämie – zunehmende AV-Klappen-Insuffizienz – Low cardiac output – Flüssigkeitsretention – weitere Zunahme der Hypervolämie. Unter diesem Aspekt besser etwas höhere Katecholamindosen unter kritischer Abwägung eines negativen Effekts auf den Systemwiderstand applizieren. Eine bestmögliche Nachlastsenkung in Kombination mit einer milden Hyperventilation und guten Analgosedierung sind Hauptkomponenten des Behandlungskonzepts. In der Regel sind diese Maßnahmen für etwa zwei bis drei Tage erforderlich, bei schwerer präoperativer pulmonaler Hypertonie oder Knotentachykardie aber auch länger. Eine JET wird mit Cordarex und/oder kontrollierter Hypothermie (32–34°C Körperkerntemperatur), mit DDD-Überpacing und tiefer Sedierung behandelt. Ein VVI-Pacing sollte nach Möglichkeit vermieden werden, da in Folge der dadurch fehlenden AV-Synchronisation eine bestehende AV-Klappen-Insuffizienz noch aggraviert wird. Katecholamine müssen in einer solchen Rhythmussituation so niedrig wie möglich dosiert werden, wobei diesbezüglich in der Praxis manchmal Kompromisse erforderlich sind. Theophyllingaben sind nicht zu empfehlen. Eine postoperative pulmonale Hypertonie wird durch konsequente Hyperventilation, Hyperoxygenierung, NO-Zumischung (strenge Indikationsstellung) und tiefe Sedierung für mehrere Tage behandelt. Ultima ratio bei schwerer Widerstandsproblematik ist die Schaffung einer interatrialen Verbindung als Überlaufventil. Hierdurch nimmt man allerdings eine Zyanose in Kauf. Bei instabiler Hämodynamik und protrahiertem Low cardiac output-Syndrom aufgrund einer ausgeprägten AV-Klappen-Insuffizienz und/oder eines Re- oder Rest-VSD muß eine kurzfristige Reoperation erwogen werden!

Nach Besserung der Druck- und Widerstandsverhältnisse im kleinen Kreislauf sollte man das Kind trotzdem eher langsam als schnell aufwachen lassen. Für eine adäquate Analgesie muß stets gesorgt werden, um Unruhezustände zu vermeiden. Die Physiotherapie muß von der Situation des Kindes abhängig gemacht werden, sie darf keine zusätzliche Belastung für das Kind bedeuten. Sekretolytika sollte man großzügig einsetzen. Das Absaugen muß bei instabilen cardiopulmonalen Verhältnissen zu zweit erfolgen, eine Lavage wird wenn nötig durchgeführt. Das Handling von DOWN-Kindern ist besonders schwierig, für eine ausreichende Sedierung muß unbedingt gesorgt werden, vor allem bei weiterbestehender pulmonaler Hypertension. Chloralhydrat als Rectiole oder Midazolam haben sich hier bewährt.

Cave Übersehe Dominanz eines Ventrikels. Bei ungünstiger präoperativer Klappenanatomie oder einer bereits bestehenden pulmonalen Widerstandserhöhung sind Probleme bei der unmittelbaren postoperativen Versorgung fast sicher. Die Rekonstruktion der linksseitigen AV-Klappe beim inkompletten AVSD ist aufgrund der im Vergleich zum kompletten AVSD ungünstigeren Morphologie operationstechnisch schwieriger. Es sind daher beim inkompletten AVSD eher als beim kompletten AVSD postoperative

Klappenprobleme zu erwarten. Eine subglottische Trachealstenose nach Intubation kann vor allem bei DOWN-Kindern entstehen. Ein Sick-sinus-Syndrom oder bleibender AV-Block°III sind seltene Komplikationen mit einer internationalen Inzidenz sicher unter 5% – nach einer erforderlichen Reoperation mit Mitralklappenersatz ist die Gefahr eines bleibenden kompletten AV-Blocks allerdings deutlich höher (um 37%).

Prognose/Ergebnisse

Ohne Behandlung kommen 80% der Kinder mit komplettem AVSD innerhalb von 2 Jahren zu Tode, Überlebende entwickeln im Laufe der Jahre eine EISENMENGER-Reaktion mit subjektiv besserem Befinden, jedoch Inoperabilität. Bei einem sehr kleinen Anteil der Patienten wird übrigens aus bislang ungeklärten Gründen das Fortschreiten der pulmonalvaskulären Erkrankung auch durch eine korrigierende Operation – selbst wenn sie innerhalb des ersten Lebenshalbjahres durchgeführt wurde – nicht beeinflußt! Der Tod am chronischen Rechtsherzversagen oder an einer schweren Pneumonie tritt bei Patienten mit EISENMENGER-Reaktion im Alter zwischen 20 und 50 Jahren ein.

Das Operationsrisiko für ein Banding, einen Ductus-Verschluß und eine CoA-Resektion ist heute gering, war aber früher nicht unerheblich. Bei günstiger Anatomie ist die perioperative Mortalität bei einem ASD I extrem gering, bei einer Frühkorrektur eines kompletten AVSD unter 5%, längerfristig aber um 10%, bei einem AVSD RASTELLI Typ B mit schwieriger Korrektur und bei der Kombination mit einer FALLOT-Tetralogie jedoch um einiges höher. Die Rate an schrittmacherpflichtigen postoperativen kompletten AV-Blöcken liegt bei ungefähr 3%. In einem nicht unerheblichen Prozentsatz (beim AVSD RASTELLI Typ A nach manchen Autoren bis zu 50%) entsteht aus der typischen Verlängerung des linksventrikulären Ausflußtrakts („Goose-neck") eine echte Subaortenstenose, die unter Umständen (sicher weniger als 10% der Fälle) reoperationsbedürftig wird. Insgesamt liegt die Reoperationsrate nach einer AVSD-Korrektur bei ungefähr 11%. Die Lebenserwartung bei unbalancierten AVSD-Formen ist auch nach Konversion in eine FONTAN-Zirkulation deutlich geringer als bei biventrikulär korrigierten Patienten mit balanciertem AVSD.

4.10 Persistierender Ductus arteriosus Botalli (PDA)

Unterbliebener postnataler Verschluß der pränatal physiologischen aortopulmonalen Verbindung. Die Häufigkeit bei Reifgeborenen bewegt sich um 0,06–0,2/1000 Lebendgeborene, ist aber bei Frügeborenen (bis über 30% der Kinder unter 1500 g Geburtsgewicht), nach perinataler Asphyxie und möglicherweise auch bei Kindern, die in geographischen Höhenlagen geboren werden, höher. Eine perinatale Asphyxie führt meist nur zu einem verzögerten Ductusverschluß, eine echte Persistenz ist eher selten. Das Risiko für das Unterbleiben des Ductusverschlusses beim Frühgeborenen steigt unter anderem durch Hypoxie, „perinatal distress", Furosemidgaben (jedoch nicht bei Thiazidgabe), exzessive Flüssigkeitszufuhr, Hypocalcämie und eine Theophyllingabe. Durch einen PDA steigt das Risiko für eine chronische Lungenerkrankung des ehemals kleinen oder sehr kleinen Frühgeborenen.

132   4 Angeborene Herzfehlbildungen

Obwohl der funktionelle Ductusverschluß normalerweise innerhalb der ersten Stunden nach der Geburt stattfindet, dauert der echte anatomische Verschluß, der eine Wiedereröffnung ausschließt, unter Umständen mehrere Wochen. CASSELS definiert eine echte Persistenz des Ductus arteriosus als eine fortbestehende Nachweisbarkeit im Alter des Kindes von über drei Monaten. Mädchen sind von einem isolierten PDA häufiger betroffen (2:1), bei einer teratogenen Induktion (neben bestimmten Chromosomenstörungen beispielsweise durch kongenitale Röteln, ein fetales Alkoholsyndrom oder eine mütterliche Amphetamin- oder Phenytoineinnahme) findet sich hingegen eine Gleichverteilung zwischen den Geschlechtern.

Morphologie

Der Ductus arteriosus verläuft zwischen der Verbindungsstelle des Hauptstamms der A. pulmonalis mit deren linken Hauptast und der Aorta descendens unmittelbar nach dem Abgang der linken A. subclavia (s. Abb. 4.16). In den meisten Fällen liegt der Ductus arteriosus linksseitig, aber auch rechtsgelegene oder bilaterale Formen kommen vor. Während ein linksseitiger PDA eine prinzipiell normale Struktur während der Fötalentwicklung darstellt, ist ein rechtsseitiger PDA meist assoziiert mit anderen kardialen Fehlbildungen, vor allem im Bereich des Aortenbogens oder der conotruncalen Derivate.

- Isolierter Ductus: meistens (ehemalige) Frühgeborene.
- „Silent duct": sehr kleiner PDA, der nur im Farbdoppler diagnostizierbar ist und damit stets einen Zufallsbefund darstellt.
- Kompensierender Ductus bei sogenannten „ductusabhängigen" Herzfehlern.
- Komplizierender Ductus mit zusätzlichem Links-Rechts-Shunt und Lungenüberflutung, beispielsweise beim AVSD.

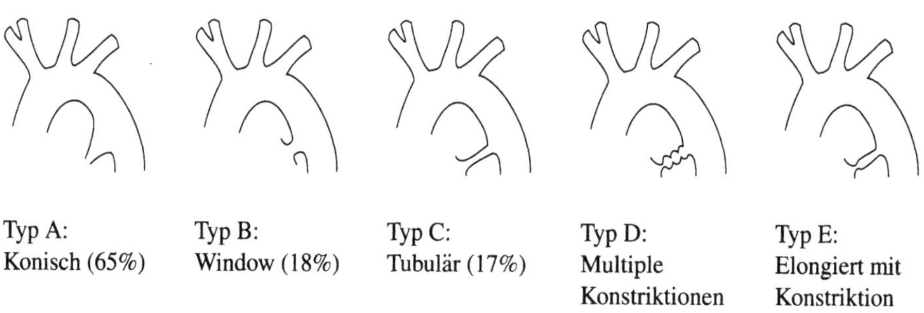

Typ A:
Konisch (65%)

Typ B:
Window (18%)

Typ C:
Tubulär (17%)

Typ D:
Multiple
Konstriktionen

Typ E:
Elongiert mit
Konstriktion

Abb. 4.16. Ductusmorphologie nach KRICHENKO.

Hämodynamik

Vor der Geburt bleibt der Ductus durch eine endogene Synthese von Prostaglandin E2 offen. Eine mütterliche Einnahme von Prostaglandinsynthesehemmern (zahlreiche nichtsteroidale Entzündungshemmer wie beispielsweise Aspirin oder Ibuprofen) kann zur schweren hämodynamischen Beeinträchtigung des Feten durch eine pränatale Ductuskonstriktion führen! Normalerweise findet ein Verschluß des Ductus nach der Geburt bei Reifgeborenen innerhalb von 15 Stunden statt. Dies geschieht durch eine plötzliche Konstriktion der Gefäßmuskulatur, die durch den Anstieg des Sauerstoffpartialdrucks nach dem ersten Atemzug ausgelöst wird. Obwohl der Ductus des Frügeborenen ausgesprochen reagibel auf Veränderungen des Sauerstoffpartialdrucks zu sein scheint, sind die Faktoren, die zum Verschluß oder Nichtverschluß führen, komplexer und beinhalten neben autonomen Regulationsmechanismen auch molekulare Pänomene und intrinsische Gefäßwandeigenschaften.

Ein PDA verursacht einen Links-Rechts-Shunt mit entsprechend gesteigerter Lungenperfusion. Das Ausmaß der Lungenüberflutung ist dabei abhängig von einigen wenigen Faktoren: je größer das Kaliber, desto größer der Links-Rechts-Shunt. Sofern der PDA restriktiv ist, ist die Länge des eingeengten Segments funktionell bedeutsam: Ein längerer Ductus führt zu geringerem Shunt. Außerdem spielt der pulmonale Widerstand zumindest eine partielle Rolle – bei niedrigem pulmonalem Widerstand ist der Links-Rechts-Shunt entsprechend höher. Beginnend beim PDA, nimmt das Blut folgenden Weg: PDA – A. pulmonalis – pulmonales Kapillarstrombett – Lungenvenen – linker Vorhof – linker Ventrikel – Aorta – PDA. Ein großer Shunt führt daher zu einer Vergrößerung des linken Vorhofs und des linken Ventrikels. Außerdem finden sich bei einem großen PDA dilatierte Lungenvenen und ein vergrößerter Durchmesser der Aorta ascendens. Falls keine relevante Restriktion auf Ductusebene vorliegt, haben die Patienten eine pulmonale Hypertonie, die aber selten ein Ausmaß erreicht, daß sich langfristig eine EISENMENGER-Reaktion ausbildet.

Symptome

Kleine PDAs sind symptomlos, bei größerem Kaliber verursacht die Lungenüberflutung eine Belastungsdyspnoe und Infektanfälligkeit, nur bei sehr großem PDA finden sich Herzinsuffizienzzeichen. Immerhin gut ein Drittel der Kinder mit einem PDA ist dystroph. Bei vielen Frühgeborenen (20% der Kinder mit Atemnotsyndrom, über 30% aller Frügeborenen unter 1500 g Geburtsgewicht) imponiert jedoch um den 6. Lebenstag herum – nach Abfall der pulmonalen Widerstände – unter Umständen eine schwere Herzinsuffizienz mit zum Teil erheblicher Katecholaminbedürftigkeit und Verschlechterung des RDS durch die ductusinduzierte pulmonale Rezirkulation. Durch das Windkesselleck resultiert eine verminderte Perfusion der distalen Aortenabschnitte mit entsprechend höherem Risiko für eine Nekrotisierende Enterocolitis.

Diagnostik

Anamnese: Perinatale Risiken (Frühgeborenes, Asphyxie, Hypoxie)? Infekte? Belastungsdyspnoe? Gedeihschwierigkeiten? Befund: Länge? Gewicht? Herzinsuffizienzsymptome? Das typische systolisch-diastolische „Maschinengeräusch" findet sich erst bei älteren Kindern, bei Säuglingen hört man oft nur ein scharfes Systolikum im 2. ICR rechts parasternal und im Rücken. Bei kleinem Ductus nimmt die Geräuschintensität atemabhängig bei Inspiration zu. Bei der Blutdruckmessung fällt bei einem großem Ductus eine große Blutdruckamplitude bei gleichzeitig niedrigem diastolischem Druck („Windkesselleck") auf. Bei großem Shuntvolumen (Q_p/Q_s über 2:1) finden sich manchmal ein Mitralstenosengeräusch und ein Austreibungsgeräuch über der Aortenklappe durch ein Mißverhältnis aus Klappengröße und passierenden Blutvolumen. Beim kleinen Frügeborenen fehlen diese „klassischen" Zeichen des PDA, bei sehr großem PDA kann sogar der Geräuschbefund vollständig verschwinden, es fällt neben der großen Blutdruckamplitude und den springenden Pulsen aber eine präcordiale Hyperaktivität auf. EKG: Meist unauffällig, nur bei großem PDA Linksbelastungszeichen. Repolarisationsstörungen findet man eigentlich nur bei schwer symptomatischen Frügeborenen (aufgrund des „coronary steal"-Phänomens durch die Windkesselleckage) Röntgen: Bei älteren Patienten meist unauffällig bis auf eventuelle Kalzifikationen im Ductusbereich, bei großem PDA vermehrte Lungengefäßzeichnung und Kardiomegalie. Echokardiographie: Lage und Größe von Ductus, LA und LV? Druck in der A. pulmonalis, Begleitfehlbildungen (Aortenbogen!)?. Ein großer PDA zeigt einen kontinuierlichen diastolischen Links-Rechts-Shunt und eine Flußumkehr in der Aorta descendens. Herzkatheter (meist nur zur Intervention indiziert): Ausschluß einer irreversiblen pulmonalen Widerstandserhöhung nach über längere Zeit bestehender pulmonaler Hypertonie. Verschluß des PDA (s. unten).

Konservative Behandlung

Eine medikamentöse Behandlung bei ductusinduzierter Herzinsuffizienz ist in Anbetracht der guten Ergebnisse der Verschlußverfahren im Grunde obsolet – ein symptomatischer PDA wird heutzutage zeitnah verschlossen. Ausnahme sind Frühgeborene in den ersten Lebenstagen, bei denen zunächst eine Flüssigkeitsrestriktion versucht wird, um einen spontanen Ductusverschluß zu unterstützen. Gegebenenfalls kann die Behandlung durch Diuretika und Digitalis erweitert werden.

Ein medikamentös induzierter Ductusverschluß beim Frühgeborenen innerhalb der ersten 14 Lebenstage erfolgt (nach Ausschluß eines ductusabhängigen Vitium durch Echokardiographie) meist mit Indomethacin (Amuno): 0,2 mg/kg KG i.v. bis zu maximal 3 x im Abstand von 12–24h, bei einem Alter des Kindes unter 48 Stunden sollten als Repetitivdosis nur 0,1 mg/kg KG i.v. gegeben werden. Nebenwirkungen sind neben einer reversiblen Nierenfunktionsstörung eine Blutungsneigung und eventuell eine passagere Knochenmarkdepression. Die Kontraindikationen für eine Behandlung müssen beachtet werden. Ein eindeutiger Vorteil der medikamentösen Behandlung im Vergleich zum operativen Ductusverschluß konnte in zahlreichen Studien nicht belegt werden, so daß eine Äquivalenz beider Methoden angenommen werden kann. Eine für die intravenöse Anwendung geeignete Ibuprofenzubereitung (bislang nur Studienpräparat) könnte in Zukunft aufgrund eines günstigeren Nebenwirkungsprofils eine interessante Alternative werden.

Eine Endokarditisprophylaxe ist bei allen PDAs jenseits der Neugeborenenperiode im Expositionsfall erforderlich.

Katheterinterventionelle Behandlung

Bei einem symptomatischen PDA ist ein interventioneller Verschluß mit Metallspiralen (bei einem nicht zu großen Kaliber des PDA) oder speziell konzipierten Okkludern – beispielsweise einem Amplatzer Okkluder – die Behandlung der Wahl für Kinder jenseits des ersten Lebensjahres; aufgrund der Kleinheit der anatomischen Verhältnisse kommt eine frühere Intervention eher nicht in Frage. Die Prozedur hat in der Hand des Erfahrenen eine sehr hohe Erfolgsquote. Als selten auftretende postinterventionelle Probleme sind beschrieben: Gefäßprobleme an der Punktionsstelle und eine Hämolyse an einem Restshunt. Bei einer Embolisation des Device kann dieses meist über spezielle Katheter geborgen werden. In seltenen Fällen persistiert ein Restshunt, der eine erneute Intervention in einer zweiten Sitzung erforderlich macht. Selbst bei einem winzigen, nur im Farbdoppler nachweisbaren Ductus wird von manchen Autoren eine Ductitisgefahr (entsprechend einer Endokarditis) postuliert, und ein Verschluß wird – ungeachtet der Beschwerdefreiheit des Patienten – empfohlen. Hierüber besteht aber bislang kein allgemeiner Konsens! Ein interventioneller Ductusverschluß im Neugeborenenalter kommt aus technischen Gründen derzeit nicht in Frage.

Operative Behandlung

Beim kritisch kranken Frühgeborenen ergibt sich beim Versagen der medikamentösen Behandlung die Indikation zur kurzfristigen Operation, die aus einem Clipverschluß oder einer Ligatur des Ductus besteht. Selbst bei extrem kleinen Frühgeborenen ist das Risiko des von einem erfahrenen Kinderherzchirurgen durchgeführten Eingriffs sehr gering, so daß die Operation häufig auf Station durchgeführt wird, da das Komplikationsrisiko beim Transport in einen Operationssaal das des Eingriffs selbst übersteigt. Eine echte Durchtrennung an Stelle eines lediglichen Clip-Verschlusses erfolgt bei Säuglingen mit einem großen Ductus und hat den Vorteil, daß ein Restshunt sicher vermieden werden kann. Bei älteren Patienten, bei denen ein katheterinterventioneller Verschluß aufgrund der Größe des PDA nicht in Frage kommt, muß auch heute noch operiert werden. Hier wird sich eventuell in der Zukunft die thorakoskopische Clippung des PDA etablieren.

Intensivbehandlung

Postoperative Übergabe Vorgehen? Drainagen?

Zu erwartende Probleme Auf eine relevante Nachblutungstendenz ist sorgfältig zu achten. Ductusgewebe kann nämlich sehr „brüchig" sein – dies gilt vor allem nach vorhergegangener Prostaglandinapplikation. Unter Umständen entsteht ein ipsilateraler Pleuraerguß oder ein Pneumothorax. Vorsicht ist bei längerbestehender pulmonaler Hypertonie geboten, da bei solchen Patienten postoperativ pulmonale Widerstandskrisen möglich sind. Durch den Wegfall des Shunts kann eine vorübergehende arterielle Hypertonie entstehen.

136   4 Angeborene Herzfehlbildungen

Strategie Es besteht ein normaler Flüssigkeits-Erhaltungsbedarf, außer bei einer schweren pulmonalen Hypertonie. In der Regel ist keine Kreislaufunterstützung erforderlich, und praktisch immer ist die Frühextubation nach wenigen Stunden bei älteren Kindern ohne pulmonale Widerstandserhöhung möglich. Bei einer schweren pulmonalen Hypertonie muß allerdings unter Umständen über einen längeren Zeitraum tief sediert und nachbeatmet werden, da ein relativ hohes Risiko für Widerstandskrisen besteht. Bei Frühgeborenen ist die Beatmungsdauer mehr von der neonatologischen Grundproblematik abhängig als vom Eingriff selbst.

Cave Durch die topographische Lagebeziehung zum PDA kann eine bleibende einseitige Recurrensparese Folge des Eingriffs sein. Bei ausschließlicher Ligatur findet sich gelegentlich noch ein meist trivialer Restshunt. Eine versehentliche Ligatur eines nichtductalen Gefäßes (linke Pulmonalarterie, Aorta) hingegen kann gravierende Folgen haben. Pulmonale Probleme bei ehemaligen kleinen oder sehr kleinen Frühgeborenen mit chronischer Lungenerkrankung können die postoperative Behandlung erschweren.

Prognose/Ergebnisse

Ein unbehandelter Ductus kann ein Aneurysma bilden, das rupturieren kann. Bei historischen Kollektiven vor der Ära der Antibiotika fand sich immerhin eine Mortalität von 4% im Alter von 40 Jahren durch eine Ductus-Endokarditis. Abgesehen von sehr kleinen Frühgeborenen ist die Mortalität bei einem PDA aber heute durch Antibiotika und schonende Verschlußverfahren eine zu vernachlässigende Größe. Langfristig ist die Prognose gut, es sind keine Spätkomplikationen zu erwarten, und die Patienten können ein normales Leben führen.

4.11 Fallot-Tetralogie (TOF)

Es liegt eine embryonale Fehlentwicklung des spiraligen Truncusseptums mit asymmetrischer Unterteilung in einen zu großen Aortenanteil und einen dem gegenüber zu kleinen Pulmonalisanteil vor. Es handelt sich daher (nach VAN PRAAGH) embryologisch und pathogenetisch gesehen eigentlich eher um eine „Monologie". Mit einer Häufigkeit von ungefähr 10% aller Herzfehler ist eine FALLOT-Tetralogie nicht selten. Es besteht ein ganz diskretes Überwiegen des männlichen Geschlechts. Da es sich um eine conotruncale Fehlbildung handelt, ist die nicht seltene Assoziation mit einer Monosomie 22q11 nicht weiter verwunderlich, seltener findet sich eine teratogene Ursache bei der Mutter: Hydantoin, Carbamazepin, Alkohol, Phenylketonurie (PKU).

Morphologie

Es liegen vier charakteristische anatomische Veränderungen vor (= Tetralogie; s. Abb. 4.17):

1. Pulmonalstenose (valvulär und infundibulär)
2. (Subaortaler) VSD

3. Überreitende Aorta (über dem VSD reitend und bis in den rechten Ventrikel ragend)
4. Rechtsventrikuläre Hypertrophie (entwickelt sich sekundär im Laufe der Zeit).

Der Übergang zwischen einem VSD mit Pulmonalstenose, einer FALLOT-Tetralogie und einem Double-outlet right ventricle (DORV) ist fließend, so daß manche Formen nicht mit letzter diagnostischer Sicherheit einer Gruppe zugeordnet werden können. Das Ausmaß der Hypopoplasie des Pulmonalishauptstamms und der peripheren Pulmonalarterien unterliegt einer großen Variationsbreite und reicht von einer Pulmonalis-Hauptstammatresie (siehe unter „Pulmonalatresie mit VSD", S. 144) oder einer extremen Hypoplasie des gesamten Gefäßbaums (mit allerdings meist normal erscheinender Arborisation) bis hin zur monströsen, atemwegsobstruierenden Ektasie bis weit in die Lungen hinein bei einer Sonderform. Diese Variante, bei der statt einer Hypoplasie der Klappe diese gar nicht angelegt ist, heißt aus diesem Grunde auch „Syndrom der fehlenden Pulmonalklappe" oder „absent pulmonary valve syndrome" (APVS). Das APVS stellt aufgrund einer vom „klassischen" FALLOT differenten klinischen Problematik (vor allem eine Bronchialkompression) eine eigene Krankheitsentität dar. Bei stark hypoplastischen Pulmonalarterien existiert oft eine zusätzliche Lungendurchblutung durch Kollateralen aus der Aorta (**m**ajor **a**orto**p**ulmonary **c**ollateral **a**rteries = MAPCAs; siehe unter „Pulmonalatresie mit VSD", S. 144). In einem Viertel bis Drittel der Fälle findet sich ein rechter Aortenbogen. Eine eher klinisch als anatomisch definierte Unterform ist der „Pink FALLOT" mit nur geringer infundibulärer Pulmonalstenose. In bis zu 10% finden sich atypische Koronararterienverläufe und -abgänge (s. Abb. 4.18), die im Hinblick auf das chirurgische Vorgehen (RVOT-Inzision) im präoperativen Vorfeld bekannt sein müssen. Gelegentlich liegt zusätzlich ein ASD vor (= FALLOT-„Pentalogie"), selten ist eine Kombination mit einem AVSD.

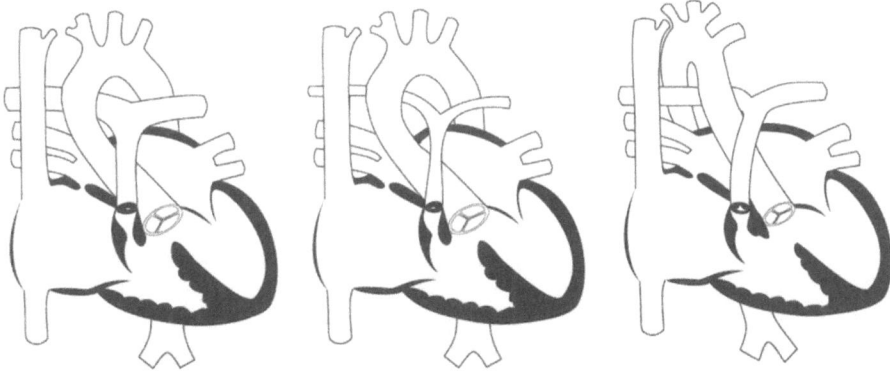

Valvuläre und infundibuläre PS; normale Pulmonalarterien

Hypoplastische Pulmonalarterien

Rechter Aortenbogen

Abb. 4.17. Formen/Einteilung der FALLOT-Tetralogie.

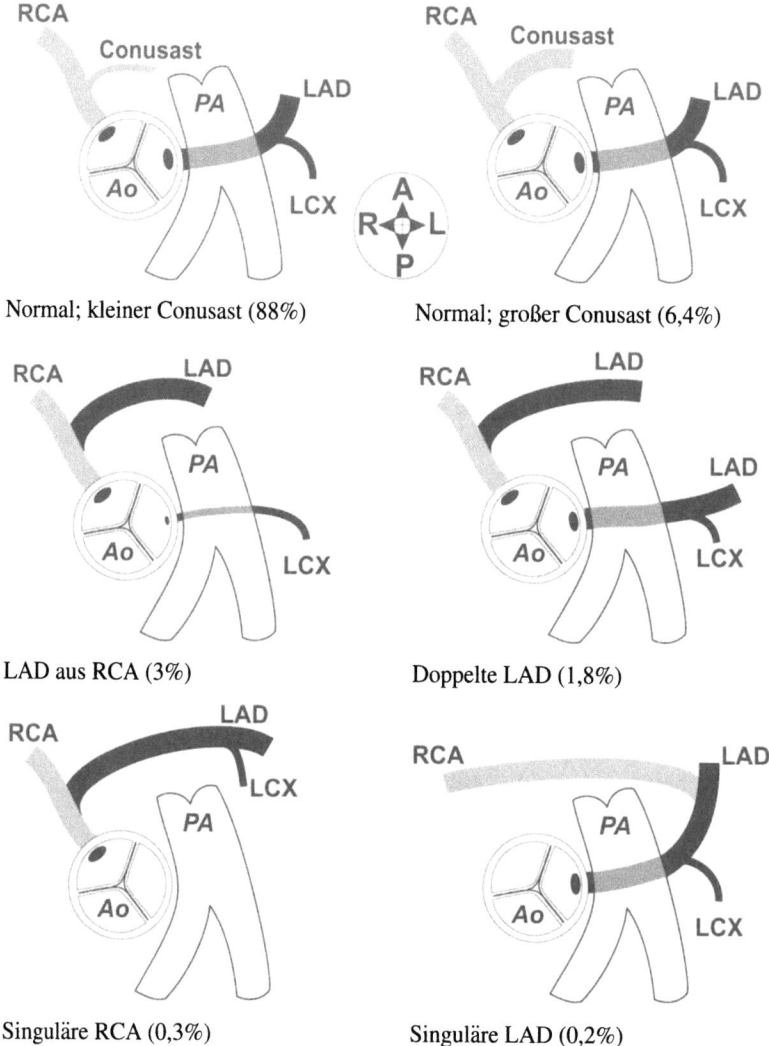

Abb. 4.18. Schematische Übersicht über Verlaufs- und Ursprungsvarianten der Koronararterien bei einer FALLOT-Tetralogie. Die Ansicht entspricht dem echokardiographischen Bild in der parasternalen kurzen Achse. R: Rechts, L: Links, P: Posterior, A: Anterior. LCA: Linke Koronararterie, LCX: Ramus circumflexus, LAD: Ramus interventricularis ant., RCA: Rechte Koronararterie, Ao: Aortenklappe, PA: A. pulmonalis. Die bei der Korrektur übliche Längsinzision in den RVOT ist bei allen „nicht normalen" Varianten erschwert oder sogar unmöglich.

Hämodynamik

Die Hämodynamik wird entscheidend beeinflußt vom Ausmaß der rechtsventrikulären Ausflußtraktobstruktion. Prinzipiell liegt ein zyanotisches Vitium ohne Ductusabhängigkeit (außer bei sehr hochgradiger Pulmonalstenose oder Atresie) vor, Neugeborene mit einer FALLOT-Tetralogie sind aber meist zunächst nur diskret zyanotisch, da in der Regel noch keine schwerere RVOTO vorliegt. Diese entwickelt sich dann innerhalb der ersten Lebenswochen bis -monaten, und parallel hierzu nehmen Rechts-Links-Shunt und Zyanose progredient zu. Der vormals überwiegende Links-Rechts-Shunt über den stets großen VSD wird mehr und mehr zum Kreuzshunt. In Situationen, bei denen der systemarterielle Widerstand sinkt (beispielsweise bei Fieber, beim Baden und bei körperlicher Aktivität), wird die Rechts-Links-Shunt-Komponente begünstigt, und klinisch imponiert eine Zunahme der Zyanose. Ein hämodynamischer Sonderfall ist der hypoxämische Anfall, der mit einer akuten und kritischen Zunahme der RVOTO einhergeht (s. folgender Abschnitt).

Symptome

Je nach Grad der Pulmonalstenose besteht eine mehr oder weniger starke Ruhezyanose, die sich allerdings oft erst bei älteren Säuglingen parallel zur Progredienz der Infundibulumstenose ausbildet. Eine schon beim Neugeborenen vorhandene schwere Zyanose lenkt den Verdacht auf das Vorliegen einer Pulmonalatresie. Eine Belastungsdyspnoe ist nicht selten, Herzinsuffizienzzeichen finden sich aber praktisch nie bei den Kindern, höchstens in den extrem seltenen Fällen mit nur gering ausgeprägter rechtsventrikulärer Ausflußtraktobstruktion und entsprechender Lungenüberflutung. Vor allem bei ausgeprägter infundibulärer Pulmonalstenose (aber durchaus auch bei kaum zyanotischen Patienten) besteht die Gefahr von sogenannten „hypoxämischen Anfällen" (engl. „tet-spells"). Solche Anfälle können potentiell lebensbedrohlich werden. Pathogenetisch führt ein sympathicusinduzierter Spasmus des hypertrophierten Infundibulum zu einer kritischen Reduktion der Lungendurchblutung mit der typischen Sequenz aus: Unruhe – Hyperventilation – schwere Zyanose – Bewußtlosigkeit („inneres Ersticken"). Eine Kauer- und Hockstellung im Anschluß an eine körperliche Belastung (engl. „squatting") von älteren Kindern ist charakteristisch für diesen Herzfehler. Durch diese Körperposition erreichen die Kinder eine Erhöhung des systemarteriellen Widerstands, der intrakardial zu einer Zunahme der Links-Rechts-Shunt-Komponente und damit zu einer Steigerung des Blutflusses über den stenotischen rechtsventrikulären Ausflußtrakt führt. Diese Verbesserung der Lungendurchblutung mindert akut die Zyanose. Bei starker Zyanose des älteren Patienten und entsprechender (kompensatorischer) Polyglobulie steigt das Risiko für Hirnembolien und Hirnabszesse. Durch eine häufig vorliegende begleitende Thrombozytopenie ist das Blutungsrisiko erhöht.

Diagnostik

Anamnese: Anfälle? Infekte? Zyanose zugenommen? Befund: Neugeborene sind noch fast rosig, ältere Kinder haben aber meist eine deutliche zentrale Zyanose mit Uhrglasnägeln, Trommelschlegelfingern und einer Zahnfleischhyperplasie. Mit zunehmendem Alter werden die Kinder auch dystroph und haben nicht selten eine Skoliose. Bei der Auskultation findet sich ein rauhes bis scharfes Austreibungsgeräusch über der Pulmonalis (je nach Schweregrad der RVOTO), das zum Rücken fortgeleitet wird. Bei sehr hochgradiger Obstruktion ist das Geräusch leiser als bei mäßiger Stenose. Der zweite Herzton ist singulär. EKG: Rechtsventrikuläre oder biventrikuläre Hypertrophie (ab älterem Säuglingsalter), manchmal rechtsatriale Hypertrophie. Röntgen: Charakteristische Holzschuhform („coeur en sabot") des mäßig verbreiterten Herzschattens und stark verminderte Lungengefäßzeichnung. Gelegentlich rechter Aortenbogen oder rechts deszendierende Aorta. Echokardiographie: Abgrenzung zum DORV (Überreiten der Aorta über 50% ihres Durchmessers und/oder fehlende aortomitrale Kontinuität = DORV, bis 50% Überreiten bei aortomitraler Kontinuität =FALLOT), infundibuläre und/oder valvuläre Pulmonalstenose? Durchmesser der rechten und linken Pulmonalarterie (Grad der Hypoplasie; siehe auch NAKATA-Index und MC GOON-Ratio, S. 175)? Lage und Größe des VSD? Zusätzlicher AVSD? Koronaranomalien? Herzkatheter: Ausmaß der Lungengefäßhypoplasie und der infundibulären Pulmonalstenose? Die Sondierung des Ausflußtrakts ist riskant – es kann ein hypoxämischer Anfall ausgelöst werden! Vorliegen von zusätzlichen aortopulmonalen Kollateralen? Atypischer Koronararterienverlauf über dem rechtsventrikulären Ausflußtrakt (wichtig für spätere Korrektur)?

Konservative Behandlung

Neugeborene mit hochgradiger Pulmonalstenose oder Pulmonalatresie und entsprechend schon initial vorliegender höhergradiger Zyanose profitieren von einer Prostaglandingabe in Verbindung mit einem großzügigen Flüssigkeitskonzept. Digitalis ist bei einer FALLOT-Tetralogie kontraindiziert (und in der Regel auch gar nicht erforderlich). Durch die digitalisinduzierte bessere Tonisierung des Herzens kommt es nämlich zur Verstärkung der dynamischen Ausflußtraktstenose im Infundibulum. Auch systemische Vasodilatoren (Nitrate etc.) können den Rechts-Links-Shunt und damit die Zyanose aggravieren und sollten daher nicht gegeben werden. Eine Anfallsprophylaxe wird durch eine Phenobarbital-Grundsedierung (etwa 5 mg/kg KG/d in 2 ED) von manchen Zentren durchgeführt. Mit dem ersten hypoxämischen Anfall ist an und für sich die Indikation zur Operation gegeben. Zur Rezidivprophylaxe gibt man bis dahin einen Betablocker (meistens Propanolol = Dociton 1–2 mg/kg KG/d in 4 ED). Dies führt zu einem höheren Schlagvolumen bei niedrigerer Herzfrequenz, blockiert gleichzeitig die kontraktilitätssteigernden Sympathicus-Katecholaminrezeptoren und verringert so das Risiko eines Infundibulumspasmus. Ein optimaler Hämatokrit zwischen 45 und 55 % ist bei einer FALLOT-Tetralogie besonders wichtig, da auf dem Boden einer relativen Anämie das Risiko für einen hypoxämischen Anfall deutlich steigt. Daher ist bei solchen Kindern die Indikation für eine Transfusion großzügig zu stellen. Eine konsequente Endokarditisprophylaxe muß im Expositionsfall durchgeführt werden.

Akutbehandlung beim hypoxämischen Anfall

1. Nachlasterhöhung: Beine und Arme stark anwinkeln (Knie gegen die Brust) – günstigerweise auf der Schulter der Mutter (zur Beruhigung)
2. Sauerstoffgabe
3. Sedierung: Diazepam rectiole oder Morphin s.c./i.v.
4. Volumen-Bolusgabe
5. Propanolol i.v. (0,1 mg/kg KG ED, sehr langsam, Monitor!).
   Alternative: Systemwiderstands- und Blutdruckerhöhung durch Noradrenalingabe
6. Bei hypoxämiebedingter Bradykardie: Übliche Reanimationsmaßnahmen.

Während eines hypoxämischen Anfalls verschwindet auskultatorisch das typische systolische (RVOTO-) Geräusch!

Katheterinterventionelle Behandlung

Experimentell
Die Ballon-Dilatation der Pulmonalstenose ist nur sinnvoll bei einer überwiegend valvulären Stenosekomponente. Meist gelingt eine zeitweise Verbesserung der Sättigung in Ruhe um ca. 20–30%. Darüber hinaus kann ein hypoplastisches Lungengefäßbett durch eine bessere Perfusion zu einem „Aufholwachstum" stimuliert werden. Die Intervention ist aber recht riskant, da ein hypoxämischer Anfall ausgelöst werden kann. Ebenfalls noch experimentell ist eine RVOT-Stent-Implantation.

Operative Behandlung

Die Voraussetzung für eine korrigierende Operation ist ein ausreichend gut entwickeltes Lungengefäßbett. Zur Quantifizierung der Lungengefäßhypoplasie existieren hierfür entsprechende Indizes, beispielsweise der NAKATA-Index oder die MCGOON-Ratio (s. S. 175) – die klinische Relevanz dieser Berechnungen ist aber umstritten.

Als Palliativeingriff ohne HLM kann prinzipiell eine aortopulmonale Anastomose angelegt werden, was aber nur noch in Einzelfällen durchgeführt wird (s. Abb. 4.19).

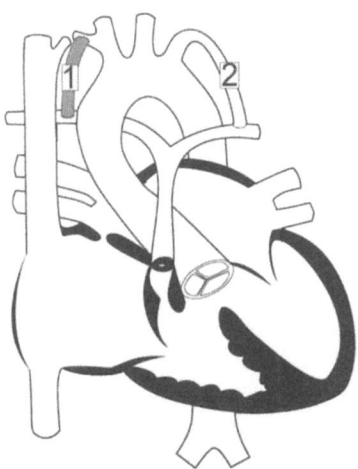

Abb. 4.19. Palliativeingriffe bei FALLOT-Tetralogie zur Verbesserung der Lungendurchblutung: 1. „modifizierte" BT-Anastomose mit Gefäßprothese aus synthetischem Material oder 2. „klassische" BT-Anastomose mit direkter Verbindung der A. subclavia mit der A. pulmonalis. Übrigens: Eine Blutdruckmessung am „Anastomosen-Arm" liefert logischerweise niedrige Werte. Dies sollte nicht Anlaß zu falschen oder übertriebenen Maßnahmen geben!

Heutzutage erfolgt die primär korrigierende Operation meist elektiv um den 6. Lebensmonat, bei ausgeprägter Zyanose oder nach einem hypoxämischen Anfall aber auch früher. Eine Korrektur ist grundsätzlich auch schon im Neugeborenenalter mit guten Ergebnissen möglich. Unter Einsatz der HLM wird der VSD mit einem Patch verschlossen, außerdem finden eine Spaltung oder Resektion der Infundibulumstenose, die Dilatation oder Exzision der dysplastischen Pulmonalklappe, gegebenenfalls mit einer transanulären Patch-Erweiterung des rechtsventrikulären Ausflußtrakts (beginnend im weit inzidierten RVOT, über den Klappenring hinweg bis in den Pulmonalishauptstamm hinein) statt.

Bei ausgeprägter postoperativer Pulmonalinsuffizienz nach Klappenentfernung und entsprechender Dilatation des rechten Ventrikels ist bei einem Teil der Patienten nach einer FALLOT-Korrektur eine Reoperation (weniger als 10% der Patienten nach 10–15 Jahren) erforderlich. Bei diesem Eingriff wird die Rest-Pulmonalklappe exzidiert und durch einen klappentragenden Homograft zwischen rechtsventrikulärem Ausflußtrakt und Pulmonalarterie ersetzt (HLM-Operation).

Intensivbehandlung

Postoperative Übergabe Hypoplasie der Pulmonalarterien? Ventrikulotomie? Nur Resektion des RVOT oder transanuläre Patcherweiterung? Pulmonalklappe belassen, dilatiert oder exzidiert? Foramen ovale verschlossen oder als Überlaufventil offen belassen? Intraoperative Hämodynamik, Medikamente, Besonderheiten (insbesondere Koronarien)? Blutungsprobleme?

Zu erwartende Probleme Fast immer passageres (zwei bis drei Tage) Low cardiac output-Syndrom – vor allem nach Ventrikulotomie – mit Nierenversagen und oft starker Ödemneigung. Bei hohen Venendrucken und offen belassenem Foramen ovale resultiert unter Umständen ein relevanter Rechts-Links-Shunt auf Vorhofebene mit entsprechender Zyanose. Durch die postoperative myokardiale Insuffizienz und eine gleichzeitig schlechte Diurese entstehen frühzeitig zum Teil erhebliche Aszitesmengen, die aufgrund des hohen intraabdominellen Drucks die Nierenfunktion weiter verschlechtern. Erst etwas später beobachtet man eine zunehmende Sekretion auch in den Pleuraraum. Bei transatrialem Zugang kompliziert häufig eine Knotentachykardie den postoperativen Verlauf, weitaus seltener sind postoperative ventrikuläre Rhythmusstörungen. Bei schwerer präoperativer Zyanose ist mit stärkeren Nachblutungsproblemen zu rechnen. Praktisch alle Kinder zeigen in den ersten Tagen eine mehr oder weniger schwere pulmonale Obstruktion durch die für die Lungenstrombahn „ungewohnte Blutfülle". Gelegentlich persistiert ein Chylothorax über einen längeren Zeitraum. Typische, aber selten gewordene Komplikationen sind ein AV-Block °III, ein relevanter Rest- oder Re-VSD (unter Umständen mit einem LV-RA-Shunt = „GERBODE"-VSD), eine relevante Rest-RVOTO oder eine Reststenose in den Pulmonalisästen. Eine Gefahr bei einer Reoperation ist die akzidentelle RVOT-Eröffnung bei der Sternotomie (s. Abschn. 4.2 – „Pulmonalstenose", S. 83).
Je hypoplastischer das Lungengefäßbett präoperativ imponiert, desto schwerer ist der zu erwartende postoperative Verlauf!

Strategie Grundsätzlich sind eine Flüssigkeitsrestriktion und eine kontinuierliche Negativbilanzierung angestrebt, aber eine adäquate rechtsventrikuläre Vorlast ist essentiell. Der ZVD muß frühpostoperativ streng bei mindestens 10 mm Hg gehalten werden. Auf eine situationsbezogen adäquate Herzfrequenz achten. Gegebenenfalls kann eine Frequenzerhöhung mit Schrittmacher (AAI) erreicht werden. Bei einer Knotentachykardie (die die Hämodynamik oft deutlich kompromittiert) ist eine Behandlung mit Amiodaron und/oder Hypothermie sowie DDD-Überpacing erforderlich. Außerdem sollten die Kinder bestmöglich sediert werden, um externe Trigger zu eliminieren. Bei myokardialer Insuffizienz mit schlechter Kontraktilität im Echokardiogramm und niedriger zentralvenöser Sättigung (nicht selten) mit hoher $avDO_2$ müssen entsprechend Katecholamine eingesetzt werden: Meist wird Dopamin bis 10 µg/kg KG/min. plus Suprarenin niedrigdosiert (üblicherweise reichen 0,05–0,1 µg/kg KG/min.) gegeben. Äußerst vorsichtig muß der Katecholamineinsatz bei bestehender muskulärer Rest-Ausflußtraktstenosierung erfolgen (Rarität)! Alle Kinder erhalten eine hochdosierte Nachlastsenkung (Perlinganit 15–20 µg/kg KG/min.), sofern ein ausreichender Systemdruck vorliegt. Gleichzeitig erfolgt eine Senkung der rechtsventrikulären Nachlast durch eine pulmonale Vasodilatation mittels milder Hyperventilation. Trotzdem sind die Kinder meist über mehrere Tage hartnäckig zentralisiert, erkenntlich an der kühlen Peripherie. Bei großen Aszitesmengen muß zur Erhaltung der Restdiurese der arterielle Mitteldruck eher hoch gehalten werden. Gleiches gilt für die Serumosmolarität und das Serumeiweiß (FFP ist hier günstiger als Humanalbumin). Trotz dieser Maßnahmen und hohen Dosen an Diuretika kommt eine ausreichende Diurese meist erst nach etwa zwei bis drei Tagen in Gang. Bei kritischem Einsatz von Volumen ist eine Dialyse aber in aller Regel zu umgehen. Bei protrahierter Oligurie muß an eine Dosisanpassung der Medikamente gedacht werden. Von einer zu frühen Entfernung der Pleuradrainagen wird abgeraten!

Cave Eine relevante infundibuläre Rest-RVOTO ist zwar selten (echokardiographischer Ausschluß), hat aber erhebliche Konsequenzen für das Behandlungskonzept, da die Stenose und damit der reduzierte Auswurf aus dem rechten Ventrikel durch eine Katecholamingabe logischerweise verstärkt wird. Im Extremfall mündet bei einer solchen Problematik eine unkritische Eskalation der Katecholaminbehandlung als Reaktion auf immer schlechter werdende Kreislaufparameter in einem (letalen) kompletten Ausflußtraktverschluß („Suicide ventricle"). Bei einer postoperativen relevanten Rest-Infundibulumstenose ist daher eine zügige Katecholaminreduktion, als ultima ratio unter Umständen sogar eine Betablockergabe, der rettende Weg. Ein Rest-VSD wird nach einer FALLOT-Korrektur hämodynamisch weitaus schlechter toleriert als beispielsweise nach einer VSD- oder AV-Kanal-Korrektur, da dort der linke Ventrikel eine Volumenbelastung schon von präoperativ „gewöhnt" ist. Als eine seltene Ursache für eine postoperative Zyanose ist eine Shuntumkehr in bereits präoperativ bestehenden Kollateralen (intrapulmonale Shunts) beschrieben: Durch den postoperativ höheren Druck in der A. pulmonalis kommt es zum Rechts-Links-Shunt über die Kollateralen und damit zur Zyanose. Eine postoperative Aorteninsuffizienz kann durch versehentliches Einfassen eines Aortensegels in die Patchnaht, vorzugsweise bei transtrialem Zugang, entstehen. Ein postoperatives RVOT-Aneurysma ist selten.

Prognose/Ergebnisse

Ohne Behandlung leben nach 1 Jahr noch 75%, nach 4 Jahren 40%, nach 10 Jahren noch 30% und nach 40 Jahren nur noch 5% der Patienten. Todesursache ist entweder ein schwerer hypoxämischer Anfall oder aber Folgeprobleme der chronischen Hypoxie. Nach Anlage einer aortopulmonalen Anastomose verschiebt sich die durchschnittliche Lebenserwartung bis ins junge Erwachsenenalter. Die Frühkorrektur hat heute eine perioperative Mortalität unter 5%. Langfristig finden sich bei vielen Patienten ventrikuläre Extrasystolen im Langzeit-EKG, und eine erhöhte Inzidenz von ventrikulären Tachyarrhythmien ist mitverantwortlich für eine leider bislang nicht unbedeutende Spätletalität. Der Hauptgrund für Spättodesfälle scheint aber Folge des Pendelflusses über dem RVOT zu sein: Aus einer transanulären Patch-Erweiterung mit Entfernung der Pulmonalklappe resultiert logischerweise eine ausgeprägte Pulmonalinsuffizienz mit einer entsprechenden Dilatation und einer im Laufe der Jahre zunehmenden Dysfunktion des rechten Ventrikels. Aus diesem Grund tendiert man heute dazu, Patienten mit deutlicher Erweiterung der rechten Ventrikels und – invasiv gemessen – deutlich angehobenem enddiastolischem Druck (als Ausdruck einer erhöhten Wandspannung) in einer Reoperation mit einem klappentragenden Homograft zu versorgen. Eine hämodynamisch dauerhaft relevante schwere Tricuspidalinsuffizienz ist eine Rarität. Ein bifaszikulärer Block im EKG erfordert eine sorgfältige Nachsorge (insbesondere wenn postoperativ zunächst ein AV-Block °III bestand), da bei dieser Konstellation plötzliche Herztode beschrieben sind.

4.12 Pulmonalatresie mit VSD (PA+VSD)

Zyanotischer Herzfehler mit Unterentwicklung des rechtsventrikulären Ausflußtrakts, Atresie der Pulmonalklappe, großem Ventrikelseptumdefekt und einer überreitenden Aorta. Die früher verwendeten Bezeichnungen „Pseudotruncus" und „Truncus arteriosus Typ 4" sollten nicht mehr verwendet werden, da sie irreführend sind. Die Häufigkeit bewegt sich um 2,5–3,4% aller kongenitalen Herzfehler. Es besteht eine leichte Bevorzugung des männlichen Geschlechts. Als conotruncale Fehlbildung besteht nicht selten eine Assoziation mit einer Monosomie 22q11. Kinder, bei denen ein Elternteil eine Pulmonalatresie mit VSD hat, haben ein erhöhtes Risiko, selbst einen Herzfehler zu bekommen.

Unter dem Sammelbegriff „Pulmonalatresie mit VSD" verbirgt sich ein recht weit gefächertes klinisches Spektrum, das sehr wesentlich abhängig ist von der Morphologie und Perfusion des Lungengefäßbetts – die vereinfachende Interpretation dieses Herzfehlers als Extremform einer FALLOT-Tetralogie wird zwar häufig verwendet, bestimmte morphologische Details lassen aber die Vermutung zu, daß eine FALLOT-Tetralogie und eine Pulmonalatresie mit VSD eher zwei unterschiedliche Krankheitsentitäten widerspiegeln: Bei Patienten mit FALLOT-Tetralogie (selbst bei assoziierter valvulärer Pulmonalatresie) finden sich oft ein zwar hypoplastisches, aber prinzipiell morphologisch fast normal entwickeltes Pulmonalarteriensystem, und in der Peripherie eine grundsätzlich normale Arborisation – im Unterschied zur Pulmonalatresie mit VSD. Außerdem finden sich bei einer FALLOT-Tetralogie in weitaus geringerem Maße aortopulmonale

Kollateralgefäße (**m**ajor **a**ortopulmonary **c**ollateral **a**rteries = MAPCAs) als bei der Pulmonalatresie mit VSD.

Morphologie

Die Atresie kann auf ein kurzes Segment (Klappe und der proximale Abschnitt des Truncus pulmonalis) begrenzt sein oder aber längere Abschnitte betreffen. Rechte und linke A. pulmonalis können miteinander durch ein angelegtes Confluens verbunden sein, aber durchaus auch nichtkonfluent vorliegen. Die Lungendurchblutung kann durch einen Ductus arteriosus, durch MAPCAs oder durch Gefäßgeflechte aus den Bronchial- oder Pleuralarterien erfolgen. Der Grad der Lungengefäßfehlbildung ist abhängig von der Perfusion der Lungenstrombahn und vom Offenbleiben des Ductus arteriosus. Sofern ein großer PDA regelrecht konfluierende Pulmonalarterien versorgt, sind die Blutstromverhältnisse und die anatomische Beschaffenheit der Pulmonalarterien in beiden Lungen normal. Bei multiplen Kollateralen und einem anlagebedingt fehlenden Ductus arteriosus finden sich eine gestörte intrapulmonale Gefäßarborisation (mit Stenosen) und eine pulmonale Hypertonie. Die Kollateralgefäße entspringen am häufigsten aus der thorakalen Aorta, seltener auch aus den Aa. subclaviae, der A. thoracica interna, den Intercostalarterien oder der Aorta abdominalis (s. Abb. 4.21 und 4.22). Bei 60% der Patienten mit solchen Kollateralen tendieren diese zur (progredienten) Stenosenbildung im Bereich ihres aortalen Ursprungs oder in intrapulmonalen Abschnitten. Der perimembranös oder supracristal (infundibulär) gelegene VSD ist normalerweise sehr groß und nur in ganz seltenen Fällen durch Bindegewebe teilgedeckt. 50% der Patienten haben einen zusätzlichen ASD II oder ein offenes Foramen ovale, bei 26–50% der Patienten finden sich ein Ursprung der Aorta überwiegend aus dem rechten Ventrikel und ein dilatierter rechtsseitiger Aortenbogen. Der rechte Ventrikel – und in geringerem Ausmaß auch der rechte Vorhof – sind mäßig bis deutlich hypertrophiert und erweitert. Die Koronargefäße sind meist normal angelegt, aber in Einzelfällen können ein hoher Abgang der Koronarostien, eine Fistelung zwischen Koronararterien und der A. pulmonalis oder ein Fehlabgang der RCA aus dem linkskoronaren Sinus mit einem das Infundibulum kreuzenden Verlauf gefunden werden.

An assoziierten kardialen Fehlbildungen sind neben einer Tricuspidalatresie oder -stenose ein AVSD, eine D- oder L-TGA, eine LSVC, Koronarvenensinusanomalien, eine Dextrocardie und Heterotaxiesyndrome beschrieben.

Hinsichtlich der Klassifikation existieren verschiedene Systeme. Neben einer Einteilung in die Typen A, B und C (A: Lungendurchblutung über regelrechte Pulmonalarterien, B: regelrechte Pulmonalarterien plus MAPCAs, C: ausschließliche Lungenperfusion über MAPCAs) ist eine Einteilung in die Typen I bis IV gängig (s. Abb. 4.20): Beim Typ I (61%) liegen normal entwickelte Pulmonalarterien und ein normaler Hauptstamm vor, beim Typ II (27%) findet sich eine Atresie des Pulmonalishauptstammes, wobei der rechte und linke Pulmonalisast entweder mit vorhandenem Konfluens (Typ IIa) oder aber voneinander getrennt (Typ IIb) vorliegen können. Beim Typ III (6%) liegen eine Atresie des Hauptstamms und eine einseitige Aplasie eines Pulmonalarterienhauptastes vor. Die Versorgung dieser Lunge erfolgt über aortopulmonale Kollateralen. Beim Typ IV (6%) finden sich keine intraperikardialen Pulmonalarterien, und die Versorgung des distalen Pulmonalarterienplexus erfolgt ausschließlich durch aortopulmonale Kollateralen.

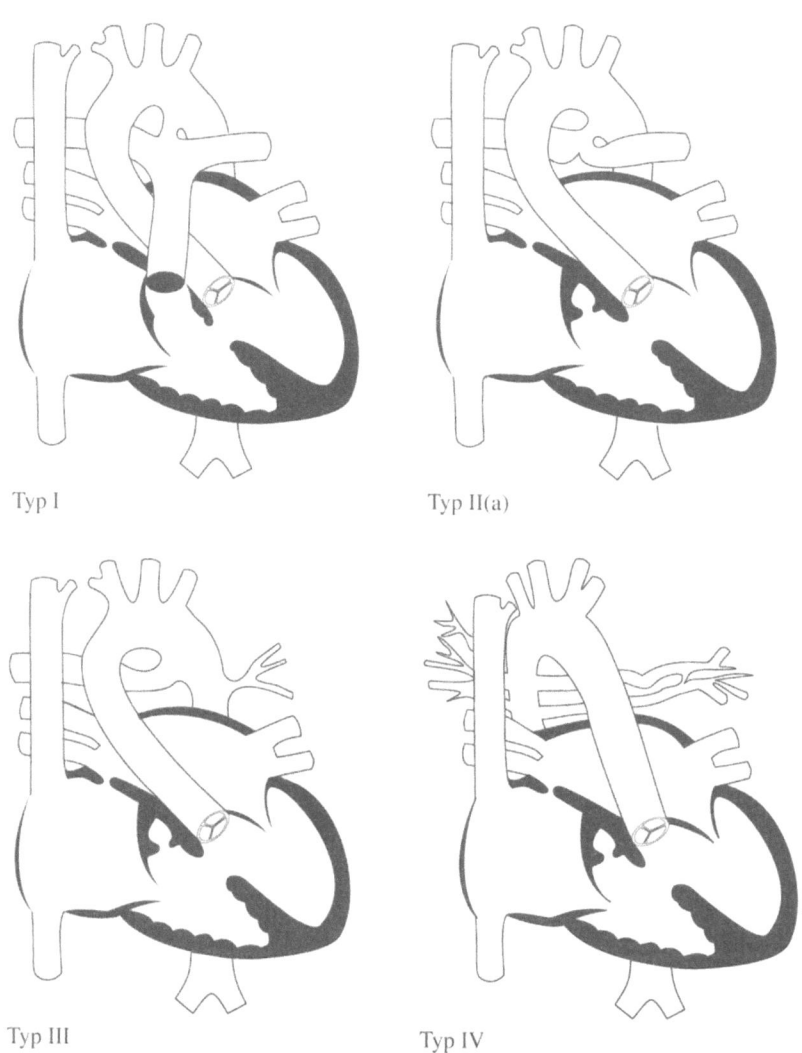

Abb. 4.20. Formen/Einteilung der Pulmonalatresie mit VSD.

Hämodynamik

Das Ausmaß der Abnormität des Lungengefäßbetts bestimmt entscheidend Hämodynamik, Symptomatologie und die Behandlungsmöglichkeiten bei diesem Herzfehler. Anatomisch liegt ein blind endender rechtsventrikulärer Ausflußtrakt oder Pulmonalishauptstamm vor, der Abstrom des rechtsventrikulären Bluts erfolgt ausschließlich über den VSD in die Aorta. Ein ASD ist daher nicht lebensnotwendig. Die Lungendurchblutung ist bei angelegten Aa. pulmonales ductusabhängig, bei einer Versorgung der Lunge über persistierende embryonale aortopulmonale Kollateralarterien (MAPCAs) hingegen ductusunabhängig (in solchen Fällen ist der Ductus arteriosus ohnehin meist gar nicht

4.12 Pulmonalatresie mit VSD (PA+VSD)   147

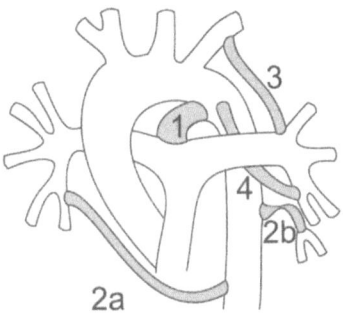

Abb. 4.21. Einteilung der aortopulmonalen Kollateralentypen nach RABINOVICH. **1:** Offener Ductus arteriosus, Ansatz am Confluens. **2a:** Direkte, kommunizierende Kollaterale mit hilusnahem stenotischem Ansatz an einer Unterlappenarterie. Eine Kommunikation dieser Kollateralen mit den zentralen Pulmonalarterien kann über intrapulmonale Anastomosen oder (wie hier) über direkte Anbindung an andere Lappenarterien erfolgen. **2b:** Direkte, nichtkommunizierende Kollaterale mit Stenose am Ursprung aus der Aorta descendens. Es besteht keine Kommunikation mit den zentralen Pulmonalarterien. **3:** Indirekte, aus der A. subclavia entspringende Kollaterale mit hilusnahem Ansatz an der LPA. **4:** Bronchialarterie (entlang des linken Hauptbronchus) mit intrapulmonaler Verbindung zum zentralen Pulmonalarteriensystem (Lingualgefäße).

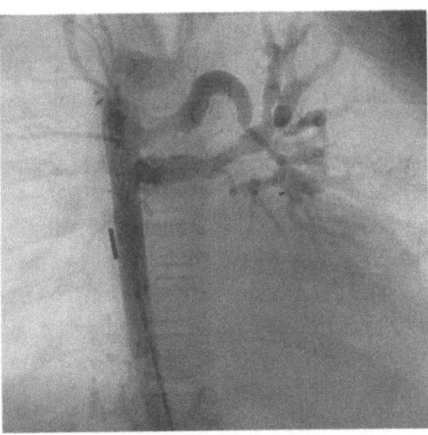

Abb. 4.22. Angiokardiographisches Bild von großen MAPCAs bei einem 7jährigen Kind mit Pulmonalatresie mit VSD und rechts deszendierender Aorta (Aufnahme von Prof. Dr. L. Sieverding freundlich zur Verfügung gestellt).

angelegt). Patienten mit einer solchen „archaischen" Lungendurchblutung haben oft eine (manchmal segmental unterschiedlich ausgeprägte) pulmonale Hypertonie. Daß diese Art der Lungenperfusion solche Ausmaße annimmt, daß es im Alter von 4–6 Wochen zur rezirkulationsbedingten Herzinsuffizienz kommt, ist ausgesprochen selten, aber beschrieben. Beim überwiegenden Anteil der Patienten dominiert eine mehr oder weniger ausgeprägte Zyanose (insbesondere beim drohenden Verschluß des Ductus arteriosus bei den ductusabhängigen Formen). Sofern der Ductus arteriosus weit offen oder eine ausreichende Anzahl an Kollateralen vorhanden ist, ist die Zyanose bei den Neugeborenen oft zunächst recht gering, eine dem Wachstum des Kindes adäquate Zunahme der Lungenperfusion ist aber aufgrund der anatomischen Situation oft nicht gegeben, so daß die Zyanose mit zunehmendem Lebensalter meist deutlich zunimmt.

Symptome

Die meisten Kinder mit stärkerer Zyanose entwickeln Trommelschlegelfinger und Uhrglasnägel, manche zeigen eine Dyspnoe und ein „Squatting" (Kauer-Hockstellung; siehe auch unter FALLOT-Tetralogie) nach körperlicher Belastung. Es besteht eine deutliche Infektanfälligkeit, insbesondere bei Vorliegen eines DI-GEORGE-Syndroms mit Immundefekt. Die Kinder sind in aller Regel dystroph. Bei älteren Patienten mit schwerer Zyanose besteht ein hohes Risiko für Hirnembolien durch die stets vorliegende Polyglobulie mit abnormer Zähflüssigkeit des Blutes (hier finden sich auch oft Thrombozytopenien und andere Gerinnungsstörungen). Große Kollateralen können rupturieren und Lungenblutungen verursachen.

Diagnostik

Befund: Stigmata einer Monosomie 22q11? Schweregrad der Zyanose? In vielen Fällen sind ein Ductusgeräusch oder ein Strömungsgeräusch der Kollateralen zu hören. Der zweite Herzton ist (logischerweise) singulär. Am linken Sternalrand findet sich typischerweise ein 3° lautes systolisches VSD-Geräusch, bei manchen Patienten mit schwerer Zyanose ist aber unter Umständen auch kein Geräusch zu hören. EKG: rechtsventrikuläre und rechtsatriale Hypertrophiezeichen – bei stärkerer pulmonaler Rezirkulation unter Umständen biventrikuläre Hypertrophie und P sinistroatriale. Röntgen: Ähnlich wie bei einer FALLOT-Tetralogie findet sich eine „Schuhherz"-Konfiguration. Der Herzschatten ist normal bis leicht verbreitert, das Pulmonalsegment fehlt. Eine heterogen-retikuläre Lungengefäßzeichnung deutet auf größere MAPCAs hin. Eventuell deszendiert die Aorta rechts der Wirbelsäule, selten liegt eine Dextrokardie vor. Echokardiographie: Lage des VSD? Ductus oder Kollateralen (eine komplette Evaluation aller Kollateralgefäße mittels Echokardiographie ist allerdings schwierig)? Grad der Hypoplasie der Pulmonalarterien? Hauptstamm angelegt? Erhaltene Pulmonalisbifurkation („Confluens")? Stenosen der Pulmonalarterien? AV-Klappen-Insuffizienz? Koronaranomalie? ASD II/offenes Foramen ovale? Zusätzlicher muskulärer VSD? Rechter Aortenbogen? Herzkatheter (in den meisten Fällen erforderlich): Lage und Größe der genuinen Pulmonalarterien und von MAPCAs? Koronardarstellung! Arborisationsstörung der intrapulmonalen Gefäße? Kernspintomographie: Kollateralen? Existenz und gegebenenfalls Größe einer zentralen rechten oder linken A. pulmonalis?

Konservative Behandlung

Die Gabe von Prostaglandin ist nur bei Neugeborenen ohne MAPCAs erforderlich. In den seltenen Fällen mit übermäßiger Lungenperfusion muß unter Umständen die

Herzinsuffizienz medikamentös behandelt werden. Aderlässe bringen schwer polyglobulen Patienten zwar kurzfristig eine Erleichterung, langfristig aber eher Nachteile. Diese Maßnahme ist daher kritisch zu bewerten.

Katheterinterventionelle Behandlung

In den seltenen Fällen einer ausschließlich membranösen Klappenatresie („imperforate valve") kann mittels einer kathetergesteuerten Perforation und anschließender Ballondilatation des Klappenrings ein antegrader Fluß vom rechten Ventrikel ins Lungengefäßbett ermöglicht werden. Mit einer Stent-Implantation im Bereich einer MAPCA-Stenose oder einer Coil- oder Ballonembolisation bei Lungenüberflutung durch zu große Kollateralen kann regulierend in die pulmonalen Perfusionsverhältnisse eingegriffen werden. Außerdem profitieren die Kinder von einer Ballondilatation eventuell vorliegender begleitender peripherer Pulmonalstenosen.

Operative Behandlung

Bei ductusabhängigen Formen erfolgt die Anlage einer BT-Anastomose oder eines zentralen aortopulmonalen Shunt im Neugeborenenalter. Direkte aortopulmonale Shunts (beipielsweise nach WATERSTON oder POTT) sind aufgrund schwerer sekundärer Distorsionen und narbiger Verziehungen der Pulmonalarterien sowie der Gefahr einer pulmonalen Hypertonie heutzutage obsolet. Alternativ kann auch ein klappenloses Conduit oder ein Homograft zwischen dem rechten Ventrikel und der Pulmonalarterie implantiert werden (der VSD wird offen belassen). Eine bessere Perfusion der zentralen Pulmonalarterien „stimuliert" nämlich unter Umständen ein Aufholwachstum eines hypoplastischen Gefäßbetts!

Bei ausreichend entwickelten peripheren Pulmonalarterien und ausreichender Große des rechten Ventrikels kann eine biventrikuläre anatomische Korrektur nach RASTELLI an der HLM durchgeführt werden (in günstigen Fällen sogar als Primärkorrektur im Säuglingsalter): Implantation eines klappentragenden oder klappenlosen Konduit zwischen rechtem Ventrikel und Pulmonalarterien plus VSD-Verschluß. MAPCAs oder ein Ductus werden verschlossen (s. Abb. 4.23).

Bei fehlenden oder stark hypoplastischen Pulmonalarterien und multiplen Kollateralen ist eine Kreislauftrennung nicht ohne weiteres möglich. Hier kann eine Zusammenfassung zu einem gemeinsamen Gefäß und dessen Verbindung mit dem rechten Ventrikel über ein Konduit durchgeführt werden (sogenannte „Unifokalisation"). Bei nicht optimalen anatomischen Verhältnissen empfiehlt sich dabei ein zweizeitiges Vorgehen mit zunächst offen belassenem oder fenestriertem VSD (als „Überlaufventil") und erst späterem endgültigem VSD-Verschluss (s. Abb. 4.24).

In verzweifelten Fällen muß auch eine kombinierte Herz-Lungen-Transplantation in Erwägung gezogen werden.

Intensivbehandlung

Aufgrund der anatomischen Heterogenität dieser Gruppe kann keine zusammenfassende Übersicht gegeben werden. Das grundsätzliche Problemfeld ist aber ähnlich wie bei

150 4 Angeborene Herzfehlbildungen

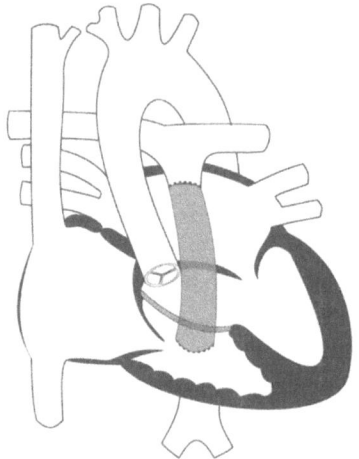

Abb. 4.23. RASTELLI-Korrektur mit VSD-Verschluß und RV-PA-Konduit.

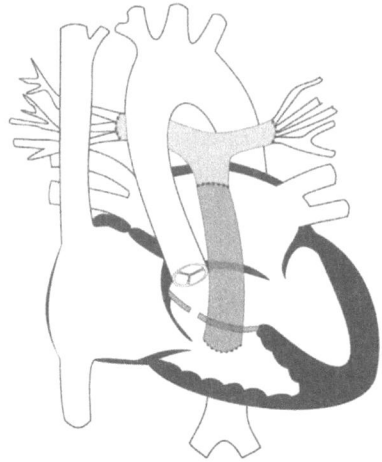

Abb. 4.24. Unifokalisation mit fenestriertem VSD-Verschluß und RV-PA-Konduit auf die unifokalisierten Lungengefäße.

einer FALLOT-*Tetralogie. Eine erwähnenswerte Problematik mit signifikantem Einfluß auf die perioperative Mortalität nach einer Unifokalisation sind schwere Atemwegsobstruktionen nach einer Ischämie der Tracheal- und Bronchialschleimhaut aufgrund der Unterbrechung/Entfernung/Umpflanzung der versorgenden Arterien.*

Prognose/Ergebnisse

Ohne Behandlung sterben die Neugeborenen bei ductusabhängiger Lungendurchblutung innerhalb der ersten Lebenstage aufgrund eines Ductusverschlusses. Bei ausreichenden Kollateralen ist in Einzelfällen aber auch ein Überleben bis ins Erwachsenenalter ohne jede Behandlung möglich. Mit zunehmendem Alter nimmt jedoch die Zyanose zu, da die Kollateralen Stenosen bilden. Durch die zunehmende Polyglobulie steigt das Risiko für Hirnembolien. Im Perfusionsbereich von großen Kollateralen mit entsprechender „lokaler" pulmonaler Hypertonie kann es durch Gefäßrupturen zu Lungenblutungen mit Hämoptoe kommen. Eine schwere Zyanose führt zu einer hypoxämiebedingten Herzinsuffizienz. Die Lebenserwartung liegt im Mittel selbst bei günstiger Anatomie nur im jungen Erwachsenenalter. Nach einer zentralen Shuntanlage beim Neugeborenen zeigen sich postoperativ gelegentlich protrahierte Verläufe mit ausgeprägtem Kapillarleck. Rezidivierende Pleuraergüsse oder ein Serom können durch einen „schwitzenden" Shunt entstehen. Für die biventrikuläre Korrektur jenseits der Neugeborenenperiode besteht bei günstigen anatomischen Voraussetzungen ein mäßiges Risiko, die Unifokalisation im Neugeborenen- und Säuglingsalter hat hingegen eine hohe perioperative Mortalität und muß als Hochrisikoeingriff gewertet werden. Langfristig ergeben sich zahlreiche Spätprobleme, insbesondere Rhythmusstörungen, Konduitprobleme, Abgangsstenosen der peripheren Pulmonalarterien und andere, die unter Umständen einen oder mehrere Reoperationen und/oder Katheterinterventionen erforderlich machen. Je hypoplastischer die zentralen Pulmonalarterien sind, desto schlechter ist die langfristige Prognose.

4.13 Double outlet right ventricle (DORV)

Ein „DORV" ist eigentlich keine Bezeichnung für einen bestimmten Herzfehler, sondern vielmehr die Typisierung einer ventrikuloarteriellen Verbindung („alignment"), die unter klinischem, hämodynamischem und operationstechnischem Aspekt sehr unterschiedliche Herzfehler beinhaltet. Es liegt eine Störung der spiraligen conotruncalen Septierung in der Embryonalzeit vor. Häufigkeit: 0,5–1,5% aller Kinder mit angeborenem Herzfehler. Sowohl ein DORV als auch ein Truncus arteriosus communis treten bei Müttern mit Diabetes mellitus häufiger als in der Gesamtbevölkerung auf. Ein DORV kann im Rahmen syndromatologischer Erkrankungen (CHARGE-Assoziation, Trisomien 13 oder 18 oder Tetrasomie 8p und selten Monosomie 22q11) auftreten. Eine Mutation des humanen kardialen Transkriptionsfaktors NKX2.5 scheint (übrigens nicht nur beim DORV, sondern auch bei anderen conotruncalen Malformationen) eine pathogenetische Rolle zu spielen.

Morphologie

Gemeinsames Charakteristikum ist der Ursprung beider großen Arterien (in Normal- oder Transpositionsstellung) vollständig oder zumindest überwiegend aus dem rechten Ventrikel. Normalerweise liegt eine atrioventrikuläre Konkordanz vor (RA drainiert in den RV, LA in den LV). Es besteht im Unterschied zum normalen Herzen eine fibröse Diskontinuität zwischen der Mitral- und der benachbarten Ausflußklappe (je nach

Gefäßstellung die Aorten- oder Pulmonalklappe). Im Ausflußbereich liegt – je nach Gefäßstellung subaortal oder subpulmonal – ein muskulärer „Conus" vor. Rechter und linker Ventrikel stehen bei fast allen Unterformen über einen großen VSD in Verbindung, dessen Lage ausgesprochen variabel ist und der entscheidend die Hämodynamik und die operativen Möglichkeiten beeinflußt (s. Abb. 4.25): Supracristale (infundibuläre) Defekte können sowohl subpulmonal als auch subaortal oder doubly-committed liegen und stehen in enger räumlicher Beziehung zu den großen Arterien. Beim doubly committed VSD ist das Conusseptum nur rudimentär ausgebildet. In etwa zwei Drittel der Fälle liegt ein infracristaler VSD mit einer mehr subaortalen oder mehr subpulmonalen Lage vor. Die selteneren (7%) „Remote" VSDs liegen in größerer räumlicher Distanz („uncommitted") zu den großen Arterien. Manche Autoren fordern hier als Definitionskriterium einen Abstand zur Klappenebene von mindestens Aortendurchmesser. Diese Defekte gibt es sowohl im muskulären (manchmal multipel) als auch im Inlet-Septumbereich. Eine biventrikuläre Korrektur des DORV bei „Remote" VSD ist je nach Gegebenheit sehr problematisch oder sogar unmöglich.

Die großen Gefäße können unterschiedliche Lagebeziehungen zueinander haben: In 64% der Fälle liegen die Gefäße in Side-by-Side-Stellung mit einer rechts der A. pulmonalis stehenden Aorta, beide Semilunarklappen sind in einer transversal-coronaren Ebene (ähnlich wie bei einer FALLOT-Tetralogie), meist findet sich eine mehr oder weniger ausgeprägte Subpulmonalstenose. In 26% der Fälle liegt die Aorta anterior und rechts der A. pulmonalis (ähnlich wie bei einer D-TGA), und subaortal findet sich in 10% der Fälle ein potentiell zur progredienten Restriktion tendierender muskulärer Conus. Bei diesen Formen kann die Aortenklappe stenotisch sein, im Bereich des Aortenbogens findet sich unter Umständen eine CoA oder sogar eine komplette Unterbrechung. In 7% der Fälle findet sich eine L-Transpositionsstellung mit einer anterior und links der A. pulmonalis liegenden Aorta. Nur 3% der Fälle haben eine normale Lagebeziehung der großen Arterien mit einer Aorta, die posterior und rechts der A. pulmonalis entspringt.

Manchmal existiert ein zusätzlicher ASD. An komplizierenden Faktoren finden sich Mitralklappenanomalien (Stenose oder Atresie), begleitet von einer mehr oder weniger ausgeprägten Hypoplasie des linken Ventrikels. Ein Straddling der AV-Klappen-Segelfäden durch den VSD kann ebenso wie ein „misalignment" der AV-Klappen vorkommen und sollte präoperativ unbedingt bekannt sein. Die Koronararterien zeigen – ähnlich wie bei einer D-TGA – zahlreiche Varianten (beispielsweise: LCX aus RCA, singuläre RCA oder LCA, invertierter Ursprung der Koronarien; s. S. 199). Als Folge der intrakardialen anatomischen Veränderungen können Lageanomalien des Reizleitungssystems (AV-Knoten und HIS-Bündel) vorliegen.

Hämodynamik

Die Hämodynamik ist sehr variabel und wird weniger von der Stellung der großen Gefäße als vielmehr von der Lagebeziehung des VSD zu den großen Gefäßen und von der Existenz oder Nichtexistenz einer relevanten Pulmonalstenose geprägt:

- Bei einem subaortalen VSD (60–70%) ist der Defekt näher an der Aortenklappe, so daß ein präferentieller Abfluß des sauerstoffreichen Bluts aus dem linken Ventrikel in die Aorta erfolgt. Sauerstoffarmes rechtsventrikuläres Blut gelangt zum größten Teil in

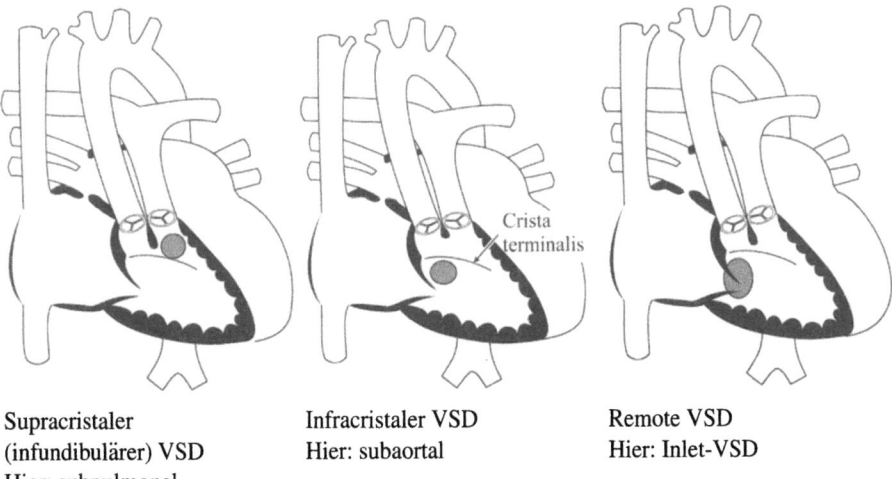

Supracristaler	Infracristaler VSD	Remote VSD
(infundibulärer) VSD	Hier: subaortal	Hier: Inlet-VSD
Hier: subpulmonal		

Vereinfachend: DORV vom „FALLOT-Typ" mit Subpulmonalstenose vs. DORV mit TGA mit zusätzlichem subaortalem (stenosierendem) Conus.

Abb. 4.25. Formen/Einteilung des DORV.

die A. pulmonalis. Bei diesen Formen liegt in 50% der Fälle eine relevante Pulmonalstenose vor, so daß ein Teil des sauerstoffarmen Bluts zur Aorta hin ausgeworfen wird. Aufgrund des großen VSD liegt ein Druckangleich zwischen rechtem Ventrikel, linkem Ventrikel und Aorta vor, der Druck in der A. pulmonalis ist abhängig vom Ausmaß der Pulmonalstenose. Insofern liegen ähnliche hämodynamische Verhältnisse wie bei einer FALLOT-Tetralogie, also mit verminderter Lungendurchblutung vor.

- Bei einem subaortal gelegenen VSD ohne Pulmonalstenose findet sich Systemdruck in beiden Ventrikeln und großen Arterien. Daher sind hier die Widerstandsverhältnisse zwischen großem und kleinem Kreislauf entscheidend, so daß es zu einer deutlichen Lungenüberflutung kommt – entsprechend einem großen VSD. Das Ausmaß der Durchmischung von sauerstoffarmem und sauerstoffreichem Blut auf Ventrikelebene (und damit das Ausmaß der klinischen Zyanose) wird ebenfalls vom pulmonalvaskulären Widerstand bestimmt. Es besteht die Gefahr der Lungengefäßschädigung durch die pulmonale Hypertonie.
- Bei einem supbulmonal gelegenen VSD (TAUSSIG-BING-Komplex), der in 10% der Fälle auftritt, wird das sauerstoffreiche Blut des linken Ventrikels durch den VSD vorzugsweise in die A. pulmonalis geleitet, und das sauerstoffarme Blut des rechten Ventrikels gelangt vor allem in die Aorta. Diese Hämodynamik ähnelt einer D-TGA mit VSD, so daß die Patienten aufgrund der Lungenüberflutung nur diskret zyanotisch, dafür aber herzinsuffizient sind.
- Bei einem doubly committed VSD ist der linksventrikuläre Abstrom ohne Präferenz, so daß beim Vorliegen einer Pulmonalstenose eine Hämodynamik wie bei der FALLOT-Tetralogie, ohne Pulmonalstenose wie bei einem großen VSD resultiert.

- Bei den Formen mit „Remote" VSD ist die Hämodynamik ebenfalls – je nachdem, ob eine Pulmonalstenose vorliegt oder nicht – eher wie bei einer FALLOT-Tetralogie oder wie bei einem großen VSD.

Symptome

Es steht je nach antomischen Gegebenheiten entweder mehr die Zyanose oder mehr die Herzinsuffizienz im Vordergrund der klinischen Symptomatik – grundsätzlich sind aber bei einem Patienten mit DORV stets beide Aspekte vorhanden. In der Neugeborenenperiode kann aufgrund der noch hohen pulmonalen Widerstände die klinische Symptomatik bei bestimmten DORV-Formen (noch) recht diskret sein.

Diagnostik

Befund: Das Ausmaß der Zyanose und/oder der Herzinsuffizienzsymptomatik ist abhängig von den hämodynamischen Verhältnissen. Ein VSD-Geräusch und/oder ein scharfes Austreibungsgeräusch über der Herzbasis (Ausflußbahn) ist auskultierbar. Dysmorphie-Stigmata? EKG: Stets Rechtslagetyp und rechtsventrikuläre Belastungszeichen, fast immer Verlängerung der PQ-Zeit. Bei DORV mit TGA und subaortalem VSD ohne Pulmonalstenose kann ein überdrehter Lagetyp (QRS-Vektor zwischen $-30°$ und $-170°$) mit rechtsventrikulärer oder biventrikulärer Hypertrophie, ein P sinistroatriale und ein AV-Block °I zu finden sein. Bei DORV mit TGA und subpulmonalem VSD oder subaortalem VSD ohne Pulmonalstenose finden sich ein Rechtstyp und rechtsventrikuläre und rechtsatriale Belastungszeichen. Röntgen: Kardiomegalie und vermehrte Lungengefäßzeichnung bei fehlender Pulmonalstenose, ansonsten normale Herzgröße und Lungengefäßzeichnung. Echokardiographie: Typischerweise findet sich ein Ursprung beider großen Arterien aus dem rechten Ventrikel, eine Position der Aorta rechts anterior der A. pulmonalis, ein VSD als einzigen Abstrom aus dem linken Ventrikel und eine fibröse Diskontinuität zwischen Mitral- und benachbarter Semilunarklappe. Lage und Größe des VSD? Subpulmonale oder subaortale Ausflußtraktobstruktion? ASD? Koronaranomalie? Mitralklappe auffällig? Linker Ventrikel normal groß? CoA? Bei subpulmonalem VSD: restriktive interatriale Verbindung? Kernspintomographie: Lagebeziehung der großen Arterien, Lagebeziehung zum VSD? Eine neuere Studie kommt übrigens zu dem Ergebnis, daß bei Patienten mit doubly committed oder „Remote" VSD die Kernspintomographie eine zuverlässigere Aussage bezüglich einer biventrikulären Korrigierbarkeit liefert als die Echokardiographie. Herzkatheter (sofern erforderlich): Messung des Gradienten über einer eventuellen Ausflußtraktstenose, Bestimmung der Druck- und Widerstandsverhältnisse im kleinen Kreislauf. VSD restriktiv? Koronardarstellung!

Konservative Behandlung

Bei einem Neugeborenen mit DORV und hochgradiger Pulmonalstenose ist eventuell eine großzügige Sauerstoff- und Flüssigkeitsgabe erforderlich. Bei kritischer Pulmonalstenose muß der Ductus mit Prostaglandin bis zur operativen Shuntanlage offen gehalten werden. Meistens ist die Pulmonalstenose im Neugeborenenalter aber noch nicht sehr ausgeprägt. Potentiell können solche Patienten hypoxämische Anfälle bekommen (s. S. 140) und müssen im Anschluß an die Akutmaßnahmen einen Betablocker und vor allem eine baldige Operation erhalten. Aufgrund der dynamischen Ausflußtraktstenose sollen Digitalis und Katecholamine nach Möglichkeit vermieden werden. Bei Formen ohne Pulmonalstenose besteht zwar grundsätzlich die Gefahr einer exzessiven Rezirkulation, dies allerdings meist erst jenseits der Neugeborenenperiode nach Abfall der pulmonalen Widerstände, so daß die Kinder zunächst klinisch gut kompensiert sind und keine spezifische Behandlung benötigen. Bei zunehmenden Herzinsuffizienzzeichen muß entsprechend medikamentös antikongestiv behandelt werden. Hierbei ist aber zu bedenken, daß bei Vorliegen einer dynamischen subaortalen Ausflußtraktstenose diese durch eine Digitalis- oder Katecholamingabe unter Umständen noch aggraviert werden kann, so daß die Lungenüberflutung dadurch nur noch verstärkt wird. Besser ist es, solche zunehmend symptomatischen Kinder zeitnah zu operieren! Da es sich bei allen Formen um zyanotische Vitien handelt, sollte der Hämatokrit um 50% liegen. Eine Endokarditisprophylaxe ist indiziert.

Katheterinterventionelle Behandlung

Im Fall eines DORV mit subpulmonalem VSD mit restriktiver interatrialer Verbindung (klinisch: Sättigungen unter 70% trotz gesteigertem pulmonalem Blutfluß) kann unter Umständen ein RASHKIND-Manöver erforderlich werden, um eine bessere Durchmischung von sauerstoffreichem und sauerstoffarmem Blut auf Vorhofebene sowie eine Dekompression des (rezirkulationsbedingt belasteten) linken Vorhofs zu erreichen.

Operative Behandlung

Prinzipiell können Palliativeingriffe bei konservativ schlecht zu beherrschender Problematik eingesetzt werden: Pulmonalisbanding bei schwerer Lungenüberflutung oder Anlage eines aortopulmonalen Shunt bei unzureichender Lungendurchblutung.
Die Korrektur eines DORV mit subaortalem VSD wird entsprechend den Überlegungen bei der FALLOT-Tetralogie durchgeführt: VSD-Patch-Tunnel bis in den rechten Ventrikel zum Anschluß der Aorta an den linken Ventrikel (manchmal muß dafür der VSD vergrößert werden) und gegebenenfalls Ausflußtrakterweiterung. Auf diese Weise werden auch Formen mit doubly committed VSD korrigiert.
Bei einem DORV mit subpulmonalem VSD muß – abhängig von anatomischen Details – zwischen mehreren Möglichkeiten der biventrikulären Korrektur (im Alter von etwa 6 Monaten) entschieden werden:

Arterial Switch-Operation Durchführung wie bei einer TGA (s. S. 197) mit zusätzlichem intraventrikulärem VSD-Patch-Tunnel zwischen linkem Ventrikel und Neo-Aorta (s. Abb. 4.26). Unter Umständen wird auch hier ein LECOMPTE-Manöver durchgeführt. Dies führt einer Side-by-side-Stellung der großen Arterien zur Verlagerung der Pulmonalisbifurkation.

156   4 Angeborene Herzfehlbildungen

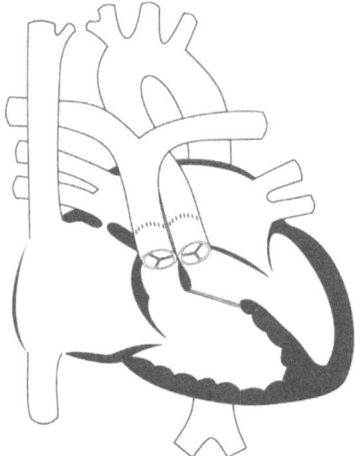

Abb. 4.26. Arterial Switch-Operation bei DORV mit TGA.

Früher: DAMUS-KAYE-STANSEL-*Operation* Quere Durchtrennung des Pulmonalishauptstamms und End-zu-Seit-Anastomosierung mit der rechts stehenden Aortenwurzel. Die ehemalige Pulmonalklappe ist dann eine „Neo-Aortenklappe", die echte Aortenklappe bleibt druckpassiv geschlossen und hat keine Funktion. Zusätzlich wird ein VSD-Patch-Tunnel zwischen Neoaortenklappe und linkem Ventrikel eingenäht (manchmal muß dafür der VSD vergrößert werden). Ein Konduit zwischen rechtem Ventrikel und dem distalen Stumpf des Pulmonalis-Hauptstamms gewährleistet die Lungenperfusion (s. Abb. 4.27).
Da der Eingriff in der Originalserie aus der MAYO-*Klinik eine Mortalität von fast 70% hatte, wird er nicht mehr durchgeführt!*

Vorhofumkehr nach MUSTARD *oder* SENNING Eine hosenförmig zugeschnittene Prothese (MUSTARD) oder Herzvorhofgewebe (SENNING) wird atrial so vernäht, daß das systemvenöse Blut via Vorhoftunnel und linkem Ventrikel in die linksliegende Pulmonalarterie gelangt und die rechtsliegende Aorta Blut aus dem rechten Ventrikel bekommt, der über den Tunnel das Lungenvenenblut empfängt (s. Abb. 4.28). Es resultiert also eine Vorhofumkehr. Der VSD wird mit einem „Tunnel-Patch" verschlossen (manchmal muß dafür der VSD vergrößert werden).

RASTELLI-*Operation* Schaffung eines intrakardialen Tunnels zwischen linkem Ventrikel und Aorta und Anschluß des rechten Ventrikels an die Pulmonalis mit einem klappenlosen Konduit oder einem (klappentragenden) Homograft. Der (eventuell intraoperativ vergrößerte) VSD wird mittels Patch verschlossen (s. Abb. 4.29).

„Réparation à l'étage ventriculaire" (REV) Großzügige Mobilisation der A. pulmonalis (wie bei einer Arterial-Switch-Operation) und direkte Anastomosierung mit einer Inzision im rechten Ventrikel. Zusätzlich wird auch hier ein LECOMPTE-Manöver durchgeführt.

4.13 Double outlet right ventricle (DORV)

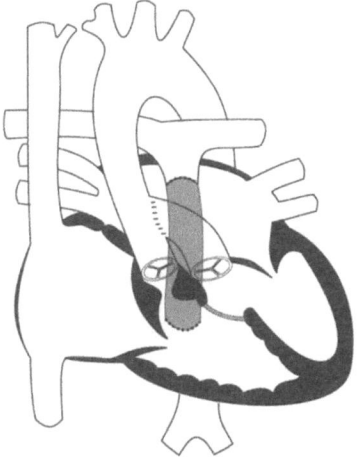

Abb. 4.27. DAMUS-KAYE-STANSEL-Operation bei DORV mit TGA und Subaortenstenose.

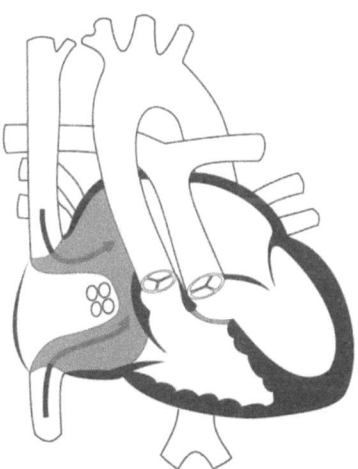

Abb. 4.28. Vorhofumkehr nach MUSTARD/SENNING bei DORV mit TGA.

Der (eventuell intraoperativ vergrößerte) VSD wird wie bei einer RASTELLI-Operation mit einem „Tunnel-Patch" verschlossen (s. Abb. 4.30).

FONTAN-*Operation* In vielen Fällen mit „Remote" VSD und bei anatomisch ungünstigen Formen (zum Beispiel bei einer assoziierten Mitralatresie) muß der linke Ventrikel „geopfert" werden und es kann nur eine Palliation über diesen Eingriff erreicht werden (s. Abschn. 4.15 – „Hypoplastisches Linksherzsyndrom", S. 160 ff.).

158   4 Angeborene Herzfehlbildungen

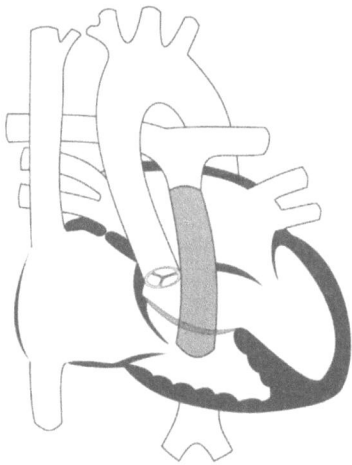

Abb. 4.29. Korrektur nach RASTELLI bei DORV mit Subpulmonalstenose.

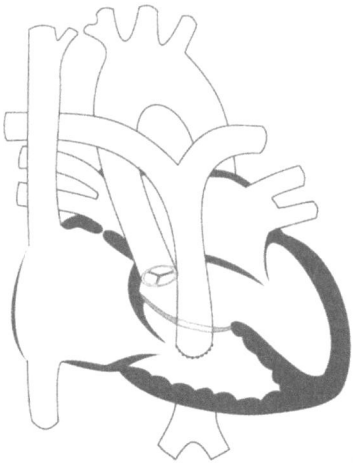

Abb. 4.30. REV-Prozedur bei DORV mit Subpulmonalstenose.

Herztransplantation Manchmal liegen so ungünstige Verhältnisse oder ein so unbefriedigendes postoperatives Resultat vor, daß auch diese Maßnahme überlegt werden muß. In einer kürzlich publizierten Serie aus dem Children's Hospital of Pittsburgh hatten immerhin 15,4% der transplantierten Kinder einen DORV.

Intensivbehandlung

Postoperative Übergabe Art der durchgeführten Korrektur? Intraoperative Hämodynamik, Medikamente, Besonderheiten? Blutungsprobleme?

Zu erwartende Probleme Aufgrund der komplexen Korrekturverfahren sind gelegentlich längere Maschinenzeiten mit entsprechender postoperativer myokardialer Insuffizienz kaum vermeidbar. Eine JET kann eine postoperative Low cardiac output-Problematik noch aggravieren. Aufgrund der Lage des VSD besteht die Gefahr eines AV-Block °III. Bei präoperativ überfluteter Lunge treten unter Umständen Widerstandskrisen auf.

Strategie Abhängig von der präoperativen Anatomie und der durchgeführten Korrektur ergeben sich unterschiedliche Konzepte. Im Anschluß an eine FALLOT-ähnliche Korrektur kommen die dort aufgeführten Prinzipien zum Tragen. Nach einer Switch-Operation ist die Vorgehensweise im Prinzip analog zur TGA (s. Abschn. 4.19 ab S. 197). Nach einer RASTELLI-Korrektur ist aufgrund der rechtsventrikulären Belastung nach Infundibulotomie und einer eventuellen Hypoplasie des Lungengefäßbetts die Aufrechterhaltung einer adäquaten Vorlast (mindestens 10 mm Hg – in Einzelfällen sogar noch deutlich höher) trotz erforderlicher Flüssigkeitsrestriktion sehr wichtig. Zusätzlich werden Katecholamine in einer Dosis gegeben, die ein ausreichendes HZV sicherstellt (zentralvenöse Sättigung messen). Die Möglichkeiten zur Nachlastsenkung richten sich nach dem erreichbaren Systemdruck. Bei einer residualen LVOTO muß mit Nachlastsenkern äußerst vorsichtig umgegangen werden, da der Gradient zunehmen kann! Die pulmonale Gefäßwiderstandssenkung durch eine milde Hyperventilation, gute Oxygenierung und eventuell eine vorübergehende NO-Beatmung (strenge Indikationsstellung) entlastet den insuffizienten rechten Ventrikel. Sequentielles Pacing ist bei einem AV-Block °III erforderlich, ansonsten empfiehlt sich im Bedarfsfall eher ein AAI-Pacing zur Anhebung der Herzfrequenz in einen situativ adäquaten Bereich.

Bemerkung: Bei einem intermittierendem totalen AV-Block ist ein AAI-Pacing absolut kontraindiziert, da das Monitorsystem unter Umständen atriale Schrittmacherimpulse wahrnimmt, die jedoch nicht auf den Ventrikel übergeleitet werden, so daß der Patient unbemerkt versterben kann!

Cave Ein relevanter Rest-VSD erfordert im Extremfall eine kurzfristige Reoperation mit hohem Risiko. Eine postoperative subaortale oder subpulmonale Ausflußtraktobstruktion kann die Hämodynamik erheblich kompromittieren. Nach einer RASTELLI-Operation besteht bei gegebenenfalls vorliegenden hohen Venendrucken oft eine starke Ergußneigung. In diesem Zusammenhang muß bei fehlender Besserungstendenz differentialdiagnostisch auch an einen Chylothorax gedacht werden.

Prognose/Ergebnisse

Unoperiert besteht bei einem DORV mit Subpulmonalstenose (DORV vom „FALLOT"-Typ) die Gefahr von hypoxämischen Anfällen wie bei einer „FALLOT"-Tetralogie. Bei den Formen ohne Pulmonalstenose entwickelt sich im Laufe der Zeit eine obstruktive Lungengefäßerkrankung. Die zunehmend schwere rechtsventrikuläre Insuffizienz limitiert die Lebenserwartung bis zum jungen Erwachsenenalter. Korrektureingriffe haben heute (bei einem einfachen subaortalen VSD) eine geringe Mortalität unter 5%, bei einem doubly committed VSD liegt sie diskret höher. Die 15-Jahres-Überlebensrate liegt – auf das gesamte DORV-Kollektiv bezogen – zwischen 89,5 und 95,8%. Reoperationen sind bei etwa 11% der überlebenden Patienten erforderlich (im statistischen Mittel 4,1

Jahre nach der Korrektur). Der Grund ist meistens eine relevante RVOTO. Bei einem subpulmonalen VSD ist die Mortalität abhängig vom Grad der präoperativen Lungengefäßschädigung und von der Art des erforderlichen Korrektureingriffs: Bei einem DORV mit D-TGA, der durch einen intraventrikulären Tunnel korrigiert wird, liegt die Mortalität bei 10–15%. Die biventrikuläre Korrektur bei einem „Remote" VSD durch die Schaffung eines Tunnels zwischen VSD und Aorta hat ein sehr hohes Mortalitätsrisiko von 30–40%, weshalb hier gegen eine FONTAN-Operation mit weitaus geringerem Risiko (um 5%), aber potentiellen Langzeitproblemen (s. S. 177) abzuwägen ist. Bei assoziierter Mitralatresie und hypoplastischem linken Ventrikel gibt es keine operative Alternative zu einer solchen univentrikulären Palliation. Postoperativ persistiert gelegentlich ein schrittmacherpflichtiger AV-Block °III (insbesondere in den 17% der Fälle, in denen intraoperativ der VSD vergrößert werden muß), seltener bleiben relevante Restdefekte. Längerfristig besteht ein Risiko für eine Obstruktion des links- oder rechtsventrikulären Ausflußtrakts oder des intraventrikulären Tunnels. Nach FALLOT-DORV-Korrektur zeigen sich meist gute Resultate im Unterschied zur MUSTARD-Operation, bei der schwere Vorhofarrhythmien mit Spättodesfällen die langfristige Prognose einschränken. Die DAMUS-KAYE-STANSEL-Operation wird wegen hoher Mortalität und besseren Alternativeingriffen nicht mehr durchgeführt. Nach einer RASTELLI-Operation muß auf frühzeitig entstehende distale Konduitstenosen und das Auswachsen des Konduits geachtet werden. In diesen Fällen ist eine Dilatation oder Reoperation erforderlich. Aufgrund der Ventrikulotomie drohen (insbesondere wenn das Alter des Patienten bei der Operation schon über 6 Jahre betrug) spätpostoperativ gravierende ventrikuläre Rhythmusstörungen, die bei einem Teil der Patienten sogar zur Implantation eines internen Defibrillators (AICD) zwingt.

4.14 Funktionell univentrikuläres Herz

Mehrere Gruppen von Herzfehlern können unter dem funktionellen (nicht anatomischen) Aspekt eines „Single ventricle" (nur ein gemeinsamer Ventrikel für beide Kreisläufe) als eine Familie betrachtet werden, denen bestimmte hämodynamische Eigenheiten gemeinsam sind. Man kann dabei folgende Gruppen voneinander abgrenzen:

- Hypoplastisches Linksherzsyndrom
- Pulmonalatresie mit intaktem Ventrikelseptum
- „Echter" Single ventricle (Double inlet right/left ventricle = DIRV/DILV)
- Tricuspidalatresie
- Komplexe Formen des Double outlet right ventricle, einer D-TGA oder eines AVSD

4.15 Hypoplastisches Linksherzsyndrom (HLHS)

Hypoplasie linksseitiger Herzabschnitte. Eine unzureichende intrauterine Perfusion der hypoplastischen Herzabschnitte scheint für den „vorzeitigen Entwicklungsstop" eine ätiologische Rolle zu spielen. Die Häufigkeit liegt bei 1 Fall pro 5000 Neugeborene. 7–9% aller angeborenen Herzfehler gehören zur Gruppe des HLHS. Das Vitium wird autosomal rezessiv oder multifaktoriell vererbt. 55–70% der Patienten sind männlich.

Ein HLHS tritt gehäuft im Rahmen folgender Syndrome auf: TURNER, NOONAN, SMITH-LEMLI-OPITZ, HOLT-ORAM. Verschiedene Chromosomenaberrationen (Duplikationen, Deletionen und Translokationen) können mit einem HLHS assoziiert sein.

Morphologie

Es liegen eine Hypoplasie des linken Ventrikels, eine Aatresie, Hypoplasie oder Stenose der Mitral- und/oder Aortenklappe und eine Hypoplasie der Aortenwurzel bis zur Ductusmündung vor (s. Abb. 4.31). Bei den meisten Formen ist das Ventrikelseptum intakt. Ein großer Ductus arteriosus gewährleistet die Körperperfusion. Pulmonalvenöses Blut gelangt über ein Foramen ovale oder einen ASD in den rechten Vorhof und durchmischt sich dort mit dem systemvenösen Blut. In 70% der Fälle findet sich eine CoA. Die Vorhoflücke ist meistens mäßig restriktiv. An zusätzlichen Fehlbildungen sind neben einer totalen Lungenvenenfehlmündung auch ein AVSD, Koronaranomalien (insbesondere bei Aortenatresie plus Mitralstenose), eine Endokardfibroelastose (bei Aortenatresie und Mitralstenose) und eine LSVC beschrieben. An nichtkardialen assoziierten Fehlbildungen kennt man Hirnfehlbildungen und Zwerchfellhernien.

HLHC Die Kombination aus einem ASD I, einem grenzwertig hypoplastischen linken Ventrikel und einer Hypoplasie der Aorta mit einer Coarctatio aortae wird von verschiedenen Autoren als eigene Krankheitsentität betrachtet und als „hypoplastic left heart complex" (HLHC) bezeichnet.

Darüber hinaus existieren „borderline"-Fälle mit grenzwertiger Hypoplasie des linken Ventrikels, insbesondere in Kombination mit einer Coarctatio aortae und einer linkspersistierenden oberen Hohlvene (LSVC), bei denen die Strukturen des linken Herzens zwar klein, aber prinzipiell normal sind (insbesondere die Aortenklappe ist morphologisch unauffällig). Ursächlich wird aufgrund des Vorliegens einer LSVC (und deren Abstrom via Koronarvenensinus) ein verändertes Flußprofil im embryonalen rechten Vorhof und ein dadurch reduzierter Fluß durch das embryonale Foramen ovale in den linken Vorhof angenommen. Da eine intrauterin adäquate Perfusion der entscheidende Faktor zur Größenentwicklung des linken Herzen zu sein scheint, ist zu vermuten, daß eine Hypoplasie der linksseitigen Herzanteile letztendlich eine sekundäre Folge dieser pränatal veränderten atrialen Blutstromverhältnisse ist.

Hämodynamik

Bei den Formen mit Mitralatresie muß auf Vorhofebene ein Defekt zur Sicherstellung des pulmonalvenösen Abstroms vorhanden sein, da durch die Hypoplasie der nachgeschalteten Abschnitte das Blut nicht in ausreichendem Maße weitergepumpt werden kann. Im rechten Vorhof findet eine Durchmischung des pulmonalvenösen Bluts mit dem systemvenösen Blut statt. Der rechte Ventrikel muß dieses Mischblut sowohl in den Systemkreislauf als auch in die Lungenstrombahn pumpen. Diese Kreisläufe sind – im Unterschied zum gesunden Herzen – durch den Ductus arteriosus parallel geschaltet. Das heißt, das Blut, das den rechten Ventrikel verläßt, kann entweder via A. pulmonalis in die Lungen oder aber über den Ductus arteriosus in den Körperkreislauf fließen. Die Blutmenge, die durch die jeweiligen Kreisläufe fließt, wird dabei vom Gefäßwiderstand im entsprechenden Kreislauf bestimmt.

162   4 Angeborene Herzfehlbildungen

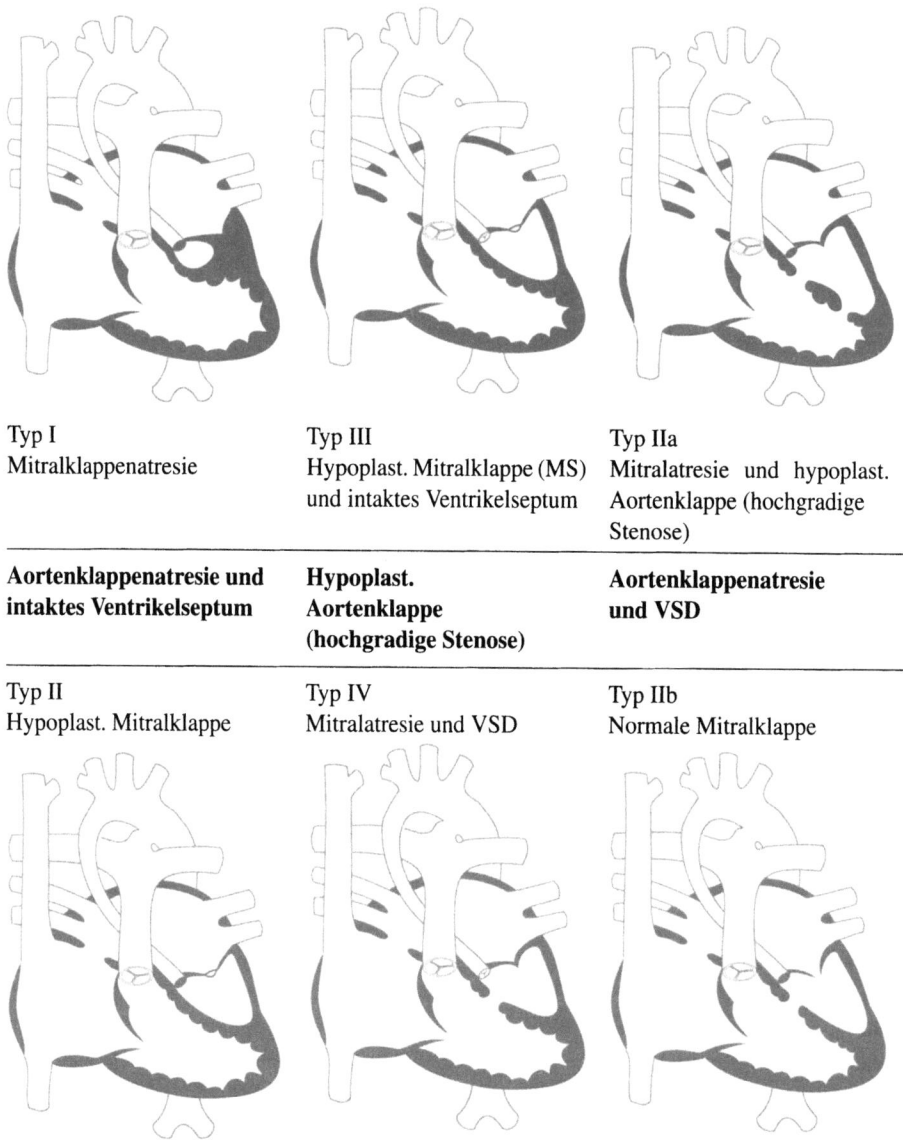

Abb. 4.31. Klassifikation des HLHS nach SINHA

Ein Blutfluß ist umgekehrt proportional zum Strömungswiderstand (OHM'sches Gesetz), das heißt, daß bei sinkendem Gefäßwiderstand der Blutfluß durch dieses Gefäß entsprechend ansteigt. Nach der Geburt fällt der zunächst noch erhöhte Lungengefäßwiderstand ab, so daß im Falle eines HLHS ein höherer Prozentsatz des rechtsventrikulären Auswurfs in den Lungen- statt in den Körperkreislauf gelangt. Die meist etwas restriktive interatriale Verbindung ist in dieser Beziehung nicht ungünstig, da sie eine gewisse pulmonale Widerstandserhöhung verursacht. Bei sehr großem ASD (in diesem Zusammenhang sei auch vor einem „zu ausgiebigen" RASHKIND-Manöver gewarnt) kann die exzessive Rezirkulation zum Kreislaufversagen führen. Die Steigerung der Lungenperfusion parallel zum Abfall des Lungengefäßwiderstands bewirkt zwar eine bessere Sauerstoffsättigung, die Körperdurchblutung ist aber entsprechend vermindert. Bei einer kritischen Reduktion derselben kommt es zur metabolischen Azidose und zur Verminderung der Nierenfunktion. Die koronare und zerebrale Durchblutung ist gleichfalls abhängig von der Systemperfusion, so daß ein gesteigerter Lungendurchfluß eine verminderte Koronar- und Hirndurchblutung mit entsprechend gesteigertem Ischämierisiko verursachen kann.

Umgekehrt kann ein Lungengefäßwiderstand, der über dem systemarteriellen Widerstand liegt, eine Steigerung der Körperdurchblutung – auf Kosten der Lungendurchblutung – bewirken. Der Effekt ist eine Zunahme der Zyanose. Nur eine vernünftige Balance der Widerstandsverhältnisse gewährleistet bei diesen Patienten eine ausreichende Oxygenierung und gleichzeitig eine suffiziente Organdurchblutung.

Die nicht selten assoziierte CoA kann so relevant sein, daß sie den retrograden Blutfluß zur Aorta ascendens behindert und damit die Gefahr einer myokardialen oder cerebralen Ischämie noch erhöht.

Symptome

Meist gelangen die zunächst unauffälligen Neugeborenen bei sich schließendem Ductus arteriosus (innerhalb der ersten 48 Lebensstunden) rasch in einen schlechten klinischen Zustand (an eine Sepsis erinnernd) mit Hypothermie, Tachykardie, Tachydyspnoe, schwachen Pulsen, blaß-grauem Hautkolorit und nur geringer Zyanose. Eine unmittelbar nach der Geburt bestehende schwere Zyanose ist ein Hinweis auf eine stark restriktive oder sogar fehlende Vorhoflücke (2–5% der Fälle). Falls keine Behandlung zur Wiedereröffnug des Ductus erfolgt, kommen diese Kinder rasch zu Tode. Zentralisation und eine schwere Tachydyspnoe sind Ausdruck der dekompensierten Herzinsuffizienz. Bei stark hypoplastischem Aortenbogen sind die Pulse an der oberen Extremität abgeschwächt oder nicht tastbar, bei dagegen gut tastbaren Fußpulsen. Bei einem Ductusverschluss hat das Kind hingegen allseits schlechte Pulse, entsprechend dem klinisch schweren Schockzustand. In der Regel liegt eine Oligo- oder Anurie vor, nicht selten findet sich auch eine Hyperbilirubinämie (auf dem Boden der verminderten Leberdurchblutung).

Diagnostik

Anamnese: Seit wann klinisch auffällig? Nierenversagen? Hyperbilirubinämie? Niedrigster gemessener pH? Befund: Oft nur diskrete Zyanose – eher Blässe, Zentralisation, verzögerte Rekapillarisierung, Herzinsuffizienzsymptome bis zur Schocksituation. Leistenpulse? Der Auskultationsbefund ist uncharakteristisch, ein Geräusch muß nicht obligat vorliegen. Labor: Leukozyten, Differentialblutbild, Entzündungsparameter (zum Ausschluß einer Sepsis)? In der BGA oft ausgeprägte metabolische Azidose (pH unter Umständen unter 7,2), deutliche Laktaterhöhung. Erhöhung von Transaminasen (GOT, GPT: Leberminderdurchblutung), Kreatinin und Harnstoff (Nierenversagen), eventuell Troponin, CK/CK-MB (Infarkt). Bei dysmorphen Stigmata Chromosomenanalyse überdenken. EKG: Sinustachykardie, ausgeprägte Vorhofbelastung, mäßige Rechtsherzbelastung, kleine oder fehlende R-Zacken links-präcordial als Ausdruck der Hypoplasie des linken Ventrikels. Eventuell Repolarisationsstörungen oder sogar Zeichen der Myokardischämie. Röntgen: Kardiomegalie, Lungengefäße beim Neugeborenen noch enggestellt und daher eher verminderte Gefäßzeichnung. Eventuell pulmonalvenöse Stauungszeichen. Schädelsonographie: Zum Ausschluß einer Fehlbildung und/oder stattgehabten Blutung. Echokardiographie: Anatomie, Durchmesser und gegebenenfalls Grad der Hypoplasie des linken Ventrikels und des Aortenbogens, im Farbdoppler Beweis der retrograden Aortendurchblutung. Bestimmung der Ductusweite. Weite der Vorhoflücke. Relevante CoA? Ventrikelfunktion? Tricuspidalinsuffizienz? Koronaranomalie? Herzkatheter: Wird selten durchgeführt (außer wenn ein RASHKIND-Manöver erforderlich ist), erbringt eigentlich keine zusätzliche Information.

Konservative Behandlung

Akutbehandlung von Neugeborenen: Siehe Intensivabschnitt.

Bei einem Hypoplastischen Linksherzsyndrom müssen angesichts von etwa 20–40% Mortalität für den Zeitraum der anstehenden Operationen und unsicherer Langzeitprognose mehrfach und ausführlich mit den Eltern alle Optionen besprochen werden – insbesondere bei Kindern mit präoperativen Zusatzrisiken (s. Abschn. „Prognose/Ergebnisse"). Dieser Herzfehler mit den zahlreichen und langen Krankenhausaufenthalten hat eine die ganze Familienstruktur betreffende Tragweite. Studien belegen, daß Mütter, die ein lebendes Kind mit (ehemals) HLHS zu Hause betreuen, signifikant seltener wieder schwanger werden als Mütter, die ein Kind mit einem HLHS verloren haben. Den Eltern muß auch die Möglichkeit, nicht zu behandeln, als akzeptable Lösung angeboten werden. Eine ethisch tragbare Entscheidung zur Behandlung mit allen Konsequenzen setzt die ehrliche und sachliche Information der Eltern voraus. Den Tod des betroffenen Kindes zuzulassen, ist verständlicherweise eine sehr schwere Entscheidung, die aber von manchen Familien durchaus getroffen wird. Ein „Compassionate care" wird in solchen Fällen praktiziert.

Beim Vorliegen einer nicht sehr starken Hyopoplasie des linken Ventrikels bei kleinen, aber strukturell normalen Klappen kann sich ein Abwarten über zwei bis drei Wochen unter niedrigdosiertem Prostaglandin lohnen – immer wieder findet sich eine postnatale Größenzunahme der Linksherzstrukturen mit dem Ergebnis einer letztendlichen Unabhängigkeit der Körperperfusion von einem offenen PDA (und von der Behandlung mit Prostaglandinen). Manchmal ist danach sogar eine vorläufige Entlassung der Säuglinge nach Hause ohne vorhergehende chirurgische Maßnahmen möglich, bevor zu einem späteren Zeitpunkt elektiv ein ASD oder eine CoA angegangen werden muß! Ein Teil dieser Kinder entwickelt aber mittelfristig trotz Operation(en) eine pulmonale Hypertonie.

Nach einer FONTAN-Operation sind neben einer obligaten Antikoagulation (meist wird ASS gegeben, dies ist aber umstritten) je nach Ergebnis Digitalis, Nachlastsenker, Antiarrhythmika und Diuretika als medikamentöse Behandlung erforderlich. Zeitlebens muß eine Endokarditisprophylaxe bei gegebenem Anlaß durchgeführt werden.

Katheterinterventionelle Behandlung

Bei zu restriktiver interatrialer Verbindung muß ein RASHKIND-Manöver durchgeführt werden. Vor GLENN-Anastomosierung (s. S. 169) und vor der abschließenden FONTAN-Operation (s. S. 173) müssen im Rahmen der erforderlichen präoperativen Katheteruntersuchung nicht selten interventionell aortopulmonale oder venovenöse Kollateralen (zwischen oberer und unterer Körperhälfte nach GLENN-Anastomose) als Operationsvorbereitung embolisiert werden. Manchmal findet sich eine relevante periphere Pulmonalstenose, die vor Durchführung der FONTAN-Operation durch eine Ballon-Dilatation auf ein akzeptables Kaliber gebracht werden muß. Unter Umständen sind hierzu wiederholte Interventionen erforderlich. Nach einer FONTAN-Operation mit fenestriertem Tunnel kann dieses Fenster beim Vorliegen von günstigen hämodynamischen Voraussetzungen katheterinterventionell verschlossen werden, um eine eventuelle Restzyanose aufzuheben.

Operative Behandlung

Als erster Korrekturschritt im Neugeborenenalter erfolgt eine NORWOOD I-Operation: Entfernung des Vorhofseptums (Atrioseptektomie), Durchtrennung des Hauptstamms der A. pulmonalis, End-zu-Seit-Anastomose zwischen Pulmonaliswurzel und Aortenwurzel, plastische Erweiterung des Aortenbogens, Verschluß des distalen Pulmonalishauptstammstumpfs und des Ductus arteriosus, Anlage einer zentralen aortopulmonalen Anastomose. Seit etwa 2001 wird statt des aortopulmonalen Shunts ein Konduit vom Infundibulum zur Pulmonalisbifurkation bevorzugt. Nach vier bis sechs Monaten schließt sich eine partiell kreislauftrennende Operation an (GLENN-Anastomose, „Hemi-FONTAN"), am Ende des 2. Lebensjahres erfolgt dann die Komplettierung der Kreislauftrennung durch eine FONTAN-Operation.

Eine Alternative (mit vergleichbaren Überlebensraten) ist die primäre Herztransplantation, allerdings versterben rund 20% der Kinder während der Wartezeit auf ein Organ.

Intensivbehandlung

Präoperativ Die übliche Reaktion bei schwerer Hypoxie und Kreislaufdepression, nämlich: Hyperoxygenation, Hyperventilation, Überpufferung können bei einem HLHS letale Folgen haben!
Ausgangssituation ist eine ductusabhängige Körper- und Koronarperfusion. Daher ist eine Prostaglandingabe (zunächst hohe Dosis, um schnell eine Wirkung zu erzielen) die wichtigste Maßnahme. Nach der Wiedereröffnung des PDA genügen dann meist geringste Dosen von Prostaglandin, unter Umständen sogar weniger als 0,005 µg/kg KG/min. Initial ist ein Azidoseausgleich erforderlich. Vor einer Überpufferung wird aber gewarnt! Die Sauerstoffkonzentration sollte so niedrig wie möglich gehalten werden. Ideal ist ein arterieller pO_2 um 35–40 mm Hg. Praktisch immer liegt ein asphyxiebedingtes passageres Nierenversagen mit schlechter Ausscheidung vor, das eine Diuretikabehandlung

erforderlich macht. Bei der meistens vorliegenden Q_p/Q_s-Imbalance mit Lungenüberflutung (Sättigung über 85% und pO_2 über 45 mm Hg) sollten eine maschinelle Beatmung und eine Katecholamingabe wenn irgend möglich vermieden werden, da dann bessere postoperative Ergebnisse und Verläufe resultieren; falls eine Beatmung dennoch erforderlich ist, sollte eine Strategie mit einer permissiven Hyperkapnie (CO_2 im oberen Bereich zur Erhöhung des pulmonalen Gefäßwiderstands) eingesetzt werden. Eine Hyperventilation (Vorsicht beim Absaugen) führt bei solchen Kindern in Sekundenschnelle zu einer Kreislaufdepression. Manche Zentren mischen spontanatmenden Kindern eine kleine Menge CO_2 in die Atemluft zu (Vorsicht!), um eine Hyperkapnie/Lungengefäßwiderstandserhöhung zu erreichen. Eine Verbesserung der Systemperfusion wird durch eine Nachlastsenkung mit Nitroglycerin (Perlinganit) oder Natrium-Nitroprussid (0,5–3–10 µg/kg KG/min.) erreicht. Bei der Nitroprussidbehandlung besteht die Gefahr einer Zyanidintoxikation bei einer Dosis über 2 µg/kg KG/min., daher muß man in diesem Fall die zehnfache Menge an Natriumthiosulfat im Bypass (separat) mitlaufen lassen. Da es sich um ein äußerst potentes Medikament handelt, ist eine vorsichtige Anfangsdosierung zu empfehlen! Wichtige Marker für eine ausreichende Q_p/Q_s-Balance sind ein normales Serumlaktat und Serumbicarbonat und eine ausreichende Diurese. Nach Aufnahme des Kindes in dekompensiertem Zustand findet sich oft eine schlechte Pumpfunktion des Herzens, so daß bis zur Besserung oft Katecholamine erforderlich sind. Sie sollten aber nach Möglichkeit wieder ausgeschlichen werden, da sie die meist vorliegende Lungenüberflutung eher noch fördern. Gegebenenfalls sollte durch eine Transfusion der Hämatokrit in einen Bereich zwischen 45 und 55% gebracht werden. Die Indikation zur ZVK-Anlage im Bereich der oberen Hohlvene (V. subclavia, V. jugularis) muß kritisch gestellt werden, da bei einer Hohlvenenthrombose keine GLENN-Anastomose oder FONTAN-Operation mehr durchgeführt werden kann.

Nachdem sich die Neugeborenen durch oben genannte Maßnahmen stabilisiert haben, können sie meistens extubiert werden, wobei einige Kinder reintubationspflichtig werden, da nicht selten Atelektasen entstehen, deren Entstehung durch die Kombination folgender Faktoren begünstigt wird: sehr zähes Sekret durch Prostaglandin- plus Diuretikagabe, flache schnelle Atmung durch latente Herzinsuffizienz, Sedierung und Immobilität. Sekundär kann sich nach etwa 8–10 Tagen eine zunächst gut rekompensierte Herzinsuffizienz nach Abfall der pulmonalen Widerstände durch die vermehrte Rezirkulation wieder massiv verschlechtern! Auch in diesen Fällen muß überbrückend bis zur zeitnahen(!) Operation wieder beatmet werden. Vor einem „Sich-innerlich-Zurücklehnen" sei daher bei diesen Kindern gewarnt!

Schritt 1: Norwood I-Operation

Dieser Eingriff wird nach Stabilisierung des Kindes meist innerhalb der zweiten Lebenswoche durchgeführt (nachdem ein gewisser Abfall des Lungengefäßwiderstands eingetreten ist). Ziel ist die Umwandlung in eine ductusunabhängige univentrikuläre Zirkulation durch Absetzung der Pulmonalis und eine End-zu-Seit-Verbindung des proximalen Stumpfs mit der breit längseröffneten hypoplastischen Aorta. Die Lungendurchblutung wird durch die Anlage eines zentralen aortopulmonalen Shunts gewährleistet, gegebenenfalls findet noch eine Atrioseptektomie statt (s. Abb. 4.32). Dieser Eingriff erfordert den Einsatz der HLM.

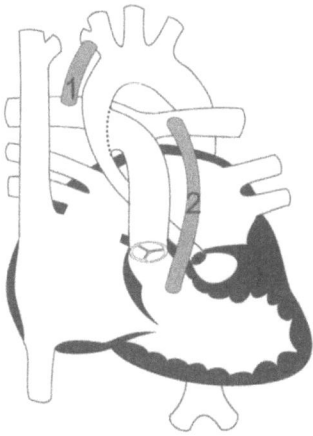

Abb. 4.32. Schema der NORWOOD-I Operation bei einem HLHS mit Alternativverfahren der zentralen Shuntanlage. 1. herkömmlicher BT-Shunt, 2. „SANO"-Konduit direkt aus dem rechten Ventrikel. Vorteil: Kein Windkesselleck und damit bessere diastolische Koronarperfusion.

Intensivbehandlung nach Norwood I

Postoperative Übergabe Shuntgröße, -länge, -verlauf (aus Aorta, aus A. subclavia oder SANO-Shunt aus dem rechten Ventrikel), Atrioseptektomie zusätzlich durchgeführt? HLM-Zeiten? Intraoperative Oxygenierungs- oder Beatmungsprobleme? Verlauf des intraoperativen Serumlaktat und des arteriellen pO_2? Thorax offen belassen (fast immer)? Intraoperative Hämodynamik, Medikamente, Besonderheiten?

Zu erwartende Probleme In aller Regel stellt die Operation einen erheblichen Eingriff in die hämodynamische „Homöostase" dar, und abhängig vom präoperativen Allgemeinzustand und der präoperativen hämodynamischen Stabilität und vor allem von der Komplexität des Vitiums und von präoperativ bestehenden zusätzlichen Risikofaktoren sind eher komplizierte postoperative Verläufe mit instabiler Hämodynamik (meist sind hohe Katecholamindosen erforderlich), passagerem Nierenversagen und häufig ausgeprägtem Capillary leakage bei den Neugeborenen zu erwarten. Die Gefahr der Entstehung einer reanimationspflichtigen Situation ist in den ersten postoperativen Tagen hoch – eine adäquate Behandlung mit engen Interventionsgrenzen ist aufgrund des „engen Handlungsspielraums" essentiell! Fast immer ist ein Low cardiac output-Syndrom zu beobachten. Ursachen hierfür können sein: (1) Eine schlechte Kontraktilität des Systemventrikels, (2) eine Q_p/Q_s-Imbalance mit systemischer Hypoperfusion oder (3) eine AV-Klappen-Insuffizienz, die einen unzureichenden Auswurf trotz guter Kontraktilität und Balance der Kreisläufe verursacht. Durch die meistens vorliegende präoperative Lungenüberflutung sind fast immer pulmonale Probleme zu beobachten, die gelegentlich hohe Beatmungsdrucke erforderlich machen, die wiederum ungünstig für die Hämodynamik sind. Bei einer bereits intraoperativ abzusehenden solchen Konstellation wird zur Entlastung des Systemventrikels und zur Senkung des pulmonalen Widerstands der Thorax offen belassen. Ultima ratio diesbezüglich ist eine ECMO.

Eine postoperative Zyanose ist seltener das Problem. Hier können ebenfalls verschiedene Ursachen vorliegen: (1) Eine (nicht selten vorliegende) pulmonalvenöse Untersättigung entsteht besipielsweise durch einen Pneumothorax, einen Pleuraerguß, ein Lungenödem oder eine Infektion, (2) eine starke periphere Ausschöpfung mit niedriger zentralvenöser Sättigung durch eine Anämie, hohen Sauerstoffverbrauch des Gesamtorganismus oder ein zu geringes HZV, (3) ein verminderter pulmonaler Blutfluß durch einen zu hohen Lungengefäßwiderstand, eine pulmonalvenöse Stauung, eine restriktive Vorhoflücke, eine anatomische Stenose der Pulmonalis durch Verziehung oder Stauchung etc. oder durch einen zu kleinen Shunt. Manchmal sind die Sättigungswerte postoperativ „zu gut" (über 85%). Dies ist paradoxerweise ungünstig, weil eine solche Konstellation auf eine Lungenüberflutung mit entsprechender systemischer Hypoperfusion hinweist, so daß trotz vergleichbar hoher Sättigungswerte letzendlich eine trotzdem unzureichende Sauerstoffversorgung des Gesamtorganismus resultiert. Folge ist eine Schocksituation mit zunehmender Laktatazidose, arterieller Hypotension und einem Nierenversagen. Gelegentlich wird eine seitendifferente Perfusion der Lungen mit einseitigem Lungenödem beobachtet. In Einzelfällen tritt nach der Shuntanlage ein HORNER-Syndrom mit einseitiger Ptosis, Miosis und Enophtalmus nach Läsion des Ganglion stellatum auf.

Grundsätzlich sind seit der Einführung der RV-PA-Konduits („NORWOOD-SANO") statt der vormals angelegten „BLALOCK-TAUSSIG"-Shunts eine erheblich stabilere Hämodynamik und eine Reduktion der perioperativen Mortalität zu beobachten.

Strategie Sättigung und pO_2 müssen strikt im optimalen Bereich gehalten werden: 75–85% respektive 35–40 mm Hg. Damit ist das Q_p/Q_s-Verhältnis im Bereich von 1:1 bis 2:1 anzunehmen (s. Abschn. 1.5 ab Seite 17). Vor einem technischen Problem sei gewarnt: Pulsoxymeter messen in Bereichen unter ca. 85% zunehmend ungenau, daher sollte man sich eher an arteriell gemessenen Werten orientieren. Das HZV muß ebenfalls im optimalen Bereich gehalten werden. Die zentralvenöse Sättigung (bei Lungenvenenfehlmündung im Hohlvenenbereich allerdings nicht verwertbar) im Vergleich zur arteriellen Sättigung gibt hier Aufschluß über die Kreislaufverhältnisse. Optimal ist eine arteriovenöse Sättigungsdifferenz zwischen 25% und 40%. Eine Sättigungsdifferenz von über 40% spricht für ein unzureichendes HZV oder eine zu starke Ausschöpfung, zum Beispiel durch eine nicht optimale Analgosedierung oder Fieber. Eine zu geringe Sättigungsdifferenz spricht für eine hyperdyname Situation. In diesem Fall muß die Katecholaminbehandlung überdacht werden. Bei Hinweisen auf eine relevante Imbalance muß je nach Situation der System- oder der Lungengefäßwiderstand durch entsprechende Maßnahmen beeinflußt werden (s. Abschn. 1.5 ab Seite 17). Bei schwerer Imbalance, die nur unzureichend konservativ beeinflußt werden kann, muß rechtzeitig(!) gemeinsam mit dem Operateur die Indikation zur Revisionsoperation (meist eine Shuntverkleinerung durch einen Clip, die prinzipiell auch auf Station durchgeführt werden kann) überdacht werden. Auch kann ein frühzeitiger sekundärer Thoraxverschluß auf der Intensivstation erforderlich werden. Eine milde Hypothermie ist oft günstig. Ideal ist eine Negativbilanz innerhalb der ersten 24 Stunden nach der Operation. Eine Flüssigkeitsrestriktion und ein frühzeitiger Einsatz hochdosierte Diuretika sind wichtig. Dieses Bestreben darf aber keinesfalls in der Akzeptanz von inadäquat niedrigen Vorhofdrucken münden – die rechtsventrikuläre Vorlast muß obligat im Bereich um 10 mm Hg gehalten werden.

Cave Eine Erguß- oder Serombildung durch einen „schwitzenden" Shunt, der wie eine semipermeable Membran wirkt, kann zur Kompression oder Verlagerung von Herzanteilen führen. Ein Vorhofflattern ist eine typische Folge einer Atrioseptektomie und kann auch erst nach einigen Tagen auftreten. Selten, aber dramatisch ist eine Shunt- bzw. Konduitthrombose.

Schritt 2: Glenn-Anastomose ;„Norwood-II"

Im Alter von etwa 4–6 Monaten wird nach Bestätigung akzeptabler Ausgangsbedingungen durch eine vorhergehende invasive Diagnostik mittels Herzkatheteruntersuchung (Pulmonaler Widerstand? Ventrikelfunktion? AV-Klappen-Insuffizienz? Anastomosenstenose? CoA? Periphere Pulmonalstenosen?) die zweite Operation durchgeführt: Die obere Hohlvene wird direkt mit der rechten A. pulmonalis verbunden. Je nach Shuntgröße oder Lage wird dieser belassen oder entfernt. Konduits werden belassen. Dieser Eingriff kann in günstigen Fällen ohne HLM durchgeführt werden. Es resultiert eine teilweise Kreislauftrennung zur Volumenentlastung des Systemventrikels um die Menge des venösen Bluts aus der oberen Körperhälfte (s. Abb. 4.33).

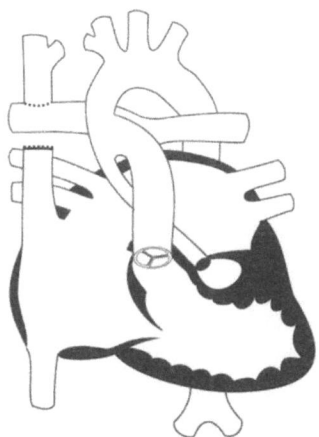

Abb. 4.33. Schematische Darstellung einer GLENN-Anastomose beim Hypoplastischen Linksherzsyndrom.

Intensivbehandlung nach Glenn-Operation

Postoperative Übergabe Eingriff mit oder ohne HLM? Intraoperative Hämodynamik, Medikamente, Besonderheiten? Blutungsprobleme?

Zu erwartende Probleme Bei allen Patienten herrschen postoperativ deutlich erhöhte Drucke in der oberen Hohlvene, manchmal sogar über 20 mm Hg. Eine Ödembildung für mehrere Tage im Einzugsbereich der oberen Hohlvene, bedingt durch diese hohen Venendrucke, ist bei fast allen Patienten in mehr oder weniger ausgeprägtem Maße zu beobachten. Bei sehr ausgeprägtem Ödem und hohen Drucken muß eine Anastomosenstenose oder eine pulmonale Widerstandserhöhung ausgeschlossen werden. Der zerebrale Blutfluß ist durch die hohen Venendrucke beeinträchtigt. Verstärkt werden kann dieses Phänomen noch durch die Alkalose und Hyperventilation beim Bestreben, den pulmonalen Gefäßwiderstand zu senken. Viele Patienten zeigen eine arterielle Hypertension und niedrige Herzfrequenzen. Die Ursachen sind nicht ganz geklärt. Neben Schmerzen kommt auch eine endogene Katecholaminausschüttung in Frage, möglicherweise liegt aber auch ein „Erfordernishochdruck" bei venendruckbedingter Hirndrucksteigerung vor. Daher ist Vorsicht bei der Blutdruck- und Nachlastsenkung angeraten. Die Ursachen für die Bradykardieneigung können neben einer Volumenentlastung des Systemventrikels ein relevanter Hirndruck oder eine Läsion des Sinusknotens sein. Eine schwere postoperative Zyanose kann entstehen durch:

- Pulmonalvenöse Untersättigung (Pneumothorax, Pleuraerguß, Lungenödem, Infektion).
- Starke periphere Ausschöpfung mit niedriger zentralvenöser Sättigung (Anämie, hoher Sauerstoffverbrauch des Gesamtorganismus, zu geringes HZV).
- Verminderten pulmonalen Blutfluß (zu hoher Lungengefäßwiderstand, pulmonalvenöse Stauung, restriktive Vorhoflücke, anatomische Stenose der Pulmonalis durch Verziehung, Stauchung etc.).
- Rechts-Links-Shunt: Nach GLENN-Anastomosierung öffnen sich aufgrund der erforderlichen hohen Venendrucke nicht selten venovenöse Kollateralgefäße zwischen unter hohem Druck stehendem oberem Hohlvenenbereich und unter geringerem Druck stehendem unterem Hohlvenenbereich, beispielsweise die V. azygos oder V. hemiazygos. Dieser funktionelle Rechts-Links-Shunt führt zu einer sekundären deutlichen Zunahme der Zyanose der frischoperierten Kinder und zwingt manchmal zur kurzfristigen katheterinterventionellen Embolisation solcher Kurzschlußverbindungen.

Strategie Kinder, bei denen eine GLENN- oder FONTAN-Operation zur Trennung von Lungen- und Körperkreislauf durchgeführt wurde, bedürfen in der postoperativen Phase in einigen Aspekten einer besonderen Aufmerksamkeit, da die Lungendurchblutung rein passiv entlang eines Druckgefälles zwischen Hohlvene(n) und linkem Vorhof erfolgt. Für diese passive Lungendurchblutung ist daher die schnellstmögliche Rückkehr zur Spontanatmung (s. unten) neben einem adäquaten intravasalen Volumen essentiell. Prinzipiell sind hierfür eher reichliche Flüssigkeitsmengen erforderlich, um das pulmonale Gefäßbett zu weiten. Positivbilanzen sind daher kaum vermeidbar. Der transpulmonale Gradient, also die Druckdifferenz zwischen oberer Hohlvene und linkem Vorhof, soll aber nach Möglichkeit nicht über 10 mm Hg bei einem gleichzeitigen rechtsatrialen

Druck von 5–8 mm Hg sein, daher keine unkritische Gabe – es kann eine Aggravierung von postoperativen Problemen resultieren! Der Volumenersatz erfolgt idealerweise mit Erythrozytenkonzentrat bis zu einem Hkt von 45%, eine Übertransfusion sollte aber aus rheologischen Gründen vermieden werden. Bedingt durch die erforderlichen hohen Venendrucke kann es zu beträchtlichen Ödemen und Pleuraergüssen kommen. Aszites hingegen entsteht eigentlich nur nach einer FONTAN-Operation, da die Venendrucke nach GLENN-Operation in der unteren Körperhälfte normal sein sollten. Falls dennoch Aszites nachweisbar ist, ist dies dann am ehesten Folge einer unkritischen Volumenstrategie!

Eine eher niederfrequente Beatmung um 10–15–20/min. mit einem PEEP nach Möglichkeit nicht über 4 cm H_2O und eher kurzen Inspirationszeiten führt zu niedrigen Atemwegsmitteldrucken, die sich als „am wenigsten ungünstig" für die postoperative Hämodynamik erwiesen haben. Vom klassischen Paradigma „Beatmung nach GLENN/FONTAN ohne PEEP" kann und muß aber in Fällen mit entsprechender pulmonaler Problematik abgewichen werden! Falls die pulmonalen Verhältnisse es zulassen, profitieren die Kinder von einer milden Hyperventilation mit einem pH zwischen 7,40 und 7,55 und einem pCO_2 um 35–40 mm Hg, sofern hierfür nicht zu hohe Beatmungsdrucke erforderlich sind. Hinsichtlich des postoperativen Rhythmus ist eine AV-Synchronisation wichtig. Falls kein Sinusrhythmus vorliegt, sollte ein DDD-Pacing erfolgen. Das Gesamteiweiß im Serum ist nach Möglichkeit im oberen Normbereich zu halten. Substitutionen erfolgen am besten mit Frischplasma, Humanalbumin hat sich als wesentlich ineffektiver herausgestellt. Der Verlust über die Drainagen sollte sorgfältig bilanziert und die „okkulten" Verluste ins Interstitium (Ödeme) sollten mitberücksichtigt werden. Auf ein ausreichendes HZV ist zu achten (arteriovenöse Sättigungsdifferenz bestimmen), Katecholamine sollten aber kritisch eingesetzt werden wegen der Gefahr eines hyperdynamen Kreislaufversagens. Dies gilt vor allem bei einem rechten Ventrikel als Systemventrikel. Eine Vollheparinisierung ist indiziert. Die baldmöglichste Entfernung aller zentralen Katheter, vor allem in der oberen Hohlvene, ist aber der beste Schutz vor der gefürchteten Hohlvenenthrombose. Da die Überdruckbeatmung in jedem Fall die (druckpassive) pulmonale Durchblutung verschlechtert, ist eine frühe Extubation am OP-Tag oder spätestens am 1. postoperativen Tag unbedingt anzustreben. Entsprechend muß der Opiateinsatz kritisch erfolgen! Eine Besonderheit beim endotrachealen Absaugen nach GLENN- (und FONTAN)-Operation muß bekannt sein: SO_2-Abfälle sind durch eine manuelle Hyperventilation nicht vermeidbar, sondern werden dadurch eher noch verstärkt! Je massiver hyperventiliert wird, desto rascher entsteht zusätzlich zum SO_2-Abfall ein ausgeprägter Blutdruckabfall, denn eine manuelle Hyperventilation erhöht den intrathorakalen Mitteldruck deutlich. Daraus resultiert eine Behinderung des venösen Rückstroms und damit der Lungendurchblutung. Dies wiederum führt zur unzureichenden linksventrikulären Füllung mit entsprechendem Abfall des Systemdrucks. Um diese gravierenden Auswirkungen nach Möglichkeit auszuschließen, scheint der Einsatz eines geschlossenen Absaugsystems gerechtfertigt. Insbesondere bei einer Reanimationssituation sind oben genannte Aspekte zu berücksichtigen. Eine zur Herzdruckmassage parallel durchgeführte Abdominalkompression soll diesbezüglich anscheinend bessere venöse Rückstromverhältnisse ergeben. Die Pleuradrainagen sollte man frühestens (!) nach fünf Tagen ziehen, bei hohen Drainageverlusten muß auch eine Immunglobulinsubstitution bedacht werden. Eine einseitige konstant starke Pleurasekretion ohne

172   4 Angeborene Herzfehlbildungen

Besserungstendenz ist übrigens verdächtig auf einen beginnenden Chylothorax. Eine 30° Oberkörperhochlagerung mit gleichzeitiger Unterstützung der Arme und Beine des Kindes hat sich in der postoperativen Phase bewährt (s. S. 56 und Abb. 4.34). Die Beine dürfen im Bereich des Hüftgelenks aber dabei nicht übermäßig angewinkelt werden, da es sonst zu einer venösen Abflußbehinderung kommt. Bedingt durch bestehende Ödeme, eine schlechte periphere Durchblutung und eine Einschränkung der Bewegung besteht ein erhebliches Dekubitusrisiko. Kleine Veränderungen in der Position sowie Inspektionen der gefährdeten Hautareale sollten daher regelmäßig erfolgen. Jede unnötige Belastung des Kindes muß vermieden werden. Die zum Teil erheblichen Drainagenverluste können auch über Wochen postoperativ bestehen bleiben, was einen entsprechend langdauernden Krankenhausaufenthalt erforderlich macht. Die Eltern sollten daher nach Situation in die Versorgung ihres Kindes mit einbezogen und motiviert werden.

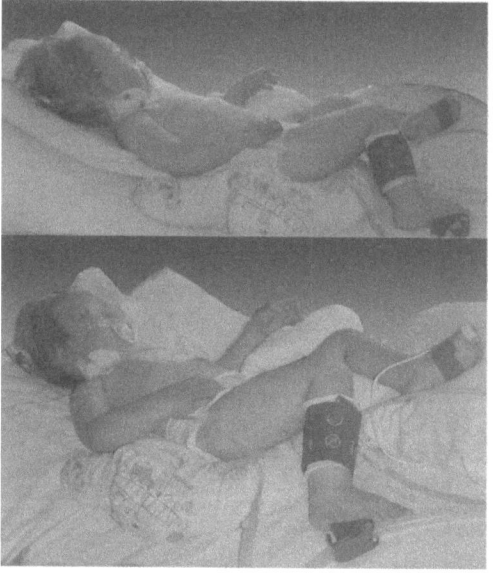

Abb. 4.34. Lagerung nach GLENN- und eventuell auch nach FONTAN-Operation zur Verbesserung der Hämodynamik.

Cave Alle Risikofaktoren für eine Hohlvenenthrombose sind immanent (VIRCHOW-Trias): 1. Gefäßwandalteration durch den ZVK, 2. Stase durch hohe Venendrucke und 3. Hyperkoagulabilität durch operationsbedingte Gewebsschädigung. Ein Chylothorax ist nicht selten. Gelegentlich erschwert eine postoperative Zwerchfellparese die Atmung nach der Extubation. Das Risiko für einen Stridor und eine subglottische Trachealstenose nach der Extubation ist durch die ebenfalls gestaut-ödematöse und vulnerable Schleimhaut wesentlich höher als nach anderen Eingriffen. Monate bis Jahre postoperativ können sich intrapulmonale Shunts bilden, die die noch bestehende Zyanose sekundär verstärken (vor allem bei Heterotaxiesyndromen). Kompensatorisch vergrößern sich bei Kindern nach GLENN-Anastomose übrigens längerfristig nicht selten auch aortopulmonale Kollateralgefäße, um die Lungendurchblutung und damit die Oxygenierung zu verbessern. Diese Kollateralen sollten vor der Komplettierung der FONTAN-Operation diagnostiziert und gegebenenfalls katheterinterventionell verschlossen werden! Meist sind Patienten betroffen, die schon nach der GLENN-Operation auffallend gute Sättigungswerte zeigen. Eine Herzkatheteruntersuchung „Prä-FONTAN" sollte daher – nicht nur aus diesen Gründen – unbedingt durchgeführt werden.

Schritt 3: „Fontan"-Komplettierung; „Norwood-III"

Die ab 1968 bei univentrikulären Herzen durchgeführte klassische FONTAN-Operation mit Verbindung der Pulmonalarterie direkt mit dem rechten Vorhof ist wegen ungünstiger Hämodynamik und dem Problem der Atriomegalie (mit der Gefahr von schweren Rhythmusstörungen) obsolet. Die heute übliche „modifizierte" FONTAN-Operation mit einem intra- oder extrakardialen Tunnel wird meist im 2. Lebensjahr durchgeführt. Zuvor muß eine erneute Herzkatheteruntersuchung zur Bestätigung akzeptabler Ausgangsbedingungen (Pulmonaler Widerstand? Pulmonales Gefäßbett? Funktion des Systemventrikels? AV-Klappen-Insuffizienz? Anastomosenstenose? CoA? Periphere Pulmonalstenosen? Kollateralen?) durchgeführt werden (siehe auch folgenden Abschnitt). Dieser Eingriff schließt die Kreislauftrennung ab. Die Operation wird als „modifizierter FONTAN" bezeichnet und als „Totale cavopulmonale Anastomose" (= TCPC) durchgeführt. Es wird eine Verbindung auch der unteren Hohlvene mit der Pulmonalarterie durch einen Tunnel entweder durch den rechten Vorhof oder extrakardial hinter dem Vorhof geschaffen. Der Vorteil eines extrakardialen Konduits ist die Vermeidung einer Atriotomie und Nähten im Vorhof, die später Rhythmusstörungen verursachen können. Oft wird im FONTAN-Tunnel eine kleine Öffnung als Überlaufventil zum Systemvorhof hin geschaffen (= „fenestrierter" FONTAN; Abb. 4.35). Die FONTAN-Komplettierung beseitigt die Zyanose und entlastet den Systemventrikel damit auch um das venöse Blutvolumen aus der unteren Körperhälfte.

Voraussetzungen für eine FONTAN-*Operation ... Bemerkung: Generell wird man eine Entscheidung zur Durchführung der* FONTAN-*Operation sicherlich nicht ausschließlich auf dem Boden von arithmetischen Parametern treffen – vielmehr ist hier neben dem gesamten klinischen Kontext die präoperative Hämodynamik von entscheidender Bedeutung! Dies gilt insbesondere auch für die Quantifizierung des Lungengefäßbetts. Da die unten aufgeführten Indizes und Parameter aber häufig im Schrifttum auftauchen, sollen sie an dieser Stelle trotzdem näher erläutert werden.*

Die klassischen, 1978 definierten zehn Ausgangskriterien nach CHOUSSAT für die erfolgreiche Durchführung einer FONTAN-Operation waren:

- Normales Volumen des rechten Vorhofs
- Normal konnektierte Systemvenen
- Operationsalter 4–15 Jahre
- Stabiler Sinusrhythmus
- Verhältnis des Durchmessers der Pulmonalarterie zur Aorta >0,75
- Mittlerer Druck in der Pulmonalarterie <15 mm Hg

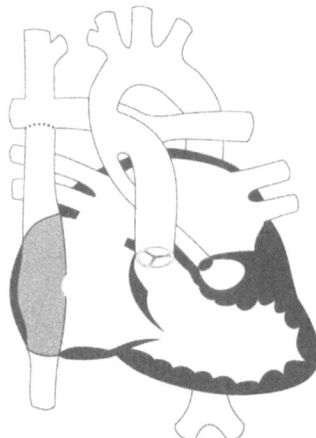

Abb. 4.35. Schematische Darstellung eines fenestrierten FONTAN als „Totale cavopulmonale Anastomose" beim Hypoplastischen Linksherzsyndrom.

- Pulmonaler Gefäßwiderstand <4 E/m² KOF
- Keine Beeinträchtigung der Lungengefäße durch vorausgegangene Shuntoperationen
- Keine AV-Klappen Insuffizienz
- Normale Ventrikelfunktion (Verkürzungsfraktion über 60%).

Die ersten vier Kriterien haben sich als weniger bedeutsam erwiesen. In folge der stetig besser gewordenen Ergebnisse wird das optimale Alter heute sogar unter 4 Jahren definiert. Ausreichend entwickelte Lungengefäße (siehe auch folgenden Abschnitt) mit niedrigen Druck- und Widerstandsverhältnissen sind aber auch heute noch wesentliche Kriterien. Hinsichtlich des pulmonalen Widerstands sind die Grenzen heute sogar strenger gefaßt als ursprünglich, es wird ein Rp unter 2 E/m² KOF gefordert. Ein großer Teil der Kinder hat vorhergegangene Shuntoperationen, so daß dies heute kein Ausschlußkriterium mehr ist. Eine milde AV-Klappen Insuffizienz wird heute toleriert, schwerere Formen erfordern jedoch eine Klappenplastik im Rahmen der FONTAN-Operation. Hinsichtlich der Ventrikelfunktion werden heute auch Verkürzungsfraktionen unter 60% als ausreichend angesehen. Neu hinzugekommene Kriterien, die sich als Einflußgrößen auf das postoperative Ergebnis erwiesen haben sind eine präoperativ höhergradige ventrikuläre Hypertrophie (kompromittiert unter Umständen die postoperative diastolische Funktion), eine systemventrikuläre Ausflußtraktobstruktion und eine rechtsventrikuläre Architektur des Systemventrikels (gilt als ungünstig).

Quantifizierung der Lungengefäßgröße Hierfür existieren zwei international anerkannte Indizes, nämlich der NAKATA-Index, der die Summe der Flächen der rechten und der linken Pulmonalarterie vor der Abzweigung der Oberlappenarterie zur Körperoberfläche in Beziehung setzt (s. Abb. 4.36; der errechnete Wert sollte bei Patienten, für die eine FONTAN-Operation geplant ist, nicht unter 250 mm²/m² KOF betragen), und die McGOON-Ratio, die das Verhältnis der Summe aus den Durchmessern der rechten und linken Pulmonalarterie zum Durchmesser der deszendierenden Aorta in Zwerchfellhöhe

4.15 Hypoplastisches Linksherzsyndrom (HLHS)

beurteilt (s. Abb. 4.37; für eine beabsichtigte FONTAN-Operation wird ein Mindestwert von 1,8 gefordert).

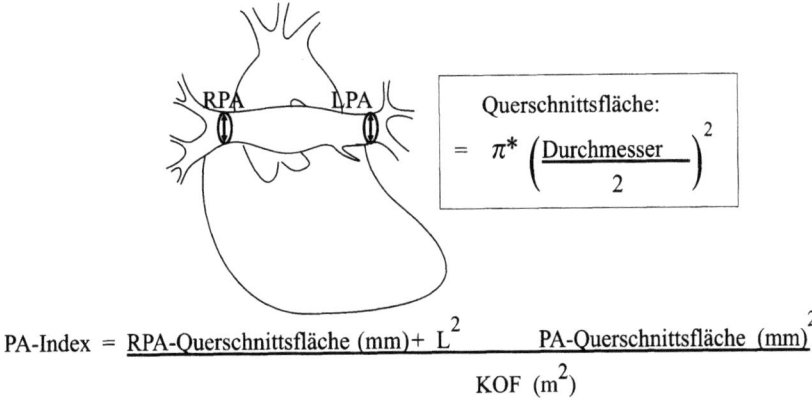

PA-Index = $\dfrac{\text{RPA-Querschnittsfläche (mm)}^2 + \text{LPA-Querschnittsfläche (mm)}^2}{\text{KOF (m}^2)}$

Abb. 4.36. Formel und schematische Verdeutlichung der Bestimmung des NAKATA-Index. Die Durchmesser der Pulmonalarterien werden unmittelbar proximal der ersten Verzweigungen bestimmt, die Querschnittsfläche wird berechnet und durch die Körperoberfläche dividiert. Der Normalwert liegt bei 330 mm²/m² KOF.

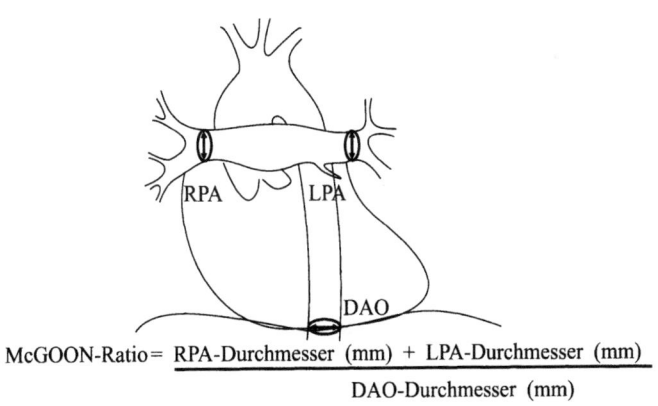

McGOON-Ratio = $\dfrac{\text{RPA-Durchmesser (mm)} + \text{LPA-Durchmesser (mm)}}{\text{DAO-Durchmesser (mm)}}$

Abb. 4.37. Formel und schematische Verdeutlichung der Bestimmung der McGOON-Ratio.

Intensivbehandlung nach Fontan-Operation

Postoperative Übergabe Art der durchgeführten Korrektur (fenestrierter FONTAN oder komplette Kreislauftrennung? Intra- oder extrakardialer Tunnel)? Intraoperative Hämodynamik, Medikamente, Besonderheiten?

Zu erwartende Probleme Ähnlich wie nach der GLENN-Operation zeigen die Kinder eine durch hohe Venendrucke bedingte generalisierte Ödemneigung und darüber hinaus auch oft erhebliche Aszitesmengen – verursacht durch den postoperativ auch in der unteren Körperhälfte erhöhten Venendruck. Durch den aszitesbedingt hohen abdominellen Druck kann die Nierenfunktion beeinträchtigt werden. Aufgrund des Thoraxwandödems mit entsprechend verminderter thorakaler Compliance und eines pulmonal-interstitiellen Ödems sind gelegentlich hohe Beatmungsdrucke und Sauerstoffkonzentrationen erforderlich. In einem solchen Fall ist verständlicherweise keine Frühextubation möglich. Nach diesem Eingriff beobachtet man bei einem Teil der Patienten eine einseitige Zwerchfellparese. Ein postoperatives Low cardiac output-Syndrom erfordert differentialdiagnostische Überlegungen (Tabelle 4.3). Eine Arrhythmie ist in der Regel durch

Tabelle 4.3. Interpretation von Druckrelationen nach FONTAN-Operation.

ZVD/PAP	LAP	Ursachen
Niedrig	Niedrig	Volumenmangel
Hoch	Niedrig	Erhöhter pulmonaler Gefäßwiderstand, Stenose im FONTAN-Tunnel, präoperativ hypoplastisches Lungengefäßbett, präoperative Pulmonalarterienstenose
Hoch	Hoch	Myokardiale Insuffizienz, Stenose oder Insuffizienz der AV-Klappe, Rhythmusstörung, Ausflußtraktobstruktion, Perikarderguß, relevanter Links-Rechts-Shunt über noch bestehende aortopulmonale Kollerale(n)

eine Sinusknotendysfunktion bedingt. Der Verlust der AV-Synchronisation ist hämodynamisch sehr ungünstig und erfordert eine entsprechende Schrittmacherbehandlung. Eine Zyanose nach FONTAN-Operation kann verschiedene Ursachen haben:

- Pulmonalvenöse Untersättigung (Pneumothorax, Pleuraerguß, Lungenödem, Infektion, intrapulmonale av-Shunts)
- Starke periphere Ausschöpfung mit niedriger zentralvenöser Sättigung (Anämie, hoher Sauerstoffverbrauch des Gesamtorganismus, zu geringes HZV)
- Verminderter pulmonaler Blutfluß (zu hoher Lungengefäßwiderstand, pulmonalvenöse Stauung, restriktive Vorhoflücke, anatomische Stenose der Pulmonalis durch Verziehung oder Stauchung, zu großes „Fenster").

Die Drainagenverluste sind in den meisten Fällen ausgeprägt und längerdauernd. Bei fehlender Besserungstendenz nach spätestens 2–3 Wochen sollte (sofern kein Chylothorax vorliegt) eine Evaluation der postoperativen Hämodynamik mittels einer Herzkatheteruntersuchung überdacht werden. Durch den Verlust von Gerinnungsfaktoren über die Drainagen besteht ein erhöhtes Thromboserisiko. Das Risiko für postoperative Infektionen ist bei protrahierten Drainagenverlusten (mit eventuellem Immunglobulinmangel) und langer Liegedauer der Drainagenschläuche (Eintrittspforte für Keime) hoch.

Strategie Siehe unter Abschnitt 4.15 -GLENN-Operation ab Seite 169

Cave Hier herrscht Analogie zur GLENN-Operation. Komplikationen sind eine Hohlvenenthrombose (selten), ein Chylothorax und Atemwegsprobleme nach der Extubation.

Prognose/Ergebnisse

Ohne Behandlung sterben praktisch alle Neugeborenen mit einem Hypoplastischen Linksherzsyndrom innerhalb der ersten Lebenstage. Ausnahmen hiervon sind selten und stets obligat an die Persistenz des Ductus arteriosus geknüpft. Das HLHS ist die häufigste kardiogene Todesursache innerhalb der ersten Lebenswoche und war vor der Ära der operativen Behandlung für 25 % der Todesfälle im Neugeborenenalter verantwortlich. Noch vor wenigen Jahren war auch die operative Gesamtletalität erschreckend hoch. Durch verbesserte Operationstechniken überleben heute aber immerhin etwa 75% der operierten Kinder die NORWOOD I-Operation, wobei bei unkomplizierten Fällen die Überlebensrate sogar bei 85% liegt, bei relevanten präoperativen Risikofaktoren (Alter über 1 Monat, relevante präoperative Tricuspidalinsuffizienz, pulmonalvenöse Stauung, assoziierte Fehlbildungen oder Chromosomenanomalien, Frühgeburtlichkeit) allerdings nur um 45%. Gelegentlich entsteht bis zum 3. Lebensmonat nach NORWOOD I-Operation eine Coarctatio aortae bei einer zu wenig nach distal reichenden Aorteninzision. Da der Systemventrikel ein rechter Ventrikel ist, sind neben den fontanspezifischen Spätproblemen (s. unten) frühzeitig Probleme durch die systemventrikuläre myokardiale Insuffizienz zu erwarten. Hier bleibt oft nur die Herztransplantation als Alternative.

FONTAN-*spezifische Spätprobleme* Grundsätzlich sind die Resultate der FONTAN-Operation in den letzten Jahren zunehmend besser geworden. Man kann heute von einer 10-Jahres-Überlebensrate von sicher über 90% ausgehen, wobei durch die Vielzahl an unterschiedlichen Herzfehlern, die schlußendlich mit dieser Operation versorgt werden, signifikante Unterschiede zwischen diesen Subkollektiven bestehen dürften. Nach einer großen retrospektiven Analyse der Kinderklinik Boston an 500 Patienten nach FONTAN-Operation (Gentles et al. J Thorac Cardiovasc Surg. 1997; 114:376-91) sind folgende Risikofaktoren für ein frühes Versagen bedeutend:

- Mitteldruck in der A. pulmonalis über 19 mm Hg
- Jüngeres Operationsalter
- Heterotaxiesyndrom (s. S. 236)
- eine rechtsgelegene Tricuspidalklappe als einzige systemische AV-Klappe
- Distorsionen der Pulmonalarterien
- Fehlende Fenestrierung des Tunnels
- Lange HLM-Zeit.

Als Risikofaktor für ein spätes Versagen hat sich eine Schrittmacherabhängigkeit schon vor der FONTAN-Operation gezeigt, wohingegen ein morphologisch linker Ventrikel mit einer Normalstellung der großen Arterien oder ein Single ventricle vom rechtsventrikulären Typ (jedoch nicht bei Heterotaxiesyndromen und HLHS) Faktoren sind, die die Langzeitprognose signifikant günstiger gestalten.

Als typische Spätprobleme der FONTAN-Operation sind bekannt:

- Einschränkung der körperlichen Leistungsfähigkeit: Nur etwa 50–60% im Vergleich zu Gleichaltrigen, manchmal sogar eher schlechter als vor der FONTAN-Operation.

- Rhythmusstörungen: Oft besteht ein ungünstiger bradykarder Grundrhythmus, daher wird in manchen Zentren bereits im Rahmen der FONTAN-Komplettierung eine permanente Schrittmacherelektrode in den Vorhof implantiert, die dann eine Resternotomie bei erforderlicher Schrittmacherimplantation erspart.
- Intrakardiale Shunts: Müssen unter Umständen durch einen katheterinterventionellen Schirmchenverschluß oder durch eine Reoperation verschlossen werden.
- Venovenöse oder arteriovenöse Fisteln: Können ebenfalls katheterinterventionell embolisiert werden.
- Subaortenstenose: Unter Umständen ist eine Reoperation erforderlich.
- Pulmonale Widerstandserhöhung auf dem Boden einer Zwerchfellparese: Hier kann durch eine operative Raffung unter Umständen eine Besserung der Lungenbelüftung und damit eine Senkung des Widerstands im kleinen Kreislauf erreicht werden.
- Anastomosenstenose mit Gradient zwischen Hohlvene und Pulmonalarterie: Durch eine Dilatation oder eine Reoperation kann eine Verbesserung erreicht werden.
- Systemventrikel-Dysfunktion: Erfordert eine medikamentöse Herzinsuffizienzbehandlung und gegebenenfalls sogar eine Herztransplantation.
- Überhöhte Venendrucke: Müssen durch eine Herzkatheteruntersuchung ursächlich geklärt werden. Gegebenenfalls muß reoperiert werden, in verzweifelten Fällen bleibt nur eine Aufhebung des FONTAN und die Rückführung in eine GLENN-Anastomose (= „Takedown").
- Eiweißverlustenteropathie (Synonyme: Eiweißverlustsyndrom, protein loosing enteropathy PLE): Die genauen Ursachen und Zusammenhänge sind noch nicht endgültig geklärt. Das Eiweißverlustsyndrom tritt bei 4–10% aller FONTAN-Patienten (übrigens unabhängig von der Höhe der bestehenden postoperativen Venendrucke) auf. Es kommt zu wässrigen Durchfällen mit Elektrolytverlust, Ödemen, Pleura-, Perikardergüssen und Aszites mit der Folge einer weiteren Verringerung des Serumeiweißbestands. Die Gefahr von Thrombosen (besonders gefürchtet in den Hohlvenen) durch den Verlust von Gerinnungsfaktoren steigt erheblich. Viele weitere Folgeprobleme sind immanent. Das Eiweißverlustsyndrom ist ein wesentlicher Faktor bei der Spätmortalität nach FONTAN-Operation.

4.16 Pulmonalatresie mit intaktem Ventrikelseptum (PA/IVS)

Die Pulmonalatresie mit intaktem Ventrikelseptum ist durch eine fehlende Pulmonalklappenöffnung, eventuelle Fistelverbindungen zwischen Koronargefäßsystem und Ventrikel und durch eine ausgesprochen variable Morphologie des rechten Ventrikels und der Tricuspidalklappe charakterisiert. Mit 0,7–3,1% aller Herzfehler (5–8/100.000 Lebendgeborene) ist dieser Herzfehler selten. Es wird spekuliert, daß die PA/IVS – im Unterschied zur PA mit VSD – in der Embryogenese erst nach Abschluß der Septierung, also relativ spät entsteht.

Morphologie

Das Spektrum reicht von einem normal großen oder nur diskret zu kleinen rechten Ventrikel mit gut ausgebildetem Infundibulum und einem fehlenden Ostium der Pulmonalklappe mit fusionierten Kommissuren bis zu Formen mit einem extrem hypoplastischen rechten Ventrikel mit eingeengtem oder atretischem Infundibulum, einer dysplastischen Pulmonalklappe und ventrikulokoronaren Verbindungen (40–70% der Fälle) mit oder ohne Stenosierungen. Die Tricuspidalklappe ist bei diesem Herzfehler selten normal, das Spektrum kann von einer schweren Stenose und Hypoplasie des Klappenrings bis hin zur schweren Insuffizienz und einer EBSTEIN-artigen Klappendeformität reichen. Der kritische Punkt ist ein Tricuspidalanulus kleiner als 70% der Altersnorm. Dies entspricht einem Klappenringdurchmesser unter 8,8 mm beim Neugeborenen. Ein Rechts-Links-Shunt auf Vorhofebene (durch ein Foramen ovale oder einen ASD) ist lebensnotwendig. Der pulmonale Blutfluß ist gewöhnlich ductusabhängig, denn aortopulmonale Kollateralen aus der Aorta descendens sind selten.

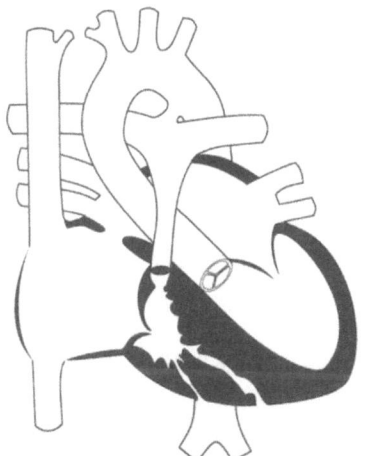
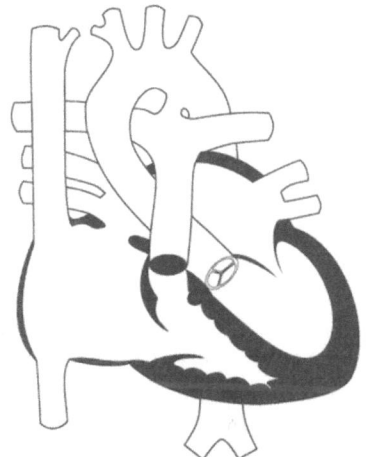

Hypoplasie des rechten Ventrikels und der Tricuspidalklappe, Koronarfisteln.

Normal großer oder dilatierter rechter Ventrikel, hochgradige Tricuspidalinsuffizienz. In 5% der Fälle EBSTEIN-ähnliche Anomalie.

Abb. 4.38. Formen/Einteilung der Pulmonalatresie mit intaktem Ventrikelseptum.

Hämodynamik

Der Abstrom des rechtsatrialen Blutes muß überwiegend in den linken Vorhof erfolgen. Dort findet eine Durchmischung mit dem pulmonalvenösen Blut statt. Linker Vorhof und linker Ventrikel sind volumenbelastet. Bei Formen mit Hypoplasie des rechten Ventrikels und kompetenter, stenotischer Tricuspidalklappe herrschen suprasystemische Drucke des „gefangenen" Blutes im rechten Ventrikel, unter Umständen über 200 mm Hg. Die einzige Abflußmöglichkeit des rechtsventrikulären Blutes ist das Koronararteriensystem über häufig vorliegende Koronarfisteln. Durch den suprasystemischen Druck in der Koronarfistel entstehen Gefäßwandveränderungen, und es besteht unter Umständen eine Abhängigkeit von diesem hohen Perfusionsdruck („Right ventricular dependent coronary circulation" = RVDCC; 9% der Fälle). Die Lungenperfusion ist nur über einen persistierenden Ductus arteriosus möglich.

Symptome

Im Vordergrund stehen drei Problemfelder:

- Zyanose: Nach Konstriktion des Ductus arteriosus werden die Neugeborenen klinisch auffällig, und die oft schwere, sauerstoffrefraktäre Zyanose führt meist zur Diagnosestellung. Die Langzeitprobleme einer chronischen Hypoxämie wie Polyzythämie und Hyperviskosität treten auch bei einer PA/IVS auf. Die Patienten können Kopfschmerzen, eine verminderte körperliche Belastbarkeit und Schlaganfälle haben. Die oft begleitend vorliegende Thrombozytopenie ist ein Risikofaktor für Blutungskomplikationen.
- Plötzlicher Herztod, Angina pectoris, Arrhythmien: Sofern Stenosen in bestehenden Koronarfisteln vorliegen, ist die Perfusion des Koronarsystems abhängig vom rechten Ventrikel. Diese Patienten haben ein besonderes hohes Risiko, Myokardischämien, Angina pectoris und ventrikuläre Dysrhythmien zu bekommen oder an einem plötzlichen Herztod zu versterben.
- Myokardiale Insuffizienz: Abhängig von anatomischen Details können die Patienten mit PA/IVS erhebliche Risikofaktoren für die frühzeitige Entwicklung einer Herzinsuffizienz haben: schwere Tricuspidalinsuffizienz plus (lebenswichtiger) Links-Rechts-Shunt über den Ductus arteriosus mit entsprechendem Rezirkulationsvolumen. Postoperativ nach zentraler Shuntanlage besteht diese Problemkonstellation je nach Q_p/Q_s-Verhältnis und Ausmaß der Tricuspidalklappen- und Pulmonalklappeninsuffizienz (nach RVOT-Rekonstruktion oder Pulmonalklappenentfernung) unter Umständen unverändert weiter.

Bei Formen mit schwerer Tricuspidalinsuffizienz kann die Vergrößerung des rechten Vorhofs unter Umständen eine Lungenkompression mit erheblichen respiratorischen Problemen verursachen.

Diagnostik

Befund: Zentrale Zyanose, Strömungsgeräusch bei eventuell vorliegenden Koronarfistel(n). Singulärer zweiter Herzton. Eventuell rechts parasternal Tricuspidalinsuffizienzgeräusch und Strömungsgeräusch über dem 2. oder 3. ICR links parasternal (PDA). Keine Hepatomegalie (außer bei den seltenen Fällen mit restriktivem ASD). EKG: Pathognomonische Kombination aus Zeichen der Hypoplasie des rechten Ventrikels (kleine R-Zacken rechts präcordial) und Linkshypertrophie, QRS-Vektor eher nach links (0–90°). Rechtsatriale Belastung (proportional zum Ausmaß der Tricuspidalinsuffizienz). Gelegentlich schwere Repolarisationsstörungen oder Infarktzeichen bei Koronarfisteln. Röntgen: Diskrete Kardiomegalie, normale oder verminderte Lungengefäßzeichnung. Bei schwerer Tricuspidalinsuffizienz und dysplastischer Klappe vergrößerter Herzschatten aufgrund des dilatierten rechten Vorhofs. Echokardiographie: Größe des rechten

Ventrikels? Hinweise auf Koronarfisteln im Farbdoppler? Tricuspidalklappenringdurchmesser, Tricuspidalinsuffizienz? Druck im rechten Ventrikel (über Tricuspidalinsuffizienz abzuschätzen)? Durchmesser der zentralen Pulmonalarterien normal? PDA-Größe? Herzkatheter (bei den meisten Neugeborenen erforderlich): Größe und Morphologie des rechten Ventrikels? Funktion des linken Ventrikels? Koronarfisteln? „Right ventricular dependent coronary circulation" (RVDCC)? Tricuspidalinsuffizienz? Gegebenenfalls RASHKIND-Manöver.

Konservative Behandlung

Aufgrund der Ductusabhängigkeit müssen Neugeborene mit Prostaglandin und großzügiger Volumengabe behandelt werden. Manchmal ist initial ein Azidoseausgleich erforderlich, unter Umständen muß auch vorübergehend maschinell beatmet werden. Zurückhaltung bei der Sauerstoffgabe wird empfohlen. Gegebenenfalls lohnt sich die Optimierung des Hämatokrit in den Bereich zwischen 45 und 55 %. Funktionell liegt eine univentrikuläre Zirkulation vor, daher kommen je nach hämodynamischer Situation entsprechende Regimes zur Balancierung des Q_p/Q_s-Verhältnisses zur Anwendung (s. Abschn. 1.5, S. 17 ff.). Bei großen Koronarfisteln kann ein erheblicher Links-Rechts-Shunt (via Koronarien – Fisteln – rechter Ventrikel) die Aufrechterhaltung einer adäquaten Systemperfusion unter Umständen schwierig machen! Nach einer FONTAN-Operation sind neben einer obligaten Antikoagulation (meist wird ASS gegeben, dies ist aber umstritten) je nach Ergebnis Digitalis, Nachlastsenker, Antiarrhythmika und Diuretika als medikamentöse Behandlung erforderlich. Zeitlebens muß eine Endokarditisprophylaxe bei gegebenem Anlaß durchgeführt werden.

Katheterinterventionelle Behandlung

Bei restriktiver Vorhoflücke muß eine RASHKIND-Atrioseptostomie als Notfallintervention beim Neugeborenen durchgeführt werden. Bei einer rein valvulären Pulmonalatresie mit normal großem rechten Ventrikel und normal großem Pulmonalishauptstamm und deren Ästen kann eine Klappensprengung mit Radiofrequenzstrom-Katheter und anschließender Ballon-Dilatation in seltenen Fällen erfolgreich sein. Zuvor ist aber der Ausschluß einer vom suprasystemischen rechtsventrikulären Druck abhängigen Koronarperfusion (RVDCC) erforderlich. Die Dekompression des rechten Ventrikels würde in einem solchen Fall nämlich zum Infarkt führen. Die Embolisation eines hypoplastischen rechten Ventrikels kann prinzipiell durchgeführt werden, um eine weitere Zunahme der Koronarsklerosierung zu verhindern und um eine Perfusion der Koronargefäße mit sauerstoffreichem Blut aus der Aorta zu erreichen. Dieser Eingriff ist riskant, da die Gefahr eines Myokardinfarkts unmittelbar nach der Embolisation besteht. Es gibt Zentren, die anstelle der operativen Anlage eines aortopulmonalen Shunts einen Stent in den Ductus arteriosus implantieren.

Vor einer GLENN-Anastomosierung und vor der abschließenden FONTAN-Operation müssen im Rahmen der erforderlichen präoperativen Katheteruntersuchung nicht selten interventionell aortopulmonale oder venovenöse Kollateralen (zwischen oberer und unterer Körperhälfte nach GLENN-Anastomose) als Operationsvorbereitung embolisiert werden. Manchmal findet sich eine relevante periphere Pulmonalstenose, die vor

Durchführung der FONTAN-Operation durch eine Ballon-Dilatation auf ein akzeptables Kaliber gebracht werden muß. Unter Umständen sind hierzu wiederholte Interventionen erforderlich. Nach einer FONTAN-Operation mit fenestriertem Tunnel kann dieses Fenster beim Vorliegen von günstigen hämodynamischen Voraussetzungen katheterinterventionell verschlossen werden, um eine eventuelle Restzyanose aufzuheben.

Operative Behandlung

- Bei normaler Größe der Tricuspidalklappe und des rechten Ventrikels (33–40% der Fälle): Herstellung einer Verbindung zwischen rechtem Ventrikel und A. pulmonalis durch eine transanuläre RV-Ausflußtraktflickenplastik nach vorherigem Ausschluß einer RVDCC. Unter Umständen wird ein zusätzlicher aortopulmonaler Shunt angelegt.
- Bei milder Hypoplasie des rechten Ventrikels und des Tricuspidalklappenrings: Die Anlage eines aortopulmonalen Shunts mit gleichzeitiger Ausflußtrakteröffnung mittels transanulärem Patch (HLM-OP) kann unter Umständen eine Größenzunahme des rechten Ventrikels induzieren, so daß zu einem späteren Zeitpunkt eine Kreislauftrennung durch einen Shuntverschluß erfolgreich ist. Gelegentlich sieht man im Verlauf auch den spontanen Verschluß eines unter hämodynamischen Aspekten vom Patienten nicht mehr benötigten aortopulmonalen Shunts. Meist müssen die Kinder aber mittels FONTAN-Palliation endgültig versorgt werden.
- Schwere Hypoplasie des rechten Ventrikels und des Tricuspidalklappenrings mit nicht stenosiven Koronarfisteln: Ausflußtrakteröffnung und Anlage eines aortopulmonalen Shunt vor späterer GLENN- und FONTAN-Operation.
- Schwere Hypoplasie des rechten Ventrikels und des Tricuspidalklappenrings mit stenotischen Koronarfisteln (RVDCC): Palliativ erfolgt im Neugeborenenalter die Anlage einer aortopulmonalen Anastomose, um eine ductusunabhängige Zirkulation zu erreichen. Meistens wird eine Kunststoffgefäßprothese aus PTFE mit 4–5 mm Durchmesser implantiert (s. Abb. 4.39). Manche Operateure führen gleichzeitig eine Exzision der Tricuspidalklappe durch. Dieser Eingriff dient als Vorbereitung vor einer späteren GLENN- und FONTAN-Operation (s. Abb. 4.40). Alternativ-Folgeeingriff: Herztransplantation.

Intensivbehandlung

Postoperative Übergabe Art der durchgeführten Operation (Palliativeingriff mit Shunt oder biventrikuläre Korrektur – sollte aber schon präoperativ festgelegt sein)? Intraoperative Hämodynamik, Medikamente, Besonderheiten? Blutungsprobleme? Oxygenierungsschwierigkeiten? Verschluß von Fisteln?

Zu erwartende Probleme Neben einem Low cardiac output-Syndrom steht oft eine initiale Q_p/Q_s-Imbalance im Vordergrund. Wie bei allen zyanotischen Herzfehlern besteht auch hier eine vermehrte Blutungsneigung.

4.16 Pulmonalatresie mit intaktem Ventrikelseptum (PA/IVS)

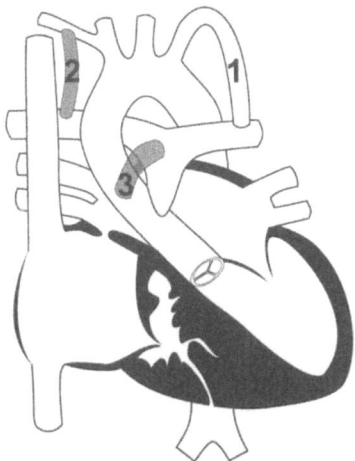

Abb. 4.39. zentrale Shunts bei PA/IVS und stark hypoplastischem RV: 1. zwischen A. subclavia und A. pulmonalis (= BLALOCK-TAUSSIG-Anastomose; BT-Anastomose), 2. „modifizierte BT-Anastomose" mittels Gefäßprothesen-Interponat zwischen A. subclavia und A. pulmonalis, 3. zentral zwischen Aorta ascendens und A. pulmonalis.

Strategie Die Balancierung der Kreisläufe je nach aktuell vorliegender hämodynamischer Situation (s. Abschn. 1.5, S. 17 ff.) ist die wichtigste Maßnahme. Dies kann bei einem relevanten Links-Rechts-Shunt über Koronarfisteln unter Umständen schwierig sein. Die Aufrechterhaltung eines ausreichenden diastolischen Blutdrucks zur Sicherstellung einer adäquaten Koronarperfusion ist wichtig.

Cave Hämodynamisch relevanter Links-Rechts-Shunt über Koronarfistel(n). Eine übersehene RVDCC führt zur postoperativen Ischämie des rechten Ventrikels mit einem entsprechenden Low cardiac output-Syndrom und unter Umständen zu schweren Rhythmusstörungen. Prinzipiell ist denkbar, daß bei hypoplastischen Lungengefäßen, die plötzlich mit hohem Druck perfundiert werden, ein postoperatives Lungenödem entstehen kann – dies ist aber bei den im Neugeborenenalter operierten Patienten eher unwahrscheinlich. Ein sogenannter „zirkulärer Shunt" kann verzögert nach einigen Tagen zum Low cardiac output-Syndrom führen (in der Praxis selten). Voraussetzung zur Entstehung sind folgende Faktoren: Pulmonalinsuffizienz mit Pendelfluß nach Klappenexzision plus Tricuspidalinsuffizienz plus Vorhoflücke. Es etabliert sich ein „funktionsloser" Kreislauf (s. Abb. 4.41): LV – AO – Shunt – PA – RV (Regurgitation) – RA (Regurgitation) – LA – LV. Das in diesem Kreislauf zirkulierende Volumen fehlt sowohl bei der Lungenperfusion als auch bei der Systemperfusion, und es kommt trotz nur normaler oder sogar reduzierter pulmonaler Perfusion zur systemischen Hypoperfusion mit Laktatazidose und Nierenversagen.

GLENN-Anastomose im ersten Lebensjahr.

Definitive Palliation mittels FONTAN-Operation im zweiten Lebensjahr.

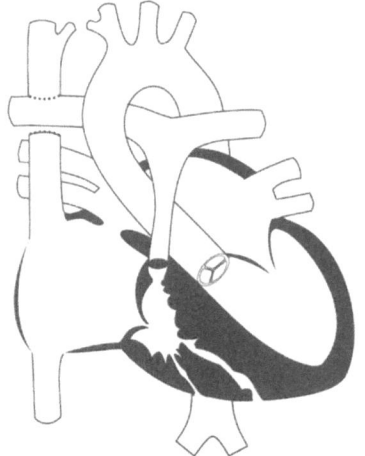
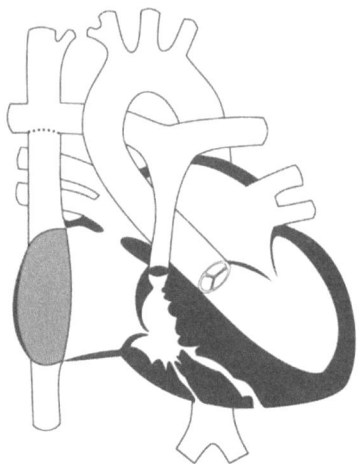

Abb. 4.40. Die Folgeeingriffe bei PA/IVS mit schwerer Tricuspidalinsuffizienz und RV-Hypoplasie.

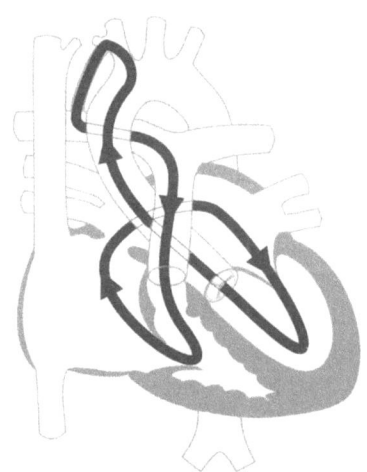

Abb. 4.41. Zirkuläre Shuntsituation nach Anastomosenanlage und Pulmonalklappenentfernung bei PA mit IVS.

Prognose/Ergebnisse

Bei annähernd normal großem rechten Ventrikel und Fehlen von Koronarfisteln ist die Prognose gut – entsprechend einer hochgradigen Pulmonalstenose. Bei starker Hypoplasie des rechten Ventrikels, insbesondere bei zusätzlichen Koronaranomalien, liegt hingegen mit insgesamt 34% Zehn-Jahres-Überlebensrate ein prognostisch eher ungünstiger Herzfehler vor, eine Herztransplantation ist daher in solchen Fällen abzuwägen. Auch bei einer PA/IVS sind die FONTAN-spezifischen Spätprobleme nicht selten.

4.17 Singulärer Ventrikel (SV)

Synonyme: Double inlet right/left ventricle DIRV/DILV

Es liegt nur eine Pumpkammer vor, die atrioventrikuläre Konnektion ist entweder „double inlet" mit zwei oder mehr atrioventrikulären Klappenöffnungen oder aber „common inlet" mit einer gemeinsamen atrioventrikulären Öffnung. Beide großen Arterien entspringen (funktionell) aus dieser einzelnen Kammer. Morphologische Kriterien lassen meistens eine Bestimmung der singulären Pumpkammer als ein „rechter Ventrikel" oder ein „linker Ventrikel" zu. Mit zunehmend genaueren Kenntnissen der Morphogenese des Kardiovaskularsystems wird man möglicherweise in Zukunft in der Lage sein, den morphologisch rechten und linken Ventrikel mit molekularen Markern beweisend zu bestimmen. Derzeit ist hierfür die zuverlässigste in vivo-Methode die zweidimensionale Echokardiographie.

Mit 5 Fällen auf 100.000 Lebendgeborene ist ein SV selten.

Im Schrifttum ist der Begriff „single ventricle" übrigens meist weiter gefaßt (mehr funktionell als anatomisch) und beinhaltet sämtliche Herzfehler, bei denen keine biventrikuläre Korrektur durchgeführt werden kann (beispielsweise auch eine Tricuspidalatresie, bei der ja anatomisch sehr wohl beide Kammern vorhanden sind).

Morphologie

Die Differenzierung orientiert sich an der Anatomie und Morphologie des dominierenden (System-)Ventrikels. Sowohl die Klassifikation von VAN PRAAGH als auch die im Detail differente Einteilung von ANDERSON sind im Schrifttum gängig und sollen daher an dieser Stelle erwähnt werden (s. Abb. 4.42). Beim SV vom linksventrikulären Typ ist der rechte Ventrikel nur rudimentär angelegt und bildet nur eine Art subarterielle Auslaßkammer. Der SV steht mit dem rudimentären rechten Ventrikel über ein Foramen bulboventriculare in Verbindung. Ein SV vom rechtsventrikulären Typ tritt auf, wenn kein linker Ventrikel angelegt ist. Beide Vorhöfe drainieren in den singulären Ventrikel – entweder über eine gemeinsame AV-Klappe (diese Form wird manchmal auch als „common inlet"-Ventrikel bezeichnet) oder aber über separate AV-Klappen. Meistens liegt eine Transpositionsstellung der großen Gefäße vor, aber alle Arten von ventrikuloarteriellen Verbindungen sind bekannt. Eine Subpulmonalstenose ist wesentlich häufiger assoziiert als Obstruktionen im Bereich des Aortenbogens oder Subaortenstenosen. Prinzipiell kann ein singulärer Ventrikel auch ohne jede Ausflußtraktstenosierung vorliegen, aber diese Formen werden in der Praxis sehr selten gefunden.

Häufig sind Lageanomalien des Herzens (Dextrokardie, Mesokardie) assoziiert, unter Umständen liegt ein Heterotaxie-Syndrom mit Poly- oder Asplenie vor (s. S. 236). Singuläre Ventrikel vom rechtsventrikulären Typ sind häufig mit einem AVSD der Einflußklappen verbunden (jedoch nicht bei DILV). Gelegentlich ist ein singulärer Ventrikel mit einer totalen Lungenvenenfehlmündung oder einer Pulmonalatresie kombiniert.

186   4 Angeborene Herzfehlbildungen

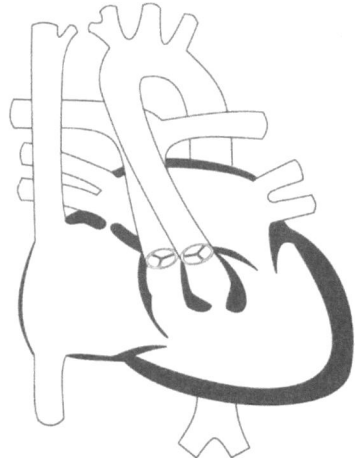

A SV vom LV-Typ (VAN PRAAGH)
I Univentrikuläres Herz/DILV
(ANDERSON) mit rechtsventrikulärer
Ausflußkammer (häufigste Form; in
90% mit TGA)

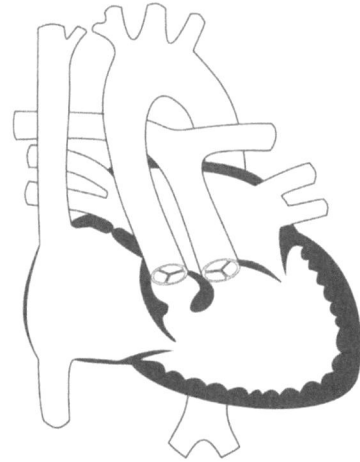

B SV vom RV-Typ
II Univentrikuläres Herz/DIRV mit
linksventrikulärer Ausflußkammer bzw.
Trabekeltasche

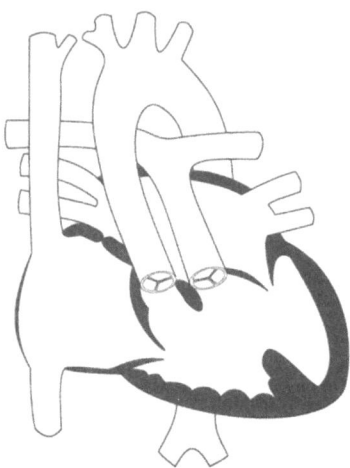

C Common ventricle (VAN PRAAGH) mit
rechts- und linksventrikulärem Myokard und rudimentärem oder fehlendem
Ventrikelseptum

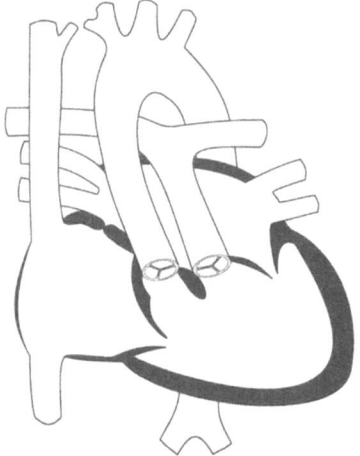

D Singulärer Ventrikel bzw.
III Univentrikuläres Herz vom unbe-
stimmbaren Typ ohne infundibuläre
Auslaßkammer

Abb. 4.42. Formen/Einteilung des Singulären Ventrikels nach VAN PRAAGH bzw. nach ANDERSON.

Varianten der Systemvenen (s. Abb. 4.43 und 4.44) sind häufig und verdienen besonderes Augenmerk im Hinblick auf das chirurgische Vorgehen.

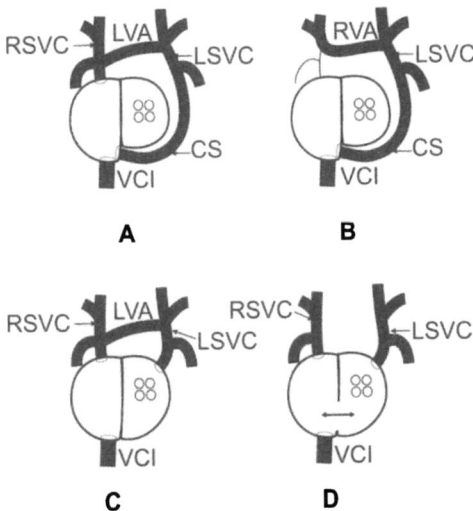

Abb. 4.43. Anomalien der oberen Hohlvene. A: Häufigste Variante: Eine linke Vena cava superior (LSVC) drainiert über den Koronarsinus (CS) in den rechten Vorhof. Die linke Vena anonyma (LVA) und die rechte Vena cava superior (RSVC) sind regelrecht angelegt. B: Atretische RSVC (selten). Der Koronarsinus (CS) ist vergrößert, weil er das Blut aus der rechten und linken oberen Körperhälfte drainiert. C: Fehlender Koronarvenensinus mit einer LSVC, die direkt in den linken Vorhof mündet. Das Vorhofseptum ist intakt. D: Eine LSVC mündet direkt in den LA, ein posteriorer Vorhofseptumdefekt ermöglicht eine Blutdurchmischung. VCI: Vena cava inferior, RVA: Rechte Vena anonyma.

Hämodynamik

Es findet eine Durchmischung des rechts- und linksatrialen Blutes in der gemeinsamen Kammer, aus der beide große Gefäße entspringen, statt. Normalstellung oder Transpositionsstellung ist für die Funktion hier von untergeordneter Bedeutung. In beiden großen Gefäßen befindet sich also das gleiche Mischblut. Der Ventrikel muß sowohl den großen als auch den kleinen Kreislauf versorgen, also „doppelte Arbeit leisten", was langfristig zur myokardialen Insuffizienz führt. Entscheidend für die klinische Symptomatik ist die Balance zwischen pulmonalem und systemischem Kreislauf (Q_p/Q_s-Relation), die von zahlreichen Detailfaktoren beeinflußt ist. Je nach Balancesituation dominiert mehr die Zyanose bei reduzierter Lungendurchblutung oder die Insuffizienzsymptomatik bei systemischer Hypoperfusion und exzessiver pulmonaler Rezirkulation.

„Balancierte" Pulmonalstenose Bei vielen singulären Ventrikeln findet sich eine mehr oder weniger stark ausgeprägte Pulmonalstenose, die die Lungendurchblutung entsprechend beeinflußt. Im Extremfall einer Atresie ist die Lungendurchblutung ductusabhängig, ansonsten ist ein SV nicht von einem offenen Ductus abhängig. Bei mittelgradiger Pulmonalstenose liegen eventuell normale Drucke und eine fast dem gesunden Herzen entsprechende Verteilung des Herzminutenvolumens auf großen und kleinen Kreislauf vor. Man kann hier von einer „balancierten Pulmonalstenose" reden, die zu einer adäqua-

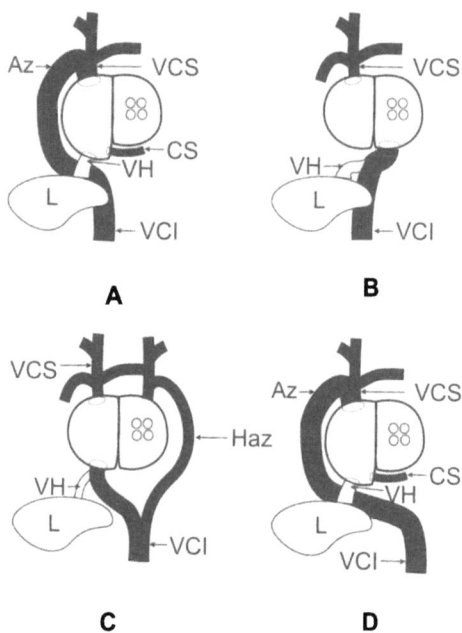

Abb. 4.44. Anomalien der unteren Hohlvene. A: Häufigste Variante: unterbrochene VCI mit Azygoskontinuität (Az: Vena azygos, Haz: Vena hemiazygos). Die Lebervenen (VH: Venae hepaticae) münden direkt in den rechten Vorhof. B: Eine rechte Vena cava inferior (VCI) drainiert in den linken Vorhof. C: Fehlende rechte VCI. Eine linke VCI drainiert via Vena hemiazygos (Haz) und eine linke obere Hohlvene (VCS) in den LA, in den RA mündet der hepatische Anteil der VCI. D: Komplettes Fehlen der rechten Vena cava superior (VCS) - Abfluß des Blutes aus einer linken VCI über die Vena azygos und direkte Mündung der Lebervenen in den RA.

ten Lungendurchblutung führt. Bei fehlender Pulmonalstenose herrscht Systemdruck im kleinen Kreislauf (pulmonale Hypertonie) und unter Umständen eine systemische Hypoperfusion, je nach Relation der Widerstandsverhältnisse im großen und kleinen Kreislauf. Bei den seltenen Formen mit Obstruktion im Aortenbogenbereich liegt niemals eine Subpulmonalstenose vor, so daß diese Patienten eher Probleme mit einer Minderperfusion der poststenotischen Areale und mit einer pulmonalen Rezirkulation als mit einer Zyanose haben.

Symptome

Bei zu geringer Lungendurchblutung sind die Patienten schwer zyanotisch, bei einer balancierten Pulmonalstenose zeigt sich nur eine mäßige Zyanose ohne Zeichen der Lungenunterdurchblutung oder -überflutung. Bei fehlender Pulmonalstenose sind die Patienten kaum zyanotisch, aber herzinsuffizient. Dies gilt insbesondere für Formen mit einer Aortenbogenobstruktion. Kinder mit Asplenie sind infektionsgefährdet.

Diagnostik

Anamnese: Körperliche Leistungsfähigkeit? Zyanose zugenommen? Synkopen oder neurologische Auffälligkeiten? Befund: Meistens deutliche Dystrophie bei älteren Kindern, Zyanose entsprechend dem Grad der Pulmonalstenose, Herzbuckel bei älteren Patienten. Eventuell Mitralinsuffizienzgeräusch und/oder Pulmonalstenosengeräusch auskultierbar. Zeichen der Herzinsuffizienz. Labor: Hb? Hkt? EKG: Hypertrophie des singulären Ventrikels. Röntgen: Kardiomegalie, Lungengefäßzeichnung je nach Grad der Pulmonalstenose. Hinweise auf ein Heterotaxiesyndrom mit mittelständiger Leber, symmetrischem Bronchialbaum etc.? Echokardiographie: Anatomie, Systemvenen- und Lungenvenenanatomie und -mündung, Stellung der großen Arterien, Darstellung eines eventuellen AVSD, Ausmaß der AV-Klappen-Insuffizienz, Doppler-Gradient über der Pulmonalstenose, Abschätzung des Drucks im kleinen Kreislauf. Herzkatheter: Darstellung von eventuellen Anomalien der Systemvenen. Druck- und Widerstandsverhältnisse? Ausflußtraktobstruktion? Eventuell Darstellung von MAPCAs.

Konservative Behandlung

Bei Neugeborenen mit SV und Pulmonalatresie muß Prostaglandin E1 gegeben werden. Es liegt sowohl anatomisch als auch funktionell eine univentrikuläre Zirkulation vor, daher sind je nach hämodynamischer Situation entsprechende Regimes zur Balancierung des Q_p/Q_s-Verhältnisses erforderlich (s. Abschn. 1.5, S. 17 ff.). Bei stärkerer Herzinsuffizienz ist eventuell eine Katecholamingabe hilfreich, jedoch nicht beim Vorliegen einer subaortalen Auslaßkammer mit Stenose! Gegebenenfalls verbessert eine Optimierung des Hämatokrit in den Bereich zwischen 45 und 55% die klinische Situation. Bei Nichtanlage einer Milz (Asplenie) muß eine Penicillin-Dauerprophylaxe durchgeführt werden, da die Gefahr einer Pneumokokkensepsis besteht.

Katheterinterventionelle Behandlung

Vor einer GLENN-Anastomosierung und vor der abschließenden FONTAN-Operation müssen im Rahmen der erforderlichen präoperativen Katheteruntersuchung nicht selten interventionell aortopulmonale oder venovenöse Kollateralen (zwischen oberer und unterer Körperhälfte nach GLENN-Anastomose) als Operationsvorbereitung embolisiert werden. Manchmal findet sich eine relevante periphere Pulmonalstenose, die vor Durchführung der FONTAN-Operation durch eine Ballon-Dilatation auf ein akzeptables Kaliber gebracht werden muß. Unter Umständen sind hierzu wiederholte Interventionen erforderlich. Nach einer FONTAN-Operation mit fenestriertem Tunnel kann dieses Fenster beim Vorliegen von günstigen hämodynamischen Voraussetzungen katheterinterventionell verschlossen werden, um eine eventuelle Restzyanose aufzuheben.

Operative Behandlung

Eine Septierungsoperation, also eine biventrikuläre Korrektur, ist praktisch nie möglich. Insofern ist das bei vielen univentrikulären Herzen etablierte dreischrittige Vorgehen üblich:

- Schritt 1: Optimierung der Lungendurchblutung und Unabhängigkeit von Prostaglandin und offenem PDA durch die Anlage eines zentralen aortopulmonalen (oder RV-PA) Shunts in den ersten Lebenstagen oder in seltenen Fällen Bändelung der A. pulmonalis bei nicht beherrschbarer Lungenüberflutung. Letztere Prozedur hat aber im Hinblick auf die noch folgenden Eingriffe verschiedene Nachteile, so daß heute trotz unmittelbar höherem Risiko eher eine modifizierte NORWOOD I-Operation durchgeführt wird. Dies gilt insbesondere bei einer zusätzlich vorliegenden, zur zunehmenden Stenosierung tendierenden subaortalen Auslaßkammer.
- Schritt 2: Eine GLENN-Anastomose (s. S. 169) wird im Alter von 4–6 Monaten angelegt. Bei Vorliegen einer Azygoskontinuität (also einer fehlenden V. cava inferior) wird dieser Shunt KAWASHIMA-Shunt genannt und stellt den definitiven Palliationsschritt dar. In diesem Fall erfolgt der Eingriff erst gegen Ende des ersten Lebensjahres. Falls die Lebervenen bei diesem Eingriff in situ belassen werden, also postoperativ weiterhin in den rechten Vorhof münden, haben die Patienten auch postoperativ einen Rechts-Links-Shunt mit Zyanose – allerdings in geringerem Maße als präoperativ. Ein weiteres Problem an dieser Situation ist (vor allem bei Patienten mit Polysplenie) die nicht seltene Entstehung von intrapulmonalen AV-Shunts, die die Hämodynamik verschlechtern und eine Hypoxämie aggravieren können. Bei der Entstehung dieser arteriovenösen Malformationen scheint der Wegfall des direkten Abstroms von Lebervenenblut (mit bislang unbekannten spezifischen Faktoren) in die Lungen eine entscheidende Rolle zu spielen. Bei der Diagnostik solcher Shunts hat sich übrigens die intrapulmonale Applikation von Bubble-Kontrastmittel unter simultaner Echokardiographie der konventionellen Pulmonalis-Angiogramm als überlegen erwiesen. Häufig wird daher eine spätere Umleitung der Lebervenen doch noch erforderlich, um die weiterbestehende Zyanose aufzuheben und eine Rückbildung intrapulmonaler AV-Shunts zu erreichen, sofern nicht schon beim Primäreingriff aus diesen Gründen eine entsprechende Verbindung geschaffen wurde.
- Schritt 3: Eine vollständige Kreislauftrennung durch eine totale cavopulmonale Anastomosierung (= modifizierte FONTAN-Operation) erfolgt dann mit etwa 2 Jahren.

Alternative: Herztransplantation.

Intensivbehandlung

Siehe Hypoplastisches Linksherzsyndrom (zentraler Shunt, GLENN-, FONTAN-OP) ab Seite 166.

Prognose/Ergebnisse

Ohne Behandlung zeigt sich ein sehr variabler Verlauf, je nach dem Grad der Lungendurchblutung. Relativ beschwerdefreie Erwachsene sind in der Literatur als Einzelfälle beschrieben. Das Operationsrisiko bewegt sich heute insgesamt um etwa 5%. Die Langzeitergebnisse bei vollständiger Kreislauftrennung sind oft nicht schlecht, bei einem rechten Ventrikel als Systemventrikel sind aber langfristig eine zunehmende Insuffizienz und die bekannten Spätprobleme nach FONTAN-Operation (s. S. 177) zu erwarten.

Bei komplexen Begleitfehlbildungen, insbesondere bei Heterotaxiesyndromen, ist die Prognose aber auch heute noch sehr schlecht („worst disease").

4.18 Tricuspidalatresie (TA)

Die Tricuspidalklappe ist nicht oder nur als eine Membran angelegt. Die großen Gefäße entspringen in Normal- oder Transpositionsstellung. Rechter Ventrikel und Pulmonalisstrombahn sind je nach Vorhandensein bzw. Größe eines VSD unterschiedlich gut entwickelt. Dritthäufigster zyanotischer Herzfehler (nach der TGA und der FALLOT-Tetralogie) mit einer Häufigkeit von 3% aller Herzfehler/1:10.000 Lebendgeborene. Beide Geschlechter sind von einer TA gleich häufig betroffen, wobei Formen mit TGA häufiger bei Knaben auftreten (66 vs. 34%).

Morphologie

- Die häufigste Variante (89% der Fälle) ist eine muskuläre Atresie, bei der sich am Boden des rechten Vorhofs ein „dimple" oder eine umschriebene fibröse Verdickung statt der Tricuspidalklappe findet.
- Bei der membranösen Atresie (6,6%) findet sich der atrioventrikuäre Anteil des membranösen Ventrikelseptums anstelle der Tricuspidalklappe. Diese Form scheint mit einer fehlenden Pulmonalklappe assoziiert zu sein.
- Hypoplastische, fusionierte Tricuspidalsegel finden sich bei der valvulären Form (1%).
- Bei einer Form, die an eine EBSTEIN-Anomalie erinnert (2,6%), finden sich miteinander verwachsene Tricuspidalsegel, deren Ansatz nach apikal verlagert ist, so daß eine Auskleidung der rechtsventrikulären Wand mit Klappensegelmaterial resultiert. Diese Form ist selten, aber gut dokumentiert.
- Bei der extrem seltenen AVSD-Form (0,2%) obstruiert ein Segel der gemeinsamen AV-Klappe den Einfluß in den rechten Ventrikel vollständig.
- Bei einer weiteren sehr seltenen Form (0,6%) findet sich eine unauffällige AV-Verbindung, aber der Inlet-Bereich des rechten Ventrikels ist durch ein quer durch den rechten Ventrikel ziehendes muskuläres „Septum" vollständig vom Outlet getrennt.

Der rechte Vorhof ist stets dilatiert und hypertrophiert, eine interatriale Verbindung ist lebensnotwendig (meist liegt ein aufgedehntes Foramen ovale vor, manchmal auch ein ASD vom Primum- oder Sekundumtyp). Als Rarität findet sich ein restriktives Foramen ovale, das ein so großes Aneurysma der Fossa ovalis verursacht, daß der Einstrom in die Mitralklappe behindert wird. Der linke Vorhof kann erweitert sein, insbesondere bei Formen mit vermehrtem pulmonalem Blutfluß. Die Mitralklappe ist grundsätzlich normal angelegt, ist aber in manchen Fällen insuffizient aufgrund einer großen Öffnungsfläche. Der linke Ventrikel ist vergrößert und hypertrophiert, aber prinzipiell normal aufgebaut. Der praktisch immer vorliegende VSD ist gewöhnlich eher klein, kann aber auch groß sein – oder es liegen multiple Defekte vor. Die Lokalisation ist recht variabel – fast alle Formen sind beschrieben (s. S. 121) –, am häufigsten liegt ein muskulärer Defekt vor, der dann in der Regel auch restriktiv ist. Funktionell resultiert hieraus eine Subpulmonalstenose bei Normalstellung der großen Arterien oder aber eine Subaortenstenose bei TGA-Stellung. Der rechte Ventrikel ist stets klein und fehlgebildet. Sein effektives Volumen hängt stark vom anatomischen Subtyp der TA ab, aber selbst bei etwas größerem rechtem Ventrikel liegt dieser unterhalb der Altersnorm. Bei Patienten mit assoziierter Pulmonalatresie und Normalstellung der großen Gefäße (Typ Ia; s. Abb. 4.45) kann der Ventrikel so klein sein, daß er nur mit Mühe gefunden werden kann. Trotzdem ist er in den meisten Fällen ein echter rechter Ventrikel mit einem abgegrenzten Infundibulum, mit septalem und parietalem Band und einem trabekulierten Cavum, das über einen VSD mit dem linken Ventrikel verbunden sein kann. Definitionsgemäß fehlt der Inlet-Bereich, wobei manchmal Papillarmuskeln sogar angelegt sind. Die Stellung der großen Arterien ist variabel und ist übrigens auch die Grundlage für die allgemein gängige Einteilung nach EDWARDS (s. Abb. 4.45), die außerdem das Ausmaß der Subpulmonalstenose zur Subklassifizierung berücksichtigt. Die Aorta ist entweder normal oder geringfügig erweitert. In 30% der Fälle finden sich zusätzliche kardiale Fehlbildungen, insbesondere eine CoA und eine LSVC sollen hier erwähnt werden.

Hämodynamik

Pränatal findet sich bei einer TA eine grundsätzlich unterschiedliche Hämodynamik im Vergleich zum herzgesunden Foeten, die interessantere Aspekte als bei anderen Herzfehlern aufweist und daher etwas genauer betrachtet werden soll: Bei herzgesunden Foeten gelangt ein Teil des aufgrund des Zustroms der Nabelvene sauerstoffreichen Bluts der unteren Hohlvene über das Foramen ovale in den linken Vorhof und von dort aus in den linken Ventrikel und in die Aorta. Das Gehirn und das Herz des Foeten erhalten so sauerstoffreiches Blut. Das sauerstoffarme Blut aus der oberen Hohlvene gelangt über die Tricuspidalklappe und den rechten Ventrikel vor allem in den Pulmonalishauptstamm, von wo aus es zum größten Teil über den Ductus arteriosus in die Aorta und letztendlich in die Nabelarterie zur Plazenta gelangt.

Bei einer Tricuspidalatresie hingegen muß das Blut **beider** Hohlvenen durch das Foramen ovale ausschließlich zum linken Herzen hin abfließen, so daß die physiologischen Sättigungsdifferenzen verschiedener Areale des herzgesunden Foeten hier nicht vorliegen können. Die wesentlich niedrigeren Sauerstoffpartialdrucke in der Aorta ascendens scheinen die Gehirn- und Herzentwicklung des Ungeborenen aber erstaunlicherweise nicht zu beeinträchtigen! Bei Foeten mit TA und Pulmonalatresie (Typen Ia und IIa) findet nur der (geringe) pränatale pulmonale Blutfluß über den Ductus arteriosus statt, so daß nur 8–10% des Blutvolumens aus den foetalen Ventrikeln diesen passieren (im Unterschied zu gut 66% beim herzgesunden Foeten). Außerdem kommt es durch die retrograde Perfusion des Ductus zu einem veränderten Abgangswinkel aus der Aorta. Diese Faktoren machen den Ductus unempfindlicher für die Einflüsse, die sonst nach der Geburt zu Konstriktion und Verschluß führen.

Bei Foeten mit TA Typ Ia oder b (also Normalstellung und kleiner oder fehlender VSD) fließt praktisch alles Blut aus dem linken Ventrikel in die Aorta und von dort Richtung Plazenta. Daher wird die foetale Aortenisthmusregion „luxuriös" perfundiert, was eine Erklärung für die Seltenheit einer CoA bei diesen Formen sein mag. Im Unterschied dazu ist die Perfusion des Aortenisthmus bei Formen mit Transpositionsstellung

Typ Ia-c: Normalstellung der großen Arterien

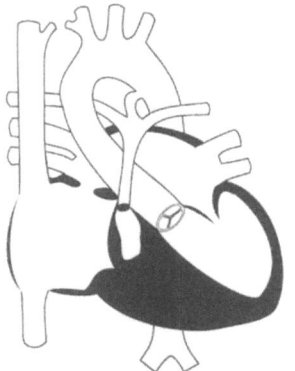 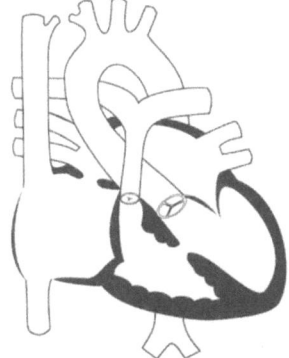 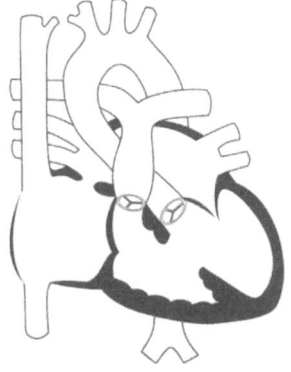

Typ Ia
Pulmonalatresie, PDA; kein VSD, stark verminderte Lungendurchblutung

Typ Ib
Pulmonalklappen- oder Subpulmonalstenose, kleiner VSD, verminderte Lungendurchblutung

Typ Ic
Keine Pulmonalstenose, großer VSD, vermehrte Lungendurchblutung

Typ IIa-c: Transpositionsstellung der großen Arterien

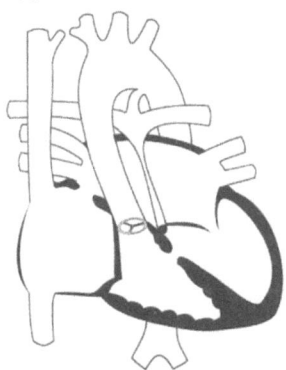 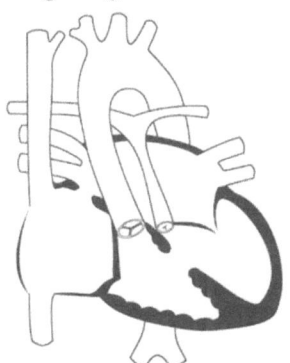 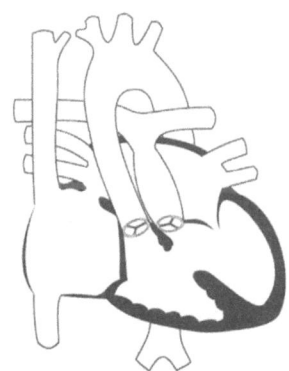

Typ IIa
Pulmonalatresie, PDA, VSD; stark verminderte Lungendurchblutung

Typ IIb
Pulmonalklappen- oder Subpulmonalstenose, großer VSD; verminderte Lungendurchblutung

Typ IIc
Keine Pulmonalstenose, großer VSD; vermehrte Lungendurchblutung

Typ III a-c: Fehlstellung der großen Arterien, die nicht einer D-TGA entspricht
Subtyp 1: L-TGA, Subtyp 2: DORV, Subtyp 3: DOLV, Subtyp 4: D-Malposition der großen Arterien (MGA; anatomisch korrigiert), Subtyp 5: L-MGA
Typ IV: TA mit Truncus arteriosus communis

Abb. 4.45. Klassifikation der Tricuspidalatresien nach EDWARDS mit Erweiterung und Modifikation nach RAO (Am Heart J 1980:799). Eselsbrücke: Typ A wie Atresie, Typ B wie begrenzte (Lungenperfusion).

und kleinem oder fehlendem VSD (Typen IIa und b) äußerst spärlich, da der Großteil des Aortenbluts via Ductus arteriosus aus dem Herzen kommt. Bei diesen Formen findet sich dann auch überzufällig häufig eine CoA!

Postnatal ist der Rechts-Links-Shunt über den ASD weiterhin lebensnotwendig. Es befindet sich also Mischblut im linken Vorhof und im linken Ventrikel sowie in der Aorta. Bei den seltenen Typ III-Subtypen 1 und 5 liegt eine Ventrikelinversion vor, so daß funktionell gesehen die Pathophysiologie einer Mitralatresie resultiert, die einen obligaten Links-Rechts-Shunt auf Vorhofebene erforderlich macht. Ein Links-Rechts-Shunt auf Ventrikelebene über einen VSD gewährleistet die ductusunabhängige Durchblutung der Lungen bei Formen mit Normalstellung der großen Arterien (Typ I). Sofern kein VSD existiert, muß die Lunge über einen PDA oder über aortopulmonale Kollateralen perfundiert werden. Bei TA Typ II mit Transpositionsstellung erhalten die Pulmonalgefäße den Auswurf direkt aus dem linken Ventrikel, wohingegen der aortale Blutfluß zunächst über den VSD und den rechten Ventrikel läuft.

Weitere hämodynamische Details sind:

- Zyanose: Aufgrund der Blutdurchmischung im linken Vorhof ist eine TA ein stets zyanotischer Herzfehler. Das Ausmaß der Zyanose ist abhängig von der Lungenperfusion, also von der Q_p/Q_s-Relation (s. S. 17). Ein Verhältnis von etwa 1,5 bis 2,5 wird als optimal angesehen. Höhere pulmonale Blutflüsse verbessern die Oxygenierung nicht wesentlich, verursachen aber eine Volumenbelastung des linken Ventrikels durch die Rezirkulation.
- Pulmonaler Blutfluß: Die klinische Erscheinungsform einer TA ist sehr wesentlich abhängig vom pulmonalen Blutfluß. Ein Neugeborenes mit verminderter Lungenperfusion (meist bei Normalstellung der großen Arterien) zeigt frühzeitig eine schwere Zyanose und eventuell eine Azidose. Bei Lungenüberflutung (meist bei TGA und selten auch beim bei Typ Ic) hingegen sind die Kinder nur diskret zyanotisch, jedoch herzinsuffizient. Der pulmonale Blutfluß wird vor allem durch den Grad der Subpulmonalstenose und den PDA geregelt. Bei einer Normalstellung der großen Arterien ist die Obstruktion entweder valvulär, subvalvulär oder vor allem im Bereich des VSD, bei TGA finden sich valvuläre oder subvalvuläre Pulmonalstenosen. Sofern keine Pulmonalstenose und ein großer VSD vorliegen, ist vor allem der Lungengefäßwiderstand entscheidend.
- Volumenüberlastung des linken Ventrikels: Sowohl der systemische als auch der pulmonale und koronare Blutfluß muß vom linken Ventrikel ausgeworfen werden, der daher eine deutliche Volumenbelastung hat – insbesondere wenn es durch eine Lungenüberflutung noch zusätzlich zu einem relevantem Rezirkulationsvolumen kommt. Im Laufe der Jahre verschlechtert sich daher die Ventrikelfunktion, was für die Durchführung der FONTAN-Operation nicht günstig ist! Insofern ist dies ein Argument, nicht zu spät zu operieren.
- VSD-Spontanverkleinerung: Ungeachtet der Tatsache, daß der VSD bei diesem Herzfehler einen kompensierenden Charakter besitzt, zeigt er – analog zu isolierten VSDs – Tendenzen zum Spontanverschluß (38–48% der Fälle, im Mittel im 2. Lebensjahr). Die Folgen sind bei einer TA Typ I eine kritische Zunahme der Zyanose, bei Typ II eine zunehmende Druckbelastung und Hypertrophie des linken Ventrikels, was für

eine spätere FONTAN-Operation ungünstig ist. Durch die Tatsache, daß die Eingriffe heute schon vor dieser Zeit durchgeführt werden, ist dies aber ein mehr theoretischer Aspekt.

Symptome

Das Ausmaß der Lungenperfusion und der Balance der Kreisläufe ist ganz wesentlich abhängig vom vorliegenden Subtyp. Entsprechend dominiert klinisch mehr eine Zyanose oder eine Herzinsuffizienzproblematik (insbesondere bei zusätzlicher CoA). Bei Ductusabhängigkeit kommen die Neugeborenen nach Konstriktion des PDA unter Umständen in kritisch krankem Zustand zur Aufnahme. Durch eine spontane Verkleinerung des VSD kann die Zyanose bei manchen Formen im Laufe der Zeit deutlich zunehmen. Ähnlich wie bei einer FALLOT-Tetralogie können bei älteren Kindern hypoxämische Anfälle auftreten. Folgeprobleme der chronischen Zyanose und Polyglobulie (Schlaganfall, Hirnabszess, Gerinnungsstörungen etc.) verursachen eine entsprechende klinische Symptomatik.

Diagnostik

Anamnese: Körperliche Leistungsfähigkeit? Zyanose zugenommen? Synkopen, neurologische Auffälligkeiten? Befund: Meistens liegt bei älteren Kindern eine deutliche Dystrophie vor, in einem Teil der Fälle auch Zeichen der Herzinsuffizienz. Ein Herzbuckel, Trommelschlegelfinger und Uhrglasnägel finden sich beim größten Teil der älteren Patienten. Eventuell ist ein Mitralinsuffizienzgeräusch und/oder ein Pulmonalstenosengeräusch auskultierbar. Der VSD produziert ein lautes Holosystolikum am linken Sternalrand (außer bei Pulmonalatresie). Fußpulse tastbar? Labor: Hb? Hkt? Eisenmangel? Blutgasanalyse! EKG: Charakteristischer Linkstyp bereits im Neugeborenenalter mit Hypertrophie des linken Ventrikels plus Vorhofbelastungszeichen (P dextroatriale). Oft finden sich rechts präcordial niedrige R-Zacken. Röntgen: Kardiomegalie, Lungengefäßzeichnung je nach Grad der Pulmonalstenose. Echokardiographie: Anatomie (Normalstellung oder Transpositionsstellung der großen Arterien?), Größe von Vorhöfen, Kammern und Durchmesser der Defekte? Doppler-Gradient über VSD und/oder Pulmonalstenose, Abschätzung des Drucks im kleinen Kreislauf. Funktion des linken Ventrikels? CoA? Herzkatheter (bei Neugeborenen selten erforderlich): Pulmonalisangiographie, gegebenenfalls Durchführung einer Atrioseptostomie nach RASHKIND bei zu kleinem ASD. Vor GLENN- und FONTAN-Operation muß jeweils eine invasive Diagnostik zur Risikostratifizierung durchgeführt werden. Wichtige Fragen bei diesen Untersuchungen sind unter anderem: Lungengefäßwiderstand, Funktion des Systemventrikels, Mitralklappenfunktion. Gegebenenfalls interventioneller Verschluß von Kollateralen.

Konservative Behandlung

Bei Neugeborenen mit TA Ia oder IIa (Pulmonalatresie) ist eine Gabe von Prostaglandin E erforderlich. Funktionell liegt eine univentrikuläre Zirkulation vor, daher kommen je

196   4 Angeborene Herzfehlbildungen

nach hämodynamischer Situation entsprechende Regimes zur Balancierung des Q_p/Q_s-Verhältnisses zur Anwendung (s. Abschn. 1.5 ab Seite 17). Eine präoperative Digitalisierung sollte nur bei nicht restriktivem VSD erfolgen. Das Flüssigkeitskonzept richtet sich nach der Lungendurchblutung. Gegebenenfalls profitieren die Kinder von einer Optimierung des Hämatokrit in den Bereich zwischen 45 und 55%. Bei einer Anämie sollte daher Eisen oder Erythrozytenkonzentrat gegeben werden. Nach einer FONTAN-Operation sind neben einer obligaten Antikoagulation (meist wird ASS gegeben, dies ist aber umstritten) je nach Ergebnis Digitalis, Nachlastsenker, Antiarrhythmika und Diuretika als medikamentöse Behandlung erforderlich. Zeitlebens muß eine Endokarditisprophylaxe bei gegebenem Anlaß durchgeführt werden.

Katheterinterventionelle Behandlung

Ein RASHKIND-Manöver ist bei einer zu kleinen interatrialen Verbindung erforderlich. Vor einer GLENN-Anastomosierung und vor der abschließenden FONTAN-Operation müssen im Rahmen der erforderlichen präoperativen Katheteruntersuchung nicht selten interventionell aortopulmonale oder venovenöse Kollateralen (zwischen oberer und unterer Körperhälfte nach GLENN-Anastomose) als Operationsvorbereitung embolisiert werden. Manchmal findet sich eine relevante periphere Pulmonalstenose, die vor Durchführung der FONTAN-Operation durch eine Ballon-Dilatation auf ein akzeptables Kaliber gebracht werden muß. Unter Umständen sind hierzu wiederholte Interventionen erforderlich. Nach einer FONTAN-Operation mit fenestriertem Tunnel kann dieses Fenster beim Vorliegen von günstigen hämodynamischen Voraussetzungen katheterinterventionell verschlossen werden, um eine eventuelle Restzyanose aufzuheben.

Operative Behandlung

Palliativ wird bei Lungenüberflutung eine Bändelung der Pulmonalarterie (ohne HLM) oder eine Modifikation der NORWOOD I-Operation an der HLM durchgeführt, bei zu geringer Lungendurchblutung muß ein aortopulmonaler Shunt angelegt werden. Kreislauftrennung (mit HLM): Die Vorgehensstrategie ist oft zweizeitig mit zunächst teilweiser Kreislauftrennung durch eine GLENN-Anastomose (s. S. 169) im ersten Lebensjahr und eine FONTAN-„Komplettierung" etwa im zweiten Lebensjahr mit dem Resultat der vollständigen Kreislauftrennung und damit einer Aufhebung der Zyanose.

Intensivbehandlung

Siehe unter Hypoplastisches Linksherzsyndrom (zentraler Shunt, GLENN-, FONTAN-Operation) ab Seite 166.

Prognose/Ergebnisse

Ohne Behandlung kommen 80–90% der Kinder innerhalb des ersten Lebensjahres wegen einer schweren Hypoxämie oder Herzinsuffizienz zu Tode. Die Prognose wird durch palliative Operationsmaßnahmen (Banding der A. pulmonalis oder aortopulmonale Shuntanlage) verbessert. Das Risiko der zentralen Shuntanlage beim Neugeborenen ist etwas erhöht, wohingegen das Risiko der GLENN- und FONTAN-Operation sicher unter 5% liegt. Nach Kreislauftrennung finden sich in den ersten 15 Jahren stabile Überlebensraten (Kinder mit Tricuspidalatresie gelten als „ideale" FONTAN-Kandidaten), bevor wieder Spättodesfälle aufgrund der FONTAN-spezifischen Spätprobleme (s. S. 177) auftreten. Im statistischen Vergleich dieser Überlebensraten mit denen von Kindern, die lediglich einen Palliativeingriff hinter sich haben, scheint die Gruppe der Kinder nach FONTAN-Operation ein wenig besser abzuschneiden, weswegen heute diese Operation bei allen Patienten mit TA angestrebt wird.

4.19 D-Transposition der großen Arterien (D-TGA)

Fehlentwicklung des spiraligen embryonalen Truncusseptums („truncale Malrotation"), so daß die Gefäße aus den „falschen" Ventrikeln entspringen (ventrikuloarterielle Diskordanz). Es besteht gleichzeitig eine regelrechte Ventrikelanatomie (atrioventrikuläre Konkordanz). Mit einer Häufigkeit von 5–7% aller Herzfehler respektive 20–30 Fälle pro 100.000 Lebendgeborene ist eine TGA der häufigste zyanotische Herzfehler des Neugeborenenalters. Der Herzfehler liegt in 90% isoliert vor und ist selten mit syndromatologischen Erkrankungen oder extrakardialen Fehlbildungen vergesellschaftet. Die TGA hat eine Knabenwendigkeit von 60–70%.

Morphologie

Die Einteilung richtet sich nach der Lagebeziehung der großen Arterien zueinander und/oder nach der Morphologie des Infundibulum. In gut 60% der Fälle liegt die Aorta anterior und rechts der Pulmonalarterie (dextro-TGA; D-TGA). Manchmal findet sich eine Seit-zu-Seit-Stellung der Gefäße, und in einem kleinen Prozentsatz der Fälle liegt die Aorta anterior und links der Pulmonalarterie (laevo-TGA; L-TGA; s. Abschn. 4.22, S. 216 ff.). Bei der Mehrzahl der Fälle mit TGA finden sich ein subaortal gelegenes Infundibulum, ein subpulmonal fehlendes Infundibulum sowie eine fibröse Kontinuität zwischen Mitral- und Pulmonalklappe. Zahlreiche Ausnahmen von dieser Regel haben aber dazu geführt, daß die diskordante ventrikuloarterielle Verbindung als einziges charakteristisches Definitionskriterium allgemein akzeptiert ist.

Von einem mehr klinisch-therapeutischen Standpunkt aus gesehen, bietet sich eine Unterteilung hinsichtlich assoziierter Fehlbildungen an (s. Abb. 4.46):

- TGA mit intaktem Ventrikelseptum (50%)
- TGA mit VSD (30%)
- TGA mit VSD und linksventrikulärer Ausflußtraktobstruktion (10%)
- TGA mit CoA (7–10%)
- TGA mit VSD und obstruktiver Lungengefäßerkrankung.

Häufig finden sich Ursprungs- und Verlaufsvarianten der Koronararterien. Diese Variationen des Koronarsystems bei TGA wurden in eine international akzeptierte Klassifikation (LEIDEN-Konvention) umgesetzt (s. Abb. 4.47). Daneben existiert eine kompatible Klassifikation nach SAUER, die gelegentlich verwendet wird.

198 4 Angeborene Herzfehlbildungen

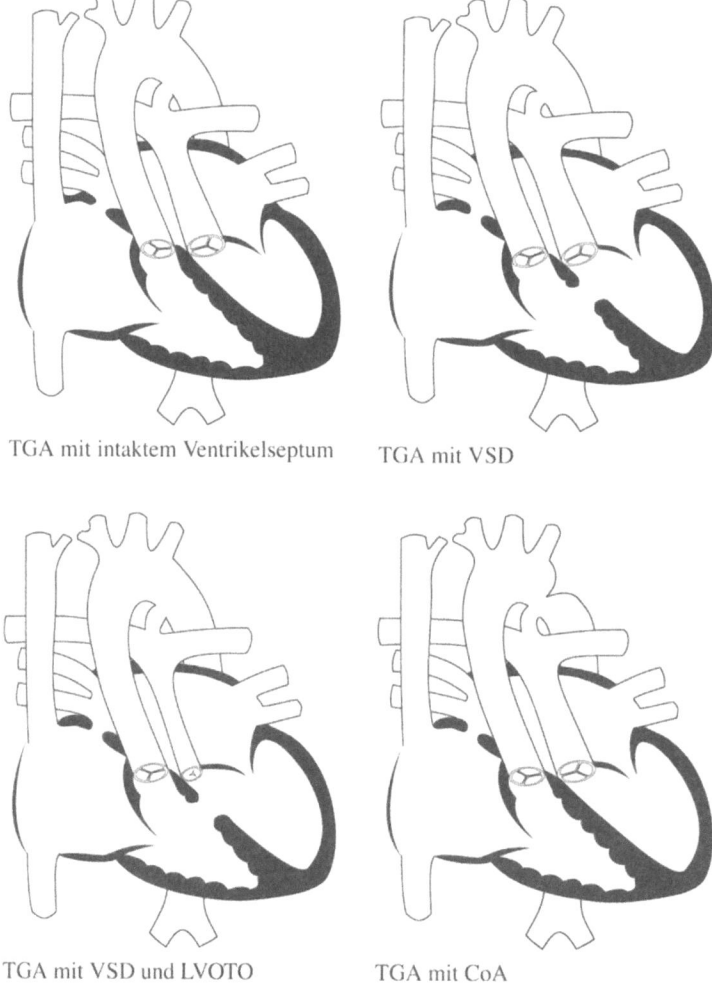

Abb. 4.46. Formen/Einteilung der Transposition der großen Arterien.

Hämodynamik

Beide Kreisläufe sind durch eine Parallelschaltung völlig voneinander getrennt, falls nicht auf Ductus-, Vorhof- oder Ventrikelebene eine (lebensnotwendige) Durchmischung stattfindet (Kreuz-Shunt; s. Abb. 4.48). Bei Verkleinerung des PDA und der interatrialen Verbindung nach der Geburt kommt es zur schweren Hypoxämie und Herzinsuffizienz. Es besteht daher eine Ductusabhängigkeit und ASD-Abhängigkeit. Der linke (subpulmonale) Ventrikel paßt sich bei Formen mit intaktem Ventrikelseptum innerhalb der ersten Lebenswochen an die verminderten Anforderungen an, wird muskelschwächer und verändert seine Geometrie („banana sign"). Ein kleiner Prozentsatz der Patienten

4.19 D-Transposition der großen Arterien (D-TGA)

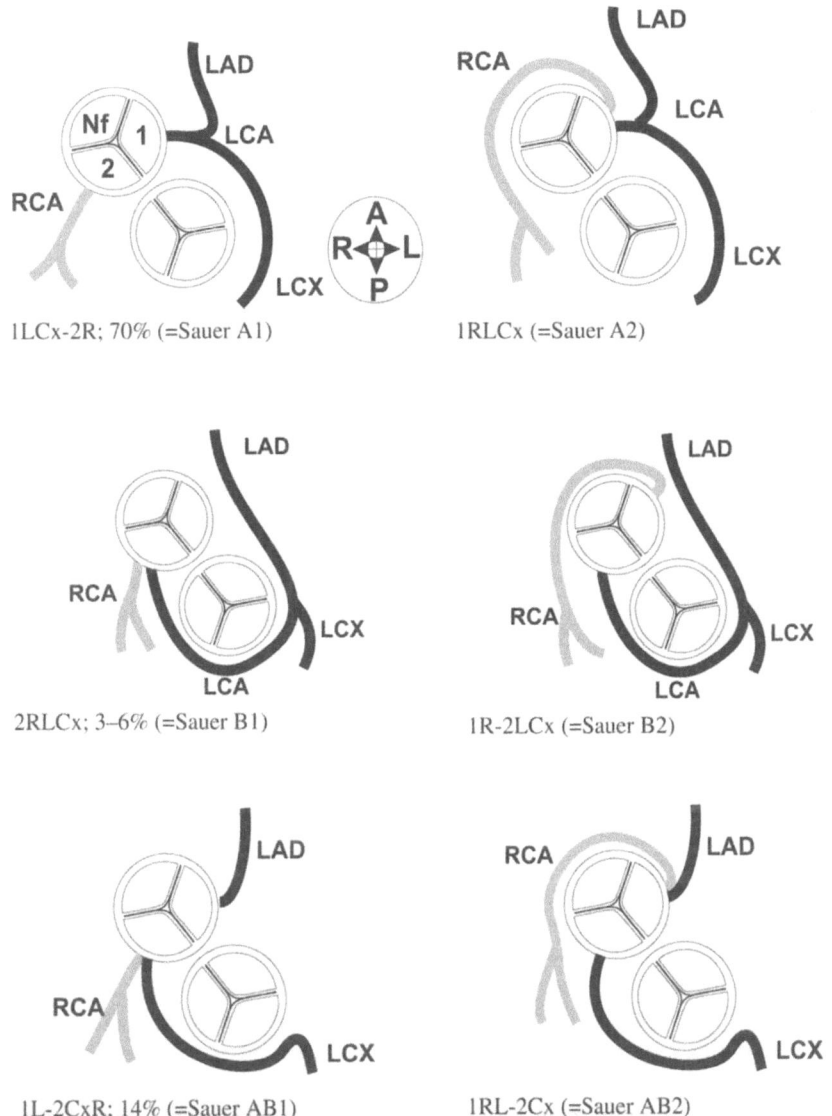

Abb. 4.47. Schematische Übersicht über die sechs häufigsten Varianten des Koronarstatus bei TGA nach der Leiden-Klassifikation. In Klammer die entsprechende Bezeichnung nach SAUER. Die Ansicht entspricht dem echokardiographischen Bild in der parasternalen kurzen Achse. R: Rechts, L: Links, P: Posterior, A: Anterior, Nf: „non-facing" Sinus. Die Sinus von Valsalva, aus denen die Koronararterien entspringen, liegen stets der Pulmonalarterie gegenüber. Betrachtet man von der Pulmonalarterie aus die Aortenklappe, ist der rechte Sinus der Sinus Nr. 1, der links gelegene die Nr. 2. Die Typisierung „1LCx2R" bedeutet also, daß aus Sinus 1 die LCA mit dem R. circumflexus und aus Sinus 2 die RCA entspringen (= Typ A1). L/LCA: Linke Koronararterie, Cx/LCX: Ramus circumflexus, LAD: Ramus interventricularis ant., R/RCA: Rechte Koronararterie. Selten sind die chirurgisch anspruchsvollen Varianten mit singulärem Ostium und sehr variablem Verlauf (unter Umständen sogar in der Wand der Aorta = „intramuraler Verlauf").

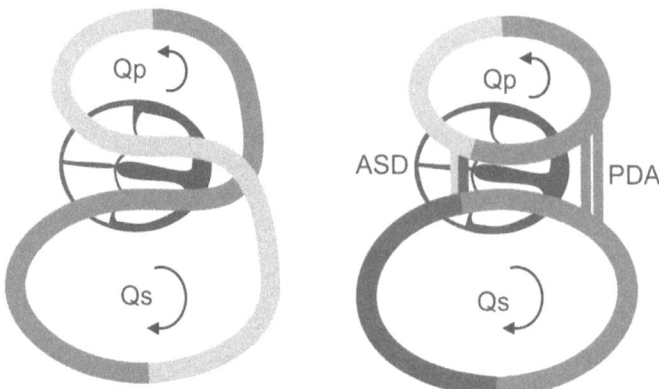

Abb. 4.48. Schematische Gegenüberstellung der Hämodynamik im normalen Herzen mit Reihenschaltung und einer TGA-Hämodynamik mit parallelgeschalteten Kreisläufen. Die Grauintensität der Linien symbolisiert die Sauerstoffsättigung im jeweiligen Abschnitt. Die Widerstandsverhältnisse im großen und kleinen Kreislauf bestimmen in vivo wesentlich das Ausmaß und die hauptsächliche Richtung des Shunts an den Kommunikationsstellen. Dies ist im obigen Schema nicht berücksichtigt, es wird vereinfachend von einem „1:1-Kreuzshunt", das heißt einer balancierten Volumensituation, ausgegangen.

mit TGA (5%; insbesondere bei TGA mit VSD) entwickelt eine progrediente obstruktive Lungengefäßerkrankung trotz Operation(en).

Symptome

Leitsymptom bei einer TGA mit intaktem Ventrikelseptum ist die schwere, sauerstoffrefraktäre Zyanose und Herzinsuffizienz des wenige Tage alten Neugeborenen, bei dem sich Ductus arteriosus und Foramen ovale schließen. Bei einer TGA mit großen VSD sind die Kinder oft nur wenig zyanotisch, fallen aber durch zunehmende Herzinsuffizienzsymptome wie Tachypnoe, Tachykardie, Schweißneigung und unzureichendes Gedeihen auf, nachdem im Alter von 3–6 Wochen nach Abfall des Lungengefäßwiderstands eine zunehmende Lungenüberflutung einsetzt. Kinder mit TGA, VSD und linksventrikulärer Ausflußtraktobstruktion sind oft schon unmittelbar nach der Geburt schwer zyanotisch (proportional zum Ausmaß der Stenose). Kinder mit TGA, VSD und assoziierter obstruktiver Lungengefäßerkrankung sind durch die progrediente Widerstandserhöhung zwar vor der Herzinsuffizienz geschützt, entwickeln aber eine zunehmende Zyanose im Laufe der Zeit.

Diagnostik

Anamnese: Die postnatal zunächst unauffälligen Kinder zeigen eine Zyanose meist ab dem zweiten Lebenstag. Bei kleiner interatrialer Verbindung findet man aber gelegentlich schon direkt nach der Geburt eine schwere Zyanose. Befund: Generaisierte Zyanose, kein

Geräusch (bei intaktem Ventrikelseptum) oder VSD- bzw. Pulmonalstenosen-Geräusch, Tachydyspnoe, Herzinsuffizienzzeichen bis hin zum schweren Schock. Labor: Sauerstoffrefraktäre arterielle Hypoxämie im Hyperoxietest, oft schwere Azidose und passager erhöhte „Asphyxieparameter" (CK, GOT, GPT, LDH, Kreatinin/Harnstoff u.a.). EKG: Meist unauffällig, gelegentlich Repolarisationsstörungen. Röntgen: „Liegendes Ei" (30% der Patienten), Herz oft nicht wesentlich vergrößert, schmales Gefäßband, Lungengefäßzeichnung normal bis verstärkt (bei VSD). Echokardiographie: Darstellbarkeit einer typischen Parallelstellung der großen Arterien, A. pulmonalis entspringt aus dem dorsalen Ventrikel, Ductus und ASD offen oder restriktiv? Zusatzfehlbildungen? Koronararterienstatus. Herzkatheter (wird bei Neugeborenen eigentlich nur durchgeführt, wenn ein RASHKIND-Manöver erforderlich ist): Anfärbung der Aorta bei KM-Injektion in den rechten Ventrikel, Anfärbung der A. pulmonalis beim linksventrikulären Angiogramm. Koronarangiographie (wichtig). Bei schon etwas älteren Säuglingen mit spät entdeckter TGA ohne VSD sollte präoperativ eine Herzkatheteruntersuchung mit Druckmessung im linken Ventrikel überdacht werden, um sich einer noch ausreichenden Pumpkraft des Ventrikels nach einer Arterial Switch sicher zu sein. Bei ungünstigen Befunden (niedrige Drucke) muß eventuell für eine Vorhofumkehroperation entschieden werden.

Konservative Behandlung

Siehe Intensivbehandlungsteil

Katheterinterventionelle Behandlung

Bei kleiner interatrialer Verbindung wird notfallmäßig eine Ballon-Atrioseptostomie nach RASHKIND zur Schaffung einer ausreichend großen Vorhoflücke durchgeführt. Diese Prozedur kann unter Umständen auch unter Ultraschallkontrolle auf Station erfolgen. Der Vorteil einer Durchführung im Katheterlabor ist die Möglichkeit, daß in gleicher Sitzung eine angiographische Koronararteriendarstellung erfolgen kann, die Anomalien sicher erkennen oder ausschließen läßt (was in der Echokardiographie manchmal schwierig sein kann).

Operative Behandlung

Palliativeingriffe kommen in Frage, falls keine Korrektur möglich ist, beispielsweise eine Bändelung der Pulmonalarterie bei multiplen VSDs oder eine Atrioseptektomie nach BLALOCK und HANLON plus aortopulmonale Shuntanlage bei schwerer linksventrikulärer Ausflußbahnobstruktion.

Im Großteil der Fälle kann aber in den ersten Lebenstagen an der HLM primär korrigiert werden. Eine anatomische Korrektur erfolgt durch eine Durchtrennung der großen Gefäße und Anastomosierung mit dem funktionell „richtigen" Gefäßstumpf unter Neueinpflanzung der Koronargefäße in die „Neo-Aortenwurzel" (= ehemaliger proximaler Pulmonalishauptstamm). ASD- und PDA-Verschluß. Die Korrektur ist nur innerhalb der ersten drei Lebenswochen möglich, da nach dieser Zeit der linke Ventrikel nicht mehr ausreichend muskelkräftig ist (Arterial-Switch-Operation; Abb. 4.49).

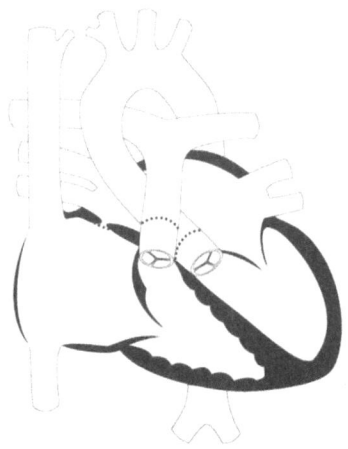

Abb. 4.49. Arterial Switch-Operation.

Meist wird bei der Arterial Switch-Operation die Pulmonalisbifurkation nach vorne vor die Aorta gezogen. Diese Maßnahme ergibt weniger postoperative Stenosen in diesem Bereich (LECOMPTE-Manöver; Abb. 4.50). Bei komplexen assoziierten Vitien oder bei

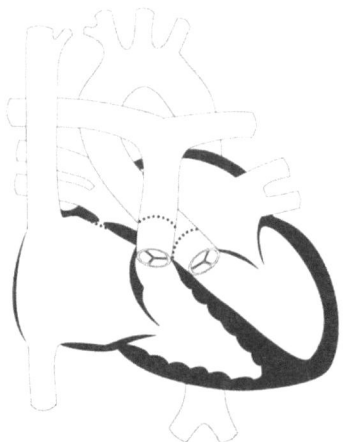

Abb. 4.50. LECOMPTE-Manöver bei der Arterial Switch-Operation.

aufgrund widriger anatomischer Verhältnisse nicht durchführbarer Umsetzung der Koronararterien wird eine Vorhofumkehr-Operation nach SENNING oder MUSTARD durchgeführt, bei der ein Tunnel zwischen Lungenvenenmündung und Tricuspidalklappe beziehungsweise Hohlvenenmündung und Mitralklappe eine künstliche atrioventrikuläre Diskordanz und damit eine „doppelte Umkehr" schafft. Eine Alternative ist die funktio-

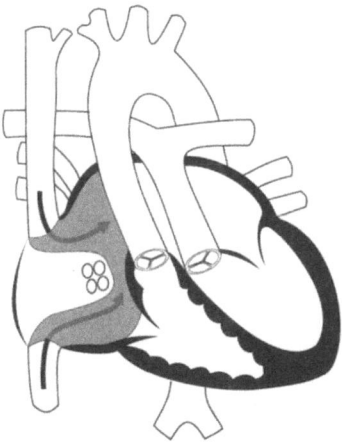

Abb. 4.51. Vorhofumkehr nach MUSTARD bei TGA.

nelle Korrektur nach RASTELLI, beispielsweise bei TGA mit VSD und Pulmonalstenose oder TGA mit VSD und komplexer Koronaranomalie (s. S. 158).

Intensivbehandlung

Präoperativ Sofort nach Diagnosestellung muß eine Prostaglandingabe begonnen werden. Initial sind gelegentlich hohe Dosen bis 0,1 µg/kg KG/min. erforderlich, zur Erhaltung genügen meist 0,005–0,01 µg/kg KG/min. Es gibt übrigens auch Fälle (TGA mit intaktem Ventrikelseptum ohne Ausflußtraktobstruktion), bei denen die Prostaglandingabe zu keiner nennenswerten Verbesserung der Oxygenierung führt! Zu Beginn sollte möglichst wenig Sauerstoff, dafür aber großzügig Flüssigkeit gegeben werden, vor einer Überwässerung der Kinder wird aber gewarnt, denn die durch das Prostaglandin induzierte Ödemneigung ist nämlich dosisabhängig schon per se recht ausgeprägt! Bei der meist zu Beginn bestehenden hypoxämiebedingten Herzinsuffizienz empfiehlt sich eine unterstützende Katecholamingabe. Meistens kann das Inotropikum aber bald wieder reduziert werden. Durch eine Diuretikabehandlung läßt sich die Ödemneigung in einem akzeptablen Rahmen halten, ganz vermeidbar ist sie bei höheren Dosen von Prostaglandin aber meistens nicht. Bei schlechter Lungenperfusion kann durch eine Nachlasterhöhung mit Noradrenalin (0,02–0,1–0,4 µg/kg KG/min. ein Anstieg des Links-Rechts-Shunts auf Ductusebene und damit eine bessere Relation der Volumina im großen und kleinen Kreislauf erzielt werden. Bei einer Lungenüberflutung mit entsprechender systemischer Hypoperfusion empfiehlt sich eine Nachlastsenkung mit Nitraten (beispielsweise Perlinganit 2–5–15 µg/kg KG/min. oder Nitroprussid-Natrium 0,5–1– 5 µg/kg KG/min. – ab 2 µg/kg KG/min. zur Prophylaxe einer Zyanidintoxikation parallel die zehnfache Dosis Thiosulfat geben). Falls sich keine initiale Stabilisierung erreichen läßt, muß dringlich – unter Umständen im Alter von erst wenigen Stunden – operiert werden. Manche Kinder zeigen nach initial zunächst stabilen Kreislaufverhältnissen parallel zum Abfall der postnatal noch erhöhten pulmonalen Widerstände nach einigen Tagen plötzlich erhebliche Instabilitäten des Systemdrucks und der Sättigung, im Extremfall sogar reanimationsbedürftige Dekompensationen. Vor voreiliger „Sicherheit" bei diesen Kindern wird daher gewarnt!

Postoperative Übergabe Art der durchgeführten Korrektur (meist Switch, selten andere Korrekturen wie RASTELLI etc.), VSD-Verschlußtechnik, Probleme bei Koronarumpflanzung? Intraoperative Hämodynamik, Medikamente, Besonderheiten? Blutungsprobleme? Probleme beim Abgang von HLM? Thorax offen?

Zu erwartende Probleme nach einer Arterial Switch-Operation Generell sind bei einer TGA mit intaktem Ventrikelseptum keine größeren Probleme, bei zusätzlichen Fehlbildungen oder präoperativ instabiler Hämodynamik aber unter Umständen schwere und protrahierte postoperative Verläufe zu erwarten. Hier steht dann neben einer myokardialen Insuffizienz ein capillary leakage im Vordergrund, für dessen Ausmaß auch die Dauer der präoperativen Prostaglandinbehandlung eine Rolle zu spielen scheint. Der Grad der Problematik ist dabei abhängig von der Anatomie, dem präoperativen Allgemeinzustand und dem intraoperativen Verlauf. Es ist mit einer diastolischen Funktionsstörung der Ventrikel zu rechnen, erkenntlich an einer niedrigen zentralvenösen Sättigung trotz kleinem, gut kontraktilen Herzen („trockene Tamponade"). Hier hilft unter Umständen das Offenlassen oder sekundäre Wiedereröffnen des Thorax. Nicht ganz selten sind postoperative pulmonale Widerstandskrisen.

Strategie nach Arterial Switch-Operation Die strikte Flüssigkeitsrestriktion (genaue Bilanzierung aller Medikamente, Spüllösungen etc.) und eine Kontraktilitätssteigerung mit Katecholaminen (zentralvenöse Sättigung messen) sind wesentlich. Bei einem Low cardiac output-Syndrom ist in den ersten Tagen eine ausreichend hohe rechtsventrikuläre Vorlast (ZVD um 10–12 mm Hg) streng aufrechtzuerhalten. Kinder nach Switch-Operation benötigen recht hohe Herzfrequenzen. Meist liegt die Eigenfrequenz unter dem situativen Optimum, so daß sich eine Schrittmacherbehandlung (AAI-Modus; 160–180/min.) empfiehlt. Bei einer Knotentachykardie müssen entsprechende Behandlungsregimes zum Einsatz kommen – eine AV-Synchronisation ist wichtig. Eine Nachlastsenkung ist bei einer Low cardiac output-Situation grundsätzlich erwünscht, wird aber oft durch niedrige Systemdrucke limitiert. Meist sind hochdosiert Diuretika erforderlich, bei abzusehendem längerdauerndem Nierenversagen sollte lieber frühzeitig mit einer Dialyse begonnen werden (praktisch nie erforderlich). Bei offenem Thorax muß an eine erweiterte Antibiotikabehandlung, eine Relaxierung und tiefe Analgosedierung sowie an eine ausreichende Heparinisierung gedacht werden. Die strikte Vermeidung jeder Azidose ist in den ersten postoperativen Stunden essentiell. Bei Hinweisen auf eine pulmonale Widerstandsproblematik werden entsprechende Regimes eingesetzt (s. S. 14). Die Temperatur sollte im Nomalbereich oder im Bereich einer milden Hypothermie gehalten werden, ein delta T von möglichst nicht über 5°C ist wünschenswert. Bei Temperaturanstieg muß rechtzeitig mit physikalischen Maßnahmen begonnen werden: Kühlung mit Eisbeuteln im Nacken, an den Flanken, Wadenwickel (sofern die Peripherie offen ist).

Cave Koronarprobleme, eine höhergradige Obstruktion des rechtsventrikulären Ausflußtrakts oder Pulmonalisabgangsstenose(n) durch Verziehungen nach LECOMPTE-Manöver sind selten geworden, müssen aber bei entsprechenden Problemen ausgeschlossen werden.

Prognose/Ergebnisse

Ohne Behandlung haben die Neugeborenen nur eine sehr geringe Lebenserwartung: Nach einer Woche leben noch 70%, nach einem Monat noch 50% und nach einem Jahr nur noch 10% der Kinder. Das Operationsrisiko ist heute nur noch ca. 5% bei günstiger Anatomie, bei komplizierten Formen aber immer noch höher. Postoperativ sieht man nach einer Vorhofumkehr-Operation längerfristig häufig Vorhofarrhythmien und eine Insuffizienz des (rechten) Systemventrikels, Stenosierungen im Tunnelbereich sind nicht selten. Diese Art der Korrektur wird daher heute nur noch bei spät diagnostizierten Fällen mit nicht mehr ausreichend kräftigem linkem Ventrikel oder im Rahmen der sogenannten „Double-Switch"-Operation bei einer Ventrikelinversion (= L-TGA; s. S. 216) durchgeführt. Die Arterial Switch-Operation hingegen zeigt gute postoperative Ergebnisse, bis auf gelegentliche Aorten- und Pulmonalklappeninsuffizienzen sowie supravalvuläre Pulmonalstenosen. Ob sich sehr langfristig Stenosierungen der umgepflanzten Koronarostien ergeben, muß die Zukunft zeigen, da die Operation erst seit etwa 20 Jahren durchgeführt wird. Bei etwa 5% der Patienten (insbesondere bei assoziiertem VSD) schreitet die obstruktive Lungengefäßerkrankung aus unerklärlichen Gründen auch postoperativ weiter fort. Diese Patienten haben eine schlechte Langzeitprognose.

4.20 Totale Lungenvenenfehlmündung (TAPVR)

Anschluß des ursprünglich existierenden embryonalen Lungenvenensammelgefäßes an eine Systemvene statt Einbeziehung in den linken Vorhof als Hinterwand desselben. In 66% der Fälle isoliert auftretend, in 33% als Teil einer komplexeren Herzfehlbildung (beispielsweise ein Heterotaxiesyndrom). 1,5% aller Herzfehler oder 6,8 Fälle auf 10.000 Lebendgeborene. Mädchen sind häufiger betroffen (23:18), wobei Knaben dreimal häufiger als Mädchen einen Typ III haben.

Morphologie

Nach der heute allgemein gängigen Klassifikation von DARLING (s. Abb. 4.52) unterscheidet man:

- Typ I mit suprakardialer Mündung; mit 45% der Fälle die häufigste Form. Mündungsstellen können sein: Linke V. anonyma (26%), rechte V. cava (15%), linke V. cava (2%), V. azygos (2%).
- Typ II mit kardialer Mündung; insgesamt 26% aller Fälle. Mündung in den Koronarsinus: 18%, in den rechten Vorhof: 8%.

- Typ III mit infrakardialer Mündung; insgesamt 24% der Fälle; Mündungsstellen können sein: Pfortader, Ductus venosus, untere Hohlvene, linke V. hepatica.
- Typ IV (5% der Fälle) mit gemischten Mündungen der rechten und linken Lungenvenen in: Obere Hohlvene plus Koronarsinus, linke V. anonyma plus Koronarsinus, linke V. anonyma plus infrakardial.

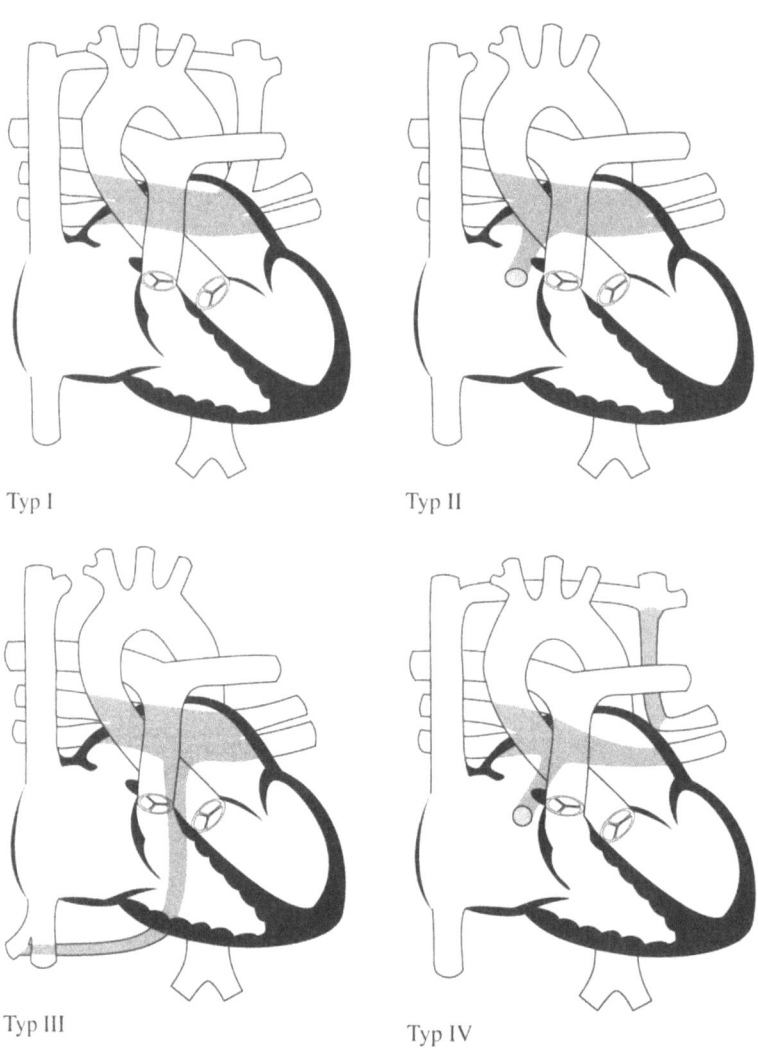

Abb. 4.52. Formen/Einteilung der totalen Lungenvenenfehlmündung.

Hämodynamik

Ein Rechts-Links-Shunt auf Vorhofebene über einen Vorhofseptumdefekt oder ein offenes Foramen ovale ist lebensnotwendige einzige Quelle für die linksventrikuläre Füllung. Es besteht eine Volumenbelastung des rechten Vorhofs und des rechten Ventrikels. Eine zusätzliche Druckbelastung des rechten Ventrikels findet sich bei einer restriktiven interatrialen Verbindung oder einer Stenose der Lungenvenenmündung. Bei restriktivem Foramen ovale steigt der rechtsatriale Druck und damit auch der zentralvenöse und der pulmonalvenöse Druck. Der pulmonale Blutfluß nimmt zu, so daß es zur pulmonalen Hypertonie kommen kann. Linker Vorhof und linker Ventrikel sind durch das restriktive Foramen ovale nur wenig gefüllt und zeigen ein vermindertes Schlagvolumen mit entsprechend schlechterem HZV.

Eine hochgradige Stenose der fehlerhaften Lungenvenenmündung (bei 30–60% der Patienten, fast immer bei infrakardialer TAPVR, häufiger bei suprakardialer TAPVR, seltener bei kardialer Mündung) führt zur Lungenvenenstauung mit einer schweren postkapillären pulmonalen Hypertonie und stauungsbedingtem Lungenödem. Der lymphatische Fluß ist ebenso gesteigert wie alternative pulmonalvenöse Abstrommöglichkeiten (sofern existent). Reflektorisch kann es zur pulmonalen Vasokonstriktion kommen, die den pulmonalen Blutfluß verringert und den Anteil an sauerstoffreichem Blut, das dem venösen System beigemischt wird, vermindert. Diese weitere Verminderung der arteriellen Sauerstoffsättigung in Kombination mit einem verminderten HZV durch die schlechte Füllung des linken Herzens kann zu einer schweren Schocksituation mit extremer metabolischer Azidose führen.

Sofern keine Sammelgefäßstenose vorliegt, nimmt der pulmonale Blutfluß jenseits der Neugeborenenperiode deutlich zu, und durch die Rezirkulation entsteht eine Volumenbelastung und Insuffizienz des rechten Ventrikels.

Symptome

Das klinische Erscheinungsbild einer totalen Lungenvenenfehlmündung ist entscheidend abhängig vom Vorliegen oder Fehlen einer Sammelgefäßstenose, außerdem von der Größe der interatrialen Verbindung und von der ausreichenden Größe des linken Ventrikels. Bei schwerer Obstruktion, vor allem bei zusätzlich kleiner interatrialer Verbindung, entstehen unter Umständen ein schwerster Schock und eine schwerste Azidose innerhalb von wenigen Stunden nach der Geburt. Die Neugeborenen kommen nicht selten fast moribund zur Aufnahme. Es handelt sich um eine zeitkritische Notfallsituation.

Bei geringer Sammelgefäßstenosierung mit nur geringer Erhöhung des Pulmonalisdrucks sind die Kinder bisweilen erstaunlich wenig symptomatisch, es zeigen sich Symptome wie bei einem großen ASD mit allenfalls diskreter Zyanose. Bei unbehindertem Abstrom dominieren Lungenüberflutungs- und Herzinsuffizienzsymptome, es liegt praktisch keine Zyanose vor.

Diagnostik

Anamnese/Befund: Zyanose? Insuffizienzzeichen? Meist kein charakteristisches Herzgeräusch. Labor: Bei Lungenvenen-Abflußbehinderung oft schwere Azidose (pH unter

Umständen unter 6,9!). EKG: Uncharakteristisch, eventuell finden sich Zeichen der Belastung von Vorhof und rechtem Ventrikel. Röntgen: Vermehrte Lungengefäßzeichnung, vergrößerter Herzschatten. Bei Sammelgefäßstenose ausgeprägte wabig-retikuläre Zeichnungsvermehrung (fast pathognomonisches Bild). Bei suprakardialer Mündung charakteristisches „Schneemannherz" – das ist eine Achterfigur durch eine (fehlmündungsbedingt) dilatierte Vena verticalis bei etwas älteren Kindern. Echokardiographie: Methode der Wahl, aber unter Umständen schwierige Diagnose! Auch bei sorgfältiger Suche ist keine Lungenvenenmündung in den linken Vorhof zu finden (Farbdoppler), oft nur indirekte Hinweise durch Flußbeschleunigung in der oberen oder unteren Hohlvene und Rechts-Links-Shunt über das Foramen ovale. Bei herznaher supra- oder infrakardialer Mündung kann die Mündungsstelle dargestellt werden. Häufig findet sich ein kleiner linker Vorhof (die Hinterwand entsteht in der Embryonalentwicklung aus der einbezogenen Lungenvenenmündung, die ja falsch angelegt ist – insofern fehlt dem Vorhof „Bausubstanz"). Das Mißverhältnis zwischen eher diskretem Echo-Befund (oft ist nur ein ASD mit Rechts-Links-Shunt darstellbar) und schwerer klinischer Symptomatik muß an eine Lungenvenenfehlmündung denken lassen. Erweiterter rechter Ventrikel und dilatierter Pulmonalishauptstamm. Herzkatheter: Wird in der Regel nur zur Durchführung eines RASHKIND-Manövers durchgeführt (beim dekompensierten Neugeborenen hohes Risiko). Charakteristische Oxymetrie mit auffällig hohen Sättigungswerten in der oberen oder unteren Hohlvene. Darstellung der Fehlmündung durch Pulmonalis-Angiographie. Eventuell Sondierung der Fehlmündung mit Messung des Gradienten über einer Mündungsstenose.

Konservative Behandlung

Meist wenig erfolgreich. Ziel kann allenfalls eine Stabilisierung „so gut es geht" bis zum baldmöglichsten(!) Operationszeitpunkt sein. Azidoseausgleich, Beatmung (PEEP eher hoch), Katecholamingabe und Diuretika können die Situation etwas verbessern. Die Prostaglandingabe ist umstritten, da die Gefahr einer kritischen Verminderung der Lungendurchblutung durch einen Rechts-Links-Shunt-„runoff" via Ductus arteriosus besteht. Aufgrund des pulmonal vasodilatierenden Effekts wird das Prostaglandin in dieser Situation aber oft trotzdem gegeben. Beim Typ III kann durch Prostaglandin eine Erweiterung des Ductus venosus erreicht werden.

Manche Zentren setzen schon initial (und dann auch postoperativ) inhalatives NO zur pulmonalen Vasodilatation ein. Auch dieser Ansatz ist nicht unproblematisch, da zum einen ein eher postkapilläres Problem vorliegt, zum anderen bei längerer Gabe die Entwöhnung zunehmend schwierig wird aufgrund von Rebound-Phänomenen mit starkem pulmonalem Druckanstieg. Bei Patienten mit kleinem linken Vorhof und kleinem linkem Ventrikel mit schlechter Compliance kann sich eine vorübergehende Besserung der pulmonalen Flußverhältnisse zeigen, bevor sich die pulmonale Hypertonie wieder entwickelt mit der Folge einer noch schlechteren klinischen Situation als vor Beginn der NO-Behandlung.

Katheterinterventionelle Behandlung

Ein RASHKIND-Manöver ist bei restriktiver interatrialer Verbindung erforderlich.

Operative Behandlung

Die HLM-Operation ist mit Diagnosestellung indiziert. Die obstruktive totale Lungenvenenfehlmündung ist seit der Einführung der Prostaglandinbehandlung die einzige verbliebene primäre Notfall-Operation in der Kinderherzchirurgie, die gegebenenfalls auch nachts am Wochenende beim wenige Stunden alten Neugeborenen durchgeführt werden muß. Es erfolgen eine Durchtrennung oder ein Verschluß der Fehlmündung und die Implantation der Lungenvenen in den linken Vorhof. Bei suprakardialer Mündung wird das Sammelgefäß weit eröffnet und Seit-zu-Seit mit dem eröffneten linken Vorhof anastomosiert. Das Foramen ovale wird verschlossen und die aszendierende oder deszendierende Sammelvene wird an ihrer Mündung ligiert. Bei kardialer Mündung in den rechten Vorhof oder in den Koronarvenensinus wird das Vorhofseptum partiell reseziert, und mittels Patch wird ein neues Vorhofseptum so eingesetzt, daß die Lungenvenen in den linken Vorhof drainieren.

Intensivbehandlung

Postoperative Übergabe Intraoperative Hämodynamik, Medikamente, Besonderheiten? Probleme beim Abgang von HLM? Thorax offen belassen? Kleine Vorhoflücke als „Überlaufventil" belassen? Oxygenierungsprobleme?

Zu erwartende Probleme Prinzipiell ist nach einem Notfalleingriff beim dekompensierten Neugeborenen in aller Regel ein schwerer postoperativer Verlauf zu erwarten. Eine ausgeprägte hämodynamische Instabilität steht im Vordergrund der Problematik (wie auch schon präoperativ). Ein präoperativ an geringe Füllung adaptierter und gelegentlich auch hypoplastischer linker Ventrikel muß jetzt das gesamte HZV aufbringen. Praktisch immer kompliziert ein protrahiertes Nierenversagen und ein capillary leakage den Verlauf. In gut der Hälfte der Fälle ergeben sich Schwierigkeiten wegen einer postoperativen pulmonalen Hypertension. Aufgrund der durch die extreme präoperative Stauung vorbelasteten Lunge bestehen praktisch immer ein hoher Beatmungsbedarf und Oxygenierungsprobleme. Nicht ganz selten kompromittieren supraventrikuläre tachykarde Rhythmusstörungen die ohnehin schlechten hämodynamischen Verhältnisse. Bei präoperativ gut kompensiertem Zustand sind die Verläufe meist wesentlich unproblematischer, bei allerdings ähnlichem Problemfeld.

Strategie Möglichst niedrige Vorhofdrucke, aber trotzdem ausreichende Vorlast. Eine strikte Flüssigkeitsrestriktion ist wichtig. Manche Patienten profitieren von einer pulmonalen Vasodilatation (Hyperventilation, eventuell NO-Beatmung nach strenger Indikationsstellung). Zur Insuffizienzbehandlung sind meist hohe Katecholamindosen erforderlich. In diesem Zusammenhang sollte man auch an Milrinon denken (cave Blutdruckabfall). Ein AAI-Pacing mit hohen Frequenzen ist wegen der Compliancestörung des linken Ventrikels meistens günstig. Diuretika sind immer in hoher Dosis für eine längere Zeit erforderlich. Eine effektive Vollheparinisierung ist wichtig. Nach einer Not-Operation wird der Thorax in praktisch allen Fällen offen belassen, daher sind eine Narko-Analgosedierung und Relaxierung erforderlich. Eine Neuroprotektion mit Phenobarbital nach der meist langen HLM-Zeit und nach der oft schweren präoperativen

Azidose ist sinnvoll. In der Regel besteht über einen längeren Zeitraum ein hoher Beatmungsbedarf (PEEP dabei eher hoch halten) aufgrund der schon präoperativ schwer vorgeschädigten Lunge, unter Umständen bringt hier auch eine Hochfrequenzoszillation Vorteile. Hier muß allerdigs sorgfältig der meist ungünstige Effekt dieser Beatmungsform auf die Hämodynamik gegen den Nutzen abgewogen werden! Die hohen Atemwegsmitteldrucke bei einer HFO kompromittieren nämlich den venösen Rückstrom deutlich und erfordern entsprechend hohe Volumengaben zur Aufrechterhaltung der situationsadäquaten Vorlast. Dies aggraviert die ohnehin bestehende Ödemproblematik in der Peripherie. Als ultima ratio ist in Einzelfällen sogar eine ECMO erforderlich.

Cave Postoperative Anastomosenstenose, Vorhofflattern.

Prognose/Ergebnisse

Unoperiert beträgt die Lebenserwartung – abhängig vom Ausmaß der Sammelgefäßstenose – meist nur wenige Monate, bei schwerer Mündungsstenose nur wenige Stunden bis Tage. Die Prognose und das intra- und perioperative Risiko sind entscheidend abhängig von der Ausgangssituation. Die Langzeit-Prognose wird eingeschränkt durch die Gefahr von Pulmonalvenenstenosen an der Anastomosierungsstelle (5–10%; Symptome: Dyspnoe, Hämoptoe) oder im Confluensbereich mit hartnäckiger Rezidivneigung trotz Reoperationen. Dann ist die Prognose eher schlecht. Bei hämodynamisch gutem postoperativem Ergebnis ist die langfristige Prognose günstig. Vereinzelt treten behandlungsbedürftige spätpostoperative Rhythmusstörungen auf.

4.21 Truncus arteriosus communis (TAC)

Es liegt eine Art „persistierender embryonaler Zustand" vor, bei dem aus zwei normal angelegten Ventrikeln nur ein gemeinsames Ausflußgefäß mit einer Klappe entspringt. Mit 1–2% aller Herzfehler oder 5–15 Fälle pro 100.000 Lebendgeborene ist dieses Vitium selten. Bei Aborten oder Totgeburten mit Herzfehlern findet sich ein TAC aber in bis zu 5% der Fälle. Da eine conotruncale Fehlbildung vorliegt, besteht eine Assoziation mit einer Monosomie 22q11 bei gut 35% der Fälle, bei Formen mit Fehlbildungen des pulmonalarteriellen Systems wie Stenosen oder ein Ursprung eines Pulmonalisasts von der Aortenbogenunterseite liegt dieser Prozentsatz noch höher. Asoziierte nichtkardiale Fehlbildungen finden sich meist nur im Rahmen des DI GEORGE-Syndroms (velopharyngeale Insuffizienz, Gaumenspalten, Thymus- und Nebenschilddrüsenfunktionsstörung). Selten finden sich Nieren-, Wirbelkörper- und Rippenanomalien oder Fehlbildungen des Verdauungstrakts.

Morphologie

Anatomisch präsentiert sich ein TAC als ein großes, nicht in Aorta und Pulmonalis unterteiltes gemeinsames Ausflußgefäß. Der Abgang der Pulmonalarterienäste ist variabel, sie entspringen aber immer distal des Koronararterienabgangs und proximal des Abgangs der ersten Kopf- und Halsgefäße. Das Truncusgefäß reitet normalerweise über einem supracristalen VSD, in seltenen Fällen kann es aber auch vollständig aus dem rechten oder linken Ventrikel entspringen. Sofern ein normal großer Aortenbogen vorliegt, ist der Ductus arteriosus entweder nur rudimentär angelegt oder er fehlt ganz.

Die Basis für die ursprüngliche Klassifikation nach COLLETT und EDWARDS bildete das unterschiedliche Abgangsmuster der Pulmonalarterien. Typ I: links-lateral entspringt aus dem Truncusgefäß ein Pulmonalishauptstamm, der weiter distal eine normale Bifurkation aufweist. Typ II: separater (nahe beieinander liegender) Abgang der linken und rechten A. Pulmonalis direkt aus der posterolateralen Truncuswurzel. Typ III: Die Pulmonalarterien entspringen unabhängig voneinander aus der Truncuswurzel oder aus dem Aortenbogen. Manchmal entspringt eine Pulmonalarterie aus der Unterseite des Aortenbogens – üblicherweise aus einem Ductus arteriosus. Typ IV: Ursprung der Pulmonalarterien distal der Truncuswurzel. Diese Form wird heute nicht mehr dem TAC zugeordnet, da sie morphologisch eher einer PA mit VSD entspricht.

Die heute übliche Einteilung wurde 1965 von VAN PRAAGH vorgeschlagen und unterscheidet ebenfalls vier Typen (s. Abb. 4.53):

- Typ A1 (50%) entspricht dem Typ I nach COLLETT und EDWARDS.
- Typ A2 (21%) beinhaltet die Typen II und die meisten Fälle des Typs III nach COLLETT und EDWARDS, insbesondere die Formen mit einem separaten Ursprung der Pulmonalisäste rechts- und linkslateral aus dem Truncusgefäß.
- Typ A3 (8%) schließt die Formen ein, bei denen ein Pulmonalisast (normalerweise der rechte) aus der Truncuswurzel entspringt und die kontralaterale Lunge entweder über eine A. pulmonalis aus dem Aortenbogen oder durch MAPCAs versorgt wird.
- Typ A4 (12%) wird weniger durch das Aufzweigungsmuster der Pulmonalarterien als vielmehr durch die Existenz eines unterbrochenen Aortenbogens definiert. Die Unterbrechung ist praktisch immer zwischen Abgang der linken A. carotis und der linken A. subclavia. Bei der überwiegenden Anzahl der Fälle mit Typ A4 entspringen die Pulmonalarterien mit einem gemeinsamen Hauptstamm aus der Truncuswurzel.

In der Praxis ist die häufigste Form ein „Typ A1 ½". Eine Unterscheidung zwischen den Typen A1 und A2 ist nämlich bei kurzem „Pulmonalishauptstamm" unter Umständen recht schwierig!

Die Truncusklappe zeigt häufig strukturelle Auffälligkeiten und eine variable Anzahl an Klappentaschen. Eine mäßige bis schwere Truncusklappeninsuffizienz findet sich bei mindestens 20% der Fälle. Atypische Koronararterienabgänge und -verläufe sind nicht selten, die wichtigsten Varianten sind ein singulärer Abgang und ein intramuraler Verlauf. Häufig finden sich auch: rechter Aortenbogen, LSVC, lusorischer Abgang einer A. subclavia oder ein ASD. Selten ist die Kombination mit einem kompletten AVSD („frog heart"), mit einem doppelten Aortenbogen und mit verschiedenen Formen eines singulären Ventrikels.

Hämodynamik

Die Hämodynamik ist geprägt von einer Zyanose und einer Volumenbelastung des Systemventrikels. Der Auswurf aus beiden Ventrikeln findet in die Truncuswurzel statt.

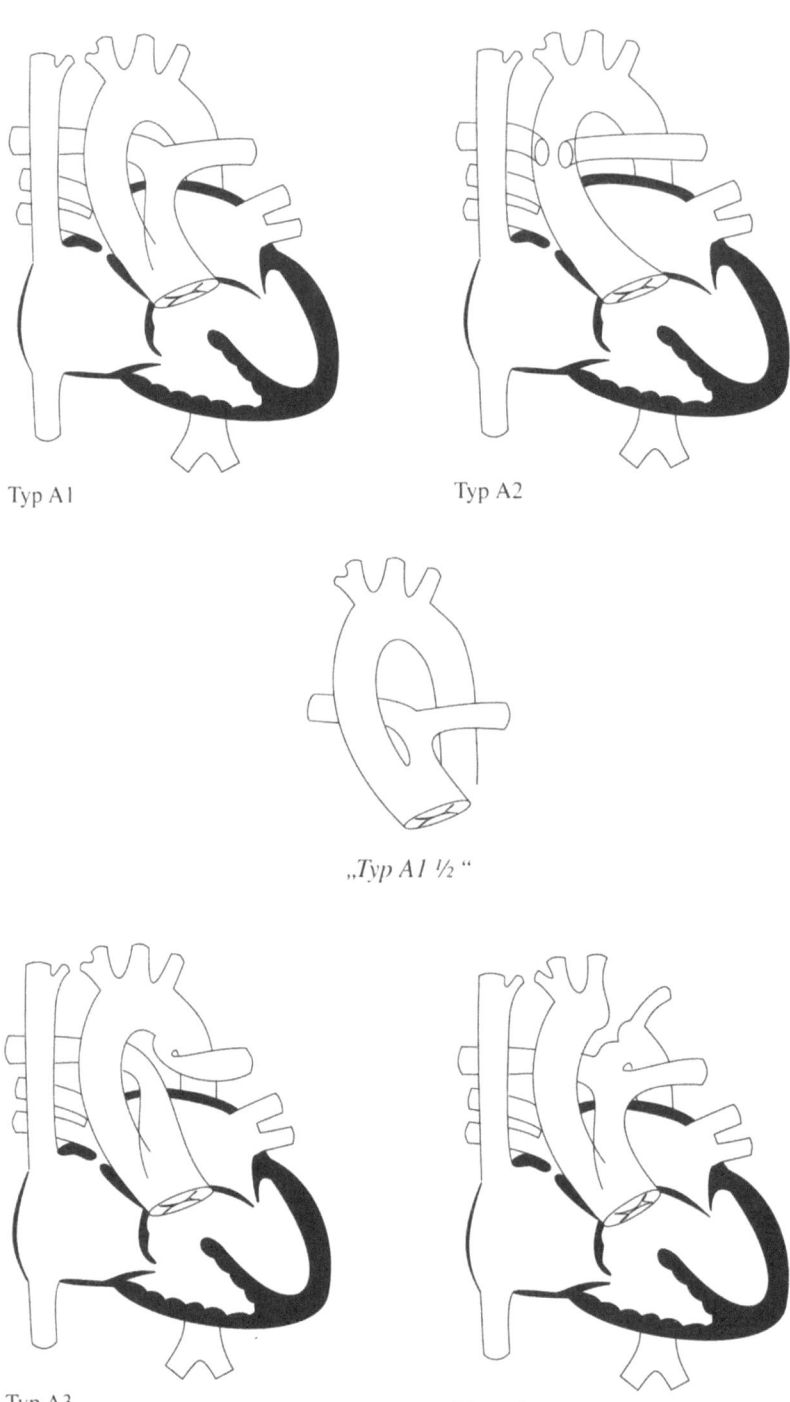

Abb. 4.53. Formen/Einteilung des Truncus arteriosus communis nach Van Praagh.

Der pulmonale Blutfluß wird von diesem kombinierten Auswurf abgezweigt, wobei die Verteilungsrelation zwischen System- und Lungenperfusion von den jeweiligen Widerständen im großen und kleinen Kreislauf bestimmt wird. Aufgrund einer Durchmischung (wenn auch nicht vollständig) des rechts- und linksventrikulären Auswurfs im Bereich der Truncuswurzel während der Systole resultiert eine systemarterielle Untersättigung. Da systemische und pulmonale Zirkulation anatomisch bedingt parallelgeschaltet sind, resultiert typischerweise ein Q_p/Q_s-Verhältnis von 3:1 oder mehr, was zur rezirkulationsbedingten Volumenüberlastung des linken Ventrikels führt und in einer entsprechenden Herzinsuffizienz mündet. Bei Neugeborenen mit postnatal noch erhöhten pulmonalen Widerständen ist die Situation aber häufig noch gut kompensiert, und erst verzögert innerhalb der ersten Lebenswochen entwickelt sich dann – parallel zum Abfall des Lungengefäßwiderstands – eine zunehmende Herzinsuffizienz. Sofern nicht operiert wird, entwickelt sich langfristig eine progrediente obstruktive Lungengefäßerkrankung. Beim Typ A4 besteht aufgrund der Unterbrechung der Aortenkontinuität eine ductusabhängige Körperdurchblutung.

Symptome

Zu Beginn liegt eine allenfalls diskrete, oft aber gar keine Zyanose vor. Meist im Alter von etwa vier bis sechs Wochen werden die Kinder herzinsuffizient und tachypnoisch. Wenn sich keine Herzinsuffizienz entwickelt, liegen möglicherweise Stenosen im Pulmonalisbett vor! Bei einem Typ A4 mit unterbrochenem Bogen kann sich theoretisch im Rahmen der Konstriktion des Ductus arteriosus eine schwere Schocksituation aufgrund der unzureichenden Perfusion der unteren Körperhälfte entwickeln, interessanterweise bleibt der PDA aber auch ohne pharmakologische Unterstützung bei diesen Formen meist weit offen.

Diagnostik

Anamnese/Befund: Hohe Blutdruckamplitude bei niedrigem diastolischem Druck („Windkesselleck"), Herzinsuffizienzzeichen, nur diskrete Zyanose. Singulärer (es existiert nur eine Ausflußklappe), betonter zweiter Herzton, eventuell diastolisches Truncusklappeninsuffizienzgeräusch. Labor: Hypocalcämie = Verdacht auf Di George-Syndrom (in seltenen Fällen mit Immundefekt = Sepsisgefahr), Lymphozytenanalyse durchführen lassen (FACS). Chromosomenanalyse (FISH) zum Ausschluß oder Beweis einer Mikrodeletion 22q11. EKG: Variabel, biventrikuläre Belastungszeichen. Röntgen: Meist ausgeprägte Kardiomegalie, Lungengefäßzeichnung fast immer stark vermehrt. In 25% rechter Aortenbogen mit rechtsdeszendierender Aorta. Echokardiographie: Darstellung der Anatomie: Truncustyp? Unterbrochener Aortenbogen? Wichtige Frage zur Abschätzung des OP-Risikos: Truncusklappen-Insuffizienz? Koronararterienanatomie? Gradient über einer eventuellen Pulmonalstenose? Herzkatheter (bei Neugeborenen selten erforderlich): Anatomie der Lungengefäße? Truncusklappeninsuffizienz? MAPCAs? Koronarangiographie! Bei älteren Patienten: Ausmaß der pulmonalen Widerstandserhöhung, noch vorhandene Reagibilität des Gefäßbetts auf Sauerstoff, NO etc.?

Konservative Behandlung

Prostaglandingabe bei Typ A4. Bei älteren Kindern muß die Herzinsuffizienz enstprechend antikongestiv behandelt werden, wichtiger ist dann aber die zeitnahe Vorbereitung zur Korrekturoperation. Beim dekompensierten Neugeborenen sind initial ein Azidoseausgleich und die maschinelle Beatmung erforderlich. Unter Umständen kann durch eine Nachlastsenkung mit Nitraten eine Verbesserung der Körperperfusion bei $Q_p >> Q_s$ erreicht werden. Falls eine längere Beatmung erforderlich ist, empfiehlt sich eine kontrollierte Hypoventilation mit einem pCO_2 um 45–50 mm Hg zur Erhöhung des pulmonalen Gefäßwiderstands (s. Abschn. 1.5, S. 17 ff.).

Operative Behandlung

Palliativ (ohne HLM): Prinzipiell ist eine Bändelung der Pulmonalarterie(n) zur Drosselung der Lungenüberflutung möglich, dieser Eingriff ist aber wegen sehr hoher Mortalität und zweifelhaftem Effekt obsolet. Heutzutage wird im Neugeborenenalter oder im Alter von wenigen Wochen eine Korrektur an der HLM durchgeführt: Der VSD wird mit einem Patch verschlossen, die Truncusklappe wird dabei dem linken Ventrikel als „Aortenklappe" zugeordnet. Nach dem Absetzen der Pulmonalarterie(n) vom Truncusgefäß wird die Verbindung mit dem rechten Ventrikel direkt oder über ein klappenloses Konduit oder einen klappentragenden Homograft geschaffen (s. Abb. 4.54). Eventuell muß noch eine Rekonstruktion einer insuffizienten, dysplastischen Truncusklappe durchgeführt werden. Bei einem begleitenden unterbrochenen Aortenbogen wird die Kontinuität der Aortensegmente durch eine End-zu-End-Anastomosierung hergestellt. Unter Umständen kann eine kleine interatriale Verbindung als „Überlaufventil" belassen werden.

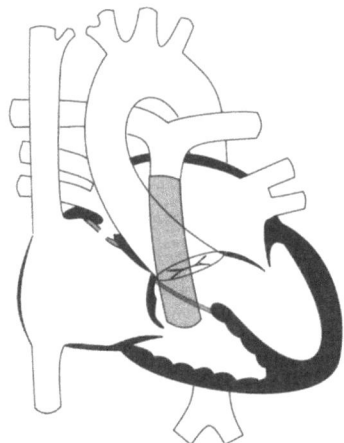

Abb. 4.54. Korrektur eines Truncus arteriosus mittels einer RASTELLI-Operation. Die ehemalige Truncusklappe wird zur funktionellen Aortenklappe. Hier mit fenestriertem Vorhof-Patch.

Intensivbehandlung

Postoperative Übergabe Intraoperative Hämodynamik, Medikamente, Besonderheiten? RVOT-Rekonstruktion mittels klappenlosem Konduit oder mit klappentragendem Homograft? Zusätzlicher Aortenwurzelersatz (bei präoperativer Truncusklappeninsuffizienz)? Probleme beim Abgang von HLM? Intraoperativer Rhythmus? Thorax offen (häufig)? Druckverhältnis RV:LV nach Abgang von der HLM? Foramen ovale durch Naht verschlossen?

Zu erwartende Probleme Ein postoperatives Low cardiac output-Syndrom kann aufgrund der Komplexität des Eingriffs und des jungen Alters der Patienten schwer und von einer instabilen Hämodynamik geprägt sein. Bei einer Neo-Aortenklappeninsuffizienz sind diese Probleme noch ausgeprägter. Die Gefahr der Entstehung einer reanimationspflichtigen Situation bei inadäquater Behandlung in den ersten postoperativen Tagen ist relativ hoch. Ein ausgeprägtes capillary leakage-Syndrom läßt sich selten vermeiden, da zur Aufrechterhaltung einer ausreichenden rechtsventrikulären Vorlast größere Flüssigkeitsmengen erforderlich sind. Manchmal ist ein postoperatives Nierenversagen sogar dialysepflichtig. Gelegentlich bereiten ein schrittmacherpflichtiger (fast immer temporärer) AV-Block °III oder eine JET zusätzlich Probleme. Bei älteren Säuglingen besteht aufgrund der präoperativen Lungenüberflutung die Gefahr von pulmonalen Widerstandskrisen. Bei einem postoperativ weiterhin deutlich erhöhten Druck im kleinen Kreislauf muß als erste Maßnahme jedoch ein relevanter Rest-VSD ausgeschlossen werden. Oxygenierungsschwierigkeiten und oft eine deutliche pulmonale Obstruktion bei durch die präoperative Lungenüberflutung vorgeschädigter Lunge sind häufig. Sekundär kann eine weitere Lungenschädigung aus der meist erforderlichen längeren Beatmungsdauer resultieren.

Strategie

Prinzipiell muß eine Flüssigkeitsrestriktion erfolgen, aber gerade nach einer RASTELLI-Operation ist eine ausreichende rechtsventrikuläre Vorlast essentiell. Aus diesem Grunde muß der ZVD zunächst mindestens um 10 mm Hg gehalten werden – manchmal sind sogar Drucke bis 15 mm Hg erforderlich. Eine milde Hypothermie ist auch bei Sinusrhythmus günstig. Zur Insuffizienzbehandlung sind in der Regel für einige Tage höhere Dosen an Katecholaminen erforderlich – in diesem Zusammenhang sollte auch an Phosphodiesterasehemmer gedacht werden (cave Blutdruckabfall). Aufgrund der Katecholaminabhängigkeit ist die sorgfältigste Vermeidung jeder Azidose dringend empfohlen. Eine milde Hyperventilation, und eventuell eine NO-Beatmung (strenge Indikationsstellung) zur pulmonalen Widerstandssenkung, schafft günstigere rechtsventrikuläre Nachlastverhältnisse. Hier ist aber gegen die negativen Effekte der Beatmung mit hohen Drucken abzuwägen. Ultima ratio stellt die ECMO dar. Bei offenem Thorax sind eine Erweiterung des Antibiotikaregimes, eine Vollheparinisierung und eine Relaxierung bis zum Thoraxverschluß empfehlenswert. Bei abzusehendem protrahiertem Nierenversagen sollte lieber frühzeitig die Entscheidung zur Dialyse fallen. Die AV-Synchronisation ist für ein adäquates HZV wichtig, daher muß bei einer JET oder einem AV-Block °III eine entsprechende (Schrittmacher-)Behandlung erfolgen. Auch bei

216   4 Angeborene Herzfehlbildungen

Vorliegen eines Sinusrhythmus sollte auf eine situationsadäquate Herzfrequenz geachtet werden, eventuell muß ein schnelles Vorhofpacing durchgeführt werden. Bei durch einen großen Rest-VSD refraktär kompromittierter Hämodynamik ist eine Reoperation erforderlich (sehr hohes Risiko). Bei einem postoperativ noch offenen Foramen ovale ist ein Rechts-Links-Shunt aufgrund der höheren rechtsatrialen Drucke mehr oder weniger ausgeprägt, und es müssen entsprechend niedrigere Sättigungen toleriert werden.

Cave Ein Perikarderguß oder sogar eine Tamponadesituation können durch ein „schwitzendes" Konduit entstehen. Diese Problematik besteht bei einem Homograft nicht. Eine postoperative Hypoxämie kann die ohnehin bestehende Herzinsuffizienz noch aggravieren. Ursache ist entweder ein Rechts-Links-Shunt über ein noch offenes Foramen ovale, sofern es nicht intraoperativ verschlossen wurde, oder über einen Rest-VSD bei suprasystemischem Druck im rechten Ventrikel. Lungenschäden durch eine Langzeitbeatmung können über eine längere Zeit Probleme bereiten. Ein Perikarderguß durch eine immunologisch vermittelte Reaktion nach einer Homograft-Implantation tritt jenseits der Akutphase auf und darf nicht übersehen werden.

Prognose/Ergebnisse

Ohne Operation kommen praktisch alle Kinder innerhalb des ersten Lebensjahres durch eine kardiale Dekompensation zu Tode, vor allem bei stärkerer Truncusklappeninsuffizienz. Es ist aber auch eine relativ diskrete klinische Symptomatik bei sehr seltenen Einzelfällen beschrieben. Bei diesen älteren Kindern ist die Gefahr der Entwicklung einer obstruktiven Lungengefäßerkrankung mit EISENMENGER-Reaktion nicht gering. Bei einem Vollbild des DI-GEORGE-Syndroms mit relevantem Immundefekt besteht die Gefahr von septischen Infektionen.

Das Operationsrisiko für ein Banding beim Neugeborenen ist mit 50–75% Mortalität erheblich, und es hat sich gezeigt, daß der natürliche Verlauf der Erkrankung durch diese Maßnahme nicht wesentlich beeinflußt wird. Die Ergebnisse der korrigierenden Operation haben sich in den letzten 20 Jahren enorm verbessert, und das unmittelbare perioperative Risiko liegt heute deutlich unter 10%. Gegebenenfalls sind eine oder mehrere Dilatationen wegen Konduitstenosierungen im Verlauf erforderlich. Durch das Wachstum des Kindes bedingt, muß das Konduit irgendwann durch ein größeres ersetzt werden. Eventuell entwickelt sich eine hämodynamisch relevante Zunahme einer Truncusklappeninsuffizienz (= funktionelle Aorteninsuffizienz), die eine Homograftimplantation in Aortenposition erforderlich machen kann. In einem Teil der Fälle finden sich spätpostoperativ ventrikuläre Dysrhythmien bis hin zu rezidivierenden Kammertachykardien, die neben der obstruktiven Lungengefäßerkrankung verantwortlich für (seltene) Spättodesfälle sind. Die 10- bis 20-Jahres-Überlebensrate liegt aktuell bei über 80%, wobei eine weitere Verbesserung durch die heute frühzeitiger durchgeführte Korrektur zu erwarten ist.

4.22 L-Transposition der großen Arterien (L-TGA)

Synonym: Kongenital korrigierte Transposition (CCT), Ventrikelinversion.
  Seltener Herzfehler (0,5% aller angeborenen Vitien).

4.22 L-Transposition der großen Arterien (L-TGA)

Vorbemerkung

Statt der unglücklichen Bezeichnung „L-TGA" soll im Folgenden für diesen Herzfehler der Begriff „Ventrikelinversion" verwendet werden. Der Begriff „Transposition" betont zu sehr die Gefäßfehlstellung und zu wenig die eigentlich zugrundeliegende Störung, nämlich eine Vertauschung der Ventrikel. Diese terminologische Verkennung der primären embryologischen Störung stiftet außerdem sehr häufig große Verwirrung – nicht zuletzt weil mit einer „TGA" mental ein kritisch krankes Neugeborenes verknüpft wird und oft große Verwunderung entsteht, wie ein Patient mit einer „TGA" denn als beschwerdefreier Erwachsener bislang undiagnostiziert durch die Welt wandern konnte!

Es sollen einige grundsätzliche Überlegungen zum Thema „Ventrikel" vorangestellt werden: Der rechte Ventrikel ist eher tubulär aufgebaut. Einflußbereich und Ausflußtrakt sind durch eine als „Crista supraventricularis" (Conus) bezeichnete muskuläre Struktur voneinander abgegrenzt. Der septale Bereich des Ventrikels ist grob trabekuliert, die Einflußklappe (in der Regel gleichbedeutend mit der Tricuspidalklappe) hat drei Segel, die an Papillarmuskeln aufgehängt sind. Einer der Papillarmuskeln befindet sich dabei im Conusbereich.

Der linke Ventrikel ist demgegenüber in seiner Geometrie eher konisch, die innere Wand ist fein trabekuliert. Einflußklappe und Ausflußklappe sind direkt aneinander anliegend („fibröse aortomitrale Kontinuität"). Die Einflußklappe (die in der Regel eine Mitralklappe ist) hat zwei Segel und zwei Papillarmuskeln, die keinen Kontakt zum Septum haben.

Auf den obigen Betrachtungen basierend, kann man also einen Ventrikel aufgrund seiner anatomischen Charakteristika als „rechten" oder „linken" Ventrikel bezeichnen – völlig unabhängig von seiner topographischen Lage im Thorax.

Die AV-Klappen entstehen in der Embryonalentwicklung zu einem bedeutenden Teil aus der Wand des Ventrikels, über dem sie sitzen. Das heißt, eine AV-Klappe, die in einen rechten Ventrikel drainiert, hat die Morphologie einer Tricuspidalklappe, wohingegen eine den Eingang zu einem linken Ventrikel bildende AV-Klappe die Charakteristika einer Mitralklappe aufweist.

Die Definition von „Transposition der großen Arterien" soll an dieser Stelle – wissend ob der Vereinfachung – eine Lagebeziehung der großen Arterien mit einer anterior liegenden Aorta und einer posterior liegenden Pulmonalarterie sein.

Die Identifikation eines „rechten" und „linken" Vorhofs kann ebenfalls auf der Basis anatomischer Kriterien erfolgen – unabhängig von der Lage in Thorax. Die Inversion der Ventrikel führt dazu, daß der linke Vorhof in einen rechten Ventrikel und der rechte Vorhof in einen linken Ventrikel auswirft. Gesetzt den Fall, die betroffene Person hat keine zusätzlichen Fehlbildungen, die die Lage der Kammern im Thorax beeinflussen, liegt also der linke Ventrikel rechts des rechten Ventrikels. Der Begriff „Ventrikelinversion" impliziert den Ursprung der Aorta aus dem rechtsventrikulären Ausflußtrakt in einer Position anterior der A. Pulmonalis, was insofern der gemeinhin akzeptierten Definition einer TGA entspricht.

Wie oben erwähnt, ist eine logische Folge der Embryonalentwicklung bei einer Ventrikelinversion eine Aorta, die aus dem rechtsventrikulären Ausflußtrakt in einer

Position anterior der A. pulmonalis entspringt, die wiederum aus dem linken Ventrikel entspringt. Die großen Arterien sind also transponiert. Im selben Sinne, in dem der Terminus „normales Herz" einen Ursprung der A. pulmonalis rechts-anterior aus dem rechtsventrikulären Ausflußtrakt und einen Ursprung der Aorta posterior aus dem linken Ventrikel impliziert, sind bei einer Ventrikelinversion die rechts-anterior aus dem rechtsventrikulären Ausflußtrakt entspringende Aorta und die posterior aus dem linken Ventrikel entspringende A. pulmonalis der Begrifflichkeit immanent. Anders formuliert: Die Transpositionsstellung der großen Gefäße ist inhärenter Bestandteil der Ventrikelinversion.

Embryologie

Zu Beginn der vierten Schwangerschaftswoche findet sich ein gestreckter Herzschlauch im Embryo, aus dem wahrscheinlich die Ventrikel, deren Ausflußtrakte und die proximalen Abschnitte der großen Arterien entstehen (s. S. 81). Die zunächst gestreckt vorliegende Struktur beginnt, sich C-förmig umzugestalten, wobei die äußere Krümmung nach anterior und rechts zeigt. Diese Metamorphose verlagert den Einfluß der linken Systemvenen eher nach links in die Nähe des proximalen („absteigenden") Anteils der Herzschleife, aus dem später der linke Ventrikel entsteht. Mit der Unterteilung des AV-Kanals kommt die rechte Hälfte der Systemvenenmündung (also der prospektiv rechte Vorhof) in eine enge Lagebeziehung mit dem distalen („aufsteigenden") Abschnitt des Herzschlauchs, der später den rechten Ventrikel bildet. Eine normale Septierung des distalen Abschnitts der Herzschleife verbindet die Aorta mit dem linken Ventrikel und die A. pulmonalis mit dem rechten Ventrikel. Hierfür entscheidend ist demzufolge eine Krümmung des Herzschlauchs nach rechts (= dextro-Schleifenbildung; D-Looping). Obwohl die genauen determinierenden Faktoren bisher noch nicht bekannt sind, ist klar, daß diese Rechtsdrehung Folge eines eindeutigen Programms ist und nicht zufällig in diese Richtung erfolgt.

Eine Ventrikelinversion ist die Folge einer fälschlichen Schleifenbildung nach links (daher L-Looping genannt). Sofern die übrige Herzentwicklung in normaler Weise erfolgt, findet ein Anschluß der rechten Hälfte der Systemveneneinmündung (also des späteren rechten Vorhofs) mit dem proximalen (absteigenden) Teil der Herzschleife (also dem späteren linken Ventrikel) statt. Nach Unterteilung des AV-Kanals erfolgt der Anschluß des linken Vorhofs an den distalen (aufsteigenden) Abschnitt der Herzschleife (also dem späteren rechten Ventrikel).

Die Mechanismen, die der Unterteilung der distalen Abschnitte der Herzschleife, also dem Ausflußtrakt, zugrundeliegen, sind noch Gegenstand intensiver Forschung und Diskussion – insbesondere bezüglich der Entstehung einer Transposition der großen Arterien. Trotzdem herrscht zumindest Konsens, daß ein D-Looping mit einer nachfolgenden normalen Herzentwicklung zu einer A. pulmonalis führt, die anterior und rechts der – aus dem linken Ventrikel entspringenden – Aorta aus dem rechten Ventrikel entspringt. Eine Transposition der großen Arterien bei D-Looping führt also zu einer Aorta, die anterior der – aus dem linken Ventrikel entspringenden – A. pulmonalis aus dem rechten Ventrikel entspringt. Umgekehrt führt ein L-Looping bei einer im weiteren Verlauf normalen Entwicklung dazu, daß die Aorta anterior aus dem rechten Ventrikel und die A. pulmonalis posterior aus dem linken Ventrikel entspringt. Diese Situation erfüllt zwar die Kriterien für eine Transposition gemäß obiger Überlegungen, und es liegt per definitionem eine Diskordanz der normalen ventrikuloarteriellen Konnektion vor, die Unterteilung des Truncus arteriosus erfolgt aber „normal" für eine L-Schleife. Das heißt: Eine ansonsten normale Herzentwicklung nach fälschlicher L-Schleifenbildung schließt eine Transpositionsstellung der großen Arterien mit ein. Die TGA darf daher nicht als eine zusätzliche Störung betrachtet werden.

Morphologie

Die Vorhöfe bei einer Ventrikelinversion sind anatomisch normal. Der rechte Vorhof drainiert in den linken Ventrikel durch eine Mitralklappe, die anatomisch ebenfalls normal ist. Der linke Ventrikel ist strukturell unauffällig, und die Mitralklappe steht in fibröser Kontinuität zur Auslaßklappe, die in diesem Fall die Pulmonalklappe ist. Der Pulmonalishauptstamm liegt zentral und posterior. Der linke Vorhof wirft durch eine Tricuspidalklappe in einen rechten Ventrikel aus. Praktisch immer zeigt die Tricuspidalklappe zumindest diskrete Auffälligkeiten. Der Ausflußtrakt des rechten Ventrikels (also das Infundibulum) führt zu einer am linken oberen Herzrand liegenden Aortenklappe. Die anterior liegende Aorta ascendens entspringt mehr oder weniger gerade im Bereich der Mittellinie, um dann einen Verlauf links der Trachea zu nehmen. Der Abgang der Kopf- und Halsgefäße ist normal.

Als Folge der veränderten Lagebeziehungen zwischen Vorhöfen und Ventrikeln findet sich auch eine veränderte Position des AV-Knotens, nämlich höher und weiter links als im gesunden Herzen. Ein zusätzlicher AV-Knoten kann vorhanden sein. Die Lage des HIS-Bündels und der TAWARA-Schenkel sind invertiert, so daß es zu einer deutlichen Verlängerung des Hauptbündels kommt.

Die Koronararterien zeigen gewöhnlich eine normale Anatomie, sind aber entsprechend der Ventrikelposition verteilt: Die linke A. coronaria entspringt daher aus dem rechten posterioren Sinus und die rechte A. coronaria entspringt entsprechend aus dem linken posterioren Sinus.

Hämodynamik

Durch die atrioventrikuläre Diskordanz und eine gleichzeitige ventrikuloarterielle Diskordanz besteht prinzipiell eine im Vergleich zum Herzgesunden nicht wesentlich veränderte Hämodynamik. Shunt, Zyanose oder Ductusabhängigkeit bestehen nicht. Leider liegt diese Situation nur bei weniger als 1% der Patienten mit Ventrikelinversion vor. In einem Großteil der Fälle liegen assoziierte intrakardiale Fehlbildungen vor, wobei prinzipiell jede auch in einem Herz mit D-Loop vorkommende Anomalie möglich ist. Einige Defekte treten jedoch gehäuft auf: Ein großer VSD findet sich in gut 80% der Fälle. Ebenfalls häufig (50%) findet man eine assoziierte valvuläre und/oder infundibuläre Pulmonalstenose. Die Tricuspidalklappe ist praktisch nie normal, relevante funktionelle Probleme (normalerweise eine Tricuspidalinsuffizienz) sieht man bei einem Drittel der Patienten. Die Maximalvariante entspricht hier einer EBSTEIN-Anomalie (s. Abschn. 4.23 ab Seite 223) der linksseitigen AV-Klappe (morphologisch Tricuspidalklappe, funktionell an Mitralposition), die für eine schwere „Mitralinsuffizienz" mit sekundärer postkapillärer pulmonaler Hypertonie verantwortlich ist (selten).

220   4 Angeborene Herzfehlbildungen

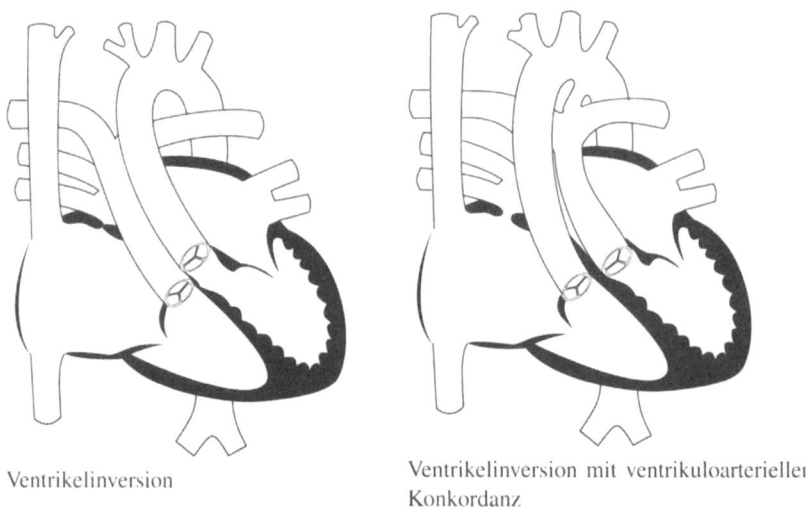

Ventrikelinversion   Ventrikelinversion mit ventrikuloarterieller
                            Konkordanz

Abb. 4.55. Formen/Einteilung der Ventrikelinversion (= L-TGA).

Es besteht in etwa 30% der Fälle eine kongenitale oder sich im Laufe der Jahre entwickelnde höhergradige AV-Blockierung (Grad II oder III).

Lageanomalien wie eine Dextroversion oder eine Mesokardie (= mittelständiges Herz) finden sich nicht selten. In diesen Fällen ist auszuschließen, daß eine Poly- oder Asplenie vorliegt, da bei diesen Heterotaxiesyndromen die exakte Definition des „rechten" und „linken" Herzens nicht möglich ist.

Die seltenste, aber auch interessanteste mit einer Ventrikelinversion assoziierte Fehlbildung ist diejenige, bei der die Pulmonalarterie anterior aus dem rechten Ventrikel und die Aorta posterior aus dem linken Ventrikel entspringt. Das heißt also: Die großen Arterien entspringen zwar „richtig" (im Sinne eines gesunden Herzens), jedoch vertauscht in bezug auf deren erwartungsgemäßen Ursrung! Dies führt dazu, daß venöses Blut vom rechten Vorhof in den linken Ventrikel und von dort weiter in die Aorta (also wieder in den Systemkreislauf) fließt. Vom pathophysiologischen Standpunkt aus gesehen, liegt hier sozusagen die Hämodynamik einer einfachen Transposition der großen Arterien bei einem Herzen mit D-Loop vor. Neben der Bezeichnung „isolierte Ventrikelinversion" wird auch die Bezeichnung „Ventrikelinversion ohne Transposition" zur Beschreibung dieser Situation verwendet – die Pathophysiologie ist aber die einer einfachen D-TGA. Vermutlich liegen lediglich zwei voneinander unabhängige Fehlbildungen vor, nämlich eine Ventrikelinversion plus eine Transposition der großen Arterien. Sofern eine Transposition als eine posterior liegende A. pulmonalis und eine anterior liegende Aorta definiert wird, bekommt man jedoch Probleme, eine Ventrikelinversion mit anteriorer A. pulmonalis und posteriorer Aorta als „Transposition" zu bezeichnen, selbst wenn die Gefäße vertauscht stehen! Es wurde daher der Begriff „atrioventrikuläre Diskordanz mit ventrikuloarterieller Konkordanz" vorgeschlagen, aber damit wird die vorliegende Defektkombination etwas verschleiert. Vermutlich ist es aber das Vernünftigste, sich auf das pathophysiologische Verständnis dieses Herzfehlers zu konzentrieren und nicht so sehr auf den terminologischen Expertenstreit.

Symptome

Bei großem VSD und AV-Block °III zeigen die Kinder deutliche Herzinsuffizienzzeichen schon im Neugeborenenalter, bei günstigen anatomischen Verhältnissen hingegen keine oder nur diskrete Symptome, so daß der Herzfehler unter Umständen jahrelang unentdeckt bleibt. Im jungen Erwachsenenalter bereitet jedoch die zunehmende Insuffizienz des rechten Ventrikels, der der Systemventrikel ist, den Patienten zunehmende Beschwerden. Bei einer Kombination mit einer EBSTEIN-Anomalie finden sich Zeichen der pulmonalvenösen Stauung. Bei höhergradiger Pulmonalstenose kann die verminderte Lungendurchblutung zu einer Belastungszyanose führen.

Diagnostik

Anamnese: Fetale Bradykardien? (Eine Ventrikelinversion kann Ursache für einen AV-Block °III beim Neugeborenen sein.) Insuffizienzsymptome? Befund: Je nach begleitenden kardialen Fehlbildungen. Bei reiner Ventrikelinversion ist der Untersuchungsbefund bis auf ganz subtile Zeichen unauffällig: Da die Aorta anterior liegt, sind der Aortenklappenschlußton etwas lauter und der Pulmonalklappenschlußton etwas leiser als beim Herzgesunden. Da der linke Ventrikel stets vor dem rechten Ventrikel seine Kontraktion beginnt, wird der Pulmonalklappenschlußton als Komponente des 2. Herztons früher auftreten als im normalen Herzen, so daß das Intervall zwischen S2 (Aortenklappenschluß) und nachfolgendem P2 (Pulmonalklappenschluß) sehr kurz wird. Daher findet sich unter Umständen nicht die normale atem- und lagevariable Spaltung des 2. Herztons, sondern nur ein nicht anderweitig erklärbarer lauter, singulärer 2. Herzton im 2. ICR parasternal. Das EKG ist bei einer Ventrikelinversion sehr hilfreich: Im normalen Herzen beginnt die Erregung im Septumbereich des linken Ventrikels und breitet sich zum rechten Ventrikel hin aus. Der Beginn des QRS-Komplexes ist daher nach links-oben-hinten gerichtet, so daß sich im EKG typischerweise eine Q-Zacke in Ableitungen II, III und aVF, eine initiale Negativität in V1 und ein initial positiver Ausschlag in V6 finden. Der Rest des QRS-Komplexes repräsentiert das relative Größen- und Massenverhältnis der beiden Ventrikel. Bei einer Ventrikelinversion ohne zusätzliche Defekte findet sich als Ausdruck einer Hypertrophie des rechten (System-) Ventrikels ein QS-Muster in V1 und ein Rs-Muster in V6. Positive T-Wellen finden sich in allen Ableitungen. Bei Ventrikelinversion mit Hypertrophie des linken Ventrikels findet sich ein qR- Muster in V1 und ein rS-Mustr in V6. Bei deutlicher Rechtshypertrophie eventuell ein Qr- Muster in V1 und ein RS-Muster in V6. Eventuell liegt auch ein höhergradiger AV-Block vor. Röntgen: Situs der Bauchorgane? Hinweise auf Heterotaxie? Herzgröße und Lungengefäßzeichnung abhängig von den begleitenden Fehlbildungen. Aufgrund der atypischen Stellung der großen Arterien finden sich entsprechende Veränderungen in der Konfiguration des Herzschattens. Echokardiographie: Der morphologisch linke Ventrikel liegt rechts subpulmonal und der morphologisch rechte Ventrikel links subaortal (hilfreich zur Identifikation der AV-Klappen ist die Tatsache, daß die Tricuspidalklappe etwas mehr inferior liegt als die Mitralklappe – wobei ein großer VSD diese Relationen verändern kann – und daß die Tricuspidalklappe Segelfäden zu einem septalen Papillarmuskel besitzt. Im linken Ventrikel findet sich typischerweise eine fibröse Kontinuität zwischen Mitralklappe und Ausflußklappe). Darstellung von Zusatzfehlbildungen, Doppler-Gradient über Pulmonalklappe? Herzkatheter (sofern erforderlich): Anfärbung eines glatt berandeten Ventrikels bei Injektion in den subpulmonalen Ventrikel. Druckmessung in der A. pulmonalis bei VSD oder Pulmonalstenose. Vorsicht: Gefahr eines kompletten AV-Blocks bei der Passage des LVOT in die A. pulmonalis.

Konservative Behandlung

Bei myokardialer Insuffizienz des Systemventrikels profitieren die Patienten von einer Digitalisgabe. Eine Subpulmonalstenose ist allerdings eine Kontraindikation, da es durch die bessere Tonisierung des Herzens zu einer Zunahme des Gradienten über der Stenose kommen würde. Bei Insuffizienz der AV-Klappe des Systemventrikels empfiehlt sich die Gabe eines ACE-Hemmers zur Nachlastsenkung.

Katheterinterventionelle Behandlung

Da in der Regel eine muskuläre Subpulmonalstenose vorliegt, ist eine Dilatation nicht erfolgversprechend. Aufgrund der Tatsache, daß subpulmonal ein morphologisch linker Ventrikel liegt (der aufgrund seiner Architektur kräftig ist), bleibt eine Subpulmonalstenose lange kompensiert. Bei einem zusätzlichen VSD bietet die Stenose sogar einen Schutz vor einer Lungenüberflutung.

Operative Behandlung

Eine Schrittmacherimplantation ist bei einem hämodynamisch relevanten AV-Block °III erforderlich. Bei einer höhergradigen Pulmonalstenose, die nicht katheterinterventionell angegangen werden kann, wird unter Umständen ein aortopulmonaler Shunt angelegt, denn die Resektion einer Subpulmonalstenose ist relativ schwierig (dorsale Lage im linken Ventrikel) und beinhaltet ein hohes Risiko für einen kompletten AV-Block und eine relevante Reststenose. Ein VSD-Verschluß ist anspruchsvoller als bei einem Herzen mit D-Loop (schwieriger Zugang).

Die funktionelle Korrektur ist die Double-Switch-Operation, bei der eine Vorhofumkehr mit einer Arterial-Switch-Operation kombiniert wird und so den linken Ventrikel zum Systemventrikel macht. Voraus geht eine Bändelung der A. pulmonalis zur „Vorbereitung" des linken Ventrikels auf die vermehrte Druckbelastung nach der Double-Switch-Operation. Aufgrund der Komplexität der Gesamtproblematik muß bei schwer symptomatischen Patienten aber auch eine Herztransplantation diskutiert werden.

Prognose/Ergebnisse

Der natürliche Verlauf ist wesentlich abhängig von den Begleitfehlbildungen, in höherem Alter werden aber die stets zunehmende Insuffizienz der Tricuspidalklappe (= funktionelle Mitralinsuffizienz), die myokardiale Insuffizienz des morphologisch rechten (System-)

Ventrikels und eine eventuelle (auch spontan auftretende) komplette AV-Blockierung zu einem Problem. Das Operationsrisiko von assoziierten Fehlbildungen ist bei einer Ventrikelinversion höher als bei einem Herzen mit D-Loop. Die Double-Switch-Operation ist eine riskante Prozedur mit nicht unerheblicher Mortalität.

4.23 Ebstein-Anomalie

Tricuspidalklappenfehlbildung mit einem tief in den rechten Ventrikel hinein verlagerten Ansatz des lateralen Klappensegels. Funktionell resultiert eine „Atrialisation" der oberhalb des Ansatzes gelegenen Anteile des rechten Ventrikels. Meist liegt eine schwere Tricuspidalinsuffizienz vor, seltener eine Stenose oder membranöse Atresie. Dieser Herzfehler ist selten (unter 1% der angeborenen Vitien; 1:20.000 Lebendgeborene)

Morphologie

Graduell bestehen erhebliche Unterschiede im Ausmaß der Verlagerung des septalen und posterioren Tricuspidalsegels in die Tiefe des rechten Ventrikels. 90% der Patienten haben eine offene interatriale Verbindung (entweder ein ASD oder ein offenes Foramen ovale), eine Pulmonalstenose oder sogar Atresie findet sich bei 20–25% der Fälle (siehe auch unter „Pulmonalatresie mit intaktem Ventrikelseptum", S. 178 ff.). Die Kombination mit einem PDA oder einer Ventrikelinversion (L-TGA) kommt gelegentlich vor. In 25–50% der Fälle ist die EBSTEIN-Anomalie von paroxysmalen supraventrikulären Tachykardien begleitet, die unter Umständen (5–10%) durch ein WPW-Syndrom verursacht sind.

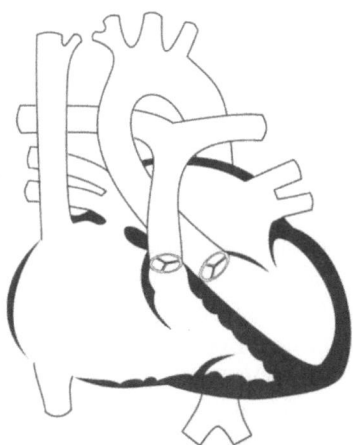

Abb. 4.56. ausgeprägte Form einer EBSTEIN-Anomalie mit tief in den RV verlagertem Tricuspidalsegel.

Hämodynamik

Die hämodynamischen Veränderungen resultieren aus dem Grad der Tricuspidalinsuffizienz. Bei milden Formen ist die Hämodynamik nur diskret verändert, eine ausgeprägte Tricuspidalinsuffizienz mit geringem antegraden Auswurf in den kleinen Kreislauf kann im Extremfall zu einer „Pseudo-Pulmonalatresie" führen. Diese Formen sind somit ductusabhängig. Meistens findet sich ein zusätzlicher ASD, über den ein Rechts-Links-Shunt die Funktion eines Überlaufventils hat und eine Zyanose verursacht. Durch die Dilatation des atrialisierten Anteils des rechten Ventrikels kommt es zur Beeinträchtigung der linksventrikulären Geometrie und damit dessen Funktion. Außerdem tragen das kleinere Restcavum und eine gestörte Compliance des rechten Ventrikels mit zur Entwicklung einer Herzinsuffizienz bei.

Symptome

Milde Formen können jahrzehntelang unerkannt bleiben. Neugeborene mit schwereren Formen zeigen eine mehr oder minder schwere Zyanose bis zum Abfall der postnatal noch erhöhten Widerstände im kleinen Kreislauf. Danach kann eine gewisse Besserung eintreten. Eine sekundär wieder zunehmende Zyanose durch eine schlechte Lungendurchblutung hat ihre Ursache in einem Auswurfversagen bei schwerer Tricuspidalinsuffizienz mit schlechter Ventrikelfüllung. Ein erhöhtes Risiko besteht für Thromboembolien, die im Bereich des dilatierten rechten Vorhofs oder der fehlgebildeten Tricuspidalklappe entstehen und über einen meist vorhandenen ASD mit Rechts-Links-Shunt ins arterielle System embolisieren (Gefahr der zerebralen Embolien). Unter Umständen haben die Kinder paroxysmale supraventrikuläre Tachykardien.

Diagnostik

Anamnese: Neugeborene werden meist wegen Zyanose vorgestellt, bei älteren Säuglingen tritt mit zunehmendem Alter mehr eine Herzinsuffizienzproblematik in den Vordergrund, und ab dem Kleinkindesalter werden die Kinder auch wegen Arrhythmie und/oder Herzgeräusch vorgestellt. Befund: Je nach Grad der Tricuspidalinsuffizienz finden sich eine entsprechend schwere Zyanose und eine stauungsbedingte Lebervergrößerung. Eine Halsvenenstauung sieht man erst bei älteren Kindern. Der klassische Auskultationsbefund ist ein Galopp- oder Quadrupelrhythmus, der durch eine weite Spaltung sowohl des ersten als auch des zweiten Herztons verursacht wird. Die Tricuspidalinsuffizienz verursacht ein holosystolisches Geräusch am linken unteren Sternalrand. Eventuell finden sich auch ein Diastolikum auf dem Boden einer relativen Tricuspidalstenose oder ein Austreibungsgeräusch über dem RVOT. Bei älteren zyanotischen Patienten sieht man Trommelschlegelfinger, Uhrglasnägel und eine deutliche Halsvenenstauung. EKG: Pathognomonisches monströses P dextroatriale („himalayische" P-Wellen), gelegentlich Delta-Welle, verkürzte PQ-Zeit und verbreiterte QRS-Komplexe bei Vorliegen eines offenen WPW-Syndroms (sonst nur während der Tachykardie), ansonsten eher lange PQ-Zeit, Rechtsschenkelblock. 24-Stunden Langzeit-EKG: Zum Ausschluß paroxysmaler Tachykardien empfohlen. Röntgen: Dem Grad der Tricuspidalinsuffizienz entsprechend, schwere Kardiomegalie bei stark verminderter Lungengefäßzeichnung. In Extremfällen kann die Cor-Thorax-Relation gegen 1 gehen! Echokardiographie: Anatomie, Größe des rechten Vorhofs und Ventrikels? Pulmonalstenose? ASD/Foramen ovale? Herzkatheter (in der Regel nicht erforderlich): Zusatzfehlbildungen? Größe des rechten Vorhofs und rechten Ventrikels? Lungengefäßhypoplasie? EPU: Lokalisation akzessorischer Bahnen (oft im Tricuspidalklappenringbereich) – meist WPW oder verborgene Bündel mit unidirektional retrograder Leitung. Bei EBSTEIN-Patienten liegen oft auch multiple aberrante Bahnen vor!

Konservative Behandlung

Eine Behandlungsbedürftigkeit kann abhängig vom Ausmaß der Fehlbildung bereits im Neugeborenenalter oder bei milden Formen sogar – falls überhaupt – erst im Erwachsenenalter bestehen.

Beim schwer symptomatischen Neugeborenen muß eine pulmonale Widerstandssenkung durch Beatmung und Hyperventilation versucht werden. Hierbei ist aber Vorsicht geboten, denn es kann eine verdrängungsbedingte Lungenhypoplasie vorliegen (bei schon intrauterin bestehender Kardiomegalie). Eine Prostaglandingabe sichert über einen Rechts-Links-Shunt via PDA die Lungenperfusion. Manchmal verbessert eine inotrope Stützung (in Maßen; Gefahr einer Erhöhung des pulmonalen Widerstands) die Situation. Exzessive Flüssigkeitsgaben sollten vermieden werden. Eine Lungenkompression durch den stark vergrößerten rechten Vorhof kann erhebliche Probleme bereiten und eventuell sogar eine Entwöhnung vom Respirator vereiteln. Bei weniger schweren Formen genügt eine Sauerstoffgabe und gegebenenfalls die Optimierung des Hämatokrit (zwischen 45 und 55%) durch Eisengabe oder Transfusion. Gegebenenfalls muß die Herzinsuffizienz mit Digitalis und Diuretika gebessert werden. Paroxysmale Tachykardien werden mit Betablocker oder Antiarrhythmika der Klasse I (vorzugsweise Propafenon) oder Klasse III (Sotalol, Amiodaron) behandelt, bis eine Ablation durchgeführt werden kann. Aufgrund des obligaten Rechts-Links-Shunt über den ASD bei zyanotischen Patienten besteht ein erhöhtes Risiko für zerebrale Thromboembolien, weswegen von manchen Autoren eine Antikoagulation mit Cumarinen oder ASS empfohlen wird. Eine Endokarditisprophylaxe ist bei gegebenem Anlaß indiziert.

Katheterinterventionelle Behandlung

Bei schwer symptomatischen Neugeborenen mit restriktiver interatrialer Verbindung muß ein RASHKIND-Manöver durchgeführt werden, um eine ausreichende linksventrikuläre Vorlast sicherzustellen.

Die Ablation akzessorischer Bahnen bei paroxysmalen Tachykardien ist bei EBSTEIN-Anomalie relativ anspruchsvoll, stellt aber die Behandlung der Wahl für Kinder ab etwa dem Schulalter dar.

Operative Behandlung

Eine frühe Indikationsstellung ergibt sich bei schwer symptomatischen Neugeborenen, die konservativ nicht ausreichend stabilisierbar sind. Folgende palliative Eingriffe sind grundsätzlich unter Einsatz der HLM möglich:

- Umwandlung in eine Tricuspidalatresie durch einen Verschluß der Tricuspidalklappe (STARNES-Prozedur), Atrioseptektomie, aortopulmonale Shuntanlage, Raffung des dilatierten rechten Vorhofs.
- Anlage einer GLENN-Anastomose im Alter von etwa 6 Monaten.
- Ausschaltung des rechten Vorhofs und Ventrikels aus dem Kreislauf durch eine FONTAN-Operation im Alter von 2–4 Jahren.
- Bei milder bis mäßiger Tricuspidalinsuffizienz und schwerer rechtsventrikulärer Ausflußtraktobstruktion: Anlage eines aortopulmonalen Shunts plus Atrioseptektomie (hohes Risiko).
- Bei schwer symptomatischen Neugeborenen ernsthaft zu prüfende Alternative: Herztransplantation.

Bei etwas älteren Kindern und Jugendlichen:

- Klappenrekonstruktion und Anuloplastik.
- Tricuspidalklappenersatz durch eine biologische Kunstklappe.

Intensivbehandlung

Postoperative Übergabe Welches Verfahren wurde durchgeführt? Intraoperative Hämodynamik, Medikamente, Besonderheiten? Intraoperative Rhythmusprobleme?

Zu erwartende Probleme Das Neugeborene nach palliativem Eingriff kann zu den am kritischsten zu führenden postoperativen Patienten gehören. Ausgeprägte Instabilität und viele Probleme sind zu erwarten: Low cardiac output-Syndrom durch fortbestehende Tricuspidalinsuffizienz und den dilatierten RV, der die Geometrie des linken Ventrikels kompromittiert. Grundsätzlich kann eine zirkuläre Shuntsituation entstehen (s. S. 184). Beatmungsprobleme durch eine Lungenhypoplasie sowie tachykarde und ventrikuläre Rhythmusstörungen oder ein postoperativer AV-Block °III, vor allem nach Implantation einer Kunstklappe, sind beschrieben.

Strategie Vorsichtige Volumenstrategie und eine Katecholaminbehandlung des Low cardiac output-Syndroms sind wesentliche Aspekte. Die rechtsventrikuläre Dysfunktion erfordert aber eine adäquate Vorlast, manchmal sind initial bis über 12 mm Hg erforderlich! Eine pulmonale Widerstandssenkung ist grundsätzlich erstrebenswert, eine zu straffe Beatmung muß aber bei präexistenter Lungenhypoplasie vermieden werden. Eventuell sollte man unter diesem Aspekt auch alternative Beatmungsformen überdenken. Die Behandlung einer eventuellen Rhythmusstörung erfolgt mit Antiarrhythmika (cave negativ inotrope Effekte) und/oder Schrittmacher. Eine Vollheparinisierung ist nach Kunstklappenimplantation erforderlich.

Cave Lungenkompression, Tachykardie.

Prognose/Ergebnisse

Die intrauterine Mortalität ist bei einer EBSTEIN-Anomalie mit 85% erschreckend hoch. Das heißt, nur weniger schwere Fälle werden überhaupt lebend geboren. Bei schwer zyanotischen Neugeborenen mit diesem Herzfehler liegt die Mortalität ebenfalls um 75% (bei postnatal nur gering zyanotischen Kindern – mit weniger schweren Formen – hingegen „nur" bei 15%). Todesursache ist neben der Hypoxämie ein ungenügender Cardiac output. Die mittlere Lebenserwartung leichter Formen ohne Operation beträgt 13 Jahre. Es besteht die Gefahr des plötzlichen Herztods durch eine Tachykardie. Abortivformen einer EBSTEIN-Anomalie können aber unter Umständen sogar zeitlebens asymptomatisch bleiben.

Das Operations-Risiko ist im Neugeborenenalter hoch. Je ausgeprägter die Anomalie vorliegt, desto schlechter ist die Prognose – auch mit Operation(en). Bei älteren Patienten stellt sich die Situation wesentlich günstiger dar: Die 10- bis 18-Jahres-Überlebensrate nach einem Tricuspidalklappenersatz oder einer Klappenrekonstruktion liegt bei 83–92%, funktionell liegen 92–94% der Patienten in NYHA-Klasse I oder II. Bei 80% sind innerhalb von 15 Jahren keine Reoperationen erforderlich. Hinsichtlich der Ergebnisse einer FONTAN-Operation siehe unter HLHS (S. 177).

Die Erfolgsquote der Katheter-Ablation von akzessorischen Bündeln in der Hand des Geübten liegt zwischen 75 und 90%, die Rezidivrate ist jedoch mit 32% recht hoch.

4.24 Aortenbogenanomalien und Gefäßringe

Zahlreiche Varianten des Abgangs und Verlaufs der Aorta und deren Gefäßabgänge sind bekannt. Nur einem kleinen Teil kommt ein Krankheitswert zu, die Mehrzahl der Formen werden allenfalls zufällig entdeckt. Neben einzelnen Abgangs- und Verlaufsvarianten sind vor allem Gefäßringe von klinischer Relevanz. Ätiopathogenetisch liegt stets eine fehlerhafte Obliteration des symmetrischen Schlundbogenarteriensystems vor (s. Abschn. 4.2, S. 82). Die Definition der Seitigkeit des Aortenbogens erfolgt in der Praxis anhand der Reihenfolge der Abgänge der supraaortalen Äste. Bei Vorliegen eines Truncus brachiocephalicus auf der rechten Seite kann also ein linker Aortenbogen postuliert werden.

- Linker Aortenbogen (LAA). Diese Form liegt beim Großteil der Bevölkerung vor. Harmlose Normalvarianten sind ein Truncus bicaroticus (bei 10%, ansonsten normaler LAA) oder ein separater Abgang der linken A. vertebralis distal des Abgangs der linken A. subclavia. Abnorme Varianten sind ein linker Aortenbogen mit retroösophagealer rechter A. subclavia und ein linker Aortenbogen mit rechtsdeszendierender Aorta und rechtsseitigem Ductus arteriosus (oder entsprechend einem Ligamentum arteriosum).
- Rechter Aortenbogen (RAA). Die Häufigkeit des RAA ist insbesondere bei bestimmten angeborenen Herzfehlern, wie beispielsweise eine FALLOT-Tetralogie (13–34% der Fälle), oder anderen conotruncalen Fehlbildungen erhöht. Es gibt vier Haupttypen des rechten Aortenbogens, nämlich 1. eine spiegelbildliche Aufzweigung ohne klinische Bedeutung, 2. ein RAA mit retroösophagealer (aberranter) A. subclavia als eine oft symptomatische Form, 3. ein RAA mit retroösophagealem (KOMMERELL'schem) Divertikel, das ebenfalls oft zu Symptomen führt, und 4. ein RAA mit links deszendierender Aorta und linkem Ductus arteriosus oder Ligamentum arteriosum als extrem seltene, klinisch symptomatische Form.

- Ein cervikaler Aortenbogen (CA) geht häufig mit einem rechten Aortenbogen einher. Bei einem cervikalen Ursprung der A. subclavia ist das Vorliegen einer Monosomie 22q11 sehr wahrscheinlich.
- Unterbrochener Aortenbogen (IAA): Siehe separates Kapitel ab Seite 101.

Neben diesen Verlaufsvarianten beobachtet man Ringbildungen durch eine fehlerhafte oder unterbliebene Obliteration des ursrprünglich symmetrischen Schlundbogenarteriensystems. Man unterscheidet einen kompletten Gefäßring um die Trachea und Ösophagus herum von inkompletten Formen, bei denen aber oft trotzdem eine Kompressionsproblematik besteht (s. Abb. 4.57 und 4.58).

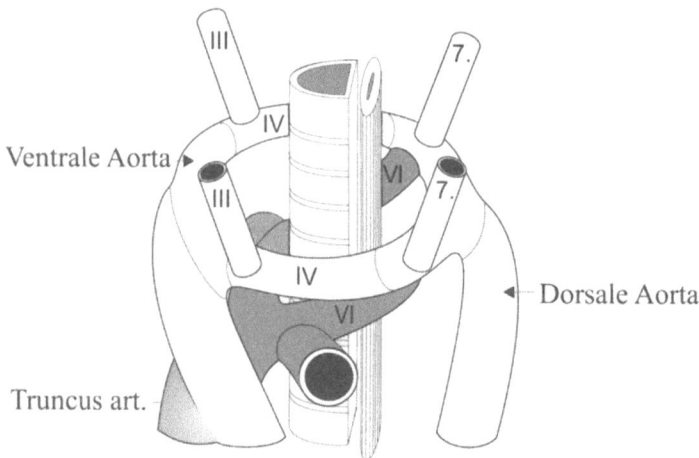

Abb. 4.57. Schematische räumliche Darstellung (links-seitliche Ansicht) eines hypothetischen doppelten Aortenbogens mit Kennzeichnung des embryologischen Ursprungs der Gefäßsegmente.

Hämodynamik

Es besteht in der Regel keine im Vergleich zum Herzgesunden veränderte Hämodynamik, sofern keine Stenosen vorliegen.

Symptome

Die klinischen Symptome ergeben sich aus Kompressions- oder Verlagerungsphänomenen durch die untypisch verlaufenden Gefäße. Sofern die Gefäßanomalie überhaupt symptomatisch ist, steht im Vordergrund meist eine Dyspnoe, die unter Umständen bereits ab der Geburt besteht. Vorausgegangene Pneumonien, Dystelektasen oder ein Emphysem rechts sind verdächtig auf das Vorliegen eines Gefäßrings. Bei Kompression des Ösophagus klagen die Patienten über eine Dysphagie („noch nie etwas Festes gegessen"). Kompensatorisch sieht man gelegentlich eine Hyperextension des Nackens,

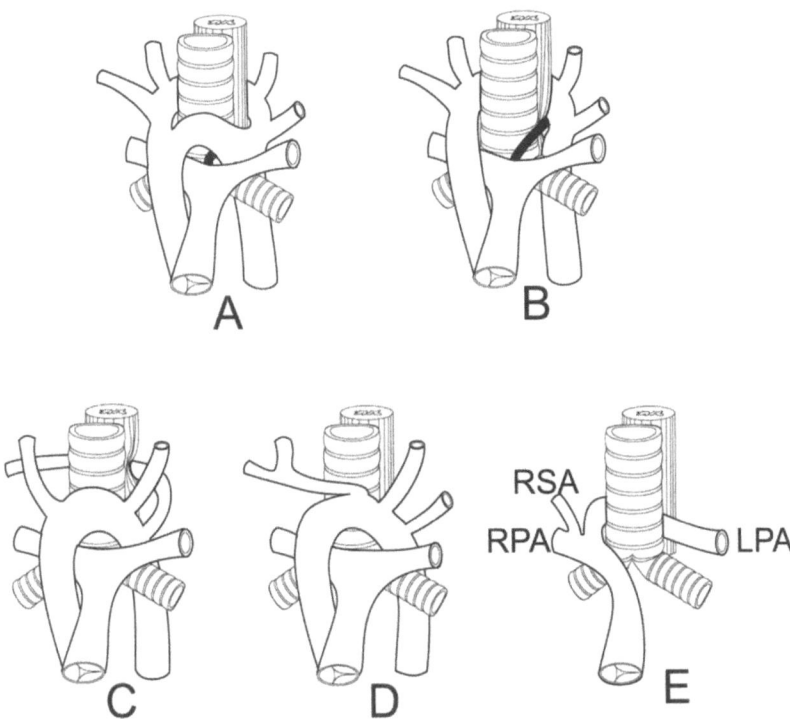

Abb. 4.58. Häufige Formen von Anomalien des Aortenbogens. A: Doppelter Aortenbogen. Mit 40% aller Gefäßringe die häufigste Form. Ursächlich liegt eine beiderseitige Persistenz der 4. Schlundbogenarterien vor. B: Retroösophageal verlaufender rechter Aortenbogen mit einem linken Ligamentum arteriosum. 30% relative Häufigkeit. Auch bei dieser Form ist die Obliteration der 4. Schlundbogenarterie unterblieben. C: A. lusoria (= aberrante A. subclavia dextra). 20% relative Häufigkeit. Es handelt sich um einen inkompletten Gefäßring, bei dem fälschlicherweise eine Obliteration der 4. Schlundbogenarterie rechts stattgefunden hat. D: Anomaler rechter Truncus brachiocephalicus (engl. innominate artery). 10% relative Häufigkeit. Formal handelt es sich um einen inkompletten Gefäßring. E: Aberrante A. subclavia dextra und anomaler Abgang der linken Pulmonalarterie (= Pulmonalisgefäßschlinge, engl.: „pulmonary vascular sling"). Diese Form eines inkompletten Gefäßrings ist sehr selten. LPA: Linke A. pulmonalis, RSA: Rechte A. subclavia.

um die Trachealkompression zu reduzieren. Oft liegt eine Gedeihstörung als uncharakteristisches Allgemeinsymptom vor.

Diagnostik

Durch eine Röntgenaufnahme des Thorax in Kombination mit einem Ösophagusbreischluck gelingt die Darstellung der Höhe von retro- oder ventroösophagealen Einengungen. Eine auf der Thoraxaufnahme auffallende Kardiomegalie mit Vergrößerung des rechten Vorhofs und Ventrikels deutet auf assoziierte intrakardiale Fehlbildungen hin.

230   4 Angeborene Herzfehlbildungen

Mittels der Echokardiographie gelingt meist der Nachweis der Gefäßanomalie und eventuell begleitender Herzfehler. Durch die typische Darstellung eines linken Aortenbogens und eines rechten Truncus brachiocephalicus sowie einer normalen Pulmonalisbifurkation kann ein Gefäßring zu 99% rasch ausgeschlossen werden. Das MRT ist heute die Methode der Wahl (insbesondere bei älteren Kindern), da der Vorteil in einer Darstellung der gesamten Anatomie einschließlich Trachea, Bronchus und Ösophagus liegt. Eine Angiographie kann hilfreich sein, insbesondere in Kombination mit einer Bronchographie. Die Bronchoskopie ist zur Darstellung relevanter Atemwegskompressionen bei entsprechenden klinischen Hinweisen erforderlich.

Konservative Behandlung

Eine konservative Behandlung wird bei der rein mechanisch bedingten Problematik keine Erfolge erbringen.

Operative Behandlung

Bei klinischer Symptomatik, wie rezidivierenden Infekten, Schluck- und Gedeihstörung, ist die Durchtrennung der ringbildenden Strukturen erforderlich und in der Regel möglich. Ein Sonderfall ist die pulmonalarterielle Schlingenbildung, bei der häufig eine hochgradige Trachealstenose durch Trachealresektion am kardiopulmonalen Bypass behandelt werden muß.

Prognose/Ergebnisse

Postoperativ zeigt sich anfänglich oft noch eine Persistenz der pulmonalen Symptomatik, da sich bei entsprechend langem Verlauf oft eine Tracheobronchomalazie entwickelt hat, eine Schluckstörung hingegen ist meist sofort gebessert.

4.25 Syndrome mit häufig assoziierten Herzfehlern

Down-Syndrom

Das DOWN-Syndrom ist das häufigste Fehlbildungssyndrom bei Lebendgeborenen (die Häufigkeit von etwa 1:1000 bei einer 30jährigen Mutter ist ansteigend bis 9:1000 bei 40jährigen Müttern). Die zugrundeliegende Trisomie des Chromosoms 21 führt zu charakteristischen Gesichtszügen mit einem „flachen" Gesicht mit mongoloider Lidachsenstellung, Epikanthus, tiefliegender Nasenwurzel, kleiner Nase und dysplastischen äußeren Ohren und einem kurzen Hirnschädel (s. Abb. 4.59). Der Nacken erscheint kurz und hat eine auffallend schlaffe Haut, die Kinder sind kleinwüchsig. Die kurzen, plumpen Hände zeigen fast immer eine Vierfingerfurche, an den Füßen fällt die „Sandalenlücke" auf. Typisch sind kleine weiße „Porzellanflecken" (BRUSHFIELD-spots) in der hellen Iris des jungen Säuglings. Eine Muskelhypotonie und eine Überstreckbarkeit der Gelenke bei auffallender Bänderschlaffheit zeigen praktisch alle Patienten. Stets liegt

4.25 Syndrome mit häufig assoziierten Herzfehlern

Tabelle 4.4. Typische Herzfehler bei verschiedenen Syndromen.

Syndrom	Assoziierte Vitien
Trisomie 21	AVSD, ASD I, VSD, FALLOT
Trisomie 18	VSD, PDA, DORV
Trisomie 13	VSD
TURNER-Syndrom (45:X0)	CoA, HLHS
WILLIAMS-BEUREN-Syndrom	SVAS, periphere PS
NOONAN-Syndrom	PS, ASD
HOLT-ORAM-Syndrom	ASD
DI-GEORGE-Syndrom/Monosomie 22q11	Aortenbogenanomalien, IAA, FALLOT, TAC
GOLDENHAR-Syndrom	FALLOT
Tuberöse Hirnsklerose	Kardiale Rhabdomyome, WPW-Tachykardien

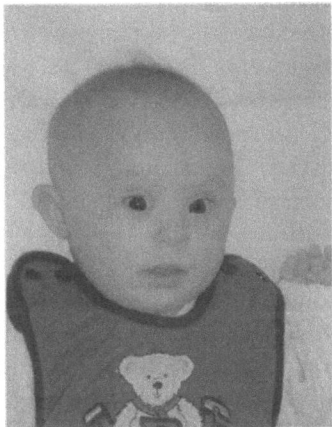

Abb. 4.59. Typischer Aspekt eines Säuglings mit DOWN-Syndrom (6 Monate alter Junge).

eine mentale Retardierung vor. Herzfehler – insbesondere aus der Gruppe der AVSDs – treten bei 30–40% der betroffenen Kinder hinzu. Gastrointestinale Fehlbildungen wie eine Duodenalstenose oder -atresie (manchmal aufgrund eines Pankreas anulare) sowie eine membranöse Analatresie oder ein Mb. HIRSCHSPRUNG sind ebenfalls nicht ganz selten zu finden. Die Inzidenz an akuten lymphatischen oder myeloischen Leukämien ist bei Kindern mit einem DOWN-Syndrom um das 10- bis 20-fache gegenüber der Normalbevölkerung erhöht. Das Risiko für eine Megakaryozytenleukämie ist sogar um den Faktor 200–400 höher! Eine harmlose, transiente leukämoide Reaktion des Neugeborenen kann gelegentlich bei diesen Kindern beobachtet werden. Gut 90% aller Patienten mit einem DOWN-Syndrom haben eine Schwerhörigkeit. Orthopädische Spätprobleme entstehen durch eine nicht selten vorliegende atlantooccipitale Instabilität und die Bindegewebsschwäche mit überstreckbaren Gelenken. Eine ALZHEIMER-Erkrankung tritt in wesentlich früherem Lebensalter auf als bei der Normalbevölkerung, die charakteristischen Plaques finden sich bei praktisch allen Individuen schon ab dem 40. Lebensjahr.

Turner-Syndrom

1938 erfolgte die Erstbeschreibung dieses Syndroms mit den typischen Stigmata des Minderwuchses, der losen Nackenhaut des Neugeborenen („webbed neck") in Kombination mit cubita valga und hypoplastischen Gonaden (Gonadendysgenesie). Betroffen sind ausschließlich Mädchen mit einer Häufigkeit von 1:3000 Lebendgeborene. Der Großteil (98%) der Schwangerschaften mit diesem Syndrom führt allerdings zum Spontanabort, und bei etwa 10% aller Spontanaborte findet sich ein TURNER-Syndrom. Zugrunde liegt eine Chromosomenanomalie mit einem 45 XO-Karyotyp oder seltener mit Mosaikformen (z.B. 45 X/46 XX oder 45 X/46 XY). Der Kleinwuchs ist praktisch obligates Zeichen und entsteht multifaktoriell: Neben einer intrauterinen Wachstumsverzögerung spielen ein unzureichendes, perzentilenflüchtiges Gedeihen im Kindesalter, das Ausbleiben eines Wachstumsschubs während der Pubertät und eine Skelettdysplasie auf dem Boden einer hormonellen Endorganresistenz eine Rolle. Die Patientinnen haben eine Körperdysproportion mit deutlich verkürzten Extremitäten, und die Endgröße bewegt sich unbehandelt lediglich um 140–150 cm. Das Knochenalter ist retardiert, und das Risiko für eine Osteoporose ist erhöht. Eine normale Pubertät und Fruchtbarkeit findet sich nur bei einem sehr kleinen Prozentsatz, und das Risiko der Entstehung eines Malignoms in den dsygenetischen Gonaden ist – auch aufgrund der durchzuführenden Sexual- und Wachstumshormonbehandlung – erhöht.

An weiteren Zeichen findet man bei den Mädchen ein kongenitales Lymphödem, ein Pterygium colli mit tiefem Nackenhaaransatz, prominente Ohren (s. Abb. 4.60) und ein hohes Gaumengewölbe. Außerdem imponieren eine Mikrognathie, ein breiter Thorax mit hypoplastischen Mamillen, cubita valga, zahlreiche pigmentierte Naevi, auffällige Fingernägel sowie eine intestinale Teleangiektasie. Nierenfehlbildungen – vor allem Hufeisennieren – finden sich bei einem Drittel bis gut der Hälfte der Kinder, vor allem beim 45 XO-Karyotyp. Das Risiko für eine chronische lymphozytäre Thyroiditis, einen Diabetes mellitus oder Kohlenhydrat-Intoleranzen ist erhöht. Tendenzen zur Narbenkeloidbildung sind bekannt. Im Vergleich zur Normalbevölkerung findet sich zwar keine erhöhte Quote an mentaler Retardierung, ein Teil der Betroffenen zeigt aber Teilleistungsschwächen, vor allem im Bereich der Grob- und Feinmotorik. Assoziierte Herzfehler sind häufig. An hämodynamisch relevanten Veränderungen finden sich am häufigsten eine Coarctatio aortae, wobei die Inzidenz einer bicuspiden Aortenklappe seit der Einführung der Echokardiographie zwar als noch höher erkannt wurde, aber dieser Anomalie in der Regel keine hämodynamische Bedeutung zukommt.

Monosomie 22q11/Di George-Syndrom

Das DI-GEORGE-Syndrom ist eine Entwicklungsstörung der dritten und vierten embryonalen Schlundtasche. Die aus der gestörten Entwicklung dieser embryonalen Strukturen resultierenden Symptome sind eine Hypo- oder Aplasie des Thymus mit T-Zell-Defekt

4.25 Syndrome mit häufig assoziierten Herzfehlern 233

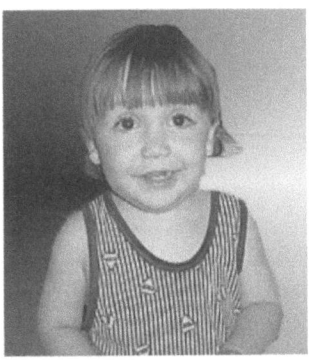

Abb. 4.60. Typischer Aspekt eines Kindes mit TURNER-Syndrom.

und Immunschwäche, eine Hypoplasie der Nebenschilddrüsen mit Hypokalzämie und tetanischen Krämpfen und Herzfehler des rechten oder linken Ausflußtrakts sowie der großen Arterien. Dies sind vor allem ein unterbrochener Aortenbogen (Typ B), ein Truncus arteriosus communis, eine FALLOT-Tetralogie, Ventrikelseptumdefekte (VSD) assoziiert mit anderen Anomalien, ein DORV und eine Pulmonalatresie mit VSD. Vaskuläre Anomalien wie ein rechtsseitiger Aortenbogen, ein hoher Abgang der rechten A. subclavia oder eine Arteria lusoria deuten zusätzlich auf das Vorliegen einer Mikrodeletion 22q11 hin (beispielsweise bei der FALLOT-Tetralogie). Charakteristische Gesichtsdysmorphien sind ein Hypertelorismus, kurze Lidachsen, ein Epikanthus, eine breite und kurze Nase mit evertierter Nasenbodenebene, ein kurzes Philtrum, ein kleiner gespitzter Mund, eine Mikroretrogenie und tiefsitzende, dysmorphe Ohren mit vergrößertem anteroposteriorem Durchmesser (s. A4.61). Das Syndrom hat eine hohe phänotypische

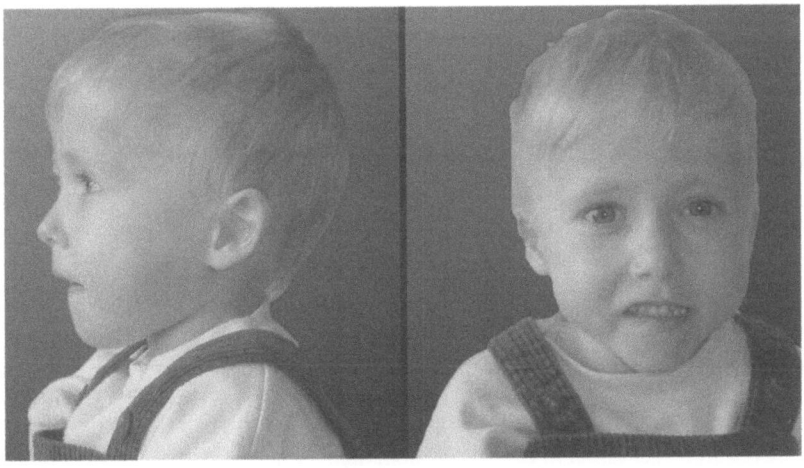

Abb. 4.61. Typischer Aspekt eines Kindes mit Monosomie 22q11 (4 Jahre alter Junge).

234   4 Angeborene Herzfehlbildungen

Variabilität. Neben dem häufig letalen Vollbild der Erkrankung mit T-Zell-Immundefekt und Herzfehler gibt es viel häufiger mildere Verlaufsformen mit nur partieller oder passagerer Immunschwäche.

Williams-Beuren-Syndrom

Äußere Stigmata sind beim klinischen Vollbild (es gibt auch Minimalvarianten mit SVAS in Kombination mit peripheren Pulmonalstenosen ohne jedes andere Zeichen des Syndroms) die typische Fazies (Elfengesicht; Abb. 4.62), eine heisere Stimme, Zahnanomalien und in manchen Fällen eine Retardierung mit hyperthymer Verhaltensauffälligkeit („party-behaviour"). An kardialen Symptomen findet man die fast pathognomonische supravalvuläre Aortenstenose, meist mit einer hypoplastischen Aorta ascendens, und multiple periphere Pulmonalstenosen, bis hin zum hypoplastischen Lungengefäßbett. Zusätzliche Gefäßanomalien können in fast allen Organen vorliegen, beispielsweise eine Nierenarterienstenose. Im Laufe der Jahre entwickeln viele der Patienten eine arterielle Hypertension und zunehmende Gelenkprobleme. Dem Syndrom liegt eine Mutation des Elastingens zugrunde, insofern kann vermutet werden, daß die dadurch veränderte Bindegewebsstruktur zumindest mitverantwortlich für die komplexen, den ganzen Körper betreffenden Veränderungen ist.

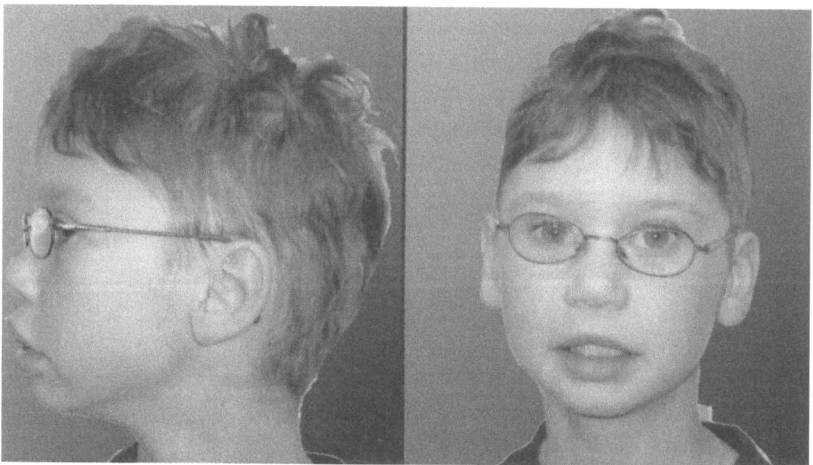

Abb. 4.62. Typischer Aspekt eines Kindes mit WILLIAMS-BEUREN-Syndrom (7 Jahre alter Junge).

Noonan-Syndrom

Das Syndrom wurde 1965 erstmals als genotypische Kopie des TURNER-Syndroms beschrieben. Einige der äußeren Zeichen ähneln dem TURNER-Syndrom, eine numerische Chromosomenaberration findet sich hingegen beim NOONAN-Syndrom nicht. Ein weiterer Unterschied ist, daß auch Knaben betroffen sein können. Erst seit kurzem sind die genetischen Veränderungen bekannt (PTPN-11-Gen auf dem langen Arm des Chromosoms 12). Manchmal findet sich bei einem Elternteil eines betroffenen Kindes ebenfalls ein (meist nur diskret ausgebildetes) NOONAN-Syndrom. Pränatal fallen bei bis zu 33% der betroffenen Feten ein Polyhydramnion und nicht selten eine stets spontan rückläufige fetale Ödembildung (Nackenödem bis hin zum Hydrops ab der 14. SSW, cystisches Hygrom) auf. Bei Neugeborenen ist als Residuum noch eine auffallend lose Nackenhaut („webbed neck") und ein starker Gewichtsverlust in den ersten Wochen nach der Geburt als Ausdruck der Rückbildung der ehemaligen Ödeme zu beobachten. Die typische Fazies (s. Abb. 4.63) mit antimongoloider Lidachse, kleinem Mund (Mikrognathie) sowie der weite Abstand der gelegentlich invertierten Mamillen, der tiefe Haaransatz und das Pterygium colli ähnelt dem TURNER-Syndrom, der weite Augenabstand (Hypertelorismus) und die typischen großen, nach hinten rotierten Ohren mit tiefem Ansatz finden sich allerdings nur beim NOONAN-Syndrom. Charakteristische Sternumdeformitäten wie

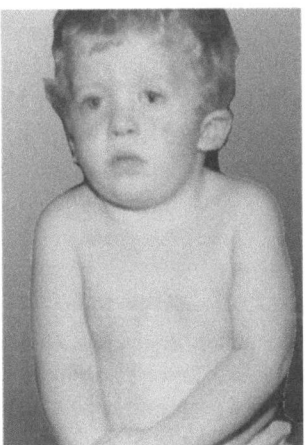

Abb. 4.63. Typischer Aspekt eines Kindes mit NOONAN-Syndrom.

Kiel- oder Trichterbrust sind nicht selten. 80% der Kinder zeigen nach initial normalen Geburtsmaßen ein ätiologisch bisher ungeklärtes perzentilenflüchtiges Gedeihen innerhalb der folgenden Monate und werden minderwüchsig – allerdings nicht so ausgeprägt wie Patientinnen mit einem TURNER-Syndrom. Meistens ist das Knochenalter dabei erheblich retardiert, und der Beginn der Pubertät ist entsprechend verzögert. Ob eine Wachstumshormonbehandlung die erreichte Endgröße wirklich verbessern kann, ist umstritten. Viele Kinder mit NOONAN-Syndrom zeigen eine Entwicklungsverzögerung. Die muskuläre Hypotonie ist sicherlich eine relevante Komponente bei der Ätiologie der motorischen Entwicklungsretardierung. Manche Kinder haben Lernschwierigkeiten; bei der Betrachtung des Gesamtkollektivs findet sich zwar ein etwas reduzierter mittlerer Intelligenzquotient, eine schwere mentale Retardierung ist aber ungewöhnlich. Promovierte Hochschulabsolventen mit NOONAN-Syndrom sind bekannt! Eine unklare Hepatosplenomegalie findet sich bei etwa 25%, und neben dermatologischen Problemen können eine Reihe von Gerinnungsstörungen (Mangel an Faktoren VIII/XI/XII, Thrombozytopenien und Thorombozytenfunktionsstörungen) auftreten. Die zwar nur in weniger als 20% der Fälle zu beobachtenden Veränderungen des Lymphsystems (intestinale/pulmonale Lymphangiektasien, spontaner Chylothorax) können aber um so erheblichere Schwierigkeiten (insbesondere nach Herzoperationen) bereiten. Gelegentlich finden sich Nierenfehlbildungen (einseitige Agenesien, Lage- oder Strukturanomalien). Knaben mit einem NOONAN-Syndrom haben nicht selten einen beidseitigen Kryptorchismus. Assoziierte Herzfehler finden sich in bis zu 80% der Fälle. Grundsätzlich können zwar alle Arten von Herzfehlern auftreten, am häufigsten ist aber eine valvuläre Pulmonalstenose, etwas seltener ein ASD, periphere Pulmonalstenosen, ein VSD oder eine FALLOT-Tetralogie. Auch Linksherzvitien wie Aortenstenosen, Subaortenstenosen, Coarctatio aortae und ein persistierender Ductus arteriosus sind beschrieben. Eine hypertrophe oder hypertrophisch-obstruktive Kardiomyopathie (s. S. 245) tritt in 20–30% der Fälle auf und kann unter Umständen auch erst im späten Kindesalter entstehen. Die hypertrophe Kardiomyopathie bei NOONAN-Patienten betrifft dabei im Unterschied zu den familiären Formen oft beide Ventrikel. Nahezu pathognomonisch – wenn auch bislang nicht erklärbar – sind die EKG-Veränderungen mit nicht altersentsprechendem Linkstyp und hohen S-Zacken in allen Brustwandableitungen – auch ohne Vorliegen einer Kardiomyopathie! Das EKG kann daher bei der Diagnostik des Syndroms einen wertvollen Hinweis liefern. Beweisend ist heutzutage der molekulargenetische Befund, der aber bei entsprechenden klinischen Zeichen selten überraschend ausfallen dürfte.

Heterotaxiesyndrome

Sehr früh in der Embryonalperiode (um den 25. Entwicklungstag) bildet sich eine seitlich gekippte „Herzschleife" und damit zum ersten Mal eine Asymmetrie im Embryo (siehe auch unter „Cardiac Looping", S. 81). Diese Entstehung einer Seitendifferenz des zuvor streng spiegelsymmetrisch organisierten Embryo ist wahrscheinlich durch sogenannte Homöobox-Gene programmiert. Bei einer Störung dieser Gene resultiert eine Fehlorganisation von „Rechts" und „Links". Es resultieren hieraus Heterotaxiesyndrome. Bei diesen Syndromen fehlt – vereinfacht formuliert – eine Seite. Diese Kinder haben daher zum Beispiel sowohl rechts als auch links eine morphologisch rechte Lunge mit drei Lappen, und beide Vorhöfe sind – anatomisch erkenntlich an der Konfiguration der Herzohren – rechte Vorhöfe (Rechtsisomerismus = IVEMARK-Syndrom; s. Abb. 4.64). Aus dieser „Seitigkeitsproblematik" resultieren in der weiteren Embryonalentwicklung meist komplexe Fehlentwicklungen des Herzens (meist singuläre Ventrikel mit AVSD und Fehleinmündungen der Körpervenen) und anderer Organe. Bei einer Rechtsisomerie beispielsweise wird keine Milz angelegt, und die Leber bleibt in ihrer ursprünglichen Mittellage. Bei einer Linksisomerie, die ebenfalls mit komplexen singulären Ventrikeln einhergeht, haben die Kinder zwei morphologisch linke Lungen und viele kleine Milzanlagen statt einem Organ (Polysplenie).

4.25 Syndrome mit häufig assoziierten Herzfehlern   237

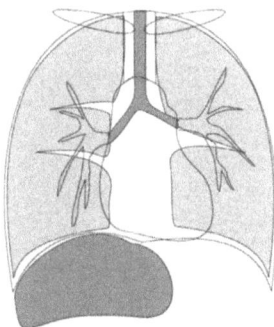 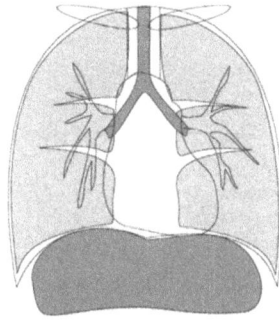 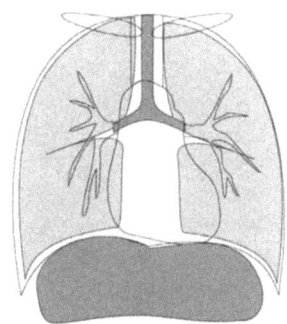

Normal:
Drei Lungenlappen rechts,
zwei links,
Leber rechts,
Trachea-Bifurkationswinkel
spitz rechts, stumpf links

Rechtsisomerie:
Drei Lungenlappen rechts
und links,
Leber mittelständig,
Trachea-Bifurkationswinkel
spitz beidseits.

Linksisomerie:
Zwei Lungenlappen rechts
und links,
Leber mittelständig,
Trachea-Bifurkationswinkel
stumpf beidseits.

Abb. 4.64. Radiologische Zeichen bei Heterotaxie. Achte auf: Trachealschatten, Leberposition. Oft finden sich auch eine Dextrokardie oder eine Mesokardie.

5

Erworbene Herzerkrankungen

5.1 Myokarditis

Siehe unter „Inflammatorische Kardiomyopathie" ab Seite 248.

5.2 Infektiöse Endokarditis

Die Definition einer Endokarditis ist eine akute oder subakute Infektion endokardialer Herzstrukturen. Befallen sind vor allem Klappen, Kunstklappen, VSD-nahe Bereiche, patchnahe Bereiche (extrem selten) oder Gefäßendothel (vor allem in Aneurysmen, av-Shunts oder in Gefäßprothesen). Besonders gefährdet sind Patienten mit Immunschwäche. In diesem Kollektiv finden sich gehäuft Pilz-Endokarditiden. Bei chronischem Drogenmißbrauch ist das Risiko für eine Endikarditis besonders hoch. Auch von einem ZVK kann eine Endokarditis ausgehen!

Häufigste Erreger

Vergrünende Streptokokken (50%), Staphylokokken (20%), gramnegative Erreger (10%). Abakterielle Endokarditiden finden sich bei rheumatoiden Erkrankungen.

Symptome

Das klinische Erscheinungsbild ist abhängig vom Erreger und von der Lokalisation. Eine Staphylokokkus aureus-Endokarditis imponiert klinisch wie eine Sepsis mit hohem Fieber. Es kommt zur frühen kardialen Dekompensation durch eine schnell voranschreitende Klappendestruktion. Staphylokokkus epidermidis und viridans verursachen eher einen subakuten Verlauf mit Abgeschlagenheit, Appetitlosigkeit. Konstantestes Symptom aller Endokarditiden ist das Fieber. Spezifisch ist ein neu auftretendes Herzgeräusch, vor allem ein Mitral- oder Aorteninsuffizienzgeräusch. Außerdem finden sich eine Splenomegalie in 50% der Fälle sowie eine Hämaturie, andere arterielle Embolisationszeichen und eine Anämie.

Diagnostik

Die ausführliche Anamnese und gründliche körperliche Untersuchung sind richtungweisend und werden ergänzt durch eine Echokardiographie (unter Umständen transösophageal), bei der sich typische „Vegetationen" nachweisen lassen. Entscheidend ist jedoch die Erregerisolierung aus Blutkulturen. Die Abnahme von mindestens drei (besser noch mehr) Kulturen mit jeweils 3–5 ml im Abstand von 30 bis 60 min. ist die wichtigste diagnostische Maßnahme. Die Erreneranzucht sollte sowohl aerob als auch anaerob erfolgen. Die Abnahme muß nicht im Fieberanstieg erfolgen. EKG, Röntgen, Labor (Gerinnungs- und Entzündungsdiagnostik, Infektionsserologie auf Coxiella burnetti, Chlamydien, Mykoplasmen, Brucellen, Legionellen, Borreliose) und eine nephrologische und neurologische Diagnostik kommen ergänzend hinzu.

Konservative Behandlung

Bettruhe und gegebenenfalls eine Herzinsuffizienzbehandlung sind symptomatische Maßnahmen. Bei einer Sepsis mit Verbrauchskoagulopathie wird mit Heparin, FFP und Antithrombin III behandelt. Eine Lyse bei florider Endokarditis sollte wegen der Embolisationsgefahr nicht durchgeführt werden! Kausal ins Krankheitsgeschehen eingreifend ist die Antibiotikabehandlung:

- Vergrünende Streptokokken: Über vier Wochen
  - bei empfindlichen Erregern: Penicillin G 0,5 MegaE/kg KG/d in 3–4 KI
  - bei unempfindlicheren Erregern: Penicillin G wie oben plus Streptomycin 15 mg/kg KG/d in 2 KI oder Gentamycin 3 mg/kg KG/d.

- Staph. aureus oder epidermidis: Über vier bis sechs Wochen
  - bei Penicillin-resistenten oder Oxacillin-sensiblen Erregern:
    Oxacillin 300 mg/kg KG/d 3–4 KI plus Gentamycin 3 mg/kg KG/d
  - bei Penicillinempfindlichkeit (sehr selten):
    Penicillin G 0,5 MegaE/kg KG/d 3–4 KI plus Gentamycin 3 mg/kg KG/d
  - bei Oxacillinresistenz (multiresistente Staph. aureus-Stämme = MRSA):
    Vancomycin 40–60 mg/kg KG/d 3–4 KI plus Gentamycin 3 mg/kg KG/d.

- Enterokokken oder gramnegative Erreger: Nach Resistogramm.

- Pilz-Endokarditis: Amphotericin B plus Flucytosin oder Diflucan. Eventuell auch Caspofungin (über die internationale Apotheke zu erhalten).

Operative Behandlung

Ein Klappenersatz bei schwerer Destruktion oder bei einem mangelnden Effekt der Antibiotikabehandlung ist manchmal nicht zu umgehen. Eine Pilz- oder Prothesenendokarditis muß in der Regel chirurgisch angegangen werden. Ohne eine operative Entfernung infizierter Schrittmacherelektroden und deren Neuanlage nach Sanierung ist dieser Fokus nicht zu eliminieren.

Endokarditisprophylaxe

Derzeitige Empfehlungen der Fachgesellschaft

- Standardempfehlung: Einmalgabe 30–60 min. vor dem Eingriff
  I. Eingriffe im Mund-und Rachenraum:
  Penicillin oral 50.000 IE/kg KG, maximal 2 MegaIE
  II. Eingriffe im Verdauungstrakt und an den Harnwegen:
  Ampicillin i.v. 50 mg/kg KG, maximal 2g.
  III. Eingriffe an der Haut (Inzision eines oberflächlichen Abszesses etc.):
  Flucloxacillin oral 50 mg/kg KG, maximal 2g.
- Bei Penicillinunverträglichkeit:
  I und III: Clindamycin oral 15 mg/kg KG; maximal 600 mg
  II: Vancomycin i.v. 20 mg/kg KG; maximal 1g.
- Bei hohem Endokarditisrisiko:
  Erste Gabe bei Beginn des Eingriffs, Wiederholung nach 8 Std.
  I, II, III: Wie oben i.v. plus Gentamycin i.v. 2 mg/kg KG; maximal 80 mg.

5.3 Perikarditis

Der durch eine akute Entzündung des Herzbeutels entstehende Perikarderguß birgt die Gefahr einer „Tamponade" mit einer lebensbedrohlichen Kompromittierung der diastolischen Herzfunktion. Spätfolge einer Perikarditis ist ein Narbenstadium (konstriktive Perikarditis) mit einer Beeinträchtigung der Herzfunktion.

Ursachen

- Infektiös: Bakterien (meist Staph. aureus, aber auch an Tuberkulose denken), Viren (häufigste Ursache), Pilze, Parasiten.
- Immunologisch: Postperikardiotomie-Syndrom, rheumatoide Erkrankungen, Rheumatisches Fieber (mit Pankarditis).
- Physikalisch-toxisch: Bestrahlung, Urämie, Thalassämie, Trauma, Medikamente (Hydralazin, Isoniazid, Procainamid).
- Tumoren: Metastasen (häufigste Ursache), Mesotheliome, Angiosarkome, Lymphome, maligne perikardiale Teratome.

Diagnostik

Echokardiographie, Labor (Entzündungsparameter, Immunologie, Virusserologie), Kernspintomographie oder CT des Thorax.

Symptome

Leitsymptome sind das Fieber, der präcordiale Schmerz und ein auskultatorisches Perikardreiben. Bei großem Erguß zeigt sich eine Symptomkonstellation mit Tachykardie, Dyspnoe, Lebervergrößerung, Oligurie, Blutdruckabfall und Erbrechen.

Behandlung

Die Notfall-Punktion bei einer Tamponadesituation ist lebensrettend. Bei einem Postperikardiotomiesyndrom und bei rheumatischer Genese der Perikarditis wird entzündungshemmend mit Steroiden oder Aspirin behandelt. Die infektiöse Perikarditis muß mit einer offenen Perikarddrainage behandelt werden, gegebenenfalls ist eine Antibiotikabehandlung erforderlich. Falls die Perikarditis medikamentös induziert ist, dürfen die auslösenden Medikamente verständlicherweise nicht weiter gegeben werden. Bei rezidivierenden Perikardergüssen kann eine Perikardfensterung zum Pleuraraum die Gefahr einer Tamponadesituation bannen. Bei malignem Perikarderguß wird nach den Regeln der Tumorchirurgie reseziert.

Post-Perikardiotomie-Syndrom

Wahrscheinlich durch eine immunologische Reaktion entsteht diese Erkrankung mit einem charakteristischen Beginn ca. 7–14 Tage nach einer Herzoperation. An Symptomen finden sich Fieber und ein Perikarderguß ohne Nachweis einer bakteriellen oder viralen Ursache. Der Perikarderguß kann innerhalb weniger Tage so groß werden, daß er die diastolische Entspannung des Herzens völlig verhindert (= Perikard-Tamponade), so daß keine Füllung und damit kein Auswurf mehr möglich ist. Diese Situation ist mit dem Leben nicht vereinbar. Die Symptome eines Perikardergusses sind unspezifisch (also: daran denken)! Frühsymptome sind eine stetig zunehmende Ruhetachykardie und eine auffallende Blässe als Ausdruck eines schlechter werdenden HZV. Später kommen Erbrechen, eine Hepatomegalie und niedrige Blutdruckwerte („paradoxer Puls" mit bei Inspiration höheren Werten) hinzu. Präfinal kommt es zu einem Umschlag in eine Bradykardie. Lebensrettend ist dann nur die sofortige Punktion des Ergusses. Die richtige Interpretation der Frühsymptome und regelmäßige postoperative Sonographien des Perikard verhindern eine unbemerkte Progression in ein kritisches Stadium. Bei beginnendem Post-Perikardiotomie-Syndrom wird mit Aspirin oder Corticoiden antientzündlich behandelt.

5.4 Kawasaki-Syndrom

Im Rahmen des KAWASAKI-Syndroms kommt es relativ häufig neben anderen Symptomen zu einer Vaskulitis der Koronargefäße mit Defektheilung. Es verbleiben zum Teil monströse Koronaraneurysmen (Diagnostik: idealerweise mittels risikolosem MRT), die in einem Teil der Fälle zu herzchirurgischen Maßnahmen zwingen. Bei großen Aneurysmen besteht die Gefahr des thrombotischen Verschlusses, daher muß eine Antikoagulation durchgeführt werden. Es besteht jedoch Uneinigkeit über die Wahl der Substanz. Im Rahmen der akuten Vaskulitis findet sich gelegentlich eine Begleitperikarditis mit relevantem Perikarderguß.

5.5 Herztumoren

In absteigender Häufigkeit finden sich Rhabdomyome (intramural), Teratome (intraperikardial), Fibrome (intramural), Myxome (intracavitär) und Hämangiome. Rhabdomyome treten vor allem bei Patienten mit Mb. BOURNEVILLE-PRINGLE (30–50% der Fälle) auf. Als Rarität findet man maligne Rhabdomyosarkome des Myokard.

Symptome

Abhängig von Art, Größe und Lokalisation treten unter Umständen folgende Symptome auf:

- Kardial: Perikarderguß oder Tamponade, Rhythmusstörungen oder Obstruktion (intramurale Tumoren), Vortäuschung von Klappenvitien (intracavitäre Tumoren).
- Systemisch: Fieber, Inappetenz, Gewichtsstillstand, Anämie, Leuko- und Thrombozytose, Erhöhung der Blutsenkung, Immunglobulinveränderungen (vor allem bei Myxomen).
- Embolien (Tumorfragmente oder Appositionsthromben): In die Lunge mit konsekutiver pulmonaler Hypertonie, ins System mit lokalisationsspezifischer Symptomatik.

Behandlung

Schnellwachsende und symptomatische Tumoren müssen unter Zuhilfenahme der HLM reseziert werden. Dies gilt vor allem für eine intrakavitäre Lokalisation. Intramurale Rhabdomyome hingegen bilden sich in bis zu 80% der Fälle spontan zurück. In verzweifelten Fällen muß eine Herztransplantation durchgeführt werden.

6

Herzmuskelerkrankungen (Kardiomyopathien)

Alle Erkrankungen des Herzmuskels, die mit einer kardialen Funktionsstörung einhergehen, werden nach der neuen WHO/ISFC-Klassifikation von 1995 als Kardiomyopathien bezeichnet. In dieser neuen Klassifikation wurde mit der zuvor gültigen Festlegung gebrochen, daß Kardiomyopathien per definitionem idiopathische Herzmuskelerkrankungen, das heißt Krankheiten unklarer Genese sind.

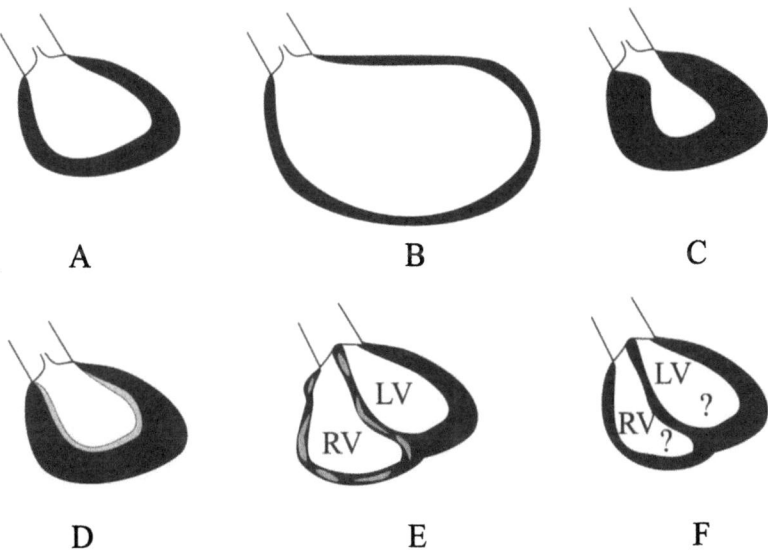

Abb. 6.1. Einteilung der Kardiomyopathien nach hämodynamischen und makroskopischen Kriterien: A: Normalbefund; B: Dilatative Kardiomyopathie (DCM); C: Hypertrophische Kardiomyopathie (HCM); D: Restriktive Kardiomyopathie (RCM); E: Arrhythmogene rechtsventrikuläre Kardiomyopathie/Dysplasie (ARVCM); F: Nichtklassifizierbare Kardiomyopathien (NKCM).

6.1 Dilatative Kardiomyopathien (DCM)

Hämodynamisch ist dieser Formenkreis definiert als systolischer Pumpfehler mit Kardiomegalie und eingeschränkter Auswurffraktion. Es liegt stets zusätzlich eine Störung der diastolischen Funktion (= Compliancestörung) aufgrund einer interstitiellen Fibrose und Strukturänderungen der extrazellulären Matrix vor. Eine DCM tritt häufiger bei Männern auf (etwa 2:1). Mit 6 Fällen pro 100 000 Einwohner ist die Erkrankung selten. Eine familiäre Häufung findet sich bei etwa 15 bis 20%. Man differenziert verschiedene Unterformen der DCM: Familiär-genetisch, inflammatorisch (entspricht der Myokarditis), alkoholisch-toxisch, „ischämisch", hypertensiv, valvulär, metabolisch, assoziiert mit Systemerkrankungen.

Tabelle 6.1. Stadieneinteilung der dilatativen Kardiomyopathie (Tokyo-Klassifikation).

Stadium	Ejektionsfraktion	Typische Befunde
I	>55%	Allenfalls segmentale Kontraktionsstörung
II	40–54%	Globale und segmentale Kontraktionsstörung
III	25–40%	Meist globale schwere Kontraktionsstörung
IV	<25%	

Pathomechanismus

Die Ursachen der gestörten Hämodynamik bei dilatativer Kardiomyopathie sind ausgesprochen variabel. Hier spielt sicher die Variationsbreite der zugrundeliegenden auslösenden Faktoren eine große Rolle: Virale oder bakterielle Zytotoxizität, Einflüsse von sekundären immunologischen Phänomenen mit zytotoxischen T-Zellen, negativ inotrope Zytokine, kardiodepressorische Membranantikörper gegen das Sarkolemm (ASA) oder Myolemm (AMLA), antimitochondriale Antikörper oder chronotrop modulierende Antikörper, zum Beispiel gegen β-1- und Acetylcholinrezeptoren. Weitere Faktoren sind beispielsweise strukturelle Veränderungen (Fibrose, Myozytolyse, Hypertrophie), metabolische Störungen der Zellorganellen, geänderte geometrische Voraussetzungen der Kontraktion (Dilatation, Inotropie, Steifigkeit), eine verminderte Koronarreserve, wenn die epikardialen Leitungsgefäße und Arteriolen sich nicht parallel zur Hypertrophie oder Dilatation mitentwickeln, eventuell Vasospasmen kleiner Koronargefäße („Spasmustheorie") oder ein Befall der kleinen Koronargefäße („small vessels"), zum Beispiel auch im Rahmen einer Vaskulitis, die ebenfalls zu einer gestörten Kontraktion und Relaxation führen kann. Eine ausgeprägte Fibrose könnte schon als alleiniger Faktor die Kontraktion von an und für sich intakten Muskelfasern beeinträchtigen (fibröse Strangulationstheorie nach K. T. WEBER). Toxine oder Zytokine im Rahmen einer kardialen Entzündung können ihrerseits zu Veränderungen des Membrantransports oder zu biochemischen Störungen führen. Ein Thallium-Myokardszintigramm bei Patienten mit freien epikardialen Koronararterien, aber dilatativer Herzmuskelerkrankung zeigt nicht selten diffuse Störungen der Thalliumaufnahme. Außerdem ist anzunehmen, daß bei einem Teil der Patienten eine genetische Prädisposition auch am Herzen, zum Beispiel der genetische Dystrophindefekt, der zum Fehlen eines Matrixproteins (Dystrophin) führt, oder eine Häufung mitochondrialer kardialer DNA-Deletionen oder Punktmutationen als „mitochondriale Kardiomyopathie", eine dilatative Kardiomyopathie verursachen kann.

6.2 Idiopathische dilatative Kardiomyopathie

Symptome Die Probleme der Patienten orientieren sich meist am Stadium der Herzinsuffizienz, deren Einteilung üblicherweise nach den NYHA-Stadien erfolgt (s. Abschn. 1.2, S. 5). Dyspnoe und präkordiale Mißempfindungen finden sich infolge der erhöhten Wandspannung und relativer koronarer Minderperfusion der kleinen Gefäße als Angina pectoris. Ventrikuläre Rhythmusstörungen treten mit zunehmender Verschlechterung der Ventrikelfunktion immer häufiger auf und erhöhen das Risiko eines plötzlichen Herztodes, an dem ein Großteil der Patienten letztendlich auch verstirbt.

Konservative Behandlung

Die Möglichkeiten sind begrenzt (Ausnahme: Spezifische Kardiomyopathien; siehe folgender Abschnitt) und beschränken sich auf symptomatische Maßnahmen wie körperliche Schonung, Gabe von ACE-Hemmern oder AT-II-Antagonisten (bei Erwachsenen), Digitalis bei tachykardem Vorhofflimmern und Diuretika bei Ödemen. Patienten mit einer DCM profitieren von einer Betablockerbehandlung mit Carvedilol.

Operative Behandlung

Im fortgeschrittenen Stadium kommt neben einer Herztransplantation die (meist als überbrückende Maßnahme eingesetzte) Implantation eines Assist-Device oder eines Kunstherzens in Frage. Ein noch experimenteller Ansatz ist eine sogenannte „dynamische Kardiomyoplastie". Der Klappenersatz, zum Beispiel bei einer valvulären Kardiomyopathie, ist ein etwas spezifischerer operativer Behandlungsansatz, der aber nur bei dieser Form sinnvoll ist. Umstritten ist derzeit noch der prognostische Wert einer Ventrikelreduktionsplastik nach BATTISTA.

6.3 Spezifische dilatative Kardiomyopathien

Im Gegensatz zur idiopathischen DCM sind bei diesen Formen die Ursachen bekannt. Das klinische Bild ist aber entsprechend.

Ischämische Kardiomyopathie Hierunter ist die nach einem Infarkt zu beobachtende Dysfunktion des nichtischämischen (insofern ist die Bezeichnung etwas irreführend) oder des nicht direkt infarktgeschädigten Herzmuskelareals zu verstehen. Sie ist überwiegend Folge des „Remodeling"-Prozesses, das heißt der Überlastung des verbliebenen nichtinfarzierten Herzmuskels.

Valvuläre Kardiomyopathie Das ist eine kardiale Dysfunktion, die die zu erwartende Pumpleistungsstörung überschreitet, die durch den reinen Klappenfehler zu erwarten gewesen wäre.

Hypertensive Kardiomyopathie Sie entspricht dem Hypertonieherzen mit linksventrikulärer Hypertrophie und imponiert als diastolische, restriktive und im weiteren Verlauf auch systolische Funktionsstörung. Histologisch imponieren Fibrose und Myozytenhypertrophie mit Veränderungen der Media der kleinen Gefäße.

Alkoholschaden des Herzens Spielt im Kindesalter keine Rolle, ist im Erwachsenenalter aber häufig.

Beriberi-Herz Ein hierzulande sehr seltener Mangel an Vitamin B1 (Thiamin). Bei dieser Kardiomyopathie besteht eine Herzinsuffizienz mit hyperdynamer Situation („high output failure"). Eine Substitution von Vitamin B1 führt zur sofortigen Besserung.

Medikamentös-toxische Herzmuskelerkrankung Durch Phenothiazin, trizyklische Antidepressiva und Lithiumcarbonat induzierte Funktionsstörungen, Arrhythmien und Repolarisationsstörungen. Drogenassoziierte Kardiomyopathien werden zum Beispiel bei Cocainmißbrauch beobachtet. Eine spezielle Form einer Kardiomyopathie ensteht unter (vor allem) einer Zytostatika-Behandlung mit hohen Dosen von Adriamycin, das neben der heute seltenen irreversiblen Herzmuskelerkrankung mit Schweizer-Käse-ähnlicher Ausstanzung von Myokardzellen auch einen subakuten Verlauf mit Perikardergüssen, Rhythmusstörungen und reversiblen/passageren Störungen der Pumpfunktion auslösen kann.

Kardiomyopathien nach Bestrahlung des Mediastinums Hier finden sich oft chronische Perikardergüsse.

Kardiomyopathie im Verlauf endokriner Erkrankungen Die Grundkrankheit bestimmt bei diesen Formen die klinische Symptomatik.

Inflammatorische Kardiomyopathie (Myokarditis) Siehe folgender Absatz.

Inflammatorische Kardiomyopathie (DCMi; Myokarditis)

Es liegt eine Entzündung des Myokards mit Ödem, Gefügedilatation und Nekrose der Herzmuskelzellen zugrunde. Eine Myokarditis wird als Ursache für rund 20% (autoptische Serien) der plötzlichen Todesfälle bei Kindern angeschuldigt.

Ursachen

Viral RNA-Viren: Picorna (Coxsackie A, B, Echo, Polio), Orthomyxo (Influenza A, B, C), Paramyxo (Rubeola, Mumps), Toga (Chicungunya, Dengue, Gelbfieber, Rubella), Rhabdo (Rabies), Arena (lymph. Choriomeningitis), Hepatitis C. DNA-Viren: Pocken (Variola, Vakzinia), Herpes (Varizella-Zoster, Zytomegalie, EPSTEIN-BARR, H. humanus), Adeno.

Bakteriell Diphterie, Sepsis, Spirochäten (Syphilis, Leptospirose, Borrelia burgdorferi), Chlamydia pneumoniae, Rickettsia burnetii (Q-Fieber).

Protozoen Trypanosoma cruzi (Chagas-Krankheit), Toxoplasmose, Amöbiasis, Malaria, Leishmaniose.

Parasiten Trichinen, Echinokokken, Askariden.

Autoreaktiv Lymphozytär und/oder humoral.

Pathomechanismus

Die erregerbedingte Infektion ruft zunächst eine entsprechende humorale und zelluläre Immunantwort hervor. Sowohl die lytische Virusaktivität allein als auch die antivirale Immunantwort können Entzündungen am Myokard durch Myozytolysen hervorrufen. Mit der Infektion kann es zur autoimmunen Reaktion gegen das eigene Herz kommen. Antigenes, meist molekulares sogenanntes „Mimikry" dürfte dabei ein wichtiges Prinzip sein, das zur antikardialen Autoreaktivität führt. In der Initialphase und in der Folge dürfte dabei der durch Zytokine vermittelten Kardiodepression eine bisher eher unterschätzte Rolle zukommen. Zytotoxische T-Lymphozyten, natürliche Killerzellen und Mediatoren können ebenso wie die gegen das Sarkolemm gerichteten und andere Antikörper zu Entzündung und Myozytolyse führen. Zahlreiche Autoantikörper sind bekannt, wie beispielsweise Antikörper gegen Epitope (Sarkolemm, Myolemm, Calciumkanal und Rezeptoren wie zum Beispiel Betarezeptoren auf dem Sarkolemm), gegen kontraktile Proteine (Myosin, Aktin, Tropomyosin), die extrazelluläre Matrix (Desmin, Laminin), gegen mitochondriale (ANT, M7, mitochondriale Enzyme) und sarkoplasmatisch retikuläre Antigene. Die Annahme einer sekundären Immunpathogenese stützt sich unter anderem auf die Fixation von Komplement-IgG-, -IgA- und -IgM-Antikörpern an das Sarkolemm, an das interstitielle Bindegewebe und an die Kapillaren in der Myokardbiopsie. Außerdem ist auch eine polyklonale Stimulation der Immunglobulinproduktion gegen kardiale Epitope vorstellbar, die dann nur eine Begleiterscheinung wäre. Die meisten der aus der Biopsie zu findenden Antikörper lassen sich übrigens auch als zirkulierende Antikörper nachweisen.

Symptome

Die akute entzündliche Kardiomyopathie präsentiert sich klinisch mit Entzündungs- und Herzinsuffizienzzeichen, wohingegen die chronische Form wesentlich uncharakteristischer mit Abgeschlagenheit, Leistungsminderung, Gewichtsabnahme und Appetitstörungen einhergeht und daher leicht zu übersehen ist.

Klinische Kriterien für eine entzündliche Kardiomyopathie
Hauptkriterien:

- Kardiale Symptome (Synkope, Herzversagen und kardialer Schock, linksventrikuläre Dilatation im Echo) zehn Tage nach Prodromi (Fieber, grippale Symptome, Gastroenteritis, Brustschmerzen)

- EKG-Veränderungen (ventrikuläre Arrhythmien, AV-Überleitungsstörungen bis hin zum kompletten Block, Repolarisationsstörungen) und Enzymerhöhungen im Serum.

Nebenkriterien:

- Positive Virusserologie
- Endomyokardbiopsiebefund
- Ausschluß einer dilatativen Kardiomyopathie, einer tachykardiebedingten chronischen Herzinsuffizienz und einer Koronargefäßanomalie.

Differentialdiagnosen Entzündliche Kardiomyopathie im Rahmen einer Sepsis, Tuberkulose, Lyme-Borreliose, Yersiniose, toxische entzündliche Kardiomyopathie (beispielsweise durch Paracetamol), metabolische, neuromuskuläre oder mitochondriale Erkrankungen, angeborene Herzfehler, insbesondere ein BLAND-WHITE-GARLAND-Syndrom mit Ursprung einer Koronararterie aus der A. pulmonalis.

Diagnostik

EKG (im Akutstadium sind häufige Ableitungen empfohlen), Langzeit-EKG, Echokardiographie, Röntgen-Thorax, Virusserologie (Entero-, EPSTEIN-BARR-, Influenza-, Adeno-, Herpesvirus). Entzündungsparameter, CK/CK-MB, Troponin. Immunologische Diagnostik (antinukleäre Faktoren, antimyolemmale und antisarkolemmale Antikörper). Die Diagnose „Myokarditis" kann nur aus einer Endomyokardbiopsie mit histologischer, immunhistochemischer und molekularbiologisch-virologischer Aufarbeitung beweisend gestellt werden. Die bisher angewandte histologische DALLAS-Klassifikation unterschied in eine aktive (Infiltrat, Myozytolyse und interstitielles Ödem), eine unveränderte (zweite Biopsie mit identischen Kriterien), eine abheilende (Infiltrat, Myozytolyse und/oder Narbenbildung in der Folgebiopsie) und eine abgeheilte Myokarditis (fokale oder diffuse Narbenbildung nach positiver erster Biopsie). Der histologische Befund bei abgeheilter entzündlicher Kardiomyopathie ist identisch mit den mikroskopischen Befunden bei einer idiopathischen dilatativen Kardiomyopathie. Der Grenzbefund zur Myokarditis („borderline myocarditis", der eigentlich nach DALLAS einer Kontrollbiopsie bedarf) zeigt eingestreute Lymphozyten oder kleine Nester unbestimmter Zahl von Lymphozyten ohne Myozytolyse. Der DALLAS-Klassifikation fehlte eine Beschreibung der chronischen Myokarditis und deren Abgrenzung zur „borderline myocarditis". Deshalb wurde durch die International Society and Federation of Cardiology (ISFC) kürzlich die immunhistologischen Kriterien der inflammatorischen Kardiomyopathie (DCMi) als >14 Lymphozyten bzw. Makrophagen/mm^3 definiert, und es wurden methodische Standards für den Nachweis von viraler RNA und DNA im Myokard festgelegt. Für die chronische Myokarditis oder entzündliche Kardiomyopathie ist im Gegensatz zur aktiven/akuten oder abheilenden Myokarditis nach den DALLAS-Kriterien eine Nekrose oder Apoptose nicht obligat. Als Zeichen der Immunaktivierung werden eine vermehrte Expression von MHC I und II oder Adhäsionsmolekülen als zusätzlicher, wenngleich inkonstant vorliegender Hinweis gedeutet.

Die Zuordnung der entzündlichen Kardiomyopathie/Myokarditis erfordert darüber hinaus die Identifikation des Erregers, also kardiotroper Viren, Bakterien oder Protozoen, am besten mittels Polymerasekettenreaktion oder einer In-situ-Hybridisierung in der Biopsie.

Behandlung

Kausale Behandlung Experimentell: Virustatika, Interferon, monoklonale Antikörper gegen aktivierte T-Lymphozyten.

Symptomatische Behandlung Die Beherrschung einer fulminanten entzündlichen Kardiomyopathie erfordert alle Register der intensivmedizinischen Maßnahmen. Zur Insuffizienzbehandlung sind in der Regel hochdosierte Katecholamine und die maschinelle Beatmung erforderlich. Nicht selten ist die Kreislaufstützung mit einem Assist-Device oder einem implantierten Kunstherz bis zur Transplantation die einzige Option. Das Ansprechen eines Teils der Patienten auf eine hochdosierte Immunglobulingabe rechtfertigt einen Behandlungsversuch nach Abschluß der serologischen Diagnostik. Bei milderen Verlaufsformen genügen Bettruhe und eine Behandlung mit Diuretika, ACE-Hemmern und gegebenenfalls Antiarrhythmika bis zur Besserung. Digitalis ist bei der akuten entzündlichen Kardiomyopathie umstritten aufgrund der arrhythmogenen Potenz des Medikaments. Corticoide fördern eine Virusvermehrung und sind daher eher von Nachteil! Dies gilt jedoch nicht für eine chronische, durch Autoantikörper induzierte entzündliche Kardiomyopathie. Hier wird mit Prednisolon und Azathioprin immunsuppressiv behandelt. Bei einer Viruspersistenz-Myokarditis kann Interferon eine Besserung bringen. Supportiv ist eventuell die Schrittmacherimplantation bei einem hämodynamisch relevanten AV-Block °III erforderlich.

Prognose

Die Mortalität liegt auch heute noch um 25%, aber auch nach initial schwerem Pumpversagen sind günstige Verläufe möglich.

6.4 Hypertrophische Kardiomyopathie (HCM)

Hämodynamisch handelt es sich bei der hypertrophischen Kardiomyopathie um eine überwiegende Störung der Dehnbarkeit des Herzmuskels (Compliancestörung) mit erhöhten Füllungsdrucken des linken, manchmal auch rechten Ventrikels bei einer zugrundeliegenden exzessiven Hypertrophie der Kammerwände und insbesondere des Septums. Die hypertrophische Kardiomyopathie ist noch seltener als die dilatative Kardiomyopathie. Männer sind häufiger betroffen als Frauen. Die Inzidenz liegt bei ungefähr 2,5 Patienten pro 100 000 Einwohner pro Jahr (möglicherweise aber etwas höher). Das Manifestationsalter reicht von der frühen Kindheit bis weit ins Erwachsenenalter, die Krankheit kann aber auch lebenslang symptomlos bleiben. Etwa 50% der Fälle zeigen eine familiäre Häufung, so daß ein autosomal-dominanter Erbgang mit unterschiedlicher Penetranz angenommen wird.

Formen/Einteilung

Man unterscheidet eine Form mit Obstruktion (HOCM = hypertrophische obstruktive Kardiomyopathie, IHSS*) von einer Form ohne Ausflußbahnobstruktion (HCM).
  IHSS = infundibuläre hypertrophische Subaortenstenose des Kindesalters

Hämodynamik

Infolge der veränderten Ventrikelgeometrie kommt es oft, insbesondere wenn eine Ausflußbahnobstruktion vorliegt, zu einer Mitralinsuffizienz – auch ohne Vorliegen einer strukturellen Abnormität der Klappe.

Diagnostik

Echokardiographisch bereitet die Erkennung der Hypertrophie von Septum und Hinterwand und des auffallend kleinen endsystolischen Ventrikeldurchmessers kaum diagnostische Schwierigkeiten. Bei einer relevanten Ausflußbahnobstruktion findet sich eine systolische anteriore Bewegung (SAM) des vorderen Mitralsegels und eine mesosystolische Retraktion der Aortenklappenöffnung. Die Dopplerunterschuchung läßt den Gradienten über dem Ausflußtrakt abschätzen, und eine Mitralinsuffizienz kann nachgewiesen werden. Die diastolische Dehnbarkeitsstörung zeigt sich in veränderten diastolischen Zeitwerten und E/A-Quotienten. Die invasive Diagnostik erbringt kaum zusätzliche Information und muß daher nicht unbedingt durchgeführt werden. Der Ausschluß oder entsprechende Nachweis von Muskelbrücken an den Koronararterien gelingt zwar erst mit einer Koronarangiographie, diese Befunde sind aber ohne therapeutische Relevanz. Eine Myokardbiopsie kommt vorwiegend bei nichtobstruktiven Formen zum Ausschluß sekundärer Herzmuskelerkrankungen (beispielsweise Amyloidose, Speichererkrankungen und andere) in Betracht.

Konservative Behandlung

Wichtig ist es, potentiell die Obstruktion aggravierende Einflußfaktoren, wie positiv inotrop wirkende Medikamente, Digitalis, Sympathomimetika oder Calcium sowie Nitroglycerin, aber auch starke körperliche Belastungen zu vermeiden (Sportverbot). Versuche mit Calciumantagonisten vom Verapamil-Typ oder Betablockern haben keine überzeugenden Ergebnisse erbracht, meist wird aber trotzdem mit diesen Substanzen behandelt.

Operative Behandlung

Bei gravierender Ausflußtraktobstruktion muß entweder chirurgisch vorgegangen werden (Ventrikelmyotomie oder Myektomie) oder (experimentell; bei Erwachsenen) eine perkutane transluminale septale Myokardablation (PTSMA) oder eine transkoronare Ablation der Septumhypertrophie (TASH) mit Instillation von reinem Alkohol in einen koronaren Septalast müssen durchgeführt werden. Auch die Implantation eines Zweikammerschrittmachers mit kurz programmierter AV-Überleitungszeit wird als Behandlungsansatz vorgeschlagen, ist aber der PTSMA oder Myektomie in der Reduktion des Gradienten über dem Ausflußtrakt unterlegen. Bei komplexen Rhythmusstörungen kann mit Amiodaron oder einem implantierbaren Defibrillator (AICD) die Prognose verbessert werden.

6.5 Restriktive (obliterierende) Kardiomyopathie

Die restriktive Kardiomyopathie (RCM) ist in Mitteleuropa extrem selten und zeigt sich dann in der Regel als Endocarditis fibroplastica LÖFFLER. Sie ist häufiger in Afrika und kommt dort als Endomyokardfibrose vor (tropische Form). Man unterscheidet deshalb die Endomyokardfibrose mit und ohne Eosinophilie. Ursächlich spielen von Eosinophilen freigesetzte Faktoren, wie zum Beispiel kationische Proteine, eine entscheidende Rolle.

Formen/Einteilung

Histologische Stadien der Endocarditis fibroplastica LÖFFLER

- Stadium I: Eosinophile Endomyokarditis
- Stadium II: Parietale Thrombenbildung
- Stadium III: Fibrose.

Bei der seltenen Endokardfibroelastose (EFE), die ebenfalls der restriktiven Kardiomyopathie zugeordnet wird, scheint nach klinischen und molekularvirologischen Untersuchungen einer pränatalen Mumpsinfektion eine kausale Bedeutung zuzukommen.

Hämodynamik

Es findet sich bei normal großem linken Ventrikel eine abrupte Hemmung der diastolischen Compliance. Häufig sind intraventrikuläre Thromben assoziiert.

Diagnostik

Charakteristisch ist ein früh einfallender dritter Herzton; im Apexkardiogramm zeigt sich eine schnelle Füllungswelle. Bei der invasiven Diagnostik ist der linksseitige diastolische Druck stets höher als auf der rechten Seite (im Gegensatz zur konstriktiven Perikarditis). EKG und Röntgenbild sind uncharakteristisch. Sekundäre Kardiomyopathien wie Amyloidose und andere infiltrative Myokarderkrankungen können unter dem Bild einer restriktiven Kardiomyopathie verlaufen und sollten durch Endomyokardbiopsie ausgeschlossen oder nachgewiesen werden.

Konservative Behandlung

Eine kausale Therapie ist meist nicht möglich; immer ist eine Antikoagulantienbehandlung empfehlenswert. Ein Versuch mit Steroiden und Azathioprin bei einer LÖFFLER-Endokarditis kann nützlich sein. Das Behandlungsziel ist, den Anteil der Eosinophilen unter $100\,000/mm^3$ zu halten.

6.6 Arrhythmogene rechtsventrikuläre Kardiomyopathie (ARVCM)

Bei der arrhythmogenen rechtsventrikulären Kardiomyopathie (ARVCM) liegt eine segmentale Verdünnung der rechtsventrikulären Muskulatur mit Einlagerung von Bindegewebe und Fett vor. Ein Übergreifen auf den linken Ventrikel ist selten, aber prinzipiell möglich. Rechtsventrikuläre Ausflußbahntachykardien kommen gehäuft vor. Die Ätiologie ist unklar. Erbliche Faktoren (zum Beispiel bei der Keratosis pedoplantaris NAXOS) sind bei einem Teil der Patienten anzunehmen. Für andere, auch für sporadische Fälle wird eine intrauterine Myokarditis des Fetus mit atypischer fettig-fibröser Abheilung, eventuell gleichfalls auf dem Boden einer familiären Prädisposition, vermutet.

Hämodynamik

Im Vordergrund der Problematik stehen komplexe Rhythmusstörungen, die unter Umständen auch lebensbedrohlich sein können.

Diagnostik

Die klinische Diagnose stützt sich auf Echokardiographie und das MRT mit einer fast pathognomonischen Fettanreicherung. Darüber hinaus gibt es charakteristische Veränderungen des EKG, nämlich eine Epsilon-Welle in V1 und V2 (s. Abb. 6.2) und eventuell eine rechtsventrikuläre Ausflußbahntachykardie. Der histologische Nachweis der fibrös-fettigen degenerativen Veränderungen und einer Viruspersistenz gelingt nur durch eine Endomyokardbiopsie aus dem rechten Ventrikel oder aber postmortal.

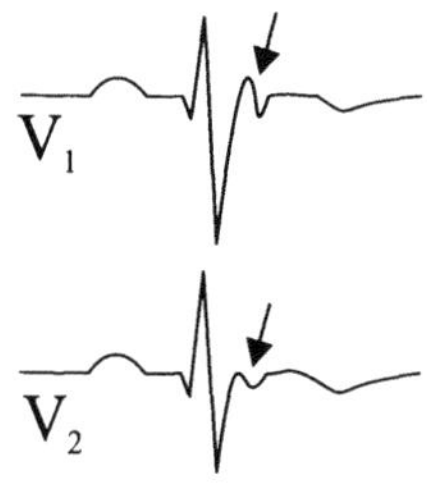

Abb. 6.2. Epsilon-Zeichen bei ARVCM. Bei Kindern ist dieses Muster jedoch oft kaum vom weitaus häufigeren inkompletten Rechtsschenkelblock zu unterscheiden.

7
Herzrhythmusstörungen

Man kann Störungen der Frequenz und der Überleitung, bei denen ein abnorm langsamer oder schneller Herzschlag vorliegen kann, von Störungen des Rhythmus mit zusätzlichen Herzschlägen („Extrasystolen") unterscheiden.

7.1 Störungen der Frequenz

Bradykardie

Herzrhythmusstörungen mit abnorm langsamer Herzfrequenz. Wichtigste Formen sind der komplette AV-Block, der angeboren, in Assoziation mit bestimmten Herzfehlern oder postoperativ auftritt, und das Sinusknotensyndrom (= SSS, Tachykardie-Bradykardie-Syndrom), das bei Kindern idiopathisch oder als Folge einer Herzoperation entsteht.

Symptome

Falls die Patienten überhaupt symptomatisch sind, klagen sie über eine reduzierte Belastbarkeit und andere Herzinsuffizienzsymptome. Außerdem treten Paroxysmen in Form von Schwindel oder Synkopen (= ADAMS-STOKES-Anfälle) auf.

Diagnostik

Das 12-Kanal-EKG mit langem Rhythmusstreifen sollte durch ein 24h-Langzeit-EKG und ein Belastungs-EKG ergänzt werden. Eine Echokardiographie ist zum Ausschluß eines strukturellen Herzfehlers erforderlich. Im Röntgen-Thorax können die Herzgröße und eine eventuelle pulmonale Stauung beurteilt werden. Selten ist eine ergänzende intrakardiale elektrophysiologische Untersuchung notwendig. Im Labor sollten neben den Entzündungsparametern die Elektrolyte bestimmt werden. Bei Neugeborenen mit einem AV-Block °III muß bei der Mutter ein unter Umständen auch subklinisch verlaufender Lupus erythematodes durch die Bestimmung der SS-A und SS-B-Antikörper ausgeschlossen werden. Diese plazentagängigen SS-Antikörper schädigen intrauterin das fetale Reizleitungssystem.

Behandlung

Die medikamentöse Behandlung bleibt meist ohne dauerhaften Erfolg, daher ist eine Schrittmacherimplantation in vielen Fällen nicht zu umgehen. Auf dem Markt sind myokardiale Schraubelektroden und epimyokardiale Aufnahtelektroden, die über eine Sternotomie implantiert werden müssen. Ein alternatives System sind die bei Erwachsenen fast ausschließlich verwendeten transvenösen Elektroden, die zwar über einen nur kleinen Hautschnitt von subclaviculär eingeführt werden können, aber speziell im (Klein-) Kindesalter verschiedene gravierende Nachteile aufweisen. Insbesondere die Entfernung einer zu kurz gewordenen, fest ins Endokard eingewachsenen Elektrode ist riskant.

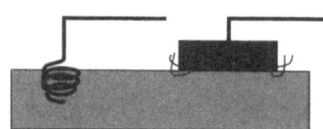

Abb. 7.1. Elektrodentypen für permanente Schrittmacher: Myokardiale Schraubelektrode (links), epimyokardiale Aufnahtelektrode (rechts).

Behandlungsindikationen

- AV-Block °III: Wenn angeboren, symptomatisch, ADAMS-STOKES-Anfälle, mittlere Herzfrequenz im Wachzustand <55/min. (Säugling) bzw. <50/min. (Kind), Pausen über 3 s., VES oder Tachykardien unter Belastung, Block distal des HIS-Bündels, verlängerte QT-Zeit.
- Sinusknotensyndrom: Wenn symptomatisch, Pausen über 3 s., Notwendigkeit der Behandlung mit frequenzverlangsamenden Medikamenten, paroxysmale atriale Tachykardien.

Reanimationseinweisung der Eltern!

Schrittmacher-Nomenklatur

Wahrnehmungs-/Sensingschwelle/Empfindlichkeit Amplitude der elektrischen Eigenaktion (Millivolt-Bereich), die der Schrittmacher gerade noch wahrnehmen kann. Bei zu hoch eingestellter Wahrnehmungsschwelle („undersensing") erfolgt eine Stimulation asynchron! Bei zu niedrig eingestellter Wahrnehmungsschwelle („oversensing", beispielsweise far-field-Sensing : P-Wellen werden durch zu empfindliche Einstellung als QRS-Komplexe interpretiert, und der Kammerimpuls wird fälschlich inhibiert) besteht die Gefahr einer Fehlfunktion.

Reizschwelle/Reizstromstärke Kleinste Energie, um eine myokardiale Antwort zu erzeugen (Volt-Bereich). Die Reizstromstärke setzt sich zusammen aus Amplitude und Impulsdauer. Bei pasageren Schrittmachern kann meist nur die Amplitude geregelt werden. Der jeweilige Betriebsmodus wird durch einen Buchstabencode beschrieben:

- 1. Buchstabe (Stimulationsort):
  V = Ventrikel, A = Atrium, D = A&V
- 2. Buchstabe (Wahrnehmungsort/Sensing):
  V = Ventrikel, A = Atrium, D = A&V, 0 = kein Sensing
- 3. Buchstabe (Reaktionsart auf eine wahrgenommene elektrische Herzaktion):
  I = inhibiert, T = getriggert, D = am Vorhof und Ventrikel gesenst und inhibiert, 0 = asynchron, keine Steuerung
- 4. Buchstabe: R = Rate response (Aktivitäts-Sensor), P = einfache Programmierung, M = mehrfache Programmierung, 0 = keine, C = Kommunikation (Telemetrie)
- 5. Buchstabe (Antitachykardie-Funktion):
  0 = keine, P = Pacing (antitachykard), S = Schock (Defibrillation), D = P&S

Beispiele: AAI-Modus: Vorhofstimulation und -sensing, Inhibition bei schnellerer Vorhof-Eigenfrequenz als die eingestellte Schrittmacherfrequenz. DDDR-Modus: Zweikammerstimulation und -wahrnehmung. Anpassung der Stimulationsfrequenz im eingestellten Bereich (beispielsweise 70–160/min.) an körperliche Aktivität.

Bradykardieformen am Monitor

Sinusbradykardie Jedem QRS-Komplex geht ein P mit normaler PQ-Zeit voraus. Die Frequenz liegt unterhalb der Altersnorm (s. Abb. 7.2). Die Ursachen für eine Sinusbrady-

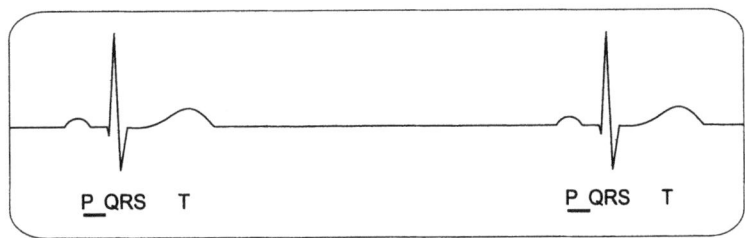

Abb. 7.2. Sinusbradykardie.

kardie sind eine Apnoe (vor allem bei Frühgeborenen), eine Vagusreizung beispielsweise durch Schmerzreiz, Kältereiz und andere Stimuli. Außerdem führen eine Unterkühlung, eine Hypothyreose, der Typhus und eine Diphterie zur abnorm langsamen Herzaktion. Die Behandlungsbedürftigkeit richtet sich nach der zugrundeliegenden Ursache. Es ist eine spontane Rückbildung unter Sympathikuseinfluß zu beobachten. Mit einer suffizienten Behandlung der primären Ursache ist gleichzeitig die Bradykardie behoben.

AV-Block °I Es liegt eine Verlängerung der Überleitung durch eine Verzögerung im AV-Knoten vor, was im EKG als lange PQ-Zeit zu sehen ist. Es handelt sich eigentlich nicht um eine bradykarde Rhythmusstörung, da die Herzfrequenz normal ist (s. Abb. 7.3).

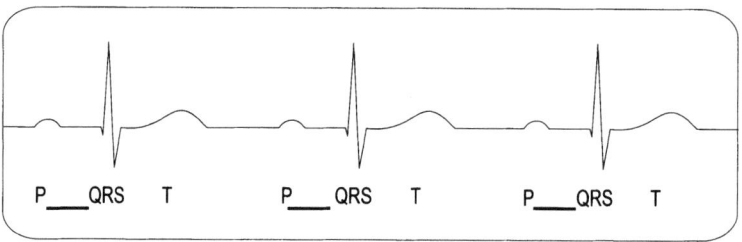

Abb. 7.3. AV-Block °I.

Eine über der Altersnorm liegende PQ-Dauer findet man angeboren fast immer bei einem AVSD. Strenggenommen darf man aber in diesen Fällen nicht von einer Blockierung reden, da die lange Überleitung eine anatomische Ursache hat. In den übrigen Fällen ist der AV-Block °I meistens vegetativ bedingt und verschwindet prompt unter Sympathikuseinfluß. In Einzelfällen spricht er jedoch für eine leichte Schädigung des AV-Knotens, beispielsweise in einer postoperativen Situation oder bei einer Myokarditis. Auch Digitalis oder Antiarrhythmika können einen AV-Block °I induzieren. In diesen Fällen ist die Überleitungsverzögerung auch unter Belastung nachweisbar. Eine direkte Behandlungsbedürftigkeit besteht in keinem Fall, da die Funktion des Herzens nicht beeinträchtigt ist, eventuell müssen aber Medikamentendosierungen überdacht werden.

AV-Block °II a (= Typ I; Wenckebach) Eine sukzessive Verlängerung der PQ-Zeit und damit der Überleitung von Schlag zu Schlag führt bis zum Ausfall einer Überleitung mit Ausfall einer Kammeraktion. Im darauffolgenden Schlag beginnt die Periodik von vorne (s. Abb. 7.4).

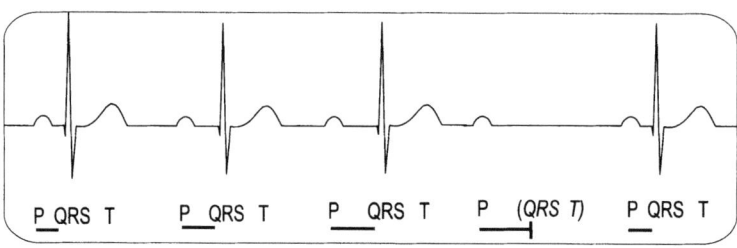

Abb. 7.4. AV-Block °IIa (WENCKEBACH).

Eine WENCKEBACH-Periodik ist meistens vegetativ bedingt und verschwindet unter Sympathikuseinfluß, kann aber eventuell auch Zeichen einer medikamenteninduzierten, postoperativen oder entzündlichen stärkeren Schädigung des AV-Knotens sein. Dann ist die Blockierung auch unter körperlicher Belastung auftretend. Eine Behandlungsbedürftigkeit mit Orciprenalin (Alupent) besteht trotzdem allenfalls in Einzelfällen.

AV-Block °II b (= Typ II; Mobitz) Ein Ausfall beispielsweise jeder zweiten Überleitung (= 2:1-Block) führt zu einem Kammerrhythmus mit halber Vorhoffrequenz (s. Abb. 7.5), der Ausfall jeder dritten Überleitung (= 3:1-Block) zu einer Herzfrequenz, die zwei Drittel der Vorhoffrequenz beträgt.

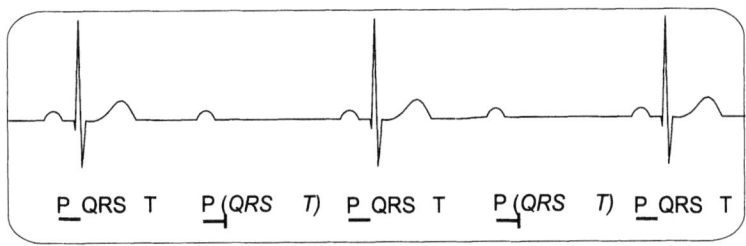

Abb. 7.5. AV-Block °IIb (MOBITZ), hier mit 2:1-Überleitung.

Ein AV-Block Typ MOBITZ ist gravierender zu werten als eine WENCKEBACH-Periodik. Meist tritt er postoperativ oder im Rahmen einer Myokarditis auf, kann aber auch durch eine Antiarrhythmika- oder Digitalisüberdosierung entstehen. Aufgrund der Bradykardie ist eine Behandlungsbedürftigkeit fast immer gegeben, denn oft resultiert ein ungenügender cardiac output aus der Rhythmussituation. Eine akute Behandlung kann mit Alupent durchgeführt werden, bei Persistenz muß eventuell eine Schrittmacherimplantation erfolgen – die Indikation sollte aber kritisch gestellt werden.

AV-Block °III Das vollständige Fehlen der Überleitung im AV-Knoten führt zum von den Vorhofaktionen unabhängigen Schlagen der Kammern mit einem langsamen Ersatzrhythmus, der von einem sekundären oder tertiären Reizbildungszentrum ausgeht (s. Abb. 7.6).

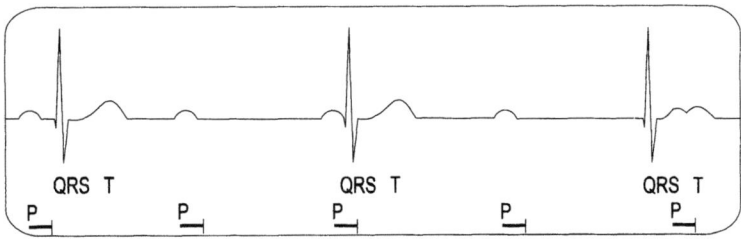

Abb. 7.6. AV-Block °III.

Ein kongenitaler AV-Block °III kann verursacht sein durch eine zugrundeliegende Ventrikelinversion oder durch einen mütterlichen Lupus erythematodes, meist ist er aber idiopathisch. Ein sekundär aufgetretener kompletter AV-Block ist Zeichen der schwersten Schädigung des AV-Knotens, beispielsweise postoperativ oder durch eine akute oder chronische Myokarditis. Eine Behandlungsbedürftigkeit ist praktisch immer gegeben, da auf Dauer das ungenügende Herzzeitvolumen zur Herzinsuffizienz führt. Die Patienten klagen über eine chronische Müdigkeit und Leistungsminderung. Ein kongenitaler AV-Block °III kann bereits intrauterin zur Herzinsuffizienz mit extremen Ödemen und ausgeprägten Ergüssen in Pleura-, Perikard- und Abdominalhöhle führen. Dies ist eine der Ursachen für einen Hydrops fetalis und stellt unmittelbar postnatal eine gefürchtete Notfallsituation dar, deren Beherrschung eine intensivmedizinische Herausforderung ist. Die Mortalität ist sehr hoch. Akut kann eine Behandlung mit Alupent zwar versucht werden, sie ist aber meist wenig wirksam. Eine längerfristig effektive Behandlung kann nur mit einem Schrittmacher erreicht werden. Unter Umständen kann notfallmäßig eine transvenöse Schrittmacherelektrode über eine periphere Vene in den Ventrikel vorgeschoben werden und bis zur definitiven Schrittmacherimplantation überbrückend von extern stimuliert werden. Prinzipiell geht dies auch provisorisch für kurze Zeit über eine Schrittmacherelektrode im Ösophagus.

Asystolie Es findet keine Kammererregung statt, es besteht also ein elektrischer und mechanischer Herzstillstand (s. Abb. 7.7).

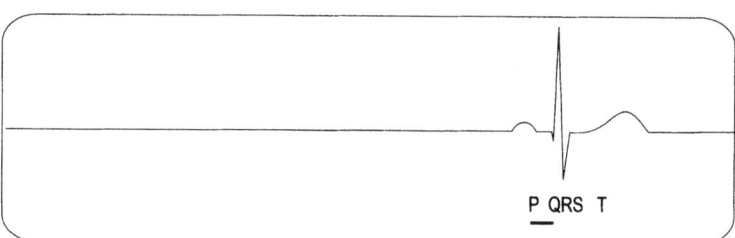

Abb. 7.7. Asystolie mit spontanem Wiedereinstetzen eines Sinusschlags. Pulskontrolle und klinische Beurteilung des Patienten! Häufig ist ein Elektrodendefekt die Ursache für ein scheinbares „Nullinien-EKG".

Ein Herzstillstand ist letztendlich das terminale Ereignis jeder lebensbedrohlichen Erkrankung. Beschränkt auf das kardiologische Problemfeld, kommt eine Asystolie meist im Rahmen eines Sick-Sinus-Syndrom vor. Auch ein kompletter Ausfall des Schrittmachers (= Exit-Block) bei einem Patienten ohne Eigenrhythmus führt zur Asystolie mit einer Nullinie im EKG. Grundsätzlich muß aber stets zuerst an eine Elektrolytentgleisung gedacht werden, insbesondere ein Kalium-Bolus kann zur Asystolie führen. Die Asystolie ist akut lebensbedrohlich, eine Bewußtlosigkeit tritt nach 3–10 Sekunden auf („ADAMS-STOKES-Anfall"), ein Beginn der hypoxämischen Hirnschädigung ist nach ca. 1–2 min. zu erwarten. Falls nach 8–10 Sekunden Asystolie keine spontanen Herzaktionen einsetzen, muß reanimiert werden mittels Herzmassage und Suprarenin-, Atropin-

oder Orciprenalin-Gabe. Ein externes transthorakales Pacing kann versucht werden, ist aber nach längerer Myokardhypoxie oft erfolglos.

Elektromechanische Entkopplung Auch bei der elektromechanischen Entkopplung liegt ein Herzstillstand vor, allerdings bei einem weitestgehend normalem EKG am Monitor! Das Problem ist eine fehlende Antwort der Herzmuskelzelle auf das Aktionspotential. Bei zusätzlicher Registrierung des Plethysmogramms durch einen Pulsoxymeter würde ein fehlendes Pulsieren auffallen. Ein Schrittmacherpatient kann unter laufendem EKG-Monitoring unerkannt versterben, da ein reines EKG-System eine Entkopplung nicht registrieren kann! Die Entkopplung ist selten und tritt eigentlich nur nach einer Herzoperation auf. Hinsichtlich der Behandlungsindikation und der Vorgehensweise herrscht Analogie zur Asystolie. Erste Maßnahme bei einer Entkopplung ist eine Calciumgabe (außer bei einer Digoxinvergiftung). Ein externes oder internes Pacing mit maximalem Output kann versucht werden. Die Reanimationsbemühungen sollten nicht zu bald abgebrochen werden, aber trotzdem ist eine elektromechanische Entkopplung fast immer eine hoffnungslose Situation.

Tachykardie und Antiarrhythmika

Herzrhythmusstörungen mit abnorm beschleunigter atrialer oder ventrikulärer Frequenz werden als Tachykardie bezeichnet. Hier unterscheidet man zahlreiche Varianten mit sehr unterschiedlichem Pathomechanismus.

Supraventrikuläre Tachykardien (SVT) Die Entstehung ist in allen Fällen oberhalb des His-Bündels, daher liegt auch während der Tachykardie eine normale QRS-Morphologie vor. Ausnahme von dieser Regel sind akzessorische Bahnen, wie sie beispielsweise beim WPW-Syndrom existieren.

(Zur Differentialdiagnostik der supraventrikulären Tachykardie s. Abb. 7.8 auf Seite 263.)

- WPW-Syndrom. Häufig; akzessorische Bündel zwischen Vorhof und Ventrikel leiten die Erregung vorzeitig (am AV-Knoten vorbei) vorwärts (= orthodrom) auf den Ventrikel über: Präexzitationssyndrom. Es gibt auch nur retrograd, also rückwärts vom Ventrikel auf den Vorhof leitende, akzessorische Bündel (= antidrom), was zur kreisenden Erregung ohne Verzögerung im AV-Knoten und damit zur Tachykardie führt.
  - „offenes"(= im EKG sichtbares) WPW-Syndrom mit orthodromer oder antidromer Leitung.
  - verborgenes („concealed"= im EKG nicht sichtbares) WPW-Syndrom mit orthodromer Leitung.
- Paroxysmale (= anfallsweise) SVT
  - AVRT (atrioventrikuläre Reentry-Tachykardie)
  - AVNRT (AV-Knoten-Reentry-Tachykardie)
  - AT (Vorhoftachykardie durch intraatrialen Reentry oder fokal).

- Chronische SVT
  - Permanente Form (PJRT; akzessorische Bahn mit dekrementiellen Leitungseigenschaften)
  - Atriale ektope Tachykardie (AET; zusätzlicher Fokus im Vorhof)
  - Chaotische multifokale atriale Tachykardie (MAT)
  - Junktional ektope Tachykardie (JET; sehr selten angeboren, aber häufig nach Herz-Operation).
- Vorhofflattern.
- Vorhofflimmern.

Ventrikuläre Tachykardien (VT) Im Unterschied zur SVT entsteht diese Rhythmusstörung unterhalb des HIS-Bündels, daher sieht man im EKG schenkelblockartig deformierte QRS-Komplexe. Auch bei einer VT unterscheidet man differente Formen:

- Akzelerierter ventrikulärer Rhythmus
- Monomorphe extrasystolische VT (beim herzgesunden Kind aus RVOT oder LVOT)
- Monomorphe extrasystolische VT (beim herzkranken Kind)
- Polymorphe VT (katecholamininduziert oder „Torsade de pointes" bei Long-QT-Syndrom = LQTS).

Symptome

Beim Säugling Man tastet einen flachen schnellen Puls, die Kinder zeigen eine Tachypnoe und eine auffallende Unruhe ohne äußeren Anlaß (...*Angst macht tachykard und umgekehrt...*), darüber hinaus fallen eine Blässe, eine Schweißneigung und eine Trinkunlust auf. Bei einer langanhaltenden Tachykardie entwickeln sich zunehmende Herzinsuffizienzzeichen.

Bei älteren Kindern Die Patienten klagen über Herzrasen, Schwindel und Schwäche. Ein Teil der Kinder hat pektanginöse Beschwerden oder Synkopen. Bei einer chronischen Tachykardie kann eine Herzinsuffizienz entstehen. Je älter der Patient ist, desto schlechter wird die Tachykardie hämodynamisch toleriert. Bei Erwachsenen ist daher weitaus größere Eile in der Behandlung geboten als beim Säugling!

Diagnostik

Im Anfall genügt meist ein 12-Kanal Standard-EKG mit langem Streifen zur Differenzierung. Bei selten auftretenden Episoden braucht man zur Sicherung der Diagnose eine (oder mehrere) Langzeit-EKG-Ableitung(en), oder es muß sogar ein Event-Recorder verwendet werden. Im Anfall hilft oft eine diagnostische Adenosingabe unter laufendem EKG für die ätiologische Zuordnung. Insbesondere ein Vorhofflattern kann bisweilen im Standard-EKG schwierig zu erkennen sein, wohingegen in der kurzen Asystoliephase nach der Adenosingabe die Flatterwellen eindeutig sichtbar sind. Auch durch eine EKG-Ableitung über eine Ösophaguselektrode kann man das Vorhof-EKG besser beurteilen. Eine Echokardiographie zum Ausschluß assoziierter Herzfehler – insbesondere einer EBSTEIN-Anomalie – sollte neben einem Röntgen-Thorax durchgeführt werden. In manchen Fällen muß sogar eine intrakardiale elektrophysiologische Untersuchung erfolgen, bei der natürlich gleichzeitig auch durch Ablation ein Tachykardiefokus entfernt werden kann.

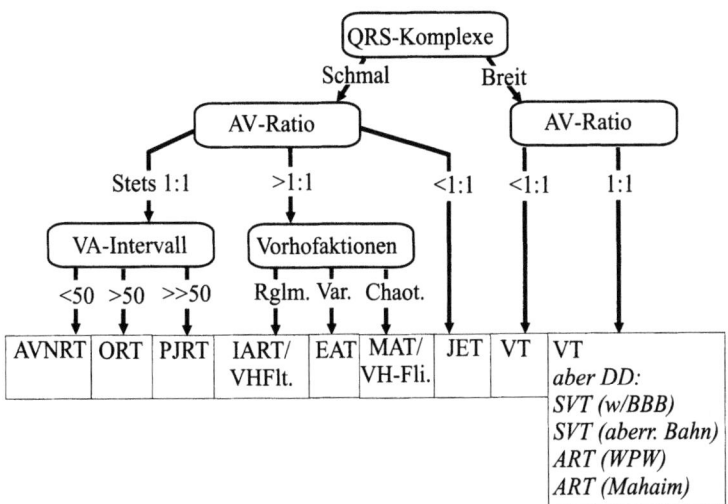

Abb. 7.8. Differentialdiagnose einer Tachykardie. AVNRT: AV-Knoten-Reentry-Tachykardie: Durch einen funktionell „zweigeteilten" AV-Knoten (mit „slow" und „fast pathway") kommt es zur kreisenden Erregung im Knoten mit einem schnellen Wiedereintritt (= reentry) des sowohl nach unten als auch pathologisch nach oben geleiteten Impulses. Sonderformen: ORT: Orthodrome reziproke Tachykardie, PJRT: Permanente Form einer Knoten-Reentrytachykardie. IART intraatriale Reentry-Tachykardie oder inzisionale (d.h. an einem ehemaligen Schnitt entstehende) Tachykardie. EAT: Ektope atriale Tachykardie, MAT: Multifokale atriale Tachykardie, JET: Junktional-ektope Tachykardie. VT: Ventrikuläre Tachykardie, SVT: Supraventrikuläre Tachykardie. WPW: WOLFF-PARKINSON-WHITE-Syndrom: Akzessorische Bündel zwischen Vorhof und Ventrikel leiten die Erregung vorzeitig vorwärts (= orthodrom) oder retrograd (= antidrom) am AV-Knoten vorbei, was zur kreisenden Erregung und damit zur Tachykardie führt. Vorhofflimmern/-flattern: Siehe unten. AT: Eine atriale Tachykardie entsteht durch einen Fokus im Vorhof oder einen atrialen Reentry- Mechanismus. Regelrechte Überleitung im Knoten.

Konservative Behandlung

Es kommen je nach Tachykardieform unterschiedliche Antiarrhythmika oder physikalische Methoden zum Einsatz.

Paroxysmale SVT (Säuglinge) Akutbehandlung: Fazialer Eispack, Adenosin, (transösophageale Elektrostimulation), externe Kardioversion. Dauerbehandlung: Propafenon, Flecainid, Amiodaron, ß-Blocker.

Paroxysmale SVT (Kinder) Akutbehandlung: Valsalva-Manöver, Adenosin, Propafenon, Verapamil, (transösophageale Elektrostimulation), externe Kardioversion. Dauerbehandlung: Digoxin (nicht bei WPW), Propafenon, Flecainid (PRJT), Sotalol, Amiodaron, ß-Blocker.

PJRT (= permanente Form der junktionalen Reentry-Tachykardie) Dauerbehandlung: Flecainid, Propafenon, Amiodaron.

AET (= atrial ektope Tachykardie) Dauerbehandlung: Flecainid, Propafenon, Sotalol, Amiodaron, ß-Blocker.

JET (= junktionale ektope Tachykardie; postoperativ) Akutbehandlung: Kontrollierte Hypothermie. Dauerbehandlung: Amiodaron.

CAT (= chaotische atriale Tachykardie) Dauerbehandlung: Amiodaron, Flecainid, ß-Blocker.

Vorhofflattern (Neugeborene) Akutbehandlung: Transösophageale Elektrostimulation, externe Kardioversion (Vorsicht bei SSS). Dauerbehandlung: Digoxin, ß-Blocker.

Vorhofflattern (nach Herz-OP) Akutbehandlung: Transösophageale Elektrostimulation, externe Kardioversion (Vorsicht bei SSS). Dauerbehandlung: Digoxin, eventuell plus ß-Blocker, eventuell plus Amiodaron.

Vorhofflimmern Akutbehandlung: Externe Kardioversion (Antikoagulation!). Dauerbehandlung: Digoxin, Propanolol, ß-Blocker.

Akzelerierter ventrikulärer Rhythmus Keine Indikation für eine Akut- oder Dauerbehandlung.

Monomorphe extrasystolische ventrikuläre Tachykardie (herzgesundes Kind) Keine Indikation für eine Akut- oder Dauerbehandlung.

Monomorphe extrasystolische ventrikuläre Tachykardie (herzkrankes Kind) Akutbehandlung: Lidocain, externe Kardioversion. Dauerbehandlung: ß-Blocker.

Katecholamininduzierte VT Akutbehandlung: Externe Kardioversion. Dauerbehandlung: ß-Blocker.

QT-Syndrom (LQTS) bei Versagen der medikamentösen Behandlung, bei langsamer HF Akutbehandlung: Externe Kardioversion. Dauerbehandlung: ß-Blocker, linksseitige Stellatumblockade, AICD-Schrittmacher.

Antiarrhythmika

Die Einteilung der Antiarrhythmika erfolgt in unterschiedliche Klassen mit jeweils differentem Wirkprofil (s. Tabelle 7.1 auf Seite 265). Im Kindesalter übliche Dosierungen der einzelnen Medikamente sind in Tabelle 7.2 auf Seite 266 aufgelistet.

Tabelle 7.1. Die Einteilung der Antiarrhythmika in unterschiedliche Klassen nach VAUGHN-WILLIAMS.

Klasse		Substanz	Kanal			Rezeptor				Klinischer Effekt			
			Na	Ca	K	α	β	Ach	Ad	Pro-Arr	LV-Fkt	HF	EK-NW
I	A	Chinidin	*		*	-		*		+			*
	A	Procainamid	*	+						*			+
	A	Disopyramid	*	+				*		-	↓		*
	B	Lidocain	-							-			*
	B	Mexiletin	-							-			*
	C	Propafenon	+					*		*	↓	-	+
	C	Flecainid	+							+	↓		-
II		ß-Blocker					+			-	↓	↓	-
III		Sotalol			+		+			+			+
		Amiodaron			+	*	*	*		-			
IV		Verapamil		+						-	↓	-	-
		Diltiazem		*						-	-	-	-
Andere		Adenosin							A	-		-	-

Antagonistische Wirkung: -: Gering, *: Mäßig, +: Hoch, A: Agonistische Wirkung. Kanal: Na/K/Ca, Rezeptor: α: Alpharezeptor, β: Betarezeptor, Ach: Acetylcholinrezeptor, Ad: Adenosinrezeptor. Pro-Arr: Arrhytmogene Effekte durch das Medikament: -: Gering, *: Mäßig, +: Hoch. LV-Fkt: Einfluß auf die Ventrikelfunktion, negativ inotrope Effekte durch das Medikament: -: Gering, ↓: Stark. HF: Einfluß auf die Herzfrequenz: -: Gering, ↓: Stark. EK: Extrakardiale Nebenwirkungen: -: Gering, *: Mäßig, +: Hoch.

Verbotene Kombinationen Amiodaron sollte nicht mit Sotalol, Erythromycin und anderen die QT-Zeit verlängernden Medikamenten kombiniert werden, da die Gefahr einer Torsade de pointes-VT enorm steigt! Betablocker sollten nicht mit anderen Antiarrhythmika kombiniert werden.

Halbwertszeiten **Sekunden:** Adenosin **Minuten:** Ajmalin, Lidocain. **Wenige Stunden:** Propafenon, ß-Blocker, Verapamil, Mexiletin. **Viele Stunden:** Sotalol, Propafenon. **Tage:** Digoxin. **Wochen bis Monate:** Amiodaron

Nebenwirkungen Die Nebenwirkungen von Antiarrhythmika sind erheblich. Eine strenge Indikationsstellung, insbesondere im Säuglingsalter, ist erforderlich. Neben einer Arrhythmieverstärkung kommt es durch viele Substanzen zur Überleitungsverzögerung bis hin zur Asystolie. Fast alle Antiarrhythmika induzieren einen Blutdruckabfall und können eine Herzinsuffizienz verstärken. Betablocker können einen Asthmaanfall auslösen. Alle Substanzen können gastrointestinal oder zentralnervös unerwünschte Wirkungen zeigen. Auch Exantheme oder sogar eine Allergie auf das Medikament sind möglich.

Tabelle 7.2. Gängige Antiarrhythmika im Kindesalter (Dosierungen gemäß Leitlinie M22, soweit dort aufgeführt. ED: Einzeldosis/Einzeldosen).

Medikament	Dosis	Bemerkung
Adenosin (Adrekar)	i.v.: 0,05–0,25–0,5 mg/kg KG ED DTI: 0,05 µg/kg KG/min.	Rascher Bolus, reichlich NaCl „nachspülen"
Amiodaron (Cordarex)	i.v.: (2)-3–5 mg/kg KG ED KI über 60–120 min. DTI: 6–12 µg/kg KG/min. p.os: 125–250–500 mg/m² KOF/d; 2 ED	orale Gabe 5 Tage/Woche
Propanolol (Dociton)	i.v.: 0,01–0,1 mg/kg KG ED p.os: 1–8 mg/kg KG/d; 3–4 ED	Betablocker
Metoprolol (Lopresor, BelocZok)	i.v.: 0,1 mg/kg KG ED p.os: 1–2–5 mg/kg KG/d; 2 ED	Betablocker
Esmolol (BreviBlock)	i.v.: Initial 200 µg/kg KG KI über 15 min. dann DTI: 50 µg/kg KG/min.	Betablocker
Digoxin (Lanitop, Lanicor)		siehe spezielle Dosistabellen
Lidocain (Xylocain)	i.v./endotracheal: 1–(2) mg/kg KG ED DTI: 20–50 µg/kg KG/min.	
Propafenon (Rytmonorm)	i.v.: 0,5–2 mg/kg KG ED DTI: 4–16 µg/kg KG/min. p.os: 10–20 mg/kg KG/d; 3–4 ED	
Sotalol (Sotalex)	i.v.: 0,2 mg/kg KG ED oder 1–1,5 mg/kg KG KI DTI: 0,1–0,2–0,3 mg/kg KG/h p.os: 1–4– mg/kg KG/d; 2–3 ED	
Seltener verwendete Medikamente		
Ajmalin (Gilurytmal)	i.v.: 0,5–1 mg/kg KG; langsam!	
Verapamil (Isoptin)	i.v.: 0,05–0,1–0,2 mg/kg KG ED (DTI: 5–7 µg/kg KG/min.) p.os: 2–8 mg/kg KG/d; 2–3 ED	
Mexiletin (Mexitil)	i.v.: 3 mg/kg KG ED DTI: 15 µg/kg KG/min. p.os: 8–16 mg/kg KG/d; 3 ED	
Flecainid (Tambocor)	i.v.: 0,5–2 mg/kg KG ED über 10 min. DTI: 3 µg/kg KG/min. p.os: 3–6 mg/kg KG/d; 2 ED	

Katheterinterventionelle Behandlung

Bei einem Versagen oder einer Unverträglichkeit der medikamentösen Behandlung kann die Hochfrequenz-Katheterablation bei einem WPW-Syndrom, einer PJRT oder einer AET erfolgreich sein. Experimentell ist derzeit noch die Ablation bei Vorhofflattern und bei bestimmten VT-Formen.

Operative Behandlung

Die Implantation eines internen Defibrillators ist bei bestimmten Tachykardieformen, bei denen die Gefahr eines Sekundenherztods besteht, erforderlich.

Tachykardieformen am Monitor

Sinustachykardie Jedem QRS-Komplex geht ein P mit normaler PQ-Zeit voraus. Charakteristisch ist ein langsames Ansteigen und Abfallen der Herzfrequenz (s. Abb. 7.9).

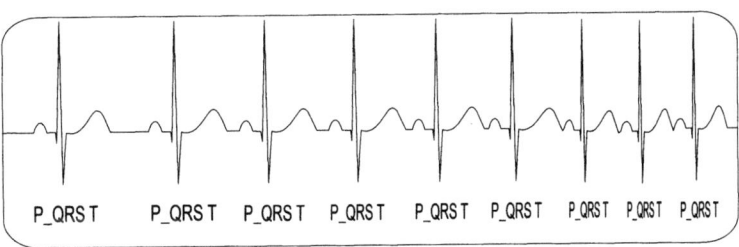

Abb. 7.9. Sinustachykardie.

Diese Tachykardie ist die am häufigsten vorliegende Form. Sie ist eigentlich keine Herzrhythmusstörung, sondern eine natürliche sympathikusvermittelte Reaktion auf beispielsweise Fieber, Schmerzen, Unruhe und Angst. Aber auch durch einen Opiatentzug, einen Perikarderguß, eine Anämie, einen Volumenmangel, durch Herzinsuffizienz, Hyperthyreose und nicht zuletzt durch Theophyllin oder andere ß-Mimetika kann eine Sinustachykardie induziert werden. Durch eine kausale oder symptomatische Behandlung der primären Ursache verschwindet auch die Tachykardie wieder.

Supraventrikuläre Tachykardie (SVT) Hier liegt eine primäre Rhythmusstörung vor. Die QRS-Komplexe sind nicht verbreitert oder deformiert. Charakteristisch ist ein schlagartiger Beginn und meist ein genauso schlagartiges Ende der Episode (s. Abb. 7.10).

Ursächlich liegen entweder ein zusätzliches Reizbildungszentrum im Vorhof (ektoper Fokus, Heterotopie), eine kreisende Erregung zwischen Kammer und Vorhof (Re-Entry-Tachykardie) über akzessorische leitende Faserbündel oder ein Sick-Sinus-Syndrom zugrunde. Außerdem sieht man eine SVT nach Vorhofchirurgie und bei manchen Patienten mit EBSTEIN-Anomalie. Der Sammelbegriff für diese Ursachen ist die

268   7 Herzrhythmusstörungen

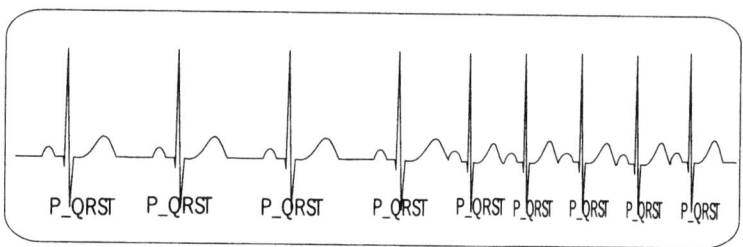

Abb. 7.10. Supraventrikuläre Tachykardie.

„sinoatrial disease". Die Behandlungsbedürftigkeit ist nicht unbedingt gegeben, denn meistens kommt es zum spontanen Umspringen, bei länger anhaltenderer Tachykardie ist aber eventuell doch ein Eingreifen erforderlich. Hier gibt es altersabhängige Zeitgrenzen, denn Säuglinge tolerieren eine SVT wesentlich länger als Erwachsene! Die Akutbehandlung besteht in einer Gabe von ATP (Adrekar) i.v.. Alternativ kann eine Vagusreizung versucht werden. Grundsätzlich kann eine SVT mittels Kardioversion terminiert werden, das Verfahren kommt aber nur (noch) äußerst selten zum Einsatz. Bei rezidivierenden SVT-Episoden, insbesondere bei fokalen Tachykardien und beim WPW-Syndrom, muß eine medikamentöse Behandlung oder eine EPU mit Ablation erwogen werden.

Junktional ektope Tachykardie (JET) Die QRS-Komplexe sind nicht verbreitert oder deformiert. Charakteristisch sind nicht dem QRS-Komplex vorangehende P-Wellen während der Tachykardie (s. Abb. 7.11).

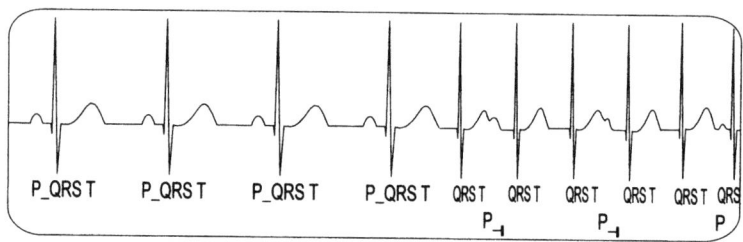

Abb. 7.11. Junktional ektope Tachykardie.

Die JET ist eine gefürchtete postoperative Rhythmusstörung, vor allem nach Operation einer FALLOT-Tetralogie, eines VSD oder eines AVSD, da sie durch den Verlust der AV-Synchronisation die postoperative Hämodynamik oft deutlich verschlechtert. Insofern besteht bei praktisch allen Fällen die Indikation zur Behandlung durch eine kontrollierte Hypothermie (Körperkerntemperatur um 33,5–34,5 °C) und/oder Amiodaron (Cordarex) 10–15–(20) mg/kg KG/d DTI nach 2 bis 3 „Ladedosen" von 5 mg/kg KG als KI über jeweils 1 Std. Bei zunehmender QRS-Komplex-Verbreiterung muß die Gabe beendet werden, denn ein Patient mit einer durch Amiodaron induzierten elektromechanischen Entkopplung ist nicht mehr zu retten! Durch die oben genannten Maßnahmen kann eine Frequenzverlangsamung der JET erreicht werden, so daß eine Schrittmacher-Überstimulation im DDD-Modus in akzeptablen Frequenzbereichen möglich wird.

Vorhofflattern/Vorhofflimmern Es liegt eine schnelle (250–400/min.) beziehungsweise chaotische Vorhoferregung vor. Die Kammerfrequenz (schlanke QRS-Komplexe) ist meistens geringer als die Flatterfrequenz durch einen AV-„Schutz"-Block mit 2:1 oder 3:1-Überleitung (s. Abb. 7.12).

Ein Vorhofflattern mit 2:1-Überleitung ist oft schwierig zu diagnostizieren. Eine „Demaskierung" gelingt unter Umständen erst durch eine ATP-Gabe. Während der kurzen Asystolie sind dann nämlich im EKG eindeutig die Flatterwellen sichtbar. Unter Umständen können auch über eine Ösophagussonde die Vorhofpotentiale besser abgeleitet werden..

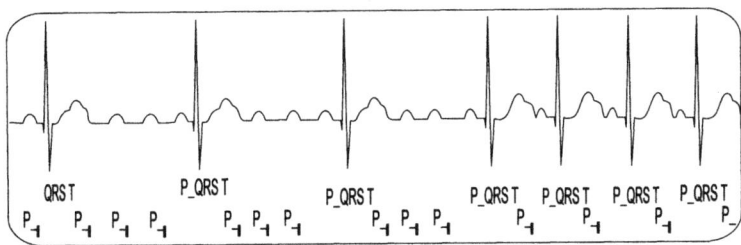

Abb. 7.12. Vorhofflattern mit zunächst 4:1-Überleitung, später 2:1-Überleitung.

Vorhofflattern oder -flimmern ist meistens Spätfolge nach einer Herz-Operation, oder es ist ausgelöst durch eine chronische Vorhofüberdehnung, beispielsweise durch eine Mitralinsuffizienz, nach VVI-Pacing über mehrere Jahre, aber auch nach einer klassischen FONTAN-Operation mit Anschluß der Pulmonalarterie direkt an den Vorhof. Die Rhythmusstörung ist behandlungsbedürftig, da sich Vorhofthromben bilden können. Bei einer 1:1-Überleitung wird die Situation lebensbedrohlich, da ein Übergehen in ein Kammerflimmern durch die Erschöpfung der Kammermuskulatur droht. Neben der medikamentösen Antiarrhythmikabehandlung muß bei chronischem Vorhofflattern oder -flimmern auch an eine Antikoagulation gedacht werden!

Ventrikuläre Tachykardie (VTAC; VT) Die Kammererregung erfolgt aus einem zusätzlichen Reizbildungszentrum (Fokus) im Bereich des Ventrikelmyokards. Die Frequenzen liegen meist um 160–200/min. (s. Abb. 7.13). Eine seltene Variante ist ein langsamer „idioventrikulärer" Rhythmus. Eine weitere Sonderform ist eine Torsade de pointes (= TdP)-VT. Die Differentialdiagnose zur VT ist ein intermittierender Schenkelblock, der eine Deformierung der QRS-Komplexe hervorruft, die an eine VT erinnert.

Eine VT tritt auf bei einer Myokarditis, bei schweren Elektrolytentgleisungen, bei einer Digitalisintoxikation und beim Long-QT-Syndrom (Torsade de pointes). Die Kombination von Amiodaron mit Sotalol prädisponiert durch die QT-Verlängerung zur Entstehung von Torsade de pointes-Tachykardien. Nur der idioventrikuläre Rhythmus ist nicht behandlungsbedürftig. Alle anderen Formen müssen sofort behandelt werden, da ein

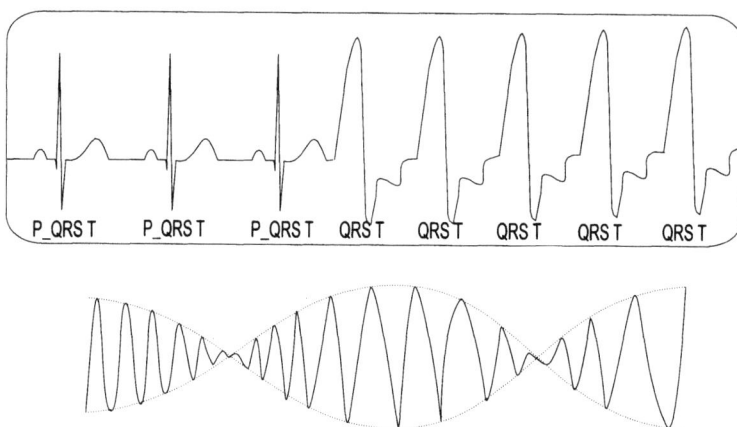

Torsade de pointes (periodische Amplitudenänderung)

Abb. 7.13. Ventrikuläre Tachykardie.

Übergehen in ein Kammerflattern oder -flimmern aufgrund einer Myokarderschöpfung möglich ist. Man behandelt eine VT heute eher mit Amiodaron (Cordarex), früher war Lidocain i.v./DTI das Medikament der Wahl. Bei fehlendem Ansprechen auf eine medikamentöse Behandlung muß synchronisiert kardiovertiert werden. Ein Fokus, der eine VT auslöst, kann durch eine EPU mit Ablation beseitigt werden. Beim Long-QT-Syndrom wird mit Betablocker behandelt und prophylaktisch ein Defibrillator implantiert. Im Anfall darf kein Lidocain gegeben werden!

7.2 Störungen des Rhythmus

Ein zu früh einfallender Herzschlag wird als Extrasystole (ES) bezeichnet. Extrasystolen werden unterschieden in „vorzeitig einfallend mit kompensatorischer Pause", das heißt das Herz „wartet" nach dem vorzeitigen Schlag, bis es wieder im „normalen Takt" ist, oder „interponierte Extrasystolen" ohne kompensatorische Pause, die den gesamten „Grundtakt" verschieben.

> Couplet: n – ES – ES – n – n – n – n – n usw.
> Triplet: n – ES – ES – ES – n – n – n usw.
> Salve: über 3 ES in Folge
> Run: längere Salve
> Tachykardie: Langer run
> *(... im angloamerikanischen Sprachraum: VT ab 3 ES in Folge)*
> Bigeminus: n – ES – n – ES – n – ES – n usw.
> Trigeminus: n – ES – ES – n – ES – ES – n usw.
> Quadrigeminus: n – ES – ES – ES – n – ES – ES – ES – n usw.
> 2:1-Extrasystolie: n – n – ES – n – n – ES usw.
> 3:1-Extrasystolie: n – n – n – ES – n – n – n – ES usw.

Supraventrikuläre Extrasystolen (SVES) Die vorzeitig einfallenden ES aus dem Vorhof haben eine schlanke QRS-Konfiguration der Extrasystole, in ihrer Gestalt meist genau wie ein Sinus-Normalschlag, da eine normale Überleitung über den AV-Knoten erfolgt (s. Abb. 7.14). Ausnahmen sind aberrant übergeleitete SVES.

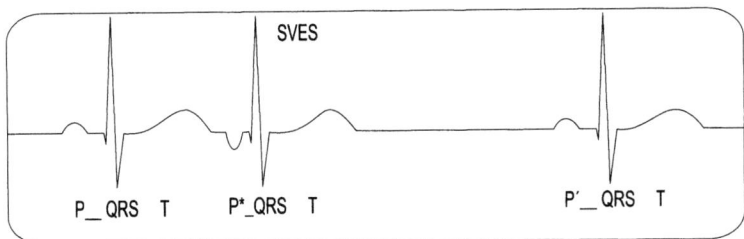

Abb. 7.14. vorzeitig einfallende supraventrikuläre Extrasystole mit kompensatorischer Pause und retrograder vorzeitiger Vorhoferregung (Ursprung im oberen AV-Knoten-Bereich).

SVES sind meistens vegetativ bedingt und unter Sympathikuseinfluß verschwindend. Sie sind daher selten behandlungsbedürftig. Falls doch, kann Propafenon oder ein ß-Blocker gegeben werden.

Ventrikuläre Extrasystolen (VES) Ein vorzeitiger Impuls aus der Kammer führt zu verbreiterten, plumpen QRS-Komplexen mit meist deutlich anderer Morphologie als die Sinus-Normalschläge (s. Abb. 7.15).

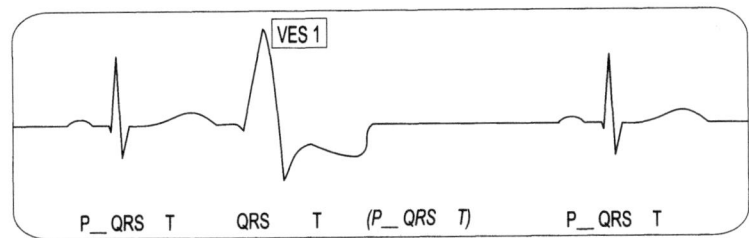

Abb. 7.15. vorzeitig einfallende ventrikuläre Extrasystole mit kompensatorischer Pause.

Auch VES sind bei sporadischem Auftreten meist harmlose vegetative Phänomene, bei gehäuftem Auftreten – vor allem mit unterschiedlichen Morphologien („polytope VES") – müssen sie aber als Zeichen einer Myokardschädigung (postoperativ, entzündlich, nach Infarkt) gewertet werden. Auch eine Hyperthyreose oder eine Digitalisintoxikation kann die Ursache für VES sein. Die Behandlungsbedürftigkeit richtet sich nach der Morphologie und der Häufigkeit des Auftretens. Bei monomorphen VES besteht die Gefahr der Auslösung eines Kammerflimmerns bei sehr frühzeitigem Einfall in die vulnerable Phase. Dies nennt man ein „R-auf-T-Phänomen". Solche sehr früh einfallenden VES sind behandlungsbedürftig. Spät einfallende monomorphe VES werden in der Regel nicht behandelt. Gehäufte VES oder polymorphe VES sind hingegen eher behandlungsbedürftig. Akut wird mit Lidocain iv/DTI oder Amiodaron (Cordarex) behandelt, prophylaktisch kann man Betablocker, Propafenon (Rytmonorm) oder Sotalol (Sotalex) geben. Prinzipiell ist auch Mexitil geeignet, was im Kindesalter aber praktisch nie eingesetzt wird. Ein nachgewiesener Fokus kann durch Ablation entfernt werden.

Kammerflattern/Kammerflimmern Funktionell resultiert ein Herzstillstand durch unkoordinierte Kontraktionen der einzelnen Herzmuskelzellen (s. Abb. 7.16).

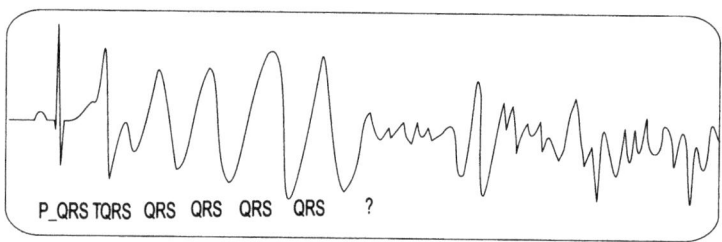

Abb. 7.16. Kammerflattern, ausgelöst durch eine „R-auf-T"-VES mit Übergang ins Kammerflimmern.

Ursachen sind eine schwere Myokardschädigung, beispielsweise durch Sauerstoffmangel (Herzinfarkt), eine längere Tachykardie, hochdosierte Katecholamine, eine Hypokaliämie, eine schwere Azidose oder eine Extrasystole bzw. ein Stromschlag während der vulnerablen Phase zu Beginn der T-Welle. Plötzliches Kammerflimmern sieht man im Rahmen einer Dekompensation einer Fettsäureoxidationsstörung. Es besteht akute Lebensgefahr, so daß die sofortige Defibrillation erforderlich ist. Bis der Defibrillator bereit ist, sollte eine Herzmassage erfolgen.

Defibrillator

Prinzip: Ein kurzer Gleichstromimpuls durchbricht die chaotische, regellose Depolarisation der einzelnen Herzmuskelzellen und bringt alle Zellen in denselben (depolarisierten) Ausgangszustand, so daß das normale Reizleitungssystem wieder wirksam werden kann. Voraussetzung ist jedoch eine noch nicht zu schwere Schädigung der Herzmuskelzellen. Es muß daher möglichst schnell nach Beginn des Kammerflimmerns defibrilliert werden.

- Bei Vorhofflattern, SVT, VT: ca. 0,5–1 J/kg KG als synchronisierte Kardioversion (Impulsabgabe EKG-getriggert am Ende von T)
- Bei Kammerflimmern: ca. 0,5–1–(2) J/kg KG, unsynchronisierte Defibrillation
- Elektrodenplazierung entlang der „Herzachse"- eine Elektrode über der Herzspitze, die andere Elektrode über der Herzbasis (Klappenebene). Viel Elektrodengel und Druck verwenden, da dies die Leitfähigkeit verbessert.

1. Defibrillatorelektrodengröße: Klein oder groß, je nach Patientenalter
2. Defibrillator einschalten und Impulsstärke wählen
3. Elektroden mit Gel befeuchten und anlegen
4. Ladeknopf drücken
5. „Alle weg vom Patienten!" wegen Stromschlaggefahr
6. Auslösen
7. EKG-Kontrolle: Eigenrhythmus?
8. Falls nicht: Mit höherer Impulsstärke wiederholen.
9. Eventuell hilft ein Amiodaron-Bolus bei wiederholten erfolglosen Defibrillationen.

Häufig Rezidive! Defibrillator beim Patienten lassen. Besser einmal mit höherer Energie defibrillieren als mehrfach erfolglos mit niedrigerer Energie!

Literatur

1. Apitz J (Hrsg.) Pädiatrische Kardiologie, 2. Auflage. Steinkopff-Verlag, Darmstadt (2002)
2. Börger HH EKG-Information, 3. Auflage. Steinkopff-Verlag, Darmstadt (1980)
3. Borst HG (Hrsg.) Kirschner'sche allgemeine und spezielle Operationslehre, Bd. 6 Teil 2: Herzchirurgie, zweite, völlig neu bearbeitete Auflage. Springer-Verlag, Berlin, Heidelberg, New York (1991)
4. Chang AC, Hanley FL, Wernovsky G, Wessel DL (Hrsg.) Pediatric Cardiac Intensive Care. Williams & Wilkins, Baltimore (1998)
5. Deutsche Gesellschaft für Kinderheilkunde und Jugendmedizin (Reinhard D Hrsg.) Leitlinien Kinderheilkunde und Jugendmedizin. Urban & Fischer, München und Jena (2002)
6. Freedom RM, Benson LN, Smallhorn JF Neonatal heart disease. Springer-Verlag, Berlin, Heidelberg, New York (1992)
7. Gutheil H EKG im Kindes- und Jugendalter. Thieme-Verlag Stuttgart, New York (1998)
8. Hausdorf G Intensivbehandlung angeborener Herzfehler. Steinkopff-Verlag, Darmstadt (2000)
9. Schumacher G, Bühlmeyer K Diagnostik angeborener Herzfehler, 2. Auflage. Perimed-Fachbuch-Verl.-Ges., Erlangen (1989)
10. Schranz D Pädiatrische Intensivbehandlung, 2. Auflage. Gustav Fischer-Verlag, Stuttgart, Jena (1993)
11. Schäper A, Gehrer B Pflegeleitfaden Intensivpflege Pädiatrie. Urban & Fischer, München und Jena (1999)
12. Schulte FJ, Spranger J Lehrbuch der Kinderheilkunde, 27. Auflage. Gustav Fischer-Verlag, Stuttgart, Jena (1992)

Index

A. lusoria 108, 229
Ablation 75
Absent pulmonary valve syndrome 137
Adalat 106
Adams-Stokes-Anfall 260
Adrenalin 8
AET 262
Akrozyanose 20
Akzidentelles Herzgeräusch 19
Aldactone 9
Allen-Test 28
Amikacin 53
Amoxicillin + Clavulansäure 53
Analgosedierung 37
Anexate 38
Angiographie 73
Antibiotikabehandlung 53
Antidrom 263
Antikoagulation 39
Aortenbogen, unterbrochener 107
Aortenbogenanomalien 227
Aortenstenose 87
Aortenstenose, supravalvuläre 88
Arrhythmogene rechtsventrikuläre Kardiomyopathie 254
ARVCM 254
AS 87
ASD I 125
ASD II 113
ASD-Schirmchen 74
ASD-Schirmchenverschluß 117
AT 263
Atrioventrikulärer Septumdefekt 125
Augmentan 53
Autograft 93
AV-Kanal 125
AV-Shunts, intrapulmonale 190
AVNRT 261, 263
AVRT 261

AVSD 125

Beatmung 49
Benuron 37
Bepanthen 54
Beriberi 248
Bezold-Jarisch-Reflex 22
BGA 69
Bifiteral 54
Biklin 53
Biopsie 75
Bland-White-Garland 250
Blutdruckmessung 68
Brustwand-Ableitungen 80

Captopril 9
Cardiac index 2
Cardiac Looping 81
Catapresan 37
CCT 216
Cefotaxim 53
Ceftazidim 53
Cephazolin 53
Ceruletid 54
CHARGE-Assoziation 108
Chiralität 82
Chloralhydrat 37
Choussat-Kriterien 173
Chylothorax 49
Claforan 53
Cleft 126
Clonidin 37
Clont 53
CoA 101
Coanda-Effekt 90
Coarctatio aortae 101
Coeur en sabot 140
Compliance 4
Conus 1

Cor triatriatum 96
Cor-Thorax-Relation 70
Corotrop 9
Crista supraventricularis 217

D-Loop 82, 218
D-TGA 197
Damus-Kaye-Stansel-Operation 156
DCM 246
Dekubitus 57
Delta-T 30
Dexpanthenol 54
DHCA 2
Di-George-Syndrom 232
Diazepam 37
Digitoxin 9
Digoxin 9
Dilatation 73
DILV 185
Dipidolor 37
DIRV 185
Disoprivan 38
Dobutamin 8
Dociton 140
Domperidon 54
DOMV 96
Dopamin 8
Dormicum 37
DORV 151
Double chambered right ventricle 120
Double outlet right ventricle 151
Double-orifice Mitralklappe 96
Double-Switch-Operation 222
Down-Syndrom 230
Ductus arteriosus Botalli 131
Ductusabhängigkeit 15
Durchgangssyndrom 55

Ebrantil 106
Ebstein-Anomalie 223
Echokardiographie 71
Echokardiographie, 2D 71
Echokardiographie, Doppler 71
Edwards-Klassifikation 14
EFE 253
Einthoven 79
Eisenmenger-Reaktion 13
Eiweißverlusteneropathie 178
EKG 77
Elektrokardiogramm 77

Elektrophysiologische Untersuchung 75
Endokardfibroelastose 253
Endokarditis 239
Endokarditisprophylaxe 241
Endokardkissendefekt 125
Entkopplung, elektromechanische 261
EPU 75
Etacrynsäure 9
Etomidat 37
Event-Recorder 23
Exit-Block 260

Fallot 136
Fallot mit fehlender Pulmonalklappe 137
Far-field-Sensing 256
Farbdoppler 71
Fibrom 243
Flucloxacillin 53
Flumazenil 38
Fontan-Operation, klassische 173
Fontan-Operation, Spätprobleme 177
Fontan-Operation, Voraussetzungen 173
Fortum 53
Frank-Starling-Mechanismus 4
Furosemid 9

Gefäßringe 227
Gentamicin 53
Gerbode-VSD 119, 142
Glenn-Anastomose 169
Glucose-Insulin-Infusion 48
Goldberger 79
Goose-neck 128
Gradient 1
Graham Steell-Geräusch 128

Hämodynamik 1
Hammock-Mitralklappe 96
Herzentwicklung 81
Herzgeräusch 19
Herzinsuffizienz 4
Herzkatheteruntersuchung 72
Herztumoren 243
Heterotaxiesyndrome 236
HFO 210
Hibernation 45
His-Bündel 120
HKU 72
HLHC 126
HLHS 160

HLM-Operation 2
HOCM 88
Holt-Oram-Syndrom 113
Holzschuhherz 71, 140
Homograft 2
Horner-Syndrom, postoperatives 168
Hydromedin 9
Hyperkaliämie 47
Hyperoxietest 69
Hypertonie, pulmonale 10
Hypertonus, paradoxer 106
Hypnomidate 37
Hypoplastic left heart complex 126
Hypoplastisches Linksherzsyndrom 160
Hypothermie, kontrollierte 45
Hypoxämischer Anfall 139
HZV 2

IAA 107
Ilomedin 14
Impedanzpneumographie 29
Indomethacin 134
Infundibulum 1
Intramurale Koronararterie 199
Inzisur 28
ISTHA 101
Ivemark 236

JET 262

Kardiomyopathie 245
Kardiomyopathie, dilatative 246
Kardioplegie 2
Katecholamine 7
Kawasaki-Syndrom 242
Kawashima-Shunt 190
Ketamin 38
Ketanest 38
Kinästhetik 58
Kommerell-Divertikel 227
Konduit 2
Konno-Operation 93
Krichenko 132

L-Loop 82, 218
L-TGA 216
Laktulose 54
Lasix 9
Linksisomerie 236
Low cardiac output 43

LSVC 71
Lungenvenenfehlmündung, totale 205
Luminal 38
Lungengefäßerkrankung, obstruktive 13
Lupus erythematodes 255

M-Mode 71
Malalignment-VSD 121
MAPCA 137, 145
MAT 262
McGoon-Ratio 141, 174
Meronem 53
Meropenem 53
Mesokardie 220
Metamizol 37
Metronidazol 53
Midazolam 37
Milrinon 9
Minprog 15
Minprostin 15
Mitralstenose 96
Monosomie 22q11 108, 232
Motilium 54
Mustard-Operation 156
Myxom 243

Nakata-Index 141, 174
Naloxon 38
Narcanti 38
Neostigmin 54
Nierenversagen 46
Nifedipin 106
Nitroglycerin 8
Nitroprussid 8
NKX2.5 151
Noonan-Syndrom 234
Noradrenalin 8
Norcuron 38
Norwood I-Operation 166
Norwood-Rastelli-Operation 110
Novalgin 37
NYHA-Klassen 5

OP-Risiko 34
Orthodrom 263
Ostium-primum-ASD 125
Oxymetrie 73

PA/IVS 178
PAP-Krisen 14
Paracetamol 37

Parachute-Mitralklappe 96
Paradoxe Embolie 115
PDA 131
PDA-Schirmchen 74
Perikarditis 241
PFC 10
PH-Krisen 14
Phenobarbital 38
Phosphodiesterasehemmer 8
Pink Fallot 137
Piritramid 37
PJRT 262, 263
PLE 178
Post-Perikardiotomie-Syndrom 242
Postkoarktektomiesyndrom 106
PPHN 10
Prostaglandin 15
Procalcitonin 53
Propanolol 140
Propofol 38
PS 83
Pulmonalatresie mit intaktem Ventrikelseptum 178
Pulmonalatresie mit VSD 144
Pulmonalstenose 83
Pulmonary vascular sling 229
Pulmozyme 52
Pulsoxymetrie 29

Qp/Qs-Verhältnis 17

Röntgen Thorax 70
Réparation à l'étage ventriculaire 156
Rashkind 73
Rastelli-Operation 149, 156
Re-entry 263
Rechtsisomerismus 236
Red-man-Syndrom 53
Refobacin 53
Remodeling 247
REV 156
Rhabdomyom 243
Rhabdomyosarkome 243
rhDNase 52
Rhodes-Kriterien 93
Rippenusuren 71, 102
Ross-Konno 93
Ross-Konno-Operation 110
Ross-Operation 93
RVDCC 180

RVOT 1
RVOTO 83

Sano-Konduit 167
Sauer 199
Schneemannherz 71
Schock 3
Segmentaler Situs 82
Senning-Operation 156
Shone-Komplex 96
Shunt 1
Silent duct 132
Singulärer Ventrikel 185
Sinoatrial disease 268
Sinusknotensyndrom 255
Spironolacton 9
Squatting 139
SSS 255
Staphylex 53
Starnes-Prozedur 226
Stenose 1
Straddling 122, 125
Subclavian-flap 105
Sucralfat 54
Suicide right ventricle 87
SV 185
SVAS 88
Swiss cheese-Septum 120
Synkope 22
Synkope, kardiale 22
Synkope, vagovasale 22

TA 191
TAC 210
Takedown 178
Takus 54
Tamponade 242
TAPVR 205
Targocid 53
Taussig-Bing-DORV 153
TCPC 173
Teicoplanin 53
Temperaturüberwachung 30
Teratom 243
TGA 197
Thoraxschmerzen 21
TOF 136
Transanulärer Patch 142
Transpostion 197
Tricuspidalatresie 191

Truncus arteriosus communis 210
Turner-Syndrom 232

Ulcogant 54
Unifokalisation 149
Univentrikuläre Zirkulation 17
Univentrikuläres Herz 186
unroofed coronary sinus-ASD 113
Urapidil 106
Ursodeoxycholsäure 54
Ursofalk 54

Vancomycin 53
VCI-Anomalien 188
VCS-Anomalien 187
Vecuronium 38

Ventrikelseptumdefekt 119
Vitium 1
Vorhofseptumdefekt 113
VSD 119
Vulnerable Phase 77

WHO/ISFC-Klassifikation 245
Widerstandskrisen, pulmonale 14
Williams-Beuren-Syndrom 88, 234
Wilson 80
Windkesselleck 134
WPW 263
WPW, concealed 261

Zentralvenöse Sättigung 42
Zyanose 20

MIX
Papier aus verantwortungsvollen Quellen
Paper from responsible sources
FSC® C105338

If you have any concerns about our products,
you can contact us on
ProductSafety@springernature.com

In case Publisher is established outside the EU,
the EU authorized representative is:
**Springer Nature Customer Service Center GmbH
Europaplatz 3, 69115 Heidelberg, Germany**

Printed by Libri Plureos GmbH
in Hamburg, Germany